新世纪全国高等中医药院校创新教材

伤寒论思维与辨析

（供中医药类专业用）

主　编　张国骏（天津中医药大学）

副主编　姜建国（山东中医药大学）

顾武军（南京中医药大学）

何新慧（上海中医药大学）

马晓峰（天津中医药大学）

主　审　张伯礼（天津中医药大学）

中国中医药出版社

·北　京·

图书在版编目（CIP）数据

伤寒论思维与辨析/张国骏主编．－北京：中国中医药出版社，2006.3
新世纪全国高等中医药院校创新教材
ISBN 7-80156-981-4

Ⅰ．伤…　Ⅱ．张…　Ⅲ．伤寒论－研究　Ⅳ．R222.29

中国版本图书馆 CIP 数据核字（2006）第 017023 号

中国中医药出版社出版
北京市朝阳区北三环东路 28 号易亨大厦 16 层
邮政编码：100013
传真：64405750
北京市燕鑫印刷厂印刷
各地新华书店经销
＊
开本　850×1168　1/16　印张　19.75　字数　466 千字
2006 年 3 月第 1 版　2006 年 3 月第 1 次印刷
书号　ISBN 7-80156-981-4/R·981　册数　3000
＊
定价：24.00 元
网址　www.cptcm.com

新世纪全国高等中医药院校创新教材
《伤寒论思维与辨析》编委会

编写说明

编写新世纪创新教材《伤寒论思维与辨析》，目的在于为中医本科生、研究生提供一部科学性、应用性强的，内容新颖而又富有创新发展意识的，培养与提高中医辨证思维能力和临床实践能力的教科书，以适应人才培养的需要，适应我国中医药教育的发展。

本教材特色是：贯彻"以人为本"的教育思想，重在体现教育人才；突出"问题教育"的教育方法，即重视辨证思维与创造性思维的培养及学习方法的传授；强化本教材作为"提高课"的定位，即突出本科《伤寒论》教学过程完成后的综合提高，融会贯通及发散思维、质疑能力的培养。

本教材的编写，力求突出创新能力、思维能力的培养，突出教材的创新性、研究性及实用性；充分利用本学科疑难问题和争论问题较多的学科特点，力求通过释疑、解难，培养学生的创新思维和发现、分析、解决问题的能力；吸收了近年来的研究成果和教改成果，在内容上力求精练浓缩、说理透彻、结论可信。

本教材编写体例基本上是以专题为基本单位，每节内容或每小节内容形成有机整体。部分"专题"具有典型的研究特征。第二章辨证思维的方法、第三章思考与辨析的"专题"由【问题】、【分析】、【结论】、【启示】四部分组成。第四章《伤寒论》临证思维与运用的体例为：【医案】、【分析】、【启示】三部分组成。"常法辨治"一节，尽量选取与原文紧扣、病证相近的医案。"变法辨治"一节，选用能够体现"活"用且能体现辨证思维者。"分析"突出辨证思维过程的分析。第五章伤寒名家思维探究的编写体例为：【生平事迹】、【学术成就】、【临证思维】、【启示】。

本教材由全国十二所高等中医药院校联合编写。绪论由张国骏撰写；第一章之第一节《伤寒论》思维的原则由张国骏、李应存撰写；第一章之第二节《伤寒论》诊疗中的思维模式由阚湘苓、马晓峰撰写；第二章之第一节逻辑思维由何新慧撰写；第二章之第二节常变思维由姜建国、张国骏撰写；第二章之第三节辨异思维由朱章志撰写；第二章之第四节动态思维由董正华、张国骏撰写；第二章之第五节鉴别诊断思维由刘英峰撰写；第三章之第一节病证思考与辨析由姜建国、张国骏撰写；第三章之第二节治法思考与辨析由黄家诏、李志庸撰写；第三章之第三节方药思维与辨析由顾武军、黄金玲、姜建国撰写；第四章由陈明撰写；第五章由刘志龙、郭瑞华、金东明、林天东撰写。全稿完成后，经张伯礼院士主审定稿。在编写过程中，天津中医药大学、海南省中医医院给予大力支持，在此表示感谢。

编写新世纪创新教材《伤寒论思维与辨析》属于中医学教育与教材建设的新尝试，是一项十分重要而艰巨的工作，如何把握本教材的特色，对于编者来说确实是重大的挑战。由于可借鉴的经验甚少，加之时间仓促，本教材虽几易其稿，仍感有不近人意之处。希望各院校在使用过程中提出宝贵意见，以期再版时进一步修订、完善。

《伤寒论思维与辨析》编委会

2005 年 12 月

目　　录

绪　论

　　《伤寒论》的理论何以能经久不衰？何以对临床各科具有广泛的指导意义？其根本原因是《伤寒论》中所体现、所揭示的思维方法，对中医理论与临床有着普遍的指导意义。研究《伤寒论》的辨证方法是学习《伤寒论》的最主要部分，掌握了其临证思维有助于提高辨证论治思维能力和水平。中医临床有着悠久的历史，以其特殊的认识思维方式影响着医学的发展。《伤寒论》作为中医人必修课程，近两千年来一直指导着中医临床且发挥着举足轻重的作用，越来越受到重视。然而，就当今研究成果看，文献、临床及实验研究占主导，《伤寒论》临床思维系统化、科学化尚显不足。运用《伤寒论》中的思维方法研究《伤寒论》，辨析《伤寒论》中的疑难问题，在近二十年来研究成果中占有一定的比例，为《伤寒论》思维与辨析的深入研究奠定了相应的基础。

一、《伤寒论思维与辨析》的研究对象和内容

　　《伤寒论》思维所研究的对象包括《伤寒论》中所具有的思维原则、思维模式、思维方法等内容；《伤寒论》辨析所研究的对象范围很广，主要包括病证、方药、治法等内容。

　　研究的内容包括：《伤寒论》辨证思维的原则，包括整体观原则、恒动观原则、常变观原则、脉症合参原则；《伤寒论》辨证思维模式，包括析病机、抓主症、类证鉴别、病证结合、方证相对等；《伤寒论》辨证思维的方法，包括逻辑思维、常变思维、辨异思维、动态思维等；《伤寒论》思考与辨析，包括病证思考与辨析、治法思考与辨析、方药思考与辨析等；《伤寒论》思维方法的临证运用，如常变思维观的临证运用、误治原因分析等。

　　《伤寒论》思维原则的整体观体现在伤寒发病、传变、治疗及其康复等方面；恒动观体现在疾病的发生发展及辨证治疗的动态变化之中；常变观是中医辨证思维的基本特征之一，即通常所说的"知常达变"，"常"，指辨证的常规性思维，"变"，指辨证的变法性思维。

　　《伤寒论》全书始终贯穿着辨证求因、审因论治的思维过程。总结、归纳其共性特点非常重要，而此共性就是《伤寒论》中所蕴含和体现的辨证思维过程。这个过程始于对四诊等手段所搜集到的疾病的各种信息进行分析，对症状进行比较、鉴别和初步的辨识，去伪存真，将各种症状归纳为某一症候群，并对其病机进行分析，做出初步判断；根据病机与主症，与某些相似病证进行鉴别，最终做出病证诊断；在准确辨证的基础上，分清病证的标本缓急进行辨证治疗。在此思维过程中，分析病机、抓准主症、类证鉴别、病证结合诊断和方证相对等，是关键环节。

　　《伤寒论》在疾病的辨证论治过程中充满了逻辑学思想，存在着病证或汤方证之间，疾病发展各个阶段之间的量变与质变，否定与肯定，对立与统一等事物发展规律。要认识一个

病证的本质，对其作出正确的辨证论治，可通过运用逻辑思维方法，如抽象、概括、归纳、演绎等，进行分析推理而得出结论。如，可从相关证分析思维去推理反测某一病证的证候属性；可利用治疗的反馈信息作为新的推理的前提和依据；运用否定分析思维，以把握疾病的每个发展阶段；从疾病出现的反症入手，分析辨明病证的性质等方面进行研究。

常变思维，是中医辨证思维的基本特征之一，即"知常达变"。所谓"常"，指辨证的常规性思维方法，亦即常规常法，属逻辑思维的范畴。所谓"变"，指辨证的变法性思维，其实质是指辨证思路、方法、内容诸方面的无序性、非规律性，属辨证思维的范畴。知常达变是中医的基本辨证论治思维。《伤寒论》则是变法辨证思维体现最为突出的经典医著。本教材主要包括小便异常的常变辨证思维；大便硬与溏的常变辨证思维；发热症的常变辨证思维；烦躁症的常变辨证思维；胀满、疼痛、口渴、下利诸证的常变辨证思维等。

辨异思维，主要包括类似病及不典型病的辨异。辨异思维体现在辨病和辨证当中。《伤寒论》原文清楚实在地表明，它既辨病又辨证，以病分证，其诊疗体系是辨病和辨证结合的两级体系。本教材主要从辨异思维的重要性；辨异思维与太阳温病；辨异思维与麻黄杏仁甘草石膏汤证；辨异思维与阳明中寒；辨异思维与少阴病类似证；辨异思维与厥阴病类似证等方面予以阐发。

动态思维，是一种基本的科学思维方式，是一种运动的、不断调整和择优的思维方式，它与用固定、静止的观点看待事物的静止思维相对立。其特点表现是流动性、择优性、构建性、整体性及开放性。动态思维方法的一般模式：首先不断地输入新的信息，并根据新的信息进行分析、比较，依据变化了的情况形成新的思维目标、思维方向，确立新的方案、对策，然后输出经过改造了的信息，对事物、工作实施新的方案。通过不断输入思维的目标差，达到对客观事物的正确掌握、控制和改造的目的。《伤寒论》辨证论治的动态思维体现于全论各篇，本教材主要从以下诸方面讨论，如：《伤寒论》中的动态辨证方法、从辨病与辨证相结合的诊断模式看动态思维、从太阳病的传变看动态思维、阳明病经热证的动态发展与转归、阳明病经热证与腑实证的兼夹与治疗、从阳明篇对三承气汤证的辨析看动态思维、少阴病篇猪苓汤证的动态辨治、从辨厥热胜复看动态思维等。

思考与辨析内容是本教材非常重要的一部分。研读《伤寒论》有关病证的原文，要勤于思考，善于思考；要勤于辨析，善于辨析。只有带着问题学习，带着疑问研究，才能领会其辨证论治的精髓。通过具体的思考与辨析过程，以提高学习者的分析问题、解决问题的能力。其中病证思考与辨析内容包括：心下诸证的概念及其辨析；五苓散与蓄水证的辨析；蓄血证病位的辨析；阳明病篇猪苓汤证的辨析；阳明病篇栀子豉汤证的辨析；少阳病与柴胡证的辨析；阳明病热证误汗病瘥的辨析；柴胡加芒硝汤证的辨析；心病谵语与肝病谵语的辨析等。治法思考与辨析，是针对《伤寒论》中治法思维方面存在的某些疑惑之处，尤其是某些不易理解和有待探究或医理尚待彰明者，提出的思考与辨析，主要包括："利小便实大便"的得与失；"先与"、"后与"谈辨治思路；"桃花汤主之"治标治本析；309条"少阴病……吴茱萸汤主之"辨；阳明病兼表证用桂枝汤的思考；麻黄连轺赤小豆汤是否兼以解表；"面合色赤"、"心下痞硬"不可下的思考；"伤寒呕多，不可攻之"的思考等。

方药思维与辨析，包括两方面内容。一是方剂的配伍特色，二是药物运用规律。在方剂的配伍方面，主要讨论《伤寒论》方剂的配伍与药物的运用颇具独到思维特征的相关内容。如《伤寒论》药对配伍的概念、组成原则、组成的方式、基本作用及其影响因素等；《伤寒论》药对配伍的模式；《伤寒论》方配伍中"药对"的应用举要，以"药对"成方、以"药对"名方、以"药对"复合名方等。

药物的运用规律方面包括：根据主症制定主方、药物配伍法度谨严、加减化裁灵活变通、量比不同功效各异、药物煎服各有法度等，同时列举讨论了麻黄、桂枝、杏仁、芍药的药与用问题，且针对"无汗不得用桂枝"、"大柴胡汤大黄之有无"等进行辨析。

病有常变，证有常变，其治亦有常变。《伤寒论》思维方法的临证运用，主要从常变思维观的临证运用，分别从常法变法角度精选介绍了古今医案，并从中分析得到思维方面的启示。同时，结合古今临床资料介绍了误治原因分析及临床误治相关问题。如：太阳表证汗之不当、太阳表证误吐、汗吐下数法合用致误、少阳病误下误汗、二阳三阳合病并病误下、阳明热证误下、里虚证误下、里实误汗等原因；列举辨证误案及药量服用不足、药量比例失调、药物炮制不当等误治医案，并分析其原因，从中得到启示。

二、《伤寒论思维与辨析》的雏形

《伤寒论》是中医临床学的奠基石，将中医基础理论与临床实践密切结合，创立了理法方药辨证论治原则，以及六经辨证纲领。仲景不朽之作融汇了其毕生心血与经验，规范了当时医生诊治伤寒杂病的认识思维，充分体现了当时中医临床辨证思维的全部成果，该书问世，迅速引起了同时期医家的强烈共鸣和认同，指导着后世医家顺应辨证论治这一方向发展，在其后的一千七百余年里，历代医家都尊奉仲景学说，特别是在外感病证治思维研究中，多数医家借"六经"进行概括和抽象并以此作为辨证论治的纲领。

自晋隋以降，截止目前，整理和注解《伤寒论》之著作可谓汗牛充栋，或循原书之义而加以阐释，或本仲景故说而附后世类方，或以法类证，或以方类证，仁智各异，对仲景学说有所昌明，注释发明者达数百余家。据不完全统计，已经出版刊印有关《伤寒论》研究性著作或注本达五百余种，其中注本又多于研究性著作。虽尚未见专论《伤寒论》思维与辨析之专著，但其中也不乏阐论者，如许叔微《伤寒九十论》、成无己《伤寒明理论》、柯琴《伤寒来苏集》、尤在泾《伤寒贯珠集》、曹颖甫《经方实验录》、李克绍《伤寒解惑论》、刘渡舟《伤寒临证指要》、陈亦人《伤寒论求是》、姜建国《伤寒思辨》、陈瑞春《陈瑞春论伤寒》、张正昭《伤寒论归真》等。加之近五十年来，有关《伤寒论》思维与辨析方面的研究性论文已近百篇，从某种意义上讲，为《伤寒论思维与辨析》课程的形成奠定了一定的基础。

三、《伤寒论思维与辨析》的研究方法

（一）《伤寒论》思维与辨析相关原文的研究方法

古今文献中有关《伤寒论》原文研读方法的参考书及论文很多，均从不同角度介绍了《伤寒论》的研修方法，在学习和研究《伤寒论》方面起到了非常重要的作用。本教材仅介绍两种针对《伤寒论》思维与辨析的相关读法。即四要素动态分析法、原文内涵等级标注

法，兹分别介绍如下。

1. 四要素动态分析法

《伤寒论》原文的分析，既是本学科的重点，又是研读的难点。同时也是《伤寒论思维与辨析》的研究基础。通过调研发现：学者原文理解不够深入，不能准确理解原文源自临床的特定关系，缺乏动态辨证分析和融会贯通能力。往往研读效果欠佳，甚至事倍功半。该问题与历代注家的研究导向、现行教材的释义不无关系，与近两千年来形成的思维定势，关系亦颇为密切[1]。原文理解的有欠深入，甚至错误，直接影响学习效率和质量，从而影响中医辨证思维能力的培养与提高。明确《伤寒论》原文的基本结构规律，是学习《伤寒论思维与辨析》的基础。

（1）《伤寒论》原文的基本结构规律

《伤寒论》原文绝大多数是源自临床的，大量临床经验又往往以医案形式记录。医案是中医的一种特殊著作形式，它的存在与中医临床诊疗的复杂性和经验性不无关系。医案的记录形式只能记录个案，而《伤寒论》将大量同类或近类医案以原文形式记录下来，总结了若干可以直接指导临床的经文，为世代岐黄学子所习用，为历代临床医家所推崇。

"四要素"结构系《伤寒论》原文的基本结构。所谓"四要素"，就是以原文形式记述同类医案的四个基本要素，即原病证（第一要素）、病史及或治疗史（第二要素）、现病证（第三要素）、现病证的治疗（第四要素）等，每一要素在原文中又分别具有不同的意义。不同的原文，其结构规律不尽相同。《伤寒论》398条中，有200余条原文符合四要素、三要素、二要素的结构规律，并且二要素、三要素结构又是四要素结构的特殊形式，《伤寒论》中尚有大约30余条原文属于层叠四要素结构。因此，四要素结构是《伤寒论》原文的基本结构。

明确原文的结构是四要素分析法的运用基础，理清原文中的各要素，是理解原文内涵及掌握辨证论治精髓的前提。《伤寒论》原著中，有30%左右的原文，符合四要素（·四要素）结构，15%左右的原文符合三要素结构，15%的原文符合二要素结构。另外，有近15%的原文符合特殊四要素结构。

①四要素结构

四要素结构，是《伤寒论》原文的基本结构，凡具备四个要素的原文，均属四要素结构。符合四要素结构的原文，仅太阳篇就有三十余条。例如，原文第20条"太阳病，发汗，遂漏不止，其人恶风，小便难，四肢微急，难以屈伸者，桂枝加附子汤主之"。太阳病做为病人就诊前的病证（第一要素，原病证），发汗治疗本属于正法（第二要素，治疗史），由于体质因素的差异和汗法是否得当，病情发展可能会出现不同的转归。治疗得当则汗出病瘥；否则可导致卫阳受损，漏汗不止（第三要素，现病证）。因此，本条提出用桂枝加附子汤主之（第四要素，现证治疗）。

仅太阳篇（下同）除第20条外的24条、40条、42条、44条、45条、46条、55条、57条、67条、71条、78条、80条、96条、102条、103条、107条、112条、123条（前半部分）、124条、136条、137条、143条、144条、147条、148条、161条、163条、168条以及174条等，都符合典型的四要素结构。

②特殊四要素结构

　　在《伤寒论》中，也的确存在不具备四要素中某一、二个要素的原文，也即符合二要素或三要素结构。其中，有些原文缺少病史、治疗史要素；有些原文缺少原病证要素；有些原文缺少现证治疗要素。

　　所谓三要素结构，即缺少某一要素的原文结构，这种由三个要素构成原文的结构，称三要素结构。此类原文多以缺少原病证要素为特征，也有缺少现证治疗部分者。

　　《伤寒论》中典型三要素结构的原文较多，其特征是缺少原病证部分。《伤寒论》原文的划分是以内容相对独立为基本原则的，也就是相对独立部分的句子构成一条原文，所以有些原文的某一要素实际上是与前条原文共享的。从表面看，缺少了一个要素。现行教材大多是按照病证分类，改变了原著的次序，因此，有些原文的第一要素被掩盖了。如原文22条"若微恶寒者，桂枝去芍药加附子汤主之"。除本条外，尚有原文25条、26条、28条、61条、62条、63条、64条、65条、66条、68条、69条、70条、72条、76条、77条、117条、118条以及162条等，就某一条原文自身而言，缺少了原病证要素，而结合前后文，或结合具体病史、治疗史，完全可以推导出所缺要素。

　　此外，《伤寒论》中有一部分缺少现证治疗要素的原文，也属于三要素结构，此类原文特点是：具有原病证、病史及或治疗史、现证。例如，原文114条、115条、150条等。

　　二要素结构的原文有以下两种情况，其一是缺少病史及或治疗史要素者；其二是缺少原病证及现证治疗要素者。由于病人体质的差异、感邪轻重的不同、症状表现轻重各异等诸多原因，加之历史客观条件所限，病人就诊迟早不同，经否治疗也不同，故《伤寒论》中有些原文记录了病史及治疗史，但也确有缺此记述者。缺少病史及治疗史要素的原文，恐属对同类初诊病人的记述，可以看作首诊式病例摘要。对于此类原文，第一要素实际就是第三要素，不存在第二要素。例如，原文12条"太阳中风，阳浮而阴弱，阳浮者，热自发；阴弱者，汗自出。啬啬恶寒，淅淅恶风，翕翕发热，鼻鸣干呕者，桂枝汤主之"。除本条外（以太阳篇为例），尚有13条、14条、18条、31条、32条、35条、36条、38条（前半部分）39条、41条、53条、54条、108条、109条、166条、169条、171条、172条、173条、175条、176条以及177条等。

　　另外，《伤寒论》中缺少原病证及现证治疗要素的原文，大多属于说理性原文和预后判定的原文。例如（以太阳篇为例），原文7条、9条、10条、47条、58条、59条、60条、83条、84条、85条、86条、87条、88条、89条、90条、93条、110条、113条、119条、120条、121条、122条、127条、128条、129条、130条、132条、133条、139条、140条、145条、151条、153条、160条、170条以及178条等。

　　③层叠四要素结构

　　《伤寒论》中有些原文，既不符合典型四要素结构，又不符合三要素或二要素结构。此类原文不仅具备四要素或三要素，而且属于分支式或层层嵌套式结构的原文。有为说明治疗后的多种转归而设者，也有为用于鉴别诊断而立者。例如，原文23条"太阳病，得之八九日，如疟状，发热恶寒，热多寒少，其人不呕，清便欲自可，一日二三度发，脉微缓者，为欲愈也；脉微而恶寒者，此阴阳俱虚，不可更发汗、更下、更吐也。面色反有热色者，未欲解也，以其不能得小汗出，身必痒，宜桂枝麻黄各半汤"。除此之外（以太阳篇为例），尚有

34 条、56 条、98 条、105 条、110 条、116 条、131 条、134 条、136 条、141 条、142 条、148 条、149 条、152 条、156 条、159 条以及 164 条等。

(2) 原文结构规律的运用

原文结构规律的运用，即"四要素动态分析法"（自拟名）的运用。四要素动态分析法，即根据原文所具有的结构特征，标明原文所对应的要素，运用中医理论，结合疾病的动态变化规律，详参病史、治疗史、素体、感邪等诸多因素，进行动态、系统、综合分析，把握疾病发展趋势，并指导治疗的动态辨证论治思维方法。具体运用步骤如下：

第一步：明确结构与要素。典型四要素结构的原文最容易标明各自要素，而三要素、二要素结构的原文一般需要联系前后文推断其隐含要素，对层叠四要素结构或层叠三要素结构原文，首先要明确原文框架与分支，然后再逐一明辨各自要素的种类。

第二步：解析原病与主症。解析原病证及主症的方法有两种情形。其一是根据典型四要素结构的第一要素分析、推断原病证候，同时根据相关原文推导出其临床基本表现。例如，原文 57 条"伤寒发汗已解，半日许复烦，脉浮数者，可更发汗，宜桂枝汤"。通过"伤寒"及"发汗"的关系及其现证候"复烦"，推断原病证当属于太阳病伤寒证，具体表现当结合原文 1、3、35 条推导出其基本表现是：恶寒、脉浮、头项强痛，无汗等。其二是对于非典型结构的原文，当依据前后文及现证的基本情况反推原病证及主症，尤其对于缺少某第一要素的三要素结构原文，本法尤为适宜。例如，原文 72 条"发汗已，脉浮数、烦渴者，五苓散主之"。显然原文缺少第一要素，发汗前的病证则需要参见其前条或前几条原文才能得出结论。由于 71 条原文的第一要素是"太阳病"，显然本原文所言"发汗已"是针对太阳病而言的，现证则是太阳病发汗后出现的变证。至于原病证属太阳伤寒，还是太阳中风原文并未明确，恐两者均有可能。

第三步：分析病史治疗史。《伤寒论》中有相当一部分原文涉及到病史及或治疗史的问题，而病史、治疗史对于分析现证及证候发展趋势非常重要。例如，原文 103 条"太阳病，过经十余日，反二、三下之，后四、五日，柴胡证仍在者，先与小柴胡汤。呕不止，心下急，郁郁微烦者，为未解也，与大柴胡汤下之则愈"。"太阳病"属于原病证要素，已"过经十余日"是病史，"反二三下之"是治疗史，治疗后的"四、五日"，现证"柴胡证仍在"，并未排除它证的并存。本条原文属于层叠四要素结构，结构固然复杂，但病史、治疗史要素对于理解原文及确立治疗方案尤为重要。首先，病已"过经十余日"，说明现已不属太阳病证，而"反二三下之"，说明病人原本当有大便不通一症，根据病人"柴胡证仍在"及原病证的主症，考虑原"过经"之证当属于大柴胡证。由于本证发生于误下之后，误下毕竟伤正，所以仲景先与小柴胡汤，和解少阳，同时辅助正气，待正有所复，再"与大柴胡汤下之则愈"。由上所析，病史、治疗史对于推断治疗前的原病证及现证确系重要，不可忽视。

第四步：动态归纳现病证。《伤寒论》中有些原文所论现病证表现很具体，例如原文 107 条"伤寒八九日，下之，胸满、烦惊、小便不利、谵语、一身尽重，不可转侧者，柴胡加龙骨牡蛎汤主之"。但有些原文虽然属于典型四要素结构，但现病证不是很明确，则需要使用动态分析、归纳方法解决。例如，原文 248 条"太阳病三日，发汗不解，蒸蒸发热者，属胃也，调胃承气汤主之"。仅据"蒸蒸发热"即用"调胃承气汤主之"？恐致后学疑惑重重。历代注家及现行教材多以补充症状表现的方法解释原文及现证，如此便以大便秘结、潮热、谵语、腹满等作为补充症状，其实难合仲景经旨。问题的关键在于未能理解"太阳病"仅"三日"，正确"发汗"，反而"不解"，出现了"蒸蒸发热"的转机，是"属胃也"的动态趋势诊断的思路，当然就难以理解为何用"调胃承气汤主之"了。其实，依据蒸蒸发热，诊为阳明病腑实轻证，完全是从趋势角度做出的。因为太阳病早期正确治疗导致转属阳明，显然是素有内热时才会发生。出现"蒸蒸发热"完全可以诊断为阳明病热证，为何诊断为阳明病腑实轻证呢？此动态辨证思维之体现。因为汗出津伤，从本证趋势看，必形成燥热与糟粕的互结，尽管现证未见多日不便，但由于素热在先而汗出津伤，故病证趋势必为阳明腑实，由于证候未备，故仅可诊为轻证，所以使用调胃承气汤，而不可与大、小承气汤。如果弃动态归纳现病证分析方法而不用，采用补充症状的方法诠释原文，恐悖仲景经旨。

第五步：结合病势议治疗。结合病势确立治疗方案，通常是根据正邪两方面考虑的。对于未经误治的外感病，其治疗方案与方法的确立比较容易，但对于较为复杂的或误治传变后的外感病则并非那么简单，通常须结合病势进行分析，方可确立正确的治疗方案。例如，原文323条"少阴病，脉沉者，急温之，宜四逆汤"，大多认为本条乃省文笔法，言仲景省略了某些症状，笔者不赞同此说。按照四要素动态分析法，本条系二要素结构，现证要素系少阴病，脉沉提示寒化，而寒化的趋势必是阳气大衰，无论其后形成寒化下利证、寒化水气证、阴盛格阳证的何证，阳气虚衰趋势的本质已确立，不必也不可等待日后具体证候之明晰，否则阳气大衰甚至亡阳，则救之晚矣。所谓"宜四逆汤"，系根据正邪对比及病证发展趋势而确立的治疗方法。

总之，《伤寒论》原文源自临床，大多数原文符合四要素或三要素或二要素的结构规律，四要素结构是《伤寒论》原文的基本结构。根据原文结构特征，运用中医理论，结合疾病的动态变化规律，详参病史、治疗史、素体、感邪等诸多因素，进行动态、系统、综合分析，把握病证发展趋势，从而确立正确的治疗方案与方法。明确原文结构规律，对于提高学者发现问题、分析问题、解决问题的能力及动态辨证论治的思维能力，至关重要，是学习《伤寒论思维与辨析》课程的基础。

2．原文内涵等级标注

《伤寒论》的原文绝大多数是源自临床的，可以说是大量病案总结、积累的升华，不同的原文其所依据的临床资料不尽相同。其中，有些原文的基础是同类疾病的共性总结，有的原文是对某类疾病某种证候各种不同表现的归纳，有的则是某一证候证治的小结，有的又是对某证之某些变局的记述。通常可分为一级、二级、三级、四级。

一级原文，就是指六经病提纲和霍乱、阴阳易病提纲，它们分别概括了同一类疾病的共性特征，是同类疾病若干证候的共性总结，其病案基础资料应该说是相当丰富的。例如：太阳之为病，脉浮，头项强痛而恶寒。这是太阳病的共性特征，是绝大多数太阳病病人的最基本的、最常见的临床表现。

二级原文，是某一证候的总结性原文，所论证候表现并非见于某一具体病人，而是同类证候不同表现的病人资料的整合性总结。例如：原文35条："太阳病，头痛，发热，身疼，腰痛，骨节疼痛，恶风，无汗而喘者，麻黄汤主之。"从事过临床的医生都非常清楚，一个太阳病伤寒证的病人不可能同时具备如此多的临床症状，如果以此作为诊断标准去临床，那就很难见到此证了。往往只能见到某些能说明病机存在的证候表现，因此而用麻黄汤。由此可以看出，仲景列第 35 条原文就是想从总体上讲，太阳伤寒证会有哪些临床表现，这一点就如同中医内科学中某病某证型的临床表现一样，是谈可以出现的临床表现，而不是讲诊断和使用标准。再如原文 12 条："太阳中风，阳浮而阴弱。阳浮者，热自发，阴弱者，汗自出，啬啬恶寒，淅淅恶风，翕翕发热，鼻鸣干呕者，桂枝汤主之。"其所论的临床表现很多，甚至有的不可能同时出现。如啬啬恶寒、淅淅恶风，往往很难与鼻鸣干呕同时出现，故原文 12 条也是讲太阳中风证的临床表现的。而原文 13 条"太阳病，头痛，发热，汗出，恶风者，桂枝汤主之。"所讲的意义就不同，是在讲有上述表现者就可使用桂枝汤。

三级原文，是讨论具有相同临床表现的某病某证的证治的一类原文。正如上文所言，第 13 条原文就是要讨论太阳病具有头痛、发热、汗出、恶风等临床表现的就应用桂枝汤主之，显然是对具有同样临床表现者用桂枝汤治疗效验后的总结。再如，原文 95 条："太阳病，发热汗出者，此为荣弱卫强。故使汗出，欲救邪风者，宜桂枝汤"。同样也是对具有发热汗出症状的太阳病治疗后的总结，也同样是对同类雷同医案的积累所得。

四级原文，是对三级原文所论证候之变局的阐论。如原文 18 条所论："喘家作，桂枝汤加厚朴、杏子佳。"同样是太阳中风证候，"喘家"之证治与常人不同。再如，有"或然症"的原文，如 96 条："伤寒五六日、中风，往来寒热，胸胁苦满、嘿嘿不欲饮食、心烦喜呕，或胸中烦而不呕，或渴、或腹中痛、或胁下痞硬、或心下悸、小便不利、或不渴、身有微热、或咳者，小柴胡汤主之。"其所论前半部分属于三级，而后半部分所论之或然症显然属于变局，即属于四级原文，因此在治疗上需要加减药物，调整治疗方案。需要说明的是，在含有或然症的原文中，不同内容的内涵级别是有区别的。如前所言 96 条，再如 41 条、316 条、317 条等。

综上所述，一条一级原文可由若干条二级原文汇集而成，一条二级原文可由若干条三级原文归纳而成。三级原文与四级原文是言证的常与变，是一般和特殊，是用原方和加减方的区别。因此，明确原文对应的级别内涵，对于深入理解原著精髓及以此指导临床，至关重要，不可不辨。

（二）《伤寒论思维与辨析》的基本研究方法

《伤寒论》思维的研究是一项全新的课题，其根本任务是用思维科学、认知科学、逻辑学等学科的原理及最新研究成果，展开对诊治思维过程的探索，揭示《伤寒论》临床思维过程，为提高诊治效率提供基本理论和方法。为此，运用文献法、调查法、内省法等确有必要。

1. 文献法

文献是知识结构、临床经验等借助于语言文字外化的结果，是医家临床活动的真实记录，它包括著作、医案、医话、论文、报告等。《伤寒论》相关文献浩如烟海，其文献研究即在通阅历代《伤寒论》相关文献的基础上，选择具有代表性者作为研究对象，剖析医家的临床诊治思维特点（详见第五章），研究思维结构的形成发展过程，是思维基础研究的基本方法。

2．调查法

调查法是通过与临床思维活动的主体——医者的接触以获得研究资料的一种方法，是思维研究中必不可少且非常重要的一种研究手段。调查法可分为普查与抽样调查两种形式。由于受主客观条件的限制，调查研究不可能穷尽医者群体中的所有个体，只能通过调查某些对象来研究群体，所以实际当中，常用的是抽样调查，应侧重于名老中医对经方应用有建树者。

3．内省法

内省法研究的是中医师的临床思维活动，中医师既是认识的主体又是认识的客体，有条件、有能力对自己的临床思维活动进行认识。内省法即是由临床中医工作者对自我诊治思维过程进行回顾、体察和反复思索的一种研究方法。内省法可分为主动内省与被动内省两种。主动内省由临床中医师在理解意图的基础上自觉地进行，被动内省由临床中医师在启发或诱导下按照一定的思路去展开。两者都须具备一定的思维学知识，经过一个追究深思的过程，才能为研究提供系统、全面的一手资料，有助于发挥人的潜在功能和自我意识能力，从而有利于诊治思维效率的提高。

四、《伤寒论思维与辨析》研究的意义

《伤寒论思维与辨析》的研究是一项创新性工作，目的是为较好地继承和弘扬仲景学术思想，开发医者思维潜能，澄清某些悬而未决的学术难题。此项工作虽属新的研究领域，但确有其发展前景。《伤寒论思维与辨析》无论是在培养学生的思维、思考能力方面，还是在提高临床思维能力方面，都将产生积极的意义。

（一）有利于继承和发扬仲景学术理论

《伤寒论》问世以来，大多医家注重习用后的经验积累，注重理论知识体系的完善、发展，缺乏向外界展示自己如何运用《伤寒论》思维认识疾病、治疗疾病的思维过程。《伤寒论》思维与辨析研究旨在揭示仲景辨证论治的一般思维过程和思维规律，对思维的方法加以概括和总结，通过研究，力求明确仲景诊治活动的科学基础和认识论依据，利于继承和发扬仲景学术思想。

（二）提高思维能力和辨析水平

通过探索仲景临床思维方法、技巧，注重思维能力、思维技巧的训练，以利提高诊治思维能力，提供医者研究自身思维的方法，自觉遵循思维规律，不断提高临床诊疗水平。

（三）强化《伤寒论》作为中医临床基础课程的课程目标

探索中医教育课程的优化问题，致力于中医教学内容、方法的改革与创新，是近些年来的研究热点。《伤寒论思维与辨析》是联结、沟通教学和临床的纽带，通过揭示仲景临床思维结构的组成要素及其相互关系，可为知识经验积累、自我智力的开发及临床思维结构的优

化，提供较为科学的方法，提高认识思维能力，进而促进中医基础理论、临床教学质量的提高，强化《伤寒论》作为中医临床基础课程的定位和课程目标。

五、《伤寒论思维与辨析》的基础知识

（一）"伤寒"的涵义

目前为止，大多将伤寒的涵义分为广义和狭义，分别解释为"一切外感病的总称"和"感受寒邪，感而即发的外感病"。《伤寒论》涉及"伤寒"二字的原文有 98 处。其内涵既有广义、狭义的不同，又有泛指、特指的区别；既有专论病证者，又有兼论证候转变者。其不同层面的内涵，仅以广、狭区分，恐难明经旨[2]。以下从常规内涵和特殊指代的两个视角进行阐述。

1. 常规内涵

"伤寒"既有泛指一切外感疾病总称的广义内涵，又有专指感寒而发类外感疾病的宽泛涵义；既有泛指感受外邪而发类外感表证的涵义，又有专指感寒而发类外感表证的较狭涵义，尚有专指太阳病伤寒证的特定内涵。因目前尚无统一命名方法，为便于阐论，笔者暂依其涵义广狭层面的不同，分为以下五级。

（1）第一级涵义——外感病总称

此即《伤寒论》之"伤寒"二字的内涵，属最广义的伤寒，即一切外感病的总称。《难经·五十八难》云："伤寒有五，有中风，有伤寒，有湿温，有热病，有温病。"此涵义当指《伤寒论》所涉及的，无论表里虚实寒热的一切外感疾病。具体包括六经病、霍乱、阴阳易、差后劳复病及外感病病初不能以上述病名命名的外感表证。

（2）第二级涵义——感寒类外感病总称

专指感受寒邪，感而即发的各种外感疾病。《伤寒论·伤寒例》云："冬时严寒，万类深藏，君子固密，则不伤于寒，触冒之者，乃名伤寒耳。其伤于四时之气，皆能为病，以伤寒为毒者，以其最成杀厉之气。"又云："中而即病者，名曰伤寒。"且强调："凡伤寒之病，多从风寒得之，始表中风寒，入里则不消矣。"此级涵义系指第一级涵义中的感受寒邪者。包括感受寒邪而发的六经病、霍乱病、阴阳易病等，亦包括感寒而发的，病初不能以上述病名命名的外感表证。具体指以下两类病证。其一，指感寒而发的各种外感病证，如太阳伤寒证（第 3 条，宋本，下同）、阳明中寒证（第 191 条）、太阴病寒湿证（第 278 条）、少阴病寒化证（第 317 条）等。其二，泛指某些感寒而发的，病初不能以具体病名命名的外感表证。如第 358 条"伤寒四五日，腹中痛，若转气下趋少腹者，此欲自利也"中的"伤寒"。又如第 174 条"伤寒八九日，风湿相搏，身体疼烦，不能自转侧……"中的"伤寒"。

（3）第三级涵义——感受外邪不能命名为某经病的外感表证

泛指外感病初，无论感受何邪，凡不能以六经病等病名命名的外感表证（即一级涵义中的不能以某病命名的外感表证）。如第 102 条"伤寒二三日，心中悸而烦者，小建中汤主之"。外感病初，心脾立虚，悸烦即生，无以甄别感受何邪，而须先里而治。其中，"伤寒"泛指外感表证。又如第 107 条"伤寒八九日，下之，胸满、烦惊、小便不利、谵语、一身尽

重，不可转侧者，柴胡加龙骨牡蛎汤主之"。下后未至虚损之候，又因病程较长，无以推断病初感邪属性，唯据"胸满、烦惊、小便不利、谵语、一身尽重，不可转侧"而辨治之，此"伤寒"当系外感表证之泛称。再如第112条"伤寒脉浮，医以火迫劫之，亡阳，必惊狂，起卧不安者，桂枝去芍药加蜀漆牡蛎龙骨救逆汤主之"。伤寒脉浮，其病在表，因"医以火迫"误治，火迫其汗，亡阳惊狂。误治之前未曾就诊于仲师，病初的感邪属性无从考辨，故冠以"伤寒脉浮"泛指外感表证。以上三条所言"伤寒"的共性是：病初均属表证无疑，待就诊于仲师时，病初的感邪属性难以推测，故均以"伤寒"名之。此级"伤寒"与第一、第二级别"伤寒"的内涵不同。第一级涵义强调外感病总称，第二级涵义突出感邪性质为寒，本级涵义则侧重病位在表。

《伤寒论》中以"伤寒"冠首，承接病史，进而讨论表邪入里证治的原文颇多。如第99条"伤寒四五日，身热、恶风、颈项强、胁下满、手足温而渴者，小柴胡汤主之"。又如第135条"伤寒六七日，结胸热实，脉沉而紧，心下痛，按之石硬者，大陷胸汤主之"。再如第136条"伤寒六七日，结胸热实，脉沉而紧，心下痛，按之石硬者，大陷胸汤主之"。以上原文所论，均是以"伤寒"冠首，强调初病在表，感邪性质无从推辨，重在讨论现证治疗。

（4）第四级涵义——感受寒邪不能命名为某经病的外感表证

此指感寒而发且病初不能以六经病等病名命名的外感表证，属于第二级涵义中的外感表证，也属于第三级涵义中的感寒类表证。如第73条"伤寒，汗出而渴者，五苓散主之；不渴者，茯苓甘草汤主之"。因病人于发汗后就诊于仲师，对于发汗前之病证仅能做出外感病表证的诊断，而以伤寒命名。据汗后影响膀胱气化或伤及胃阳，反推其病初的"伤寒"当属感寒而发。又如第259条"伤寒发汗已，身目为黄，所以然者，以寒湿在里不解故也……"。发汗之前的"伤寒"属外感表证，汗法属正治，汗后却致中阳受损，导致"寒湿在里不解"，反证汗前的"伤寒"，当属感寒而发。假若感受热邪而发，则必因辛温发汗而助热化火，不会发生中阳受损的寒湿发黄证。

（5）第五级涵义——专指太阳病伤寒证

感受寒邪而发的太阳病伤寒证，即第3条所云："太阳病，或已发热，或未发热，必恶寒，体痛，呕逆，脉阴阳俱紧者，名为伤寒。"第55条"伤寒脉浮紧，不发汗，因致衄者，麻黄汤主之"。太阳伤寒，当以汗解，一般而言，太阳伤寒证主以麻黄汤，当汗后病瘥，不会发生如第73条、259条所云阳气受损的证候，也不会出现102条、107条、112条所论诸多变证，显然此"伤寒"的涵义（即太阳伤寒证）与其他级别的内涵不同。

第57条"伤寒发汗已解，半日许复烦，脉浮数者，可更发汗，宜桂枝汤"。其中，"伤寒"也当属太阳伤寒证。汗后未发生传变，复感外邪而表证复见。汗后复感，必因腠理过开，反证其发汗属峻汗，其所用必麻黄汤，故可推断发汗前的"伤寒"当为太阳伤寒证。

2. 特殊指代

（1）特指外感病表证及其病程发展

《伤寒论》中某些原文虽冠以"伤寒"，但原文所论证候却非属表证；虽未言病史，但证候却已发生转变。如第173条"伤寒，胸中有热，胃中有邪气，腹中痛，欲呕吐者，黄连汤主之"。又如第 177 条"伤寒，脉结代，心动悸，炙甘草汤主之"。原文中的"伤寒"，既提示了病初属于外感表证，又寓示了病证的发展与转变，就诊时的证候是由"伤寒"表证转变而成。若将"伤寒"误为当前表证，岂不是谬之千里。

（2）特指前论证候

先言常，后言变，系仲师行文的特点。前证若详，后文必略。《伤寒论》有些原文中的"伤寒"，系特指前证的变局。如第 39 条"伤寒，脉浮缓，身不疼、但重、乍有轻时，无少阴证者，大青龙汤发之"。其中，"伤寒"是承 38 条"太阳中风，脉浮紧，发热、恶寒、身疼痛，不汗出而烦躁者，大青龙汤主之⋯⋯"而论与 38 条表现有所不同的另一证候类型。即病人发热、恶寒、无汗、烦躁，但脉"不浮紧"而"浮缓"；"身不疼"而"重"，只要排除少阴证，即可投以大青龙汤。反之，若将"伤寒"误为泛指表证，也不论其是否无汗，更不明有否里热，只要病人恶寒、发热、身重、脉浮缓，无少阴证，就妄投大青龙汤，则必致过汗损伤其阳，辛寒徒伤胃气，而致变证丛生。即使将"伤寒"理解为太阳伤寒，若无里热的存在，也不可使用大青龙汤。可见，第 39 条中"伤寒"的涵义不明，贻害非小。

又如 169 条"伤寒，无大热，口燥渴，心烦，背微恶寒者，白虎加人参汤主之"。也系承前条"伤寒若吐若下后，七八日不解，热结在里，表里俱热，时时恶风、大渴、舌上干燥而烦、欲饮水数升者，白虎加人参汤主之。"而论与 168 条表现有所不同的另一证候类型。即非"表里俱热"而"无大热"；非"饮水数升"而"口燥渴"；非"时时恶风"而"背微恶寒"，只要符合阳明热盛气津两伤的病机，同样可与白虎加人参汤。若脱离 168 条而误以"伤寒"为外感表证，据无大热、口燥渴、心烦、背微恶寒而投以白虎加人参汤，则违背仲师的表里先后原则，尤违第 170 条"伤寒脉浮、发热、无汗、其表不解者，不可与白虎汤。渴欲饮水，无表证者，白虎加人参汤主之"的警示。可见，第 169 条"伤寒"的内涵系承指前证，不可不明。

总之，《伤寒论》中"伤寒"二字，有着多层次的丰富内涵。明辨其广狭级别与特殊指代，准确理解"伤寒"于不同原文中的内涵，对《伤寒论》思维与辨析的研究，以及临床运用其理论，均具有重要的意义。

（二）"传"经、"经尽"、"再经"、"过经"揭示的动态辨证意义

《伤寒论》中，张仲景常用"传"经、"经尽"、"再经"、"经不传"、"过经"等概念来说明邪气的传变、病情的发展、六经病证的动态演变。与"经"字相关的词句，在《伤寒论》398 条原文中共出现 19 次。其中，反映外感病邪气传变，病机、病势转化者有 11 处，如"传"经、"经尽"、"再经"、"经不传"、"过经"、"复过一经"等，皆具有动态观察的辨证意义。

1. "传"经

"传"寓有推广、传递或递转之意。传，有两种情形。一是推广、波及之传，二是传递、递转之传。前者指部分邪气内传他经；后者指邪气离表而尽转他经[3]。

（1）波及之"传"

《伤寒论》第 4 条"伤寒一日，太阳受之。脉若静者，为不传；颇欲吐，若躁烦，脉数

急者，为传也"。"伤寒一日，太阳受之"，是言外感初期，邪犯太阳；"脉若静"，指脉症尚未发生变化，仍呈太阳表证者，则提示"不传"。邪犯肌表，病仅一日，尽传之可能极小，仅能波及他经而已，故此"传"当属波及之传。"伤寒一日"，本不当见"颇欲吐"、"躁烦"、"脉数急"，如果出现了这些脉症，则提示邪气内传，波及阳明、少阳，故谓"为传也"。以此提示医者，伤寒病初当动态观察邪气的发展，把握疾病转归趋向。

第5条"伤寒二三日，阳明少阳证不见者，为不传也"。"阳明、少阳证"见与不见，是判定"传"与"不传"的基本依据。外感病一日，太阳受邪，二三日阳明、少阳受邪与否，是阳明、少阳证见与否的关键。受邪称"传"，不受邪曰"不传"。阳明、少阳受邪，或同时受邪，出现相应的临床表现，即传；反之，阳明、少阳证不见，说明阳明、少阳未受邪，即不传。必须指出的是，阳明、少阳受邪，未必太阳之邪悉入，即使阳明、少阳证见，也并非太阳之证必罢，况原文并未言"太阳证罢"，故4、5两条的"传"，皆是邪气波及他经之意。

（2）传递之"传"

传递、递转之传，指邪气转入他经，而具有转为他经病的可能。第8条"太阳病，头痛至七日以上自愈者，以行其经尽故也。若欲作再经者，针足阳明，使经不传则愈"。在太阳病七日以上，且头痛自愈的前提下，邪气离开太阳而"行其经尽"，有痊愈或传经的可能。若"欲作再经"，有传入阳明的可能时，则针刺足阳明胃经穴位，疏通经络，振奋正气，增强抗邪能力，防止传变发生，"使经不传则愈"；反之，不欲"再经"则痊愈。因此，该条的"传"，当是传递之意，即离开太阳而转入阳明，与第4、5条所云"传"的内涵及诊断意义有别。

第184条"问曰：恶寒何故自罢？答曰：阳明居中，主土也。万物所归，无所复传。始虽恶寒，二日自止，此为阳明病也。"其中"无所复传"的"传"，也是传递之意。邪气已入阳明，则有类于"万物所归"，不再变迁，故曰"无所复传"，即不存在离阳明而传入他经的可能。此"传"是传递之意，其内涵及诊断意义与第8条的"传"相同。

2. "经尽"

第8条中的"行其经尽"，是言邪气在本经已尽，而将尽离本经，病将转愈或传变。"经尽"有两种不同形式的病势转归：一是指邪离本经而转入下一经的趋势，即"再经"。二是指邪气尽离本经而疾病转愈的趋势，即"经不传"。"经尽"与《伤寒论》中"转属"为他经病、"转系"为他经病的内涵及辨证意义不同。

（1）"经尽"而"再经"

"再经"是前者"经尽"的转归之一。邪离太阳而"经尽"，将"再经"转入阳明，即邪有渐入阳明之势，若见"颇欲吐"或"脉数急"（第4条），则"针足阳明"以防止邪气转入阳明。"再经"发生于"经尽"之后，存在"欲作"的阶段，故可采取针对性预防措施。

（2）"经尽"而转阳明

第384条"伤寒，其脉微涩者，本是霍乱，今是伤寒，却四五日，至阴经上，转入阴必利。本呕下利者，不可治也；欲似大便，而反矢气，仍不利者，此属阳明也，便必硬，十三日愈，所以然者，经尽故也……"。"伤寒"发于"霍乱"愈后，于四五日"转入"太阴则必下利，呕利并见，预后不良。假如"转入"太阴，未见下利，病人"欲似大便，而反矢气"，即提示正气来复，疾病向"此属阳明"发展。"经尽"是"此属阳明"的前提，太阴经尽才可能转入阳明，即邪离太阴渐转阳明而湿从燥化，其后"便必硬"，故推断大约"十三日愈"。"所以然者，经尽故也"，强调邪在太阴经尽，再经而入阳明，由阴转阳，正气来复而向愈。

第8条的"再经"转入阳明与384条的"再经"转入阳明的病理趋势不同。前者是由表入里，为病进；后者是由阴转阳，为病退。

（3）"经尽"而"经不传"

"经不传"为"经尽"的另一转归，即邪气尽离本经，不再传经而疾病转愈。"经不传"必以"经尽"为前提，只有发生"经尽"，才有可能"经不传则愈"。第8条中的"……以行其经尽故也，若欲作再经者，针足阳明胃，使经不传则愈"，即是明证。无论邪离太阳而转愈的"经尽"，还是邪离太阳转入阳明的"经尽"，也无论邪离太阴而转入阳明的"经尽"，都反映了邪气尽离某经的趋势。

3．"过经"

《伤寒论》中涉及"过经"的原文有5条。"过经"是指在疾病动态发展的过程中，邪气完全离开某经而转入他经，疾病的性质已发生了根本转变。《伤寒论》中的"过经"，既有由表入里的"过经"，又有由阴转阳的"过经"。前者为病进，后者为病退。

（1）由表入里之"过经"

此"过经"，是指根据现证、病史及治疗史，逆推疾病发展某一阶段的证候属性，据证候的转变而做出的回顾性诊断。由于是通过询问病人就诊前某一阶段的临床资料而做出的回顾诊断，不可能非常确切，这与依据病人就诊所具有的临床特征而做出"转属"、"转系"的诊断不同，故"过经"的诊断较为宽泛。

"过经"与"再经"不同。"过经"是根据已经发生的病性转变而做出的回顾性诊断；而"再经"是根据邪气转入某经而做出的前瞻性诊断。"过经"有传入某经、某两经等多种可能；而"再经"仅指传入理论上的下一经。

第103条"太阳病，过经十余日，反二三下之，后四五日，柴胡证仍在者，先与小柴胡汤……"。言病离太阳，未发生典型阳明腑实证，故称"反二三下之"。"柴胡证仍在"表明其"过经"并非仅见阳明之证，同时还可能具有少阳柴胡证。由此可知：下之前，邪离太阳，转入少阳和阳明，出现以柴胡证与阳明腑实证并见为特点的少阳阳明病。虽已发生病证转变，因病人未能在误下前就诊于仲景，故对其误下前的病证不能做出"转属"何病的确切诊断，而仅能宽泛地称为"过经"。

第105条"伤寒十三日不解，过经，谵语者，以有热也，当以汤下之。若小便利者，大便当硬，而反下利，脉调和者，知医以丸药下之，非其治也。若自下利者，脉当微厥，今反和者，此为内实也，调胃承气汤主之。"病人于"伤寒十三日不解"而就诊，此前"医以丸药下之"，而对于下之前的证候，仲景难以做出"转属"、"转系"某经病的明确诊断，故宽泛地诊为"过经"。假若未经误下，症见"谵语"、"小便利"、大便硬者，"当以汤下之"。现证之"反下利"为"丸药下之"的反应，脉非"微厥"而反"调和"，仍为"内实"，故当以"调胃承气汤主之。"

第123条"太阳病，过经十余日，心下温温欲吐而胸中痛，大便反溏，腹微满，郁郁微烦。先此时自极吐下者，与调胃承气汤；若不尔者，不可与；但欲呕、胸中痛、微溏者，此非柴胡汤证，以呕故知极吐下也。"病人以欲吐、胸中痛、大便溏、腹微满、微烦而来就诊，是因"过经"后误用"极吐下"之法所致。"先此时自极吐下"，即未经误治，可"与调胃承气汤"，说明此"过经"的证候是以阳明热结为主。据"此非柴胡汤证"，可知病人有类似柴胡汤证的表现。综上分析，误下前的"过经"应属于以阳明热结为主而兼类似柴胡证的证候。因病人在发生"过经"且尚未误下之前未曾就诊于仲景，故仅能根据邪离太阳，出现心下温温欲吐，大便硬，腹微满，郁郁微烦等，而做出"过经"的宽泛性诊断。

该类"过经"还有一种特殊情形，即"将发'过经'"。第217条"汗出谵语者，以有燥屎在胃中，此为风也。须下者，过经乃可下之；下之若早，语言必乱，以表虚里实故也。下之愈，宜大承气汤。"此辨表里同病。表邪不解不可攻下，即"须下者，过经乃可下之"。因邪气并未尽离肌表，故做出"燥屎在胃中"且"此为风"的初步诊断。"下之若早"，则表邪入里化热，燥热更炽，故"语言必乱"，即在表之邪因入里而虚无，在里之结因表邪入里而加重，所谓"以表虚里实故也"。此"过经"是指邪将尽离肌表而证将尽转阳明，与前所论之具有回顾性诊断意义的"过经"有所不同。

(2) 由阴转阳之"过经"

这类"过经"是指在转经后发生的"过经"，即"复过一经"。第384条"……下利后，当便硬，硬则能食者愈。今反不能食，到后经中，颇能食，复过一经能食，过之一日当愈；不愈者，不属阳明也。"本条是讲发于霍乱之后的伤寒，转入太阴，大多下利。若转入太阴未见下利而见矢气，说明太阴经尽，复转阳明，其病向愈。若转入太阴的下利经过治疗后，脾胃之气恢复，大便复常而"便硬"，受纳恢复而"能食"，其病痊愈。若下利治愈后，病人不能食，说明胃气尚未全复，尚未发生转入阳明的"过经"。相反，病人饮食渐渐恢复，"到后经（阳明）中，颇能食"，也即"复过一经能食"，说明病由太阴渐转阳明，胃气渐复，病将痊愈，故曰"过之一日当愈"。如果不愈，说明未"过经"到阳明，恐有其它原因。

"传"经，提示邪气波及或传递他经。前者是指部分邪气内传他经；后者指邪气离本经而尽转他经。"经尽"，寓示病势转归的两种形式：一是指邪离本经转入下一经的趋势，即"再经"；二是指邪气尽离本经而转愈的趋势，即"经不传"。"过经"有两种情况：一是由表入里而病进，二是由阴转阳而病退。前者泛指疾病发展到某一阶段时，其病性发生的转变；后者指病由太阴转出阳明而向愈。传经、经尽、再经、过经等，都从不同层面反映出外感病动态发展的病机、病势，从不同角度寓示着病证的转归趋向，各具有其重要的辨证意义。

"传"经、"经尽"、"再经"、"经不传"、"过经"等，都动态地揭示了邪气传变、病势转归的各种趋向，准确理解这些概念所揭示的辨证意义，对于正确掌握六经病证之间的演变规律帮助极大。

(三)《伤寒论》"转"、"属"、"系"的内涵及诊断意义

《伤寒论》中有关"转"、"属"、"系"的原文达24条，原著中有"转属"、"转系"、"转入"、"属"、"系"等不同的表述形式，这些概念虽然都是针对疾病传变或所在而言的，但其

内涵及其所揭示的临床诊断意义不同[4]。从动态变化的角度去考察这些概念在不同语言环境中的用法，明确各自的涵义，对于正确理解经文，掌握原文精神具有重要意义。

1."转"

"转"寓旋转、改变方向之意，在《伤寒论》中提示疾病之发展、转变。"转"具体包括"转属"、"转系"、"转入"，有完全和不完全两种情况。完全之"转"者，张仲景一般称为"转属"、"转系"；不完全之"转"者，张仲景称为"转入"。

（1）"转属"与"转系"

"转属"、"转系"是指疾病的性质已经发生转变，原病证消失，由一经病转为另一经病的病势转归。"转"是言疾病转变的过程；"属"、"系"是指疾病转变后的结果。"转"是疾病转变的量变；"属"、"系"为疾病转变的质变。

例如48条云："二阳并病，太阳初得病时，发其汗，汗先出不彻，因转属阳明，续自微汗出，不恶寒……"。此即邪离太阳而尽入阳明，发生转属性阳明病。181条"问曰：何缘得阳明病？答曰：太阳病，若发汗，若下，若利小便，此亡津液，胃中干燥，因转属阳明……"。再如185条"本太阳初得病时，发其汗，汗先出不彻，因转属阳明也。伤寒发热，无汗，呕不能食，而反汗出濈濈然者，是转属阳明也"。"转属"，均指疾病性质发生转变而由一经病转变为另一经病。

188条"伤寒转系阳明者，其人濈然微汗出也"；185条"……而反汗出濈濈然者，是转属阳明也。"分析这两条，可见"转系"与"转属"具有相同的诊断意义。"转属"和"转系"阳明病，都以"濈然汗出"为特异性指征，均提示动态观察其临床表现，由原证之无汗而逐渐汗出连绵不断，则说明疾病性质已变，由一经病转为另一经病了。

（2）"转入"

"转入"的内涵与"转属"、"转系"有所不同。其"转"仅是"入"而非完全性转属。仅有"转"之"量"的变化，尚未至"属"之"质"的转变。例如266条"本太阳病不解，转入少阳者，胁下硬满，干呕不能食，往来寒热，尚未吐下，脉沉紧者，与小柴胡汤"。即太阳病表证症状并未完全消失，病以转入少阳为主，故仲景不言小柴胡汤主之，而曰"与小柴胡汤"。太阳病转少阳的证型颇多，兼表夹里，自属其常，意诚医者，当视太阳表证残余之多少而加减其方。

384条"伤寒，其脉微涩者，本是霍乱，今是伤寒，却四五日，至阴经上，转入阴必利……。"伤寒发于霍乱之愈后，必与一般伤寒不同。霍乱愈后，太阴未复，复感外邪，表邪易转入太阴。"本……今……却……"三字，即含有按发病过程动态分析之义。原发病是霍乱，现发病是伤寒，经过四五日以后，邪气可能内传到阴经，尽管外感表证未罢，只要"转入阴"经，则必然出现下利。其"转入"当属部分邪气之内传，与"转属"、"转系"之内涵明显不同。

2."属"

"属"寓有归属之意，与"转属"、"转系"的内涵有所不同。"转属"、"转系"之概念比较具体，"转"且"属"、"转"且"系"，即由一经病完全转为另一经病。"属"的概念比较宽泛，具有归属性诊断的内涵，即对就诊当前的外感病做出归属于某经病的宽泛性诊断。又有完全、不完全两种含义：

（1）完全归属性诊断，是指无论病人初病何经，也无论是否经过治疗，根据现证纯属某经而与他经无涉的特点而做出的诊断。

例如282条："少阴病，欲吐不吐，心烦，但欲寐；五六日自利而渴者，属少阴也……。"283条："病人脉阴阳俱紧，反汗出者，亡阳也，此属少阴，法当咽痛而复吐利。"以上是言当病人已具备"自利而渴"或"脉阴阳俱紧，反汗出"之少阴病特异性脉症时，做出完全归属性诊断，旨在阐述少阴病诊断的其它标准。此外，277条"自利不渴者，属太阴，以其脏有寒故也……"；243条"食谷欲呕者，属阳明也……"都是完全归属性诊断的范例，其共性是外感病自然发展而未经治疗，当出现某些特异性指征时，即可做出"属"的诊断。

经过治疗之完全归属性诊断，与前者有所不同。彼者乃病发于本经，并非由他经病转来之"属"；此是病转他经之"属"。病转他经之"属"是指病初为某经病，经过治疗后，根据病证已发生根本性转变而做出的归属为另一经病的诊断，其诊断意义与"转属"、"转系"大致相同。如248条"太阳病三日，发汗不解，蒸蒸发热者，属胃也，调胃承气汤主之"；279条"本太阳病，医反下之，因尔腹满时痛者，属太阴也……"。初病太阳，或汗或下，进而出现某经病之特异性指征而做出完全归属性诊断。

（2）不完全归属性诊断，是指某经病的性质已经有所变化，已向另一经病发展，虽有完全转变的趋势，但目前尚未完全转变为另一经病的情况。如97条"……小柴胡汤主之。服柴胡汤已，渴者属阳明，以法治之"。少阳病服小柴胡汤后出现口渴，仅能表明病邪初转阳明，尚未全至阳明，邪转多少，情况各异，故宽泛曰"属"，当遵循"以法治之"的基本原则。既不可固守小柴胡汤，也不能贸然投以白虎、承气之辈，当视邪气偏盛何经，灵活变通而治。又如240条"病人烦热，汗出则解；又如疟状，日晡所发热者，属阳明也。脉实者，宜下之；脉浮虚者，宜发汗。下之与大承气汤，发汗宜桂枝汤"。仲景既然提出两种治法，则其"属阳明"之证情，必有偏表偏里之不同，故以"脉实"与"脉浮虚"，断表里之缓急，分别以宜下、宜汗之法治疗。由此反证其"属"必为不完全归属，否则，何谈据表里轻重而分别选方。

265条曰："……少阳不可发汗，发汗则谵语，此属胃，胃和则愈；胃不和，则烦而悸。"此即少阳病误用汗法，当出现"谵语"时，提示病向阳明发展，故做出"此属胃"的宽泛性诊断，而非"转属阳明"的确切诊断。显然"此属胃"与"转属"的诊断意义不同。文中既未具体立法，又无针对方剂，而仅出"胃和则愈"的宽泛性、原则性治则，旨在表明此"属胃"之病证，源于少阳病误汗，"属胃"未必少阳证罢，偏于何经，证情无定，治法各异。

（3）"属"与"转属"、"转系"之异同

"属"的诊断较为宽泛，而"转属"、"转系"的诊断比较具体。"属"有完全归属和不完全归属。其中，经过治疗的完全归属性诊断的内涵与"转属"、"转系"大致相同；未经治疗之完全归属性诊断，旨在阐明诊断某经病的其它标准，并无疾病转变的内涵。不完全归属性诊断是对疾病动态发展的宽泛诊断，与"转属"、"转系"的内涵与诊断意义不同，不可不辨。

3. 系

"系"寓有联系、关联之意。"系"与"传"、"属"、"转"均不同。"系"是通过明确某类外感病的发病与某一经的关联性,提高对该类外感病发展变化趋势的预见性。"系"强调发病与某经的相关性,依其发病所具特异指征之不同,而做出发病"系在"某经的确切诊断。

考《伤寒论》原著,与"系"相关之原文,均以"伤寒"二字冠首。此类"伤寒"与外感病初仅见发热、恶寒、脉浮之"伤寒"不同,与太阳伤寒亦不同。如187条,"伤寒脉浮而缓,手足自温者,是为系在太阴……";278条"伤寒脉浮而缓,手足自温者,系在太阴……"。病初虽亦恶寒发热,但颇有特点。虽发热,但手足自温;脉虽浮,却缓而无力,显然非病发于阳,且与少阴、厥阴无涉,故诊为"系在"太阴。虽与"太阴之为病"不同,但病证发展与太阴密切相关。正因"系"在太阴之关联,则必寒湿内郁,故有"当发身黄"的病势可能。也正因与太阴相关,才可有脾阳振复,"脾家实,腐秽当去"而向愈的机转。

"系"的诊断意义,有其自身特性。既与初病即可依六经病提纲确诊者不同,又与一经病转为、转向另一经病之"转属"、"转系"、"转入"不同,更与宽泛性"属"的诊断意义不同。"系"之诊断在病初,含有本质、内在因素之意;而"转属"、"转系"、"转入"的诊断均不在病初,而在判断病变的发展与转归。

"转"突出疾病性质之转变,无论是"转属"、"转系"之完全性转变,还是"转入"之非完全性转变,其意义重在做出诊断结论。"属"是对某些外感病的宽泛诊断,即归属于某经病的诊断,包括完全归属性诊断和动态非完全归属性诊断。既有对某些不符合提纲证的外感病做出诊断者;又有对初步确定病势趋向的外感病做出预见性诊断者。"系",是通过明确某类外感病的发病与某一经的关联性,提高对该类外感病发展变化趋势的预见性,其诊断意义与"传"、"转"、"属"均不同。"传"、"转"、"属"之共性在于提示疾病的发展或转变。区别是:"传"旨在提示外感病的发展变化本身;而"转"、"属"则重在明确外感病发展变化后的诊断结论。就"转"、"属"而言,"转"较为具体、明确;"属"则较为笼统、宽泛。"系"的诊断在病初,含有对本质、内在因素的认识之意。

六经病变本身是一个动态发展的演变过程,《伤寒论》在判断疾病传变、判定疾病发展趋势、诊断疾病时有"传"、"属"、"系"、"转属"、"转系"、"转入"等多种表述形式,其内涵及所表达的诊断意义不同。通晓"传"、"转"、"属"、"系"的内涵及诊断意义,对于准确理解《伤寒论》经义及六经病证之间的演变规律,提高临证诊疗水平,均有极大的帮助。

(张国骏)

参考文献

[1] 张国骏,马晓峰. 谈《伤寒论》原文结构规律及其运用. 山东中医杂志,2006;25(1):6~9.

[2] 张国骏. 略论《伤寒论》中"伤寒"的多层涵义 [J]. 江西中医药,2003;34(11):9

[3] 张国骏，马晓峰. 浅谈"传"经、"经尽"、"再经"、"过经"所揭示的辨证意义 [J]. 湖北中医杂志，2004；26（2）：17～19

[4] 张国骏. 论《伤寒论》中"传"、"转"、"属"、"系"的内涵及诊断意义 [J]. 江西中医药，2004；55（4）：16～18

第一章

《伤寒论》辨证思维的
原则与模式

第一节 《伤寒论》思维的原则

《伤寒论》思维的原则基本上体现在整体观原则、恒动观原则、常变观原则、脉症合参原则四个方面。整体观原则体现在伤寒发病、疾病传变、疾病治疗、疾病康复等方面。恒动观体现于任何疾病的发生发展的动态变化之中，临床辨治须针对某一相对静止阶段进行辨证论治。疾病变化的多样性、特殊性决定着同一病证的不同阶段当有不同的治则、治法。常变观是中医辨证思维的基本特征之一，即通常所说的"知常达变"，《伤寒论》是变法辨证思维体现最为突出的经典医著，具体体现在发病原因、疾病症状、舌脉变化、辨证治疗等方面。同时，《伤寒论》也十分重视脉症合参的辨证观原则。我们重点从以下四个方面予以讨论。

一、整体观原则

【问题】

整体观念是中医学的一大特点，《伤寒论》中的整体观原则实质上也体现了整个中医学的整体观，主要包括了发病整体观，疾病传变整体观，疾病治疗整体观，疾病康复整体观等。整体观原则具体如何体现是我们要讨论的主要问题。

【分析】

1.发病的整体观

(1) 天人相应的整体观

中医学认为，人体与大自然是一个有机整体，一般情况下，人体能够适应四时气候的变化，但四时气候太过时，则能使人发病，《伤寒论卷二·伤寒例第三》中认为，四时之气，皆能使人发病，以感受寒气为毒者，最为严重。因阴主杀，寒为阴邪，最易伤人阳气，寒邪侵袭人体而发病者，名为伤寒。若当时不发病，寒邪毒气藏于肌肤，到春天就会感受温气而成温病；到夏天就会感受暑热而成暑病。对于四时气候不正常的时行之气，如"凡时行者，春时应暖，而复大寒；夏时应大热，而反大凉；秋时应凉，而反大热；冬时应寒，而反大温。此非其时而有其气，是以一岁之中，长幼之病多相似者，此则时行之气也。"因此，一年之中，所患疾病不论长幼大小，症状相似为感受时行之气而发病。以上充分体现了伤寒发病中天人相应的整体观。另外，外邪侵袭人体是否发病，还取决于人体正气的强弱，正气能胜邪气，则不易发病，正气虚衰或邪气过盛则容易发病，正盛邪衰则疾病易愈，正衰邪盛则疾病难愈而易于传变，在《伤寒论》六经病证中，阳盛者易发三阳病，阳虚者易直中三阴。此外，生活因素、社会因素等外界因素对人体的正气及脏腑功能也会产生很大影响，如生活上饥饱醉劳与社会的战乱动荡都会使人体的正气受损，脏腑功能失调，抗邪能力不足，最终因外邪侵袭而导致了伤寒等病的发生。

(2) 人体自身整体观。由于人体是一个统一的整体，脏腑器官之间有着紧密的、不可分割的联系，因而就决定了各病之间也可以在一定条件下互相影响，互相转化。《伤寒论》中三阴三阳病证的转化就体现了人体自身的整体观，如："本太阳病不解，转入少阳者……"(266 条)，"本太阳病，医反下之，因而腹满时痛者，属太阴也……"(279 条)，"太阳病三日，发汗不解，蒸蒸发热者属胃也"(248 条) 等皆属之。一般体现了疾病从阳到阴、由浅入深的转化过程。

2. 疾病传变的整体观

疾病失治或误治往往会引起传变，这种传变既有普遍性，又有特殊性。疾病的传变主要取决于正邪盛衰的变化，而判断三阴三阳病证的传变，不应以病日计数，当凭脉症的整体变化为依据，《伤寒论》第 4 条中有："伤寒一日，太阳受之，脉若静者，为不传；颇欲吐，若燥烦，脉数急者，为传也。"又如："伤寒二三日，阳明少阳证不见者，为不传也。"《伤寒论》中大约有近三分之一的篇幅论述误治的变证，这些变证所涉及的内容也是极为广泛的。如汗不得法引起的变证就有："发汗后，恶寒者，虚故也；不恶寒，但热者，实也"(第 70条)。还有"发汗后，腹胀满者"(第 66 条)，"发汗后，……汗出而喘，无大热者"(第 63条)，"发汗后，其人脐下悸者"(第 65 条)，"发汗过多，其人又手自冒心，心下悸欲得按者"(第 64 条) 等等，可以说寒热虚实各个方面，无所不包，面面俱到，显示了疾病传变中整体辨证的多样性和复杂性。

3. 疾病诊断治疗的整体观

《伤寒论》中的疾病诊断治疗整体观主要体现在以下五个方面。

其一，既要考虑到症状特点，又要结合脉象的变化，还应从疾病整体的情况综合考虑，如第 381 条："伤寒哕而腹满，视其前后，知何部不利，利之即愈。"本条虽然表现为"哕而腹满"，可因腑气不通或水饮内停所致，因此，张仲景考虑到疾病的整体情况后，断然提出"视其前后，知何部不利，利之即愈"的主张是十分科学的。因为胃气不降，腑气不通而致哕而腹满的，必见大便不通；水饮内停，气机阻滞而致哕而腹满的，必见小便不利。这里前后指二便，大便不通则通其大便，小便不利则利其小便，二便通利，气机转输升降正常，则哕而腹满自愈。

其二，在疾病诊断治疗过程中要重视本身体质或原有疾病的状况，如麻黄汤的八大禁忌证 (见第 50、83、84、85、86、87、88、89 诸条) 就是考虑到这种情况而设的。

其三，重阳气的治疗整体观，《伤寒论》在论治中特别重视阳气的培养和保护。表现在阳亡而兼津伤的情况下，其治总是先救阳，后救阴；或以扶阳为主，救阴为辅；或只扶阳而不补阴。如第 29 条证误治后形成的阴阳两伤，其先以甘草干姜汤复其阳，后以芍药甘草汤救其阴，而且在救阴方芍药甘草汤中，也仍然配伍甘温补气之炙甘草，俾从阳中生阴。其重视阳气的思想，还反映在其扶正补养方剂的配伍原则中，即：大凡峻复阳气之剂，其方皆用甘温、辛热之品，而不伍阴柔养阴之物；而凡补阴之剂，都必在阴柔之药中伍用甘温益气或辛热助阳之品，如芍药甘草汤、炙甘草汤、新加汤、竹叶石膏汤等[1]。

其四，"保胃气"的治疗整体观。综观《伤寒论》中许多方剂，特别是攻邪方中，大都加有甘草、大枣、生姜、粳米、人参等护胃养津，扶助正气之品，其目的就在于此。如发汗重剂麻黄汤中，不但有桂枝之温阳，并有甘草之益中气。而桂、甘相合，又是仲景用治汗伤心阳的专方，则麻黄汤中不但寓补中之意，并有扶助心阳之旨。不仅发汗如此，清热、攻下、逐水等更是如此。如白虎汤之加粳米，调胃承气之加甘草，十枣汤之用大枣等，无不体现着祛邪兼护胃气的思想。除了在组方配伍时注意加用安中养胃之品以护胃气外，还特别注意按邪之微甚，病之浅深，以定方之大小，剂之轻重，务使药合病情，不使病轻剂重，克伐无辜。如承气汤有大、小、调胃之别，陷胸汤有大、小之分等[2]。

其五，存阴液的治疗整体观。观其存阴之法主要有五：一为辛散之中寓以敛阴，如桂枝汤中用白芍、炙甘草，大枣酸甘之品，以敛阴和营，勿使过汗；二为复阳之内寓以救阴，如治疗霍乱亡阳液脱的四逆加人参汤（第385条）于辛热剂中加人参一味，重在回阳救逆，兼以益气生津；三为辛寒苦甘并用以清热育阴，如治身大热、口大渴、大汗出、脉洪大之白虎汤，方中石膏、知母辛寒，苦寒以清热，佐甘草、粳米甘缓之品以益气生津和中，如阴耗甚者，加人参以增益气生津保阴之效（第26条）；四为苦寒攻下意即存阴，对于汗后伤阴并见腹满里实及阳明腑实证，见发热汗多、目不了了、睛不和之阴亏津竭者，或本少阴病真阴亏损，复见化热燥结、腑气不通之证，仲景强调攻之宜早、下之宜急，如第252条、第253条、第254条、第320条、第322条均明示"急下之，宜大承气汤"。大承气汤为苦寒重剂，可峻下实热、荡除燥屎、迫邪立出，故可祛邪扶正、急下存阴，这是仲景存阴液的又一法则，后世由此化裁的黄龙汤、新加黄龙汤、增液承气汤等方创立的增水行舟之法，即是仲景急下存阴法的进一步发展；五为甘润平剂滋阴生津，用于阴液亏虚、邪热不盛之证，虽见大便不通亦不能纯使苦寒攻下之剂，以防再竭其阴。第233条所云："阳明病自汗出，若发汗，小便自利者，此为津液内竭，虽硬不可攻之"，治宜甘润导下，方如蜜煎导。再如治疗脾约证之麻子仁丸（第247条）与治疗少阴阴虚、咽燥作痛之猪肤汤（第310条），均取其甘润滋阴之效[3]。

4. 疾病瘥后劳复调治之整体观

伤寒大病初瘥，阴液未充，阳气未旺，脏腑功能未健，余邪未尽，最易死灰复燃，引起疾病复发。因此，在防治上必须从整体出发，劝告病人慎起居，节饮食，禁房室，避风寒，以防复发。《伤寒论·辨阴阳易差后劳复病脉证并治》中所述瘥后劳复病的类型有以下几种：一是阴阳易病，即后世所谓之"房劳复"。主要见症为身体沉重、头重、眼花、气短、小腹拘急牵引阴部，以及膝胫拘挛等（第392条）。此为伤寒初愈，不慎房室，精气损伤，阴中受寒所致。《伤寒论》中以烧裈散主治，后世多用温阳散寒暖肝扶正之法治之。二是余邪未尽或饮食失当。其中枳实栀子豉汤证（第393条），主要是中上焦湿热留滞或夹宿食，可有心烦、脘腹痞满或兼嗳腐不食等见症，故用栀子豉汤加枳实、清浆水清宣行气（若有宿食，则加大黄导滞）。小柴胡汤证（第394条），为少阳功能未健，水道未畅，津停为湿，湿壅为热所致，见症以发热为主，故治以疏少阳，畅三焦之法。其脉浮者，服柴胡汤后必"身濈然汗出而解"；脉沉实的，必"得屎"而解。牡蛎泽泻散证（第395条），为余湿溢于皮肤所致，见症以腰以下浮肿为主，故治用峻逐水气之法。理中丸证（第396条），为脾功未健，上焦寒饮停留所致，见症以喜唾痰涎为主，故治用温中健脾除湿之法。三是气液未复，胃阴虚乏，见症为虚羸少气、气逆欲吐，以养胃滋阴、清热和中之竹叶石膏汤治之（第397条）。四是伤寒初瘥脾胃尚弱，勉强多食所致，见症以轻微心烦为主（第398、391条）。减少饮食，即可自愈。总之，伤寒瘥后劳复，除房劳复与谷食多进外，主要为湿气未尽和阴气未复两个方面。这说明了外感病阳易复而湿难化，阴难复的一般规律。治疗须考虑病变的整体状况随证施治[4]。

【结论】

《伤寒论》中反映整体观的内容十分丰富，可以包括许多方面，从发病到疾病传变，从疾病的诊疗到疾病差后劳复调治，无不体现出中医学讲究整体观念这一特点。

【启示】

整体观原则在《伤寒论》中的充分体现，从宏观上讲应将整个三阴三阳病证看作一个整体，也就是说，《伤寒论》398条是一个有机的整体，在条文之间，或前或后，或左或右，彼此之间都存在着有机的联系。从微观上讲，每一种具体病证的诊疗过程都突出反映了整体论治的特点，这就要求我们在临床实践中要处处贯穿《伤寒论》整体论治的特色，更好地发挥整体论治的优势。

二、恒动观原则

【问题】

任何疾病的发生发展，时刻处于动态变化之中，尤其是外感病，这种动态变化更为突出。《伤寒论》中处处体现着恒动观原则，六经病发生发展过程始终是处于动态传变之中的。由于疾病是处于恒动状态的，那么临床辨治也必须针对恒动中的某一相对静止阶段进行。疾病变化的多样性、特殊性决定着同一病证的不同阶段当有不同的治则、治法，不可能在任何疾病发展变化中的任何阶段或情况下均用某一定剂。治病求本虽属常规，但须与急则治标，缓则治本相参，方能应对临证之变局。本节拟讨论发病的恒动观、传变的恒动观、辨证的恒动观、治疗的恒动观等。

【分析】

1. 发病的恒动观

六经病发病的形式是多种多样的，有直中、合病、并病等多种形式，无论是哪一种形式，其发病的过程始终贯穿着运动与变化。

（1）直中之由轻转重体现着恒动　例如，"少阴之为病，脉微细，但欲寐"（281条言病初共性特征）与"少阴病，脉沉者，急温之，宜四逆汤"（323条，言寒化确立早期指征），即寒化指征的出现，提示寒化证诊断的确立。又如，太阴之为病的"自利益甚"也是恒动表现形式之一。

（2）合病发生过程的恒动　所谓合病，即是指两病或两病以上症状同时出现者。但实际发病过程并非在某一时刻全部具备，往往是以某一病之症见在先，而另一病之症现于后，随病情之发展，两病症状交错、渐进增多。例如，"太阳与阳明合病者，必自下利，葛根汤主之"（32 条），"太阳与阳明合病，不下利，但呕者，葛根加半夏汤主之"（33 条）。太阳、阳明同时受邪，出现太阳病的症状且呕逆或呕吐，从而确立太阳与阳明合病的诊断，至于下利是否出现，则是确诊以后，与邪气是否累及肠腑密切相关。从原文看，大多是必累及肠腑而出现下利，这种动态观可以显而易见地从两条原文之间的内涵关系中反映出来。

（3）并病过程的恒动　所谓并病，通常是指一病症状未罢又出现另一病之症状者。《伤寒论》中的并病大多是指二阳并病，尤多指太阳与阳明的并病。就并病本身而言，多由表而渐次入里，此过程是发病恒动观的又一表现形式。例如，"二阳并病，太阳证罢，但发潮热……"（220 条）。由原文可以看出，太阳病在先，进而出现阳明病的表现，其后在表之邪悉入阳明而"太阳证罢"，整个的过程始终是处于运动变化之中。类似情况在《伤寒论》中并非少见，例如原文第 48 条、第 185 条等，也均体现着发病的恒动观。

2. 传变的恒动观

《伤寒论》中有关"传"与"变"的内容是相当丰富的，有关"传"与"变"的概念已在绪论中予以介绍，此处不在赘述。

（1）从"传"的角度看恒动　"传"本身就体现着恒动。"传"的完全与非完全，实际上又反映了"转"与"并病"的问题。从太阳病邪内传角度讲，太阳病邪完全传入阳明或少阳，显然是一种"传"的形式；而非完全传入阳明或少阳者，即发生了太阳与阳明并病或太阳与少阳并病。例如，185 条"本太阳，初得病时，发其汗，汗先出不彻，因转属阳明也。伤寒发热、无汗、呕不能食，而反汗出濈濈然者，是转属阳明也。"显然是因为"传"而"转"属阳明了。再如，原文 220 条之并病之初就是部分表邪内传阳明。又如，原文 146 条"伤寒六七日，发热、微恶寒、支节烦疼、微呕、心下支结、外证未去者，柴胡桂枝汤主之。"部分太阳病邪于发病六七日内传少阳而发生了太阳与少阳并病。以上所举各例均从不同的侧面反映了传变的恒动观。

（2）从"变"的角度看恒动　"变"是指疾病未循一般规律而发生的性质的改变，其变化后的病证不再属于六经病范畴的情况，又称为"坏病"。这种情况一般多由于失治、误治，但有时正治也可发生坏病，其发生过程也是恒动观的体现。例如，太阳伤寒若吐、若下后损伤脾阳而发生的脾虚饮逆证（67 条），又如太阳病失治所发生的热实结胸证（135 条），再如"发汗后，不可更行桂枝汤"之邪热壅肺证等。

3. 辨证的恒动观

疾病的发生发展始终处于恒动状态，证候本身也必处于运动变化之中。辨证缺乏恒动观，往往会影响辨证的准确性。例如，原文 248 条："太阳病三日，发汗不解，蒸蒸发热者，属胃也，调胃承气汤主之。"单从原文看，难以确立阳明腑实的诊断。其实，从恒动角度便容易理解。因为"属胃（阳明）"发生于发汗伤津之后，津伤又易化燥而成阳明腑实之证。从恒动趋势上讲，尽管便硬、便难、潮热、谵语、腹满等未见，但其趋势必成阳明腑实。由于是从趋势角度作出的诊断，故只能暂诊为轻证而以"调胃承气汤主之"。

4. 治疗的恒动观

既然发病、传变、辨证均存在着恒动，那么论治环节也必然存在着恒动原则与思想。主要体现在针对证候的由轻转重，治疗中标本缓急的合理把握两个方面。例如，原文 277 条"自利不渴者，属太阴"，为何要用"四逆辈"呢？其实，是反映了太阴病容易向少阴病发展，故轻者宜理中丸；重者宜四逆汤。再如，少阴客热咽痛之"与甘草汤"，而不瘥者"与桔梗汤"（311 条），又如"理中者，理中焦，此利在下焦"的问题，均体现了论治的恒动观。此外，关于某些特殊的标本缓急问题的处理，也体现了论治的恒动观。例如，"少阴病吐利，手足逆冷，烦躁欲死者，吴茱萸汤主之。"（309 条）其用吴茱萸汤的目的是，在呕吐剧烈时，先治疗其标（吐），然后再治疗其本（少阴寒化重证）。

【结论】

《伤寒论》中无论是发病与传变，还是辨证与治疗，处处体现了恒动观原则。理解与掌握恒动观，对于理解《伤寒论》辨证论治精髓与思想及提高临证水平，都将起着非常重要的作用。需要注意的是，本节所举数例只作抛砖之用，以冀启迪读者。事实上，《伤寒论》中体现恒动观之例，不胜枚举。

在学习和运用《伤寒论》中遇到一些难以理解或存在争议的原文时，不妨从恒动观角度入手，结合动态思维进行分析，一些疑难问题恐能得到合理的解决。

【启示】

《伤寒论》中处处体现着恒动观，其他临床学科中是否也存在着恒动观？温病学、中医内科学虽各有其自身的学科特点，但其在发病、传变、辨证及治疗等各环节也当存在着动态观。如何运用《伤寒论》中的恒动思想，解决其他相关学科的问题，是摆在我们面前且需要及时解决的问题之一。

三、常变观原则

【问题】

常变观是中医辨证思维的基本特征之一，即通常所说的"知常达变"，"常"指辨证的常规性思维，"变"，指辨证的变法性思维，这就要求我们既要掌握疾病诊疗中的普遍性，又要明确疾病发展变化的特殊性，也就是要求中医的临床思维分析，要全面，忌偏执；要动态，忌僵死；要联系，忌孤立。既要考虑具有纲领性、常识性、稳定性、规律性的常法，又要深思无序性、非规律性的变法。中医辨证之活，在于变法；中医辨证之难，也在于变法。《伤寒论》则是变法辨证思维体现最为突出的经典医著，在发病原因、疾病症状、舌脉变化、辨证治疗等方面均体现着常变思维观。

【分析】

张仲景论六经，均以"辨某某病脉证并治"为题，试从病、脉、证、治四个方面，综述之，以揭示其常变辨证思维之大要[5]。

1. 六经发病的常变思维观

外邪有风寒暑湿之分，机体有阴阳虚实之别。故邪之中人，因人而异。所以，疾病有常有变。六经发病，亦是如此。六经者，三阴三阳也。故六经辨证以阴阳为辨证之总纲。这就是"病有发热恶寒者，发于阳也；无热恶寒者，发于阴也"。(7)"发于阳"与"发于阴"，即概言三阴三阳。三阳，素体阳盛，其发病，阳气亢奋则"发热"感受寒邪则"恶寒"故三阳病总以"发热"为特征。本论提示了六经发病之常理，因此也是六经辨证之大法总纲。

然有其常，必有其变。三阳发病，也有"无热恶寒"者，如"太阳病，或已发热，或未发热，必恶寒、体痛、呕逆，脉阴阳俱紧者，名为伤寒"。(3)"未发热"非是无热可发，这是因寒邪束表初期的暂短现象，不久则会发热。可见，虽有"或未发热，"从病的本质而言，仍属"发于阳"。同样，三阴发病，也有"发热"者，如"少阴病，始得之，反发热，脉沉者"。(301)是病发少阴，然发病之初，外邪郁闭卫阳，也会有暂短的"反发热"虽云"发热"，从六经病而言，仍属"发于阴"，"反"字即示其变也。

2. 六经论证的常变思维观

证有常变。如桂枝汤证，"发热，汗出，恶风，脉缓"(2)即是其常。其变，就桂枝汤本方应用而言，有"初服桂枝汤，反烦不解者"(24)，有"发汗已解，半日许复烦"者(57条)，有"下之后，其气上冲者"(15)，有"病常自汗出者"(53)，也有"时发热自汗出者"(54条)。就桂枝汤加减应用而言，有兼"项背强几几"的桂枝加葛根汤证(14条)，有兼"喘"的桂枝加厚朴杏子汤证(18)，有营气不足身痛脉迟的新加汤证(62)，有"下之后，脉促，胸满"的桂枝去芍药汤证(21)，也有阳虚漏汗的桂枝加附子汤证(20)。可见，证之常，示人以规矩；证之变，示人以圆活。柯琴云："仲景作论大法，六经各立病机一条，提揭一经纲领，必择本经至当之脉症而表彰之。""至当之脉症，"是主脉主症，亦即常脉常症。提纲证的意义是存在的，但六经提纲证并不代表、也不可能代表整个六经病系统。故一经病的提纲证，与一经病的整个系统，就是常与变的关系。

3. 六经论脉的常变思维观

六经脉法，在切诊部位、脉搏形象、主病方面，无不阐常述变。仅以脉象主病的常变观为例说明之。

脉象是疾病的外在反映。就病而言，一病之脉有常变之别；就脉而言，一脉主病有主次之分。这是因为临床上既有脉病相符，也有脉病相逆的缘故。而脉诊之难，全在于此。

以紧脉为例，紧脉主寒是其常，《金匮要略》云："寒令脉急。""急"，即紧也。提示紧脉主病之原则。六经病论紧脉大致有22条，其中，有14条是主寒的。如表寒证之"太阳病，脉浮紧"(46)。里寒证之"少阴病，脉紧"(287)。但另外八条却阐发了紧脉主病之变。其中，有主阳明病之"脉浮而紧者，必潮热发作有时"(201)，主少阳病之"脉沉紧者，与小柴胡汤"(266)，主结胸证之"结胸热实，脉沉而紧"(135)，主肝乘脾之"寸口脉浮而紧"(108)，主痰结胸中之"脉乍紧者"(355条)等。紧脉以主寒为常，是因寒性凝敛收引，脉管为之束缩劲急使然。而紧脉主病之变的道理又是什么呢？从以上变证可以看出，其病理无非是气结、热结、燥结、痰结。可见，邪"结"是其共同的病理。寒性凝敛，可以使脉管为之束缩劲急，同样，邪气结聚，压迫脉道，也可使之束缩。至于劲急，乃邪盛之象。这就是紧脉主病之变的道理所在，也是紧脉为什么主病有常有变的理论根据。

由此可知，脉有常变，然脉理则一。医者若不明晰脉象这种常变的实质，临床上即使指下分明，亦难胸中了了。

4. 六经论治的常变思维观

病有常变，证有常变，其治也必然有常变。六经论治，内容包括治法、方药、煎法、服法等。六经病中，汗吐下和温清补消八法俱全。每一法中，都用有主方，如汗法之麻黄汤，吐法之瓜蒂散，下法之承气汤，和法之柴胡汤，温法之四逆汤，清法之白虎汤，补法之炙甘草汤，消法之抵当汤。每一经病，都治有常法，如太阳治以汗，阳明治以下，少阳治以和，三阴治以温等。汗法为治太阳病之常法，但因太阳病分有表虚、表实两大证，故常法之中，又分有解肌发汗与发汗解表两大汗法。但证又有轻重兼夹之别，治有大小加减之法，方有奇偶峻缓之分，故常中有变。以轻重言之，又有三种太阳轻证，分别治以小发汗法，方有桂枝麻黄各半汤、桂枝二麻黄一汤、桂枝二越婢一汤。以兼夹言之，又有兼热、兼寒、兼虚，分别治以汗而兼清，方用大青龙汤；汗而兼温，方用桂枝加附子汤；汗而兼和，方用柴胡桂枝汤；汗而兼补，方用桂枝人参汤等变法。

总之，证变则治亦变，治变则方亦变，以方应治，以治应证。理、法、方、药，*丝丝入扣*，一线相贯，处处体现了规矩而灵活的治疗大法。

【结论】

常变观反映出疾病既有常又有变的特点，常变思维观是《伤寒论》六经辨证的基本辨证思维特征之一，包括了六经疾病的常变观、误治常变观、失治常变观及某些主症推断之常变观等等方面，实质上这种辨证的常变思维观，体现于《伤寒论》的每段条文、每类脉证、每种治法及每个方剂之中，渗透于《伤寒论》的每个字句之中。正确审视疾病之常变，对于切入病机，准确辨证意义重大。

【启示】

仲景论述常变思维观，还很有特点，即阐常简要，述变繁杂；阐常者少，述变者多。是中医辨证方法中，"活"的与"动"的精髓，以常变观的思想认识疾病、分析疾病、解决疾病诊疗过程中的种种疑难问题，是我们在教学临床实践中必须高度重视的观点。

四、脉症合参辨证观原则

【问题】

《伤寒论》中张仲景十分重视脉症合参的辨证观原则，我们重点从脉症合参，全面权衡；症真脉假，舍脉从症；症假脉真，舍症从脉三个方面讨论这个问题。

【分析】

1. 脉症合参，全面权衡

一证可见到多种脉象，如阳明肠腑燥实证，治当攻下，但必须脉象沉实，如果脉象滑疾，则提示有里虚之机，用下即须慎重；如果脉迟有力，则表明燥结程度严重，必须大剂峻下。一脉可伴见多种证候，热证脉数，不难诊断，虚寒证脉数，则较难诊断，122条"病人脉数，数为热，当消谷引食，而反吐者，此以发汗，令阳气微，膈气虚，脉乃数也。数为客热，不能消谷，以胃中虚冷，故吐也。"就体现了具体分析。通过讨论，不但指出了辨证要点，而且交待了虚寒证发生脉数的机理。脉症合参，诊脉时还应注意寸关尺三部情况，切忌"按寸不及尺"，例如太阳表实证，脉象浮紧，治宜麻黄汤发汗，但必须是寸关尺三部脉俱紧，如果尺中脉迟或微，则提示营血不足或里阳亏虚，那么，即使表实证悉具，也不可发汗。否则，必然会发生其它变证[6]。

2. 症真脉假，舍脉从症

在症真脉假的情况下，必须舍脉从症。例如，症见腹胀满，疼痛拒按，大便燥结，舌红苔黄厚焦燥，而脉迟细者，则症所反映的是实热内结胃肠，是真；脉所反映的是因热结于里，阻滞血脉流行，故出现迟细脉，是假象，此时当舍脉从症。如《伤寒论》第 208 条："阳明病，脉迟，虽汗出不恶寒者，其身必重，短气，腹满而喘，有潮热者，此外欲解，可攻里也。手足濈然汗出者，此大便已硬也，大承气汤主之。"

3. 症假脉真，舍症从脉

在症假脉真的情况下，必须舍症从脉。例如：伤寒，热闭于里，症见四肢厥冷，而脉滑数，脉所反映的是真热；症所反映的是由于热邪内伏，阻遏阳气，阳不外达，出现四肢厥冷，是假寒，此时当舍症从脉。如《伤寒论》第 50 条："脉浮紧者，法当身体疼痛，宜以汗解之，假令尺中迟者，不可发汗，何以知然，以荣气不足，血少故也。"又如《伤寒论》第 92 条："病发热头痛，脉反沉，若不差，身体疼痛，当救其里，四逆汤方。"再如《伤寒论》第 132 条："结胸证，其脉浮大者，不可下，下之则死。"

【结论】

脉症合参体现了中医学整体论治的特色，一部《伤寒论》将脉症合参表现得淋漓尽致，一般情况下，脉症相应者为顺，不相应者为逆，大凡有余病证，脉见洪、数、实，是谓脉症相应，为顺，表示邪实正盛，正气足以抗邪，如第 52 条"脉浮而数者，可发汗，宜麻黄汤（表示阳气充足，可达表抗邪）"，又如第 214 条"阳明病，谵语，发潮热，脉滑而疾者，小承气汤主之（表示热实燥结）"；若反见细、微、弱的脉象，则为脉症相反，为逆，乃邪盛正虚，正气不足以抗邪，易致邪陷，如第 94 条"……但阴脉微者，下之而解，若欲下之，宜调胃承气汤（表示正气不足，实邪在里）"。其次，暴病脉来浮、洪、数、实者为顺，反映正气充盛能抗邪，久病脉来沉、细、微、弱为顺，乃有邪衰正复之象，若新病脉见沉、细、微、弱，说明正气已衰；久病脉见浮、洪、数、实，则为正气已衰而邪气不退，均属逆证。如，第 369 条"伤寒下利，日十余行，脉反实者，死（表示正虚邪实，胃气将绝）"。在特殊情况下，若出现症真脉假，则舍脉从症；症假脉真，舍症从脉。脉有从舍，说明脉象只是疾病临床表现的一个方面，因而不能把它作为诊断疾病的唯一依据，只有全面运用脉症合参，才能从舍得宜，得出正确的诊断[7]。

【启示】

脉症合参辨证观告诫我们诊疗疾病应全面分析，从不同的角度了解疾病的临床表现，有助于透过现象看本质。假象并不能反映疾病的本质，因此，遵循脉症从舍的原则识别假象在危重疾病的诊疗中就显得尤为重要。

思考题

1.《伤寒论》整体观原则的特点还应表现在哪些方面？如何在整体观的指导下提高临床诊疗水平？

2．从《伤寒论》太阳病篇中举例说明恒动观原则在辨证论治中的具体运用。

3．以《伤寒论》中的有关条文为例，仔细分析脉症从舍的具体运用。

（张国骏，李应存）

参考文献

［1］张正昭．《伤寒论归真》．第 1 版．长沙：湖南科学技术出版社，1993 年 8 月：30～31

［2］张正昭．《伤寒论归真》．第 1 版．长沙：湖南科学技术出版社，1993 年 8 月：30

［3］李应存．《伤寒论》存阴五法浅析．中医函授通讯，1995；（4）：9

［4］张正昭．《伤寒论归真》．第 1 版．长沙：湖南科学技术出版社，1993 年 8 月：454

［5］姜建国．伤寒思辩．第 1 版．济南：山东大学出版社，1995：1～5

［6］陈亦人．《伤寒论求是》．第 1 版．北京：人民卫生出版社，1987 年 3 月：5～13

［7］邓铁涛．《中医诊断学》．第 1 版．上海：上海科学技术出版社，1984 年 11 月：74

第二节　《伤寒论》诊疗中的思维模式

　　《伤寒论》是一部理论与临床密切联系的巨著，全书始终贯穿着辨证求因、审因论治的思维过程。也就是说，并非读过《伤寒论》就能运用其指导临床，也并非会背几条或几十条，甚或上百条原文就能轻而易举地应用于临床。学习与应用《伤寒论》，总结和归纳其共性内容非常重要，而这个共性的内容就是《伤寒论》中所蕴含和体现的辨证思维过程。

　　这个过程始于对四诊等手段所搜集到的疾病的各种信息进行分析，对症状进行比较、鉴别和初步的辨识，去伪存真，将各种症状归纳为某一证候群，并对其进行病机分析，抓住病机，做出初步判断；并根据病机与主症，与某些相似的病证进行鉴别，最终做出病证诊断；在准确辨证的基础上，分清病证的标本缓急进行辨证治疗。至此，针对一个病证的整个思维过程结束，它实际上体现的是中医的辨证论治特点。在这个思维过程中，分析病机、抓准主证、类证鉴别、病证结合诊断、方证相对是关键环节。

一、析病机

【问题】

　　病机一词，早期见于《素问·至真要大论》："岐伯曰：审察病机，无失气宜，此之谓也。"病机即病之机要，张介宾注："机者，要也，变也，病变所由出也。"王冰注："得其机要，则动小而功大，用浅而功深。"病机即疾病发生、发展与变化的机理。疾病的发生、发展与变化，与患病机体的体质强弱和致病邪气的性质密切相关。一般包括邪正盛衰，阴阳失调，气血失常，代谢失常，内生五邪，经络病机，脏腑病机等。如邪正盛衰是指在疾病过程中，机体的抗病能力与致病邪气之间相互斗争所发生的盛衰变化。一般来说，凡邪气由表入里，由阳入阴，属于邪盛而病进；若正气抗邪有力，能拒邪外出，由里入表，或由阴转阳，属于邪衰而病退。此外，决定疾病是否传变，除邪正盛衰外，还与治疗、护理是否得当有关。《伤寒论》中张仲景创造性地将外感疾病错综复杂的证候及其演变加以总结，提出一套病因、病机、病位、诊断、辨证、治法、用药较为完善的辨证论治体系，其中分析病机是最为重要的。病机认识的正确与否，直接决定着治疗的效果。《伤寒论》中强调用一症一脉或几症几脉提示病机，病机分析也突出反映了中医思维的特点。我们主要从阴阳失调病机析、脏腑功能失调病机析、六经提纲病机析、典型病证病机析等方面来讨论这个问题。

1. 阴阳失调病机析

阴阳失调是指机体在疾病发生、发展与变化过程中，由各种致病因素导致机体的阴阳消长失去相对平衡，从而形成阴阳偏胜、阴阳偏衰、阴阳互损、阴阳格拒、阴阳亡失的病理状态。如伤寒厥逆证，就其病机来讲，总不外乎阴阳偏胜偏衰，相互之间不相顺接而成，阴盛则阳虚，阳气不充于四肢则为寒厥；阳盛则阴虚，阳气内阻，拒阴于外，亦不能充于四肢则为热厥。因此，无论寒厥、热厥，其病机总归于阴阳气不相顺接，临床均表现为手足逆冷。正如第337条所云："凡厥者，阴阳气不相顺接，便为厥。厥者，手足逆冷者是也。"又如第317条阴盛格阳的通脉四逆汤证，其云："少阴病，下利清谷，里寒外热，手足厥逆，脉微欲绝，身反不恶寒，其人面色赤，或腹痛，或干呕，或咽痛，或利止脉不出者，通脉四逆汤主之。"其中"少阴病，下利清谷，手足厥逆，脉微欲绝"，为阳虚而寒盛于里。身反不恶寒，面色发赤，为"格阳"、"戴阳"的反映，概称之为"里寒外热"。里寒是本质，外热是假象。阳气浮散于外，阴寒盛结于内，阴阳有离决之势。或见腹痛下利，或见干呕咽痛，或利止而脉仍不出，无非阳虚寒盛所致，故治用破阴回阳通脉之通脉四逆汤[1]。

2. 脏腑功能失调病机析

在《伤寒论》中脏腑功能失调主要包括脏腑本身功能失调和脏腑之间功能失调。

（1）脏腑本身功能失调，包括心、肝、脾、肺、肾、大肠等脏腑本身功能的失调。如心血不足，心阳不振兼表证之"伤寒，脉结代，心动悸"（第177条），方以炙甘草汤来治疗。又如发汗过多，心阳虚损而致的桂枝甘草汤证，其云："发汗过多，其人叉手自冒心，心下悸欲得按者，桂枝甘草汤主之"（第64条）。再如肾阴不足，心火独旺之黄连阿胶汤证，其云："少阴病，得之二三日以上，心中烦不得卧，黄连阿胶汤主之"等等。

（2）脏腑之间功能失调，包括脏与脏间，脏与腑间，腑与腑间等脏腑之间功能失调。其一，在脏与脏间，如《伤寒论》把乘其所胜的相克称为"纵"，其所不胜的反克称为"横"，第108条中有："伤寒腹满谵语，寸脉浮而紧，此肝乘脾也，名曰纵。"第109条中有："伤寒发热，啬啬恶寒，大渴欲饮水，其腹必满，自汗出，小便利，其病欲解，此肝乘肺也，名曰横。"其二，在脏与腑间，腑有病，可以影响到脏，脏有病，可以影响到腑，如肺与大肠相表里，病理情况下可互相影响，大肠实热，腑气不通，可影响到肺的肃降，第242条中云："病人小便不利，大便乍难乍易，时有微热，喘冒不能卧者，有燥屎也。宜大承气汤。"同样，风寒客肺，亦可影响到大肠，第32条中云："太阳与阳明合病者，必自下利，葛根汤主之。"其三在腑与腑间，如胃热熏蒸于胆，胆热液泄则出现口苦，身发黄等症。第221条中云："阳明病，脉浮而紧，咽燥口苦，腹满而喘，发热汗出，不恶寒，反恶热，身重。"第199条中云："阳明病，无汗，小便不利，心中懊憹者，身必发黄"。

可见，任何疾病都与脏腑机能失调有关，而临床症状则是脏腑功能失调的表现，由于脏腑及其所属经络的机能不同，临床所见症状和体征，也各有所别。根据其临床表现特点，即可判断病变脏腑及病因病机[2]。

3．六经提纲病机析

（1）太阳之为病，脉浮，头项强痛而恶寒

原文第1条用2个症状和1个脉象概括了风寒之邪侵袭人体，浅表部位受邪所发生的病理变化。太阳为六经之首，主表统营卫，为一身之藩篱，有卫外抗邪的功能。当邪气伤人，一般太阳首当其冲，卫行脉外，被邪气所扰，本能的反应即是与邪气相争，脉象必浮；"温分肉"是卫气的一大生理功能，风寒之邪袭表，卫气必受影响，其表现即为"恶寒"，加衣盖被、向火取暖均不能缓解；足太阳膀胱经脉上额交巅，还出别下项，外邪袭入太阳经络，经气不利，不通则痛，故太阳经脉循行的头项部位出现疼痛强硬不舒之症。

本条揭示了太阳受邪以后，卫气功能失常，经气不利，及正气抗邪的基本病机特征，分别用了3个脉症加以说明，3个脉症最能反映太阳病的病机。太阳病的基本病机是否还有其它表现呢？答案是肯定的，比如发热、脉数也是正邪相争的表现，汗出异常也是卫气功能失常的表现，但是仲景为何在提纲证中没有列举这些脉症呢？其一，这些脉症可能不是太阳病开始就能见到的表现；其二，这些脉症不是太阳病所特有的；其三，也是比较重要的一个原因是，仲景意在用最基本、最典型的脉症反映太阳病的病机。换言之，仲景在第一条列此3个脉症，意在说明太阳之为病的病机特点，而不是在罗列太阳病的临床表现。临床辨证时，需要通过深入分析病人的表现，准确抓住其病机，只要符合此病机特点就能诊断为太阳病。

（2）阳明之为病，胃家实是也

原文180条是六条辨证提纲中唯一直接说明此病病机特点的，当邪气侵入阳明，阳明发生病理变化，概括为"胃家实"。"胃家"包括胃与肠，《灵枢·本输》言："大肠、小肠皆属于胃。""实"，指邪气盛实。所以阳明病的病机即是胃肠邪气盛实。至于邪气是有形还是无形，其状态是充斥弥漫还是入里结聚，其性质是属热还是属寒，是单纯的实证还是因虚致实之证，在这个阶段均不能判断。实邪虽然均在胃肠，但是因为其状态不同、性质不同、形成途径不同，临床表现也自然不同，难以用有代表性的脉症来概括，故仲景明言"阳明之为病，胃家实是也"。若实热之邪处于无形的弥漫状态，就是阳明的热证；若实热之邪处于有形的结聚状态，就是阳明的实证；若有形实邪因胃肠虚弱，不能及时受承、传导、化物而积于胃肠，则是性质属于虚寒之证。虽然这些病证的性质、表现完全不同，但基本病机确是一致的，即"胃家实"。仲景只用了3个字高度概括了阳明病的基本病机特点。

（3）少阳之为病，口苦，咽干，目眩也

少阳，相对于太阳、阳明来讲，阳气偏少，但毕竟属于三阳，故邪气侵入易从阳化热。少阳主生发之气，性喜条达而恶抑郁。若邪犯少阳，即可从阳化热，少阳胆火被郁，即是少阳病的病机特点。而此三个症状则反映了这一病机，少阳火郁，经气不利则目眩；"火曰炎上"，胆火上炎则口苦；火热伤津则咽干。三症反映了少阳之为病的病位、病性，概括了少阳病的病机。

（4）太阴之为病，腹满而吐，食不下，自利益甚，时腹自痛邪气进入三阴，说明人体正气不足以抗邪，邪气对人体可造成不同程度的损伤，太阴为三阴之始，邪气侵入太阴，对人体的损害程度只是初期的、局部的，主要涉及的脏腑是太阴脾脏，损及的主要是脾脏的阳气。脾主运化水谷和水湿，故邪气侵犯太阴脾脏，主要会导致脾阳虚弱，运化失职，寒湿内停，升降失常的病理变化。而仲景所列症状，皆能准确反映太阴之为病的病机特点，脾虚不运则食不下（食欲不振，不想进食）；水湿内停，气机阻滞则腹满；脾气不升，胃气不降，升降失司则呕吐、下利，且愈利则脾愈虚，脾愈虚则利更甚；脾阳不足，寒湿凝滞脾络则腹痛。由于太阴病的其它表现，均是在此病机前提下产生的，如手足自温反映局部脾阳受损，尚未损及全身之阳；发黄亦是寒湿内停的表现，故仲景未将这些列入提纲证。

（5）少阴之为病，脉微细，但欲寐

邪犯少阴，心肾阴阳俱损。心主血脉，主神志，为五脏六腑之主；肾为先天之本，内寄元阴、元阳，为全身阴阳之根。故邪入少阴，造成的是以心肾为中心的全身阴阳气血俱虚之证。"脉微"，指脉来微弱无力，似有似无，乃心肾阳虚，鼓动无力之征；"脉细"，指脉形细小如线，乃精血虚少，脉道不充之象；"但欲寐"指精神萎靡不振，体力极度疲惫的似睡非睡的状态。以此脉症说明少阴病的病机特点是以心肾为中心的全身性虚衰，与太阴病之中焦脾阳不足有着本质的不同。少阴病本证的阳虚寒化、阴虚热化之证均是在少阴病阴阳气血俱虚的基础上进一步发展而成的。

（6）厥阴之为病，消渴，气上撞心，心中疼热，饥而不欲食，食则吐蚘

厥阴有阴尽阳生，阴阳转化的特点，故邪入厥阴主要会引起阴阳转化障碍，气机运行不畅的病理变化。又肝为厥阴之脏，内寄相火，藏血而主疏泄。邪入厥阴，一方面相火炽盛，横逆上冲；另一方面乘犯脾土，使脾虚肠寒，结果易出现阴阳交接障碍、气机升降紊乱的上热下寒之证。肝火炽盛，灼伤津液，可见消渴；肝失疏泄，气郁化火，横逆上冲，则气上撞心，心中疼热；肝火犯胃，热则消谷，故胃中嘈杂似饥；木邪乘土，脾气虚寒，运化失职，故虽饥而不欲食；若强与之，脾胃不能受纳运化，饮食物往往随逆气而出；若有蛔虫寄生，因不喜肠中虚寒而亦可随食物吐出。症状虽然比较复杂，但是仍然反映了邪入厥阴，导致阴阳之气不能顺畅相接，气机升降紊乱的上热下寒的病机特点，脏腑主要涉及肝、脾、胃。

综上所述，仲景在六经病之首条所列的提纲证，目的在于阐论六经病的基本病机。学习时除掌握其基本脉症外，更重要的是把握其基本病机。

4．典型病证病机析

病机分析是辨证论治过程中的重要环节，《伤寒论》113 方证均有其各自的病机特点，如何通过对原文所列脉症进行深入分析，明确其所反映的病证病机，不但有利于对原文的掌握，重要的是对于临床辨证及《伤寒论》方的应用具有重要意义，这里仅对《伤寒论》几个典型病证进行病机分析。

（1）中风、伤寒病机析

《伤寒论》太阳病本证主要分为中风证和伤寒证，原文第 2、3 条分别论述了中风和伤寒的主要临床表现，实际上仲景意在用最精练的脉症提示其病机特点。原文第 2 条"太阳病，发热、汗出、恶风、脉缓者，名为中风。"和第 3 条"太阳病，或已发热，或未发热，必恶

寒、体痛、呕逆、脉阴阳俱紧者，名为伤寒。"远不如 12 条和 35 条论述的脉症详细。可见原文第 2、3 条意在提示中风、伤寒的病机，而原文 12、35 条则主要言其表现和治疗。

关于中风和伤寒的病机，大多数注家多认为由于病因的不同导致了不同的病机特点，中风证是由于感受了以风邪为主的风寒之邪，而表现出一些风邪致病特点的脉症；伤寒证则是由于感受了以寒邪为主的风寒之邪，而表现出寒邪致病特点的脉症。但是在临床辨证时，我们不可能让病人准确判断感受的是以风邪为主的风寒之邪，还是感受了以寒邪为主的风寒之邪。所以对中风伤寒的掌握，重点在于掌握原文第 2、3 条之脉症所反映的病机，在此病机条件下，中风证、伤寒证还可能有其它临床表现。

其一，中风证病机：原文第 2 条："太阳病，发热、汗出、恶风、脉缓者，名为中风。"论述了中风证的病机特点。"太阳病"说明本证源自外感；"发热"是邪正相争的表现；"汗出"是最能反映本证病机特点的症状，外邪袭表，卫气"司开合"之功失职，玄府当合不合，营阴外泄，表现为"汗出"；腠理疏松，玄府张开，易被风袭，故有风则恶，无风则安；"脉缓"非真正意义上的"一息四至"的缓脉，与"汗出"相合，意在说明本证腠理疏松，营阴外泄，脉管缓怠的主要病机。通过分析可知，中风证的病机特点是：在太阳病感受风寒之邪，邪正相争的病机基础上，突出表现为卫不外固，营不内守，营卫不和。由于这样的病机，故中风证恶寒发热的特点是"啬啬恶寒，淅淅恶风，翕翕发热"，即发热如羽毛覆盖之温温而热，如冷水洒身一般瑟瑟怕冷。

太阳病治疗应该选择辛温解表的方法，但是由于中风证"卫不外固，营不内守，营卫不和"的病机特点，不能选择辛温峻汗之剂，只能用桂枝汤祛风解肌，调和营卫，使营卫恢复卫行脉外以为固，营行脉中以内守的正常生理状态。若误用辛温峻剂，既可损伤卫气，又会消耗营阴，使"卫不外固，营不内守"的病机加重。可见明辨中风证的病机，对临床辨证治疗有十分重要的意义。

其二，伤寒证病机：原文第 3 条"太阳病，或已发热，或未发热，必恶寒，体痛、呕逆、脉阴阳俱紧者，名为伤寒。"通过几个脉症，论述了伤寒证的病机特点。和原文第 2 条一样，"太阳病"说明本证亦源自外感；但与中风证不同的是，感受风寒之邪后，病人"或已发热，或未发热"，说明邪正相争有快有慢，发热或早或晚，说明卫气被邪气郁闭；"必恶寒"说明卫气"温分肉"之功受到影响，"必"字，强调了恶寒的程度较重，加衣盖被向火取暖均不能缓解；"体痛"说明营卫的正常运行受邪气所阻，不通则痛；"脉阴阳俱紧"说明由于邪气侵袭，腠理闭塞，脉管紧张的状态与中风证不同；"呕逆"是邪气同犯胃腑。通过分析可以看出伤寒证的病机特点与中风证完全不同，其病机特点是在太阳病感受风寒之邪，邪正相争的病机基础上，突出表现为卫阳郁闭，营阴郁滞，营卫不和。所以伤寒证还可能有"无汗"、"咳喘"等营卫郁闭的表现。

通过上述分析提示我们，中风证与伤寒证的病因不同固然是一方面，但重要的是对其病机的掌握，即便病人在相同的环境中，感受相同的邪气，但是由于机体对邪气反映不同，其所患病证就可能有中风、伤寒的不同，应据病人机体对邪气反映（脉症）确定其病机，治疗就有桂枝汤和麻黄汤的不同。可见明确病机对辨证治疗非常重要。

（2）阳明实热病机析

阳明病以热证、实证为主，热证的病机特点在于阳明的燥热之邪尚未与有形之邪相结，无形之邪热弥漫全身，充斥内外，以身热、汗出、不恶寒、反恶热为主要表现，治疗以白虎汤为代表；实证的病机特点是，阳明燥热之邪与肠中有形之宿食、糟粕相结，逐渐形成燥屎阻于肠道的过程，治疗则需根据情况选择调胃承气汤、小承气汤或大承气汤。如何区别使用三个承气汤，我们从仲景原文讨论之。

阳明病篇中涉及调胃承气汤的原文主要有："阳明病，不吐、不下、心烦者，可与调胃承气汤（207条）"；"太阳病三日，发汗不解，蒸蒸发热者，属胃也，调胃承气汤主之（248条）"；"伤寒吐后，腹胀满者，与调胃承气汤（249条）"。

阳明病篇中涉及小承气汤的原文主要有："阳明病，谵语、发潮热、脉滑而疾者，小承气汤主之。因与承气汤一升，腹中转气者，更服一升；若不转气者，勿更与之。明日又不大便，脉反微涩者，里虚也，为难治，不可更与承气汤也（214条）"；"太阳病，若吐、若下、若发汗后，微烦、小便数、大便因硬者，与小承气汤，和之愈（250条）"。

阳明病篇中涉及大承气汤的原文主要有："阳明病，下之，心中懊憹而烦，胃中有燥屎者，可攻。腹微满，初头硬，后必溏，不可攻之。若有燥屎者，宜大承气汤（238条）"；"病人不大便五六日，绕脐痛，烦躁，发作有时者，此有燥屎，故使不大便也（239条）"；"阳明病，谵语，有潮热，反不能食者，胃中必有燥屎五六枚也；若能食者，但硬耳。宜大承气汤下之（215条）"；"大下后，六七日不大便，烦不解，腹满痛者，此有燥屎也。所以然者，本有宿食故也，宜大承气汤（241条）"。"病人小便不利，大便乍难乍易，时有微热，喘冒不能卧者，有燥屎也，宜大承气汤（242条）"；"伤寒若吐、若下后不解，不大便五六日，上至十余日，日晡所发潮热，不恶寒，独语如见鬼状；若剧者，发则不识人，循衣摸床，惕而不安，微喘直视，脉弦者生，涩者死。微者，但发热谵语者，大承气汤主之。若一服利，则止后服（212条）"；"汗出谵语者，以有燥屎在胃中，此为风也。须下者，过经乃可下之；下之若早，语言必乱，以表虚里实故也。下之愈，宜大承气汤（217条）"；"二阳并病，太阳证罢，但发潮热，手足漐漐汗出，大便难而谵语者，下之则愈，宜大承气汤（220条）"；"伤寒六七日，目中不了了，睛不和，无表里证，大便难，身微热者，此为实也。急下之，宜大承气汤（252条）"；"阳明病，发热，汗多者，急下之，宜大承气汤（253条）"；"发汗不解，腹满痛者，急下之，宜大承气汤（254条）"；"腹满不减，减不足言，当下之，宜大承气汤（255条）"。

从以上原文可以看出，仲景阳明病篇所列三承气汤分别用来治疗阳明实证形成过程中的不同阶段。

调胃承气汤用来治疗阳明燥热之邪初入肠腑，欲与宿食糟粕互结阶段，燥屎尚未形成。仲景原文中所列症状反映了这一病机特点，"太阳病三日，发汗不解"，继而表现出"蒸蒸发热"，说明邪气已化热入里，"发热"用"蒸蒸"形容，一方面说明邪热已入肠腑，但尚未与有形之邪相结，仍能向外蒸腾，但不同于热证之充斥弥漫状态；另一方面说明，此时发热是伴有周身汗出的，亦说明邪热尚未内结，且津液损伤程度不重。仅凭此点似乎很难与阳明热证相鉴别，其实，从病机趋势角度很容易理解。太阳病发汗转为阳明病的前提是津伤，津伤易燥，其势必成实。"阳明病，不吐、不下、心烦"，说明此时邪热已经入于阳明肠腑，燥热与糟粕结聚，故"不下"，大便不能正常排泄；"不吐"意在提示，虽然腑气不通，但未逆而上行；心烦提示肠中邪热上扰心神。此时燥热之已邪入肠腑，但尚未致宿食糟粕结聚，仍能向外蒸腾。治疗既不能选择辛寒清热的白虎汤（病位不同），也不能选择荡涤肠府的大承气汤，只宜选择泻热和胃的调胃承气汤，俾邪热速去，以免与宿食糟粕聚结。

若病情在适宜调胃承气汤治疗的阶段未得到及时控制，则邪热即可与肠中的宿食糟粕互结。若互结程度不重，燥屎尚未完全形成，此时可选择小承气汤治疗。"阳明病，其人多汗"，由于津液损伤，加速了邪热与肠中宿食糟粕的互结。邪热与宿食糟粕互结，必然引起大便的异常，即原文所讲"大便必硬"（大便能排出，便质硬）；邪热与宿食糟粕互结，肠中浊热扰心，则见"谵语"；邪热与宿食糟粕互结，不能正常向外蒸腾，只能借阳明气旺之时向外蒸腾，故见"潮热"；"脉滑而疾"可以说是辨证使用小承气汤的眼目，虽然邪热已与宿食糟粕互结，但互结的程度不重，因为尚未影响脉气的运行，脉气往来仍然流利，即"滑而疾"。此时治疗则应通腑泄热，在用大黄泻热的同时，更用厚朴、枳实通腑，使与邪热初结的宿食糟粕速去，避免进一步发展而成燥屎阻结肠府之证。

随着邪热与宿食糟粕互结程度的加重，最终形成燥屎阻于肠中，病情进一步加重，脉症表现多种多样。首先燥屎形成，阻于肠中，病人表现"不大便"，时间或五六日，或六七日，甚或上至十余日；腹部症状在胀满的基础上出现"腹满痛"、"绕脐痛"等，说明腹部气机阻滞的严重程度；其次由于燥屎形成，阻于肠中，浊热上扰心神，病人神志异常表现非常突出，如"谵语"、"独语如见鬼状"、"不识人，循衣摸床"等；再次，由于燥屎形成，邪热内聚的程度更甚，病人表现为"日晡所发潮热"、"手足染染汗出"。另外，由于燥屎阻于肠中，还可能出现热结旁流之"大便乍难乍易"，腑气不通，肺胃不降之"喘冒不能卧"、"不能食"等症状。总之，所有症状均较调胃承气汤、小承气汤证阶段加重，故治疗需要加大通腑泻热的力量，由于燥屎的形成，在通腑泻热的同时，还要润燥软坚，以利于燥屎的排出。

以上是阳明实证形成的一般过程，但是如果此过程发生发展比较迅速急骤，或者燥热有耗伤人体真阴的势头，即便以上阳明燥屎的症状不是非常突出，也应毫不迟疑的选择大承气汤急下燥热，救护真阴。如在大便难的基础上出现"目中不了了，睛不和"的阴津损伤的症状，即便"无表里证"（阳明腑实的症状不是很突出），此时也应使用大承气汤"急下之"，以存欲竭之真阴；或在阳明实证的基础上，如果"汗多"，亦提示真阴欲竭，也应急用大承气汤下之；或阳明实证"腹满痛"发展比较迅速、急骤，此时也应急用大承气汤通腑。

通过以上分析可以看出，临床上要准确划分三承气汤的使用阶段是非常困难的，特别是调胃承气汤和小承气汤阶段。仲景论述三承气汤证既提示阳明实证形成的不同阶段，又在示人析病机的重要性，精当的病机分析，准确地指导临床治疗。

（3）属少阳病机析

少阳病是争议较多的六经病之一，由于少阳生理特点的特殊性，当邪气从不同途径侵犯少阳时，其病机存在细微区别，临床辨证治疗时需引起注意。邪气一般从两条途径侵犯少阳：一为直接侵犯，一为它病转属。在少阳病篇 10 条原文中，原文 263、264、265 条即论述了邪气直接侵犯少阳的临床表现及其病机特点；原文 266 条则论述了它病转属的少阳病的表现及治疗。

少阳属于三阳之一，相对于三阴，其阳气尚属旺盛；又少阳与胆和三焦相关，内寄相火，故当邪气直接侵犯少阳时，易从阳化热，临床表现多为胆火上炎之症，如口苦、咽干、目眩、脉弦，甚或两耳无所闻、目赤、胸中满而烦等，治疗应清泻胆火，仲景未出主治方剂，仅言不可吐下、发汗。

另一方面，少阳主枢，虽从属三阳，但相对于太阳、阳明来说，阳气较少。故当邪气从它病转属至少阳时，从阳化热的可能性比较小，而突出表现为邪正分争、枢机不利、乘伐脾胃的病机特点。原文266条论述了此类少阳病的形成、临床表现及治疗。"本太阳病不解，转入少阳"，仲景明示此少阳病是从太阳病转属而来，在转属过程中，机体阳气状况发生了变化。当邪气侵犯太阳之时，机体本能的调动正气以抗御邪气，在邪正相争过程中，正气必定受到损伤，若在太阳病阶段未经积极治疗，正气不能抗御邪气，致使邪气深入少阳。此时正气不能积极与邪气相争而发热，只能待时与邪气分争而表现为"往来寒热"，这也是其主治方剂小柴胡汤中使用人参的原因。邪气入于少阳，少阳枢机不利，故其经脉循行部位——胸胁、胁下出现胀满不舒、甚或硬满疼痛，故用柴胡、黄芩和解疏泄少阳枢机。由于少阳枢机不利，木郁即可乘土，故此类少阳病易出现脾胃受累症状，如"干呕不能食"，或"喜呕"、"不欲饮食"，故小柴胡汤中用半夏、生姜和胃，同时人参、大枣、甘草亦可健脾。和解少阳，扶土抑木是针对邪正分争、枢机不利、乘伐脾胃病机而设的治疗方法。

仲景对于此类由太阳病转属而来的少阳病，虽然在少阳病篇中所用笔墨很少，但是就其形成机理、临床表现及治疗方药，可以说是《伤寒论》中论述最为详细的一个病证，因为此证由太阳病转属而来，故仲景在太阳病篇的96、97条对其做了详细透彻的论述，特别是97条，"血弱气尽，腠理开，邪气因入"说明了邪气由太阳之表向里传变的体质基础——正气相对较弱；"正气相搏，结于胁下"说明邪气入侵的部位——胁下（少阳）；"正邪分争"说明此类少阳病邪正斗争的状态；"藏府相连"说明木郁乘土的机理。字字珠玑，不可不识。掌握此类少阳病的病机，对于全面理解少阳病，准确指导临床具有重要意义。

（4）白通汤类证病机析

少阴病篇白通汤及白通加猪胆汁汤所治病证的病机亦值得探讨，如"少阴病，下利，白通汤主之（314条）"；又如"少阴病，下利，脉微者，与白通汤；利不止，厥逆无脉，干呕，烦者，白通加猪胆汁汤主之（315条）"。一般教材称此证乃阴盛戴阳证，其辨证依据乃白通汤、白通加猪胆汁汤中均用葱白，参考原文317条通脉四逆汤证，如果出现面赤之阴盛戴阳证，则加葱九茎，故白通汤类证应属阴盛戴阳证。但仔细揣摩两条原文，仲景并未言及"面赤"，其主要症状是"下利"。

原文315条非常简单精练，"少阴病，下利"，说明此下利的性质是少阴阳虚阴盛，乃火不暖土之下利，病势较重，易发生虚阳上浮。其产生机理是由于严重的少阴下利，导致阴液的大量损失，阴不敛阳，故易出现虚阳上浮之症，如面赤、口渴等。所以在用姜、附治疗少阴虚寒下利的同时，加用葱白，取其辛滑通利，宣通上下之性，以预防虚阳上越的产生。所以本证"下利"与"戴阳"存在着因果关系，故白通汤所治之证，乃少阴阳虚下利。若此下利未得到有效治疗，虚阳上越已经发生，则应在白通汤的基础上更加咸寒、苦寒之人尿、猪胆汁，在治疗虚寒下利的同时，还要顾及上越之虚阳。仲景在原文315条明确提出了白通汤与白通加猪胆汁汤的使用时机：单纯的"少阴病，下利脉微"，应该用白通汤回阳止利，同时预防虚阳上越的发生；若少阴下利"利不止，厥逆无脉，干呕，烦者"，说明虚阳上越已经发生，病情严重，在回阳止利的同时，更需加入咸寒、苦寒之人尿、猪胆汁，一方面避免上越之虚阳与姜、附发生格拒，另一方面二者有益阴作用，可以潜敛上越之虚阳。

对此证病机的分析，意在提示临床辨证治疗严重的虚寒下利，预防虚阳上越是不可忽视的一面，可控制病情的进一步发展。换句话讲，白通汤中的葱白作用，意在预防虚阳上越；白通加猪胆汁汤中的人尿、猪胆汁才是为治疗虚阳上越而设。且少阴下利是虚阳上越（戴阳）之因。

综上所述，析病机在病证的辨证中具有非常重要的意义，它可以反映对病证的认识程度，也决定着临床灵活运用方药的能力，是辨证思维过程中的重要一环。

【结论】

任何疾病都有发生、发展与变化的机理，不论是邪正盛衰、阴阳失调，还是脏腑功能失调，均从不同角度反映了致病之机理，通过各种临床表现准确分析病机，对于正确诊断，合理用药都很重要。

【启示】

研究掌握《伤寒论》中的病机，对于正确认识疾病的本质，准确把握疾病发展趋势，更好地指导临床实践中疾病的辨证论治有着重要的意义。伤寒辨证如此，温病辨治亦不例外。

二、抓主症

【问题】

主症，是能反映病机的一些脉症。主症可以是病人的主诉，也可能与病人的主诉不同。前面我们谈了析病机的重要性，但是仲景《伤寒论》原文直接阐明病证病机的很少，绝大部分原文在阐述病证的脉、症、治疗，是比较感性的临床记录，这就要求研习者分析病机。如何分析？切入点何在？即是能反映病机的主症。换句话讲，主症抓的准不准，直接影响着对病机的判断。主症能够准确反映疾病本质，每一种疾病在不同的发展阶段都有相应的主要症状，应在疾病的发展变化中抓主症，如太阳病根据发病的原因就有太阳中风与太阳伤寒等不同的主症表现；太阳伤寒证失治日久，又可形成内兼郁热之大青龙汤证。另外，针对某些疾病纷繁复杂的临床表现，抓主症就显得特别重要，仲景在《伤寒论》中尤为重视主症，《伤寒论》113方证均有主症，在此仅举几例。

【分析】

1. 在不同的病证中抓主症

不同的病证，可有不同的临床表现，这些表现在疾病发展的不同阶段都有相应的主要症状，如：太阳中风"卫强营弱"桂枝汤主症为发热、汗出、恶风、脉浮缓，因其为邪正相争于表，肌腠疏松，营阴不内守，故而出现发热、汗出、恶风、脉浮缓之表虚证；又如邪实于表，热郁于里的大青龙汤主症为脉浮紧，发热恶寒，身疼痛，不汗出而烦躁，其发热恶寒，身疼痛，不汗出，脉浮紧的表实证，与麻黄汤证同，然邪虽实于表，而里有郁热，其发热比太阳伤寒或太阳中风的发热重，故有"烦躁"之症，"烦躁"是大青龙汤证区别于麻黄汤证的关键主症；再如白虎加人参汤证的主症是"舌上燥"与"大烦渴"，只要抓住这一主症，就不会被无大热，背微恶寒或时时恶风等类似阳虚证或表证所迷惑而发生误诊。如果没有这一主症，即使大汗出，脉洪大，也不一定是白虎加人参汤证[3]。

2.在兼夹病证的细微变化中抓主症

兼夹的病证，在《伤寒论》表现很多，针对在其发展过程中的细微变化，分清主次，灵活论治，甚为重要。如少阳病合阳明里实证，是《伤寒论》中比较常见的一种两经兼夹证，其治除用大柴胡汤和柴胡加芒硝汤外，仲景亦用及小柴胡汤和大承气汤。此二者，虽非本病证治疗的主法和主方，但其据症辨证的轻重主次及由此确定治疗选方的思路和方法，无疑给两经兼夹证的治疗提供了经典范例，有着深远的指导意义。其一，对于阳明里实证不重者，治从少阳，方用小柴胡汤。如229条："阳明病，发潮热，大便溏，小便自可，胸胁满不去者，与小柴胡汤。"此条虽从"阳明病"立论，并已见到了阳明里实的"发潮热"，但若从条文中"胸胁满不去"分析，可知本病原是少阳病，现已渐次入里化热，病及阳明。同时，本病虽已入里，波及阳明，但若进一步从条文中"大便溏，小便自可"来看，又知其病之重心不在于阳明，或者可以说，阳明里实证虽已初步形成，但其燥热却不重。如此，在权衡少阳病和阳明里实证孰轻孰重后，仲景决意用小柴胡汤，是治从少阳而立其法。其二，阳明里实证较重者，治从少阳，兼顾阳明，方用大柴胡汤和柴胡加芒硝汤。如103条："太阳病，过经十余日，反二三下之，后四五日，柴胡证仍在者，先与小柴胡汤；呕不止，心下急，郁郁微烦者，为未解也，与大柴胡汤下之则愈。"其从太阳病"过经十余日"，到反复误下后的"柴胡证仍在"，便明确了邪由太阳传入少阳的演化过程；又从治疗时"先与"小柴胡汤，到药后的"呕不止"，便知其治用小柴胡汤者并非本病的最终治法，也便明确了太阳病"过经"后已非少阳经所独病，再若结合条文中的"心下急，郁郁微烦"，就知该病已是少阳病兼阳明里实证的两经兼夹证了。此处，用小柴胡汤后证见"呕不止"者，是本条的辨治关键。一则反映了本病治用小柴胡汤未愈，二则反映了"呕"这一临床主症的渐次加重。之所以如此，正是因为本病已非单纯的少阳病，而是阳明里实证比较突出了。这一点，还可以从条文中明确提及"心下急，郁郁微烦"得到佐证。盖此"急"之在于"心下"，如同"呕不止"一样，皆是阳明里实形成后，致使腑气不通、胃气失降使然，故其病变部位就由胸胁扩展到了心下（位更广），其临床表现也就由呕或喜呕渐次加重并变成了"呕不止"（症更重）。也正因如此，本病虽然也属少阳病兼阳明里实的两经兼夹证，但因其阳明里实证比较突出和严重，故前述小柴胡汤者已难于胜任本病之治疗，仲景决意用大柴胡汤"下之"。所谓"下之"者，并非单纯攻下，而是寓攻下于和解当中，因为大柴胡汤是由小柴胡汤加减化裁而成，既能和解少阳，又能通下里实，是治疗此类病证中属于二者兼顾的又一治疗思路，且为现今临床所常用。其三，阳明里实证更重者，治从阳明，方用大承气汤类。如256条："阳明少阳合病，必下利，其脉不负者，为顺也。负者，失也。互相克贼，名为负也。脉滑而数者，有宿食也，当下之，宜大承气汤。"此条所论，重在据脉辨其预后，如果从少阳和阳明二经兼夹证之治疗而言，其用大承气汤者又体现了治从阳明的一种治疗思路，与前述两种思路显然有别。因为该病虽属阳明少阳合病之下利，但若从其"脉滑而数"言其"有宿食"来看，该合病中自是以阳明里实更为突出，其下利也属内有宿食的热结旁流。此时，虽有少阳之证，亦将无遐顾及，故仲景在治疗上独取阳明，意在攻下，方用大承气汤。这也是对少阳和阳明两经兼夹证的一种变通治疗，是在兼夹病证的细微变化中抓主症的具体体现[4]。

3．审慎特殊症状抓主症

疾病发展过程中某一特殊症状往往对正确鉴别诊断，处方用药相当重要，例如对《伤寒论》中大便"硬"与"溏"的鉴别，在确定阳明病是否用攻下方面至为关键。

对于大便"硬"：①可推断燥屎未成。②大便"硬"有推断燥屎未成之寓意，同样也有诊断燥屎已成之内涵，不可不辨。

对于大便溏：①推断燥屎未成，燥屎与便溏似乎毫不相干，但《伤寒论》中确有以便溏推断燥屎未成之实例。②寓示大便不硬，即相对硬而言溏。

大便"硬"与"溏"，在《伤寒论》原著中有其丰富之内涵，不可脱离原文而一概释为便硬、便溏。"硬"有便硬、不溏之别；"溏"有便溏、不硬之异。硬有燥屎成否之别；溏有燥屎未成之寓。深入探究原文，结合病机病势，领悟其深刻寓意，于《伤寒论》之研究与临证，不无裨益[5]。具体内容，详见第二章第二节常变思维。

4．有柴胡证，但见一证便是

可以说，原文101条的"有柴胡证，但见一证便是"是仲景抓主症之典范，也是历代《伤寒论》注家争论的焦点之一。"一证（症）"为何症？现行《伤寒论》教材认为"当指少阳主症之一而言，即口苦、咽干、目眩、往来寒热、胸胁苦满、默默不欲饮食、心烦喜呕之证"。也有人主张，只要病机属少阳，便可使用小柴胡汤，不必细究"一证"为何。但是由于原文101条具有指导小柴胡汤临床应用的意义，因此必须弄清"一证"的含义。

首先，"一证"的前提是"柴胡证"，但是不应将柴胡证等同于少阳证，"柴胡证"是指原文96条所讲的伤寒、中风经过五六日之后转属的少阳证。前面我们分析过，邪气经转属之后所患的少阳证发生胆火上炎的可能性比较小，而易发生邪正分争、枢机不利、乘克脾胃的病机演变。确定了太阳病转属这个前提，也就确定了"一证"应该在原文96条所列四个主症和七个或然症之内。另外，这个前提同时排除了有这些表现的其它病证，如疟疾的往来寒热、悬饮的胸胁部牵引作痛、单纯脾胃病的呕吐不欲饮食等。

其次，由于四个主症和七个或然症均可反映柴胡证的病机。在太阳病转属的基础上，无论是主症还是或然症，只要有一症出现，即可使用小柴胡汤治疗。但是就其出现机率来讲，当然是四个主症高于七个或然症。那么对于四个主症，哪一症出现的机率更高呢？纵观《伤寒论》相关原文，仲景最常用胸胁部的症状来代表此类少阳病，如原文37条："太阳病，十日已去，脉浮细而嗜卧者，外已解也。设胸满胁痛者，与小柴胡汤；脉但浮者，与麻黄汤。"论述了太阳病经过十几天的演变，可能出现三种情况，转属少阳即是其中之一，而仲景仅用"胸满胁痛"一症提示之；原文99条："伤寒四五日，身热，恶风，颈项强，胁下满，手足温而渴者，小柴胡汤主之。"论述了三阳证见，可治从少阳，其中用以说明少阳证的亦是"胁下满"一症；又如原文229条："阳明病，发潮热，大便溏，小便自可，胸胁满不去者，与小柴胡汤。"和原文230条："阳明病，胁下硬满，不大便而呕，舌上白胎者，可与小柴胡汤。"论述了在少阳阳明形成过程中，只要少阳证仍然存在，即可使用小柴胡汤来治疗，两条中用来说明少阳证仍然存在的依然是"胸胁满不去"、"胁下硬满"症。

仲景在数条原文中均用胸胁部位的症状来代表转属而来的少阳证（柴胡证），一方面说明胸胁部位的症状在柴胡证中比较早见、常见；另外也不排除仲景用少阳经脉循行部位（胸胁）的症状代表少阳证的用意。

总之，对"但见一证（症）便是"的掌握，应该注意两方面。一是"柴胡证"形成的前提，一是能反映病机的症状，四个主症和七个或然症均可出现，但以胸胁部位的症状最为常见。

5．抓消渴，辨气化

消渴一症在《伤寒论》凡见有二，一见于原文 71 条，一见于原文 326 条。《伤寒论》中的消渴与《金匮要略》及《中医内科学》所论之消渴不同，彼为病证，此乃症状。消渴是口渴思饮，饮不解渴，故饮后仍思饮，是一种严重的口渴。

口渴的形成机理大致有二：一为津液不足，一为津液输布障碍。津液不足之口渴，饮水之后可以缓解，如白虎汤证之口渴；津液输布障碍之口渴，饮水后口渴不解。此种口渴又有口渴欲饮和口渴不欲饮之别，口渴不欲饮者往往多由水湿痰饮等停于体内，进而阻滞气机，影响津液的输布，如小青龙汤证、茯苓甘草汤证；口渴欲饮者往往多由气化不行，气不布津所致，气化不行是其因，病势发展可能出现水停体内。

如原文 71 条"太阳病，发汗后，……若脉浮，小便不利，微热，消渴者，五苓散主之。"一般认为此证为太阳蓄水证，"小便不利"是其主症，但"消渴"一症对本证病机的认识至关重要。本证除了水蓄太阳膀胱以外，还存在膀胱气化不利，二者有因果关系。太阳表证，发汗不解，表邪随经入腑（膀胱），影响膀胱气化，"膀胱者，州都之官，津液藏焉，气化则出矣"，由于邪气影响了膀胱气化，故所藏之津液不能排出体外，而表现为小便不利。如果仅凭"小便不利"一症，很难判断是单纯的水停，还是由于膀胱气化不行所导致的水停，但是"消渴"一症的存在，即可说明本证存在气化不行的病机。因为如果是单纯水停引起的小便不利，其必口不渴，或口渴而饮水不多。但此证口渴思饮，饮不解渴，而饮入之水不能随之排出，故严重者可发生水入即吐的水逆之证，但此时病人仍感口渴异常。故治疗时，用五苓散除了利水以外，重要的在于化气，使膀胱气化得行，消渴、小便不利之症才可得到根本解决。当然临床辨证使用五苓散时，并非必具"消渴"，但若"消渴"出现，肯定存在气化障碍之病机，治疗必须使用化气之品。

再如原文 326 条"消渴"是上热的表现，乃由木火内郁，上焦热炽灼津使然。但热炽灼津，津液不足之口渴，为何饮水不解？说明本证亦存在气化不利的病机，是由于邪入厥阴，影响肝木之疏泄，郁而化火所致。饮水虽然可以补充津液，但造成津液损伤的根本原因在于木火内郁，故为消渴。治疗时单纯清热不能解决问题，必须疏泄肝木，使气机条达，才能从根本上解决"消渴"一症。

另外，《伤寒论》中的白虎加人参汤证之口渴欲饮水、欲饮水数升等症，反映了其与白虎汤证的病机之不同，即白虎汤证仅为阳明里热炽盛，口渴亦为热盛伤津，饮水可以缓解口渴；而白虎加人参汤证之口渴欲饮水，系饮水后不能彻底缓解口渴，说明亦存在气化不利的病机，此证气化不利实乃里热炽盛，伤津耗气使然，气伤不足以布津，故虽饮水而不能上布缓解口渴，亦应属"消渴"之类。所以本证治疗在辛寒清热的同时，更加人参以益气生津、布津。

总之，"消渴"一症的出现，提示该证病机存在气化不利的一面，应进一步分析导致气化不利的原因，治疗时酌加针对性药物，可以起到四两拨千斤的效果。

6.结胸主症抓疼痛

结胸证是张仲景《伤寒论》首提的，无论大小结胸，还是寒实结胸，其主症都是疼痛，即原文 128 条所言"按之痛，寸脉浮，关脉沉，名曰结胸也"。结胸证的形成在于无形之寒热与有形之痰水互结，阻于胸膈脘腹。由于邪结性质和部位不同，结胸的症状可能出现差异，但其主症均见疼痛。也即，只要见到"结胸"二字，必有疼痛之症。如：

原文 131 条"病发于阳，而反下之，热入因作结胸……结胸者，项亦强，如柔痓状，下之则和，宜大陷胸丸。"论述了水热互结于胸膈较高部位的大结胸证，虽然原文未言"疼痛"，但"结胸者"三字提示疼痛是必见之症。只有胸膈较高部位出现疼痛，并伴项强如柔痓状，才可辨证使用大陷胸丸泻热逐水破结。

原文 134 条"太阳病，……医反下之，动数变迟，膈内拒痛，胃中空虚，客气动膈，短气躁烦，心中懊恼，阳气内陷，心下因硬，则为结胸，大陷胸汤主之。"论述了水热互结于心下、胸膈部位的大结胸证，其主症为"膈内拒痛"、"心下因硬"；由于心肺居于胸膈，当水热互结此处，还可见"短气躁烦，心中懊恼"之症。

原文 135 条"伤寒六七日，结胸热实，脉沉而紧，心下痛，按之石硬者，大陷胸汤主之。"论述了水热互结心下胃脘部位的大结胸证，主症为"心下痛"且"按之石硬"，水热互结程度较重。

原文 136 条"伤寒十余日，热结在里，复往来寒热者，与大柴胡汤；但结胸，无大热者，此为水结在胸胁也；但头微汗出者，大陷胸汤主之。"论述了水热互结胸胁部位的大结胸证，由于胸胁部位为少阳所主，故当水热互结胸胁部位之时，可能出现类似少阳病的症状。但少阳病以枢机不利为主要病机，故胸胁部位仅见胀满而不痛，即是痛亦较轻；而水热互结之结胸则不然，其胸胁部位必疼痛硬满，甚或不可触按。

原文 137 条"太阳病，重发汗而复下之，不大便五六日，舌上燥而渴，日晡所小有潮热，从心下至少腹硬满而痛不可近者，大陷胸汤主之。"论述了水热互结从心下至少腹广泛部位的大结胸证，本证病变部位较大，从心下至少腹，故易出现一些类似阳明腑实证的症状，如"不大便五六日，舌上燥而渴，日晡所小有潮热"，但阳明腑实证之"腹满痛"、"绕脐痛"的程度较之此结胸证则轻，本证主症为"从心下至少腹硬满而痛不可近"，疼痛之剧烈可见一斑，亦是与阳明腑实证的鉴别要点。

原文 138 条"小结胸病，正在心下，按之则痛，脉浮滑者，小陷胸汤主之。"论述了痰热互结的小结胸病，其疼痛虽然不若大结胸之剧烈，但从原文看，其主症亦是疼痛，特点是"正在心下，按之则痛"。

原文 141 条"寒实结胸，无热证者，与三物小陷胸汤，白散亦可服。"论述了寒实结胸的证治，述症非常简单，"寒实结胸，无热证者"意在说明寒实结胸具备热实结胸除了性质属热的所有症状，即疼痛。

通过以上结胸证原文的分析，可以看出，结胸证可以发生于胸膈、心下胃脘、胸胁、从心下至少腹等不同部位，但主症都是疼痛，特别是大结胸证疼痛比较剧烈，这种剧烈的疼痛也是大结胸证和其它类似证的鉴别要点。

7. 抓主症详辨三泻心汤证

三泻心汤证指半夏泻心汤、生姜泻心汤和甘草泻心汤三证，其主症是"心下痞"，且一般认为三证均属寒热错杂之痞，但如何根据仲景原文判断三证病机而区别使用三泻心汤是应该注意的问题。

半夏泻心汤证是由于柴胡证误下造成的，如"伤寒五、六日，呕而发热者，柴胡汤证具，而以他药下之，……但满而不痛者，此为痞，柴胡不中与之，宜半夏泻心汤（149条）"。生姜泻心汤证是由于伤寒发汗不当造成的，如"伤寒汗出解之后，胃中不和，心下痞硬，干噫食臭，胁下有水气，腹中雷鸣下利者，生姜泻心汤主之（157条）"。甘草泻心汤证则是由太阳病屡用下法而成，如"伤寒中风，医反下之，其人下利，日数十行，谷不化，腹中雷鸣，心下痞硬而满，干呕心烦不得安。医见心下痞，谓病不尽，复下之，其痞益甚。……甘草泻心汤主之（158条）"。可见三证均由误治损伤脾胃之气而成。脾胃内居中焦，为人体升降之枢，脾主升，胃主降，一升一降维持人体气机条畅，特别是对饮食物的受纳运化，起着决定作用。一旦脾胃之气受损，其升降功能紊乱，易造成中焦气机的痞塞；若脾气不升、胃气不降进一步发展，日久清气在下，易化寒生飧泄，浊气在上易化热生䐜胀；最终形成寒热并存之证。但是由于此过程脾胃损伤的程度不同、发展阶段不同，故当区别使用三个泻心汤。

半夏泻心汤证属于单纯的脾胃受伤、气机痞塞之证，临床表现比较简单，只是心下但满不痛，综合《金匮要略》相关原文，其临床表现也只有"呕而肠鸣，心下痞"，以中焦胃脘症状为主；生姜泻心汤证的病机则在脾胃受伤、气机痞塞的基础上，又有水饮宿食的停留，其症"心下痞硬，干噫食臭，胁下有水气，腹中雷鸣，下利"，除中焦胃脘症状以外，脾失健运的症状——水停下利也表现出来；而甘草泻心汤证则在脾胃受伤、气机痞塞基础上，脾气损伤比较突出，其因："伤寒中风，医反下之，……复下之"，其症：痞利俱甚，如原文所述"下利，日数十行，谷不化，腹中雷鸣，心下痞硬而满，干呕心烦不得安……痞益甚"。症状表现以下利为主。

可以看出，三泻心汤证病机逐渐复杂，病位从上至下、由胃及脾。基本治法相同，均用人参、甘草、大枣补益脾胃受伤之气；半夏、干姜、黄芩、黄连辛开苦降，条畅中焦气机，与参、草、枣配合，恢复脾升胃降之功。若有水饮宿食停滞，则加生姜以健胃散水；若脾气受伤较重，则增加甘草用量以健中益气。

明确了三泻心汤证在病机、表现及治疗方药等诸方面的异同，临床应用时当需灵活变通，若水饮食滞严重者，在和胃降逆消痞加入生姜的同时，亦可再酌加适量散水之品；同样，脾气受损严重者，在加重甘草用量的同时，应适当加入补益脾气之品，因为甘草的药力相对病情而言毕竟较弱。

8. 桂枝去桂加茯苓白术汤证的主症

《伤寒论》原文28条"服桂枝汤，或下之，仍头项强痛、翕翕发热、无汗、心下满微痛、小便不利者，桂枝去桂加茯苓白术汤主之。"论述了桂枝去桂加茯苓白术汤证的证治。

但是此证病机为何？主症为何？仲景所列5个症状表现哪个最能反映病证的本质？这些问题必须通过仔细推敲才能得以明确。原文开始并未如大多数原文一样冠以"某某病"，而径言"服桂枝汤，或下之"，为何"服桂枝汤"？是太阳中风证？又为何"下之"？体内存在有形之邪？经过治疗，病证并未得到缓解，因为原文讲"仍头项强痛、翕翕发热、无汗、心下满微痛、小便不利"，"仍"字的使用，说明"服桂枝汤"以上症状在服桂枝汤和使用下法之前就存在，"服桂枝汤"，说明当时将"头项强痛"、"翕翕发热"等辨为主症；而用下法治疗是将"心下满微痛"当作体内存在有形之邪的明证。但是由于经过治疗诸症均未减轻或消失，说明辨证存在错误，即主症辨识不准确。"小便不利"应该是本证的主症，因为太阳中风证和宿食内停之证很少有"小便不利"的表现。辨证时应该综合分析所有的脉症表现，有时病人的主诉并不一定是主症，就本证而言，"头项强痛"、"心下满微痛"可能是病人的主诉。

如果从"小便不利"着手分析，即可抓住本证病机。"小便不利"提示膀胱贮藏的津液不能正常排出，体内有水液停留。由于水停体内，里气受阻，胃气壅塞，故见"心下满微痛"。但是本证不是单纯的膀胱蓄水证，除了膀胱之腑的症状外，还有膀胱之经的症状——"头项强痛、翕翕发热、无汗"，这不是外邪侵袭的表现，而是由于水气侵渍太阳经脉，引起太阳经气不利所致，所以治疗须利其小便。

另外，关于本证治疗方剂的组成，是去桂、去芍，还是桂芍均不去，历来存在不同看法，若从仲景原文本意来看，还是应该去桂。原因有二：其一，本证病机以水停膀胱为主，且水气有侵渍太阳经脉之势，桂枝辛温，辛者能散，可加重水气的弥散；其二，治水虽有"开鬼门，洁净府"之法，但利小便仍是治疗水液停留的主要方法，即使本证水气侵渍太阳经脉，但是由于无汗，若确需使用"开鬼门"，单凭一味桂枝岂能有"开鬼门"之力？故仲景治疗本证专从利小便着手，故去桂枝，而加入有利水作用的茯苓、白术，与芍药配伍使用，即利水又制水。

综上所述，"小便不利"虽是该证的辨证眼目，但也不能忽视其它症状，这些症状的存在决定了当去桂枝。

【结论】

主症反映疾病的主要表现，疾病在发展过程中，主症也随着疾病的变化而变化，不但要善于在疾病的一般动态变化中抓主症，更要用"动"的眼光在特殊的、复杂多变的病情中抓主症，为分析病机，准确辨证提供重要依据。

【启示】

临证中，不但要重视在不同病证中抓主症，更要重视在兼夹证或审慎特殊症状中抓主症，还应重视在特别的汤证中抓主症（如柴胡证，结胸证，泻心汤证，桂枝去桂加茯苓白术汤证等等），只有这样，才能准确诊断，治有先后，进而提高临床疗效。

三、病证结合

【问题】

《伤寒论》的诊断体系一般认为是"六经辨证"，以六经作为辨证论治的纲领，有其优势，其能有机地将它所联系的脏腑经络病变与证候加以概括，并根据人体抗病能力的强弱、病势的进退、缓急等各方面的因素，对疾病发生发展过程中的各种证候，进行分析、归纳、综合，借以判断病变部位、寒热性质、正邪盛衰以及治疗的顺逆宜忌等，作为诊病治疗的依据。但"六经辨证"也有不足之处，如认为太阳病即是表证，但太阳病还有蓄血、蓄水的里证；说阳明病是里证，而阳明病还有麻黄证和桂枝证等等。因此，我们认为这种"六经辨证"应与病证结合的诊疗体系互相参证，方谓完善。"病"是在病因作用下，机体邪正相争，阴阳失调，出现具有一定发展规律的演变过程，具体表现出若干特定的症状和阶段的相应的证候。病是一个非常广泛而笼统的概念，包括了各种具体的病种、病状（症状和体征）、证候以及病因病机等内容。"证"是对疾病所处一定阶段的病因、病性、病位、邪正斗争及发展趋势等所作的概括。证是中医学的特有概念，辨证论治是中医学两大特色之一，中医经历了重证而轻病、病证结合的发展阶段，从《伤寒论》的原文可以清清楚楚、实实在在地看到，它既辨病，又辨证，它的诊断学体系是一个"病"、"证"结合的两级体系。这里我们只讨论《伤寒论》中病证结合的问题。

【分析】

1.《伤寒论》——病证结合的典范

《伤寒论》首开病证结合论治先河，论中各篇篇名均为"辨某某病脉证并治"，"某某病"在前，"脉证并治"在后；六经病提纲多以"某某之为病"冠其病首，主要脉症随其后；论中多数原文也以"某某病"冠首，各种脉症列后，最后列举治疗方剂。这充分说明仲景诊治疾病的思维模式之一是辨病为纲，辨证为目，辨病与辨证相结合。

《伤寒论》本无六经之名，只称"太阳"、"阳明"、"少阳"、"太阴"、"少阴"、"厥阴"，是后人把六者合称为六经，把"太阳病"等六病称之为六经病。实际上，仲景很明确的把太阳病、阳明病、少阳病、太阴病、少阴病、厥阴病作为各自相对独立的六个疾病系统。凡出现"脉浮，头项强痛而恶寒"脉症表现的，叫太阳病；出现"胃家实"病机特点的称为阳明病；以"口苦，咽干，目眩"为主要表现的即称之为少阳病；太阴病属里虚寒，"腹满而吐，食不下，自利益甚，时腹自痛"是其主要表现；少阴病是六病发展的危重阶段，以"脉微细，但欲寐"为确诊脉症；厥阴病多出现于伤寒末期，以"消渴，气上撞心，心中疼热，饥而不欲食，食则吐蛔"为主要表现。

《伤寒论》六类疾病的形成、发展和传变都有其自身的规律，在各自发展过程中又可以出现各种不同的证。如太阳病是外感风寒之邪，自表而入，多见于外感疾病的早期阶段，若此阶段失治误治，致使病情发生变化，在太阳病的全过程中就可出现许多证型。太阳感邪初期，因患者感受病邪和机体对病邪反应的不同，即有中风与伤寒两种不同的类型；若太阳病初期误用汗、下、吐、火法后每多出现新的变证，如热证、虚证、蓄水证、蓄血证、结胸证、痞证等，这些病证已不是太阳病的证候，但是属于太阳病病变体系中，每以"太阳病"冠于相关原文之首，可以说明这些病证与太阳病的内在联系和规律。阳明病以"胃家实"为病机特点，阳明病本证无论是以白虎汤证、白虎加人参汤证为代表的阳明热证、还是以承气汤证、麻子仁丸证为代表的阳明实证，抑或以吴茱萸汤证为代表的阳明虚寒证，均符合这一病机特点；另外在阳明病的病变体系中还包括血热证、发黄证等。少阳病病证体系既包括邪气直接侵犯的和太阳病转属的少阳病本证，也包括柴胡桂枝汤证、大柴胡汤证、柴胡加芒硝汤证、柴胡桂枝干姜汤证、柴胡加龙骨牡蛎汤证及热入血室证等病证类型。太阴病病证体系也包括脾脏虚寒的太阴本证及兼表证、腹痛证、发黄证等太阴病兼变证。少阴病病证体系同样由本证和兼证组成，本证包括少阴寒化证与少阴热化证，寒化证又有四逆汤证、通脉四逆汤证、白通汤证、白通加猪胆汁汤证、附子汤证、真武汤证、桃花汤证和正虚气陷证等，少阴热化证包括黄连阿胶汤证、猪苓汤证、大承气汤证等；少阴病兼变证包括麻黄细辛附子汤证、麻黄附子甘草汤证、热移膀胱证、伤津动血证、四逆散证、吴茱萸汤证、咽痛证等病证类型。厥阴病病证体系比较复杂，包括以乌梅丸证、干姜黄芩黄连人参汤证、麻黄升麻汤证为主的厥阴寒热错杂证，以当归四逆汤证、当归四逆加吴茱萸生姜汤证、吴茱萸汤证为主的厥阴寒证；另外还包括四肢厥逆证、呕吐哕下利证，这些病证又有不同的证型。四肢厥逆证可分为热厥、寒厥、痰厥、水厥等；呕吐哕又分为阳虚阴盛证、邪传少阳证、痈脓致呕证、胃寒致呕证、哕而腹满证等；下利也分为虚寒下利证、实热下利证。

除此六类病以外，《伤寒论》还论述了霍乱病、阴阳易病、差后劳复病的辨证论治。

《伤寒论》病证结合论治，为祖国医学确立了一个完整的中医理论体系，总结出洞察病情的原则和依据。以"辨少阴病脉证并治"为例，"少阴之为病，脉微细，但欲寐也"，显然，少阴病属元阴元阳不足的里虚证，此易瞬息万变，若辨病辨证准确，治疗及时得当，趋向良好，可"自愈"、"生"、"不死"；若辨病辨证不当，失治或误治，趋向不良，常可"难治"、"不治"或"死"。再如，同是蓄血证，病机和治疗方法也相同，但是从太阳病发展而来的蓄血证和阳明病发展而来的蓄血证表现是不同的。太阳蓄血证腹部急结、硬满疼痛，其人如狂或发狂；阳明蓄血证则屎虽硬，大便反易，其色必黑，其人仅是喜忘。

与现代医学相比，中医更强调辨证论治，但是并不代表中医不辨病，可以说辨病辨证结合论治才是完整的中医理论体系，《伤寒论》开创了辨病辨证结合的中医理论体系。

2.《伤寒论》病、证的含义

概念单独存在时，是显不出它的作用的。只有在一定的系统内，与其它概念进行一定的联结，形成一定的联系时，它才具有表达作用。相同的单词，如果它所从属的系统不同，作为概念来说也不同。或者，即使是属于同一系统的同一单词，如果其形成的联系不同，那么作为概念来说也是不同的。前面对《伤寒论》病证结合的讨论，是从现代中医理论出发进行的，而《伤寒论》本身对"病"、"证"，特别是对"证"的认识与现代中医理论还是存在区别的。

（1）"证"的含义

"证"在《伤寒论》不同语言环境中所形成的联系不同，所以有多重含义，归纳起来主要有以下三个方面。

其一"证"者"症"也。中医理论认为，症状是病人患病时主观感觉到的异常现象，或为异常感觉，或为某些病态改变，如恶心、呕吐、头痛、尿频、浮肿等……习惯上，将症状、体征和社会行为异常，通称为症状。因此，把症状作为构成病证临床表现的基本要素。故曰："症者，病之发现也。"

《伤寒论》中没有"症"字，只有"证"字，"症"是后来从证的含义中分化出来的字。虽然当时没有"症"字，但症状在《伤寒论》不仅是辨病的主要标准，而且是辨证的最基本要素，因此把"证"当症是《伤寒论》最常见的一种用法。《伤寒论》作为症状的"证"，在不同的地方，其所代表的对象范围有大小不同，所包含的症状要素有多少之异。一是泛指除脉象以外的所有异常表现，如篇名"辨某某病脉证并治"及原文 16 条"观其脉证，知犯何逆"中"脉"、"证"并列，这里"证"字应该代表除脉象以外的可能出现的所有异常表现。二是单指某一病位表现出来的一组症状，如原文 42 条、44 条"太阳病，外证未解"、原文163 条"太阳病，外证未除"、原文 146 条"外证未去"、原文 148 条"假令纯阴结，不得复有外证，悉入在里"中"证"与方位词"外"相联系，指肌表的一些症状。这里的"外证"不能理解为一个证候，因为证候是具有最终论治意义的最小的病机单元，所以这里的"证"代表一系列肌表症状。再如原文 182 条之"阳明病外证云何？答曰：身热、汗自出、不恶寒，反恶热也"，原文 101 条之"有柴胡证，但见一证便是"的第一个"证"字等，均是指一组症状而言。

其二 "证"者"病"也。病和证原本不同，但《伤寒论》中以"证"代病的情况亦较为常见，应当加以区分。如原文 5 条"伤寒二三日，阳明、少阳证不见者，为不传也。"原文 39 条"伤寒，脉浮缓，身不疼，但重，乍有轻时，无少阴证者，大青龙汤发之。"原文 204 条"伤寒呕多，虽有阳明证，不可攻之。"原文 220 条"二阳并病，太阳证罢"及原文 237 条"阳明证，其人喜忘者"中的"证"，都是较明显的以"证"代病。《伤寒论》六病各具有相对独立性，并具有自身的发展变化规律和辨证论治特点，均包含数量不等的多个证候，六病本身若不经过进一步辨证，是不能进行论治的。如果把以上原文中"少阳证"、"少阴证"、"太阳证"、"阳明证"等理解为证候，那么到底是少阳病、少阴病、太阳病、阳明病中的什么证候，如何进行论治都是不能确定的，所以这里"证"的含义应该理解为"病"，意在说明某个疾病类型。如原文 5 条意在说明疾病的传变，若不能确诊阳明病、少阳病，则标志太阳病未发生传变；原文 39 条意在说明少阴病也有"脉浮缓，身不疼，但重，乍有轻时"的表现，只有排除少阴病诊断，才能用大青龙汤发汗治疗；原文 204 条意在说明，虽然能确诊阳明病，但亦有治疗禁忌；原文 220 条中未用"太阳病"，是为了避免与前面"二阳并病"之"病"重复；而原文 237 条更明显的说明是在阳明病发展过程中，如果出现"喜忘"的症状，则可以确诊为蓄血证，此时才能选择治疗方法和治疗方药。

《伤寒论》中"病"、"证"的关系是，对于初步确诊的某病，只能提示病变发展的趋势和规律，是不能进行准确治疗的，只有通过进一步辨证，明确是该病中的某一证型，才能综合本病和本证的病机特点进行相应的治疗。

其三 "证"者"证候"也。证候反应的是疾病的阶段特征，是最终的论治单元。如原文 16 条"观其脉证，知犯何逆，随证治之"，前一个"证"当作症状理解，后一个"证"宜作证候理解，这个"证"是最终的论治对象。再如某些原文中出现的"桂枝证"、"柴胡证"等之"证"字所代表的是某疾病发展过程中的某一阶段的证候，是可以用相应的桂枝汤、小柴胡汤来治疗的。

《伤寒论》辨证论治的特点是方证对应，113 方所涉及的原文实际上代表了 113 个证候，虽然论中"证"作证候使用的次数不多，但后世不少医家用以汤名证、以方类证的方法来认识《伤寒论》中的证候，所以丝毫不会影响证候在《伤寒论》诊疗体系中的核心地位。

(2)"病"的含义

《伤寒论》中的"病"字亦有不同含义。

其一指疾病种类。病，有病名，有一定的病位，有一定的属性，其发生、发展基本上有一定的过程与规律。用"病"对疾病种类进行界定，是《伤寒论》中"病"字最为普遍的命题意义。仲景将"病"作为后缀与"太阳"、"阳明"、"少阳"、"太阴"、"少阴"、"厥阴"相联系，使之成为相对独立的一种病而与其它病相区别，即所谓太阳病、阳明病、少阳病、太阴病、少阴病、厥阴病；同时六病之间又是相互联系的，它们之间可以相互传变，可以一同为病，因而又有"合病"、"并病"之类，所谓"太阳与阳明合病"、"太阳少阳合病"、"三阳合病"、"二阳并病"等。六经如此，其它病也是如此，如"小结胸病"、"霍乱病"、"阴阳易病"、"差后劳复病"等。可以说，作为病种概念，是《伤寒论》"病"字使用的主导方面。

其二指疾病状态。"病"字在《伤寒论》中表示疾病状态的用法有多种，用来表示时间状态的，如原文 48 条"太阳初得病"及 231 条"病过十余日"中的"病"；表示趋势状态，如原文 339 条"其病为愈"及 342 条"其病为进"中的"病"；表示病情状态，如原文 16 条、267 条"此为坏病"之"病"，以及 158 条"医见心下痞，谓病不尽"，203 条"医更重发汗，病已瘥"中的"病"；表示发病状态，如原文 7 条与 131 条"病发于阳……病发于阴"之"病"字；表示有病之人，如 11 条、54 条、89 条、122 条、239 条等原文所言"病人"之"病"，以及 338 条、340 条"病者"之"病"，皆表示有病之人；表示病位，如 51 条"脉浮者，病在表"，141 条"病在阳，应以汗解之"、"病在膈上必吐，在膈下必利"，原文 355 条中"病在胸中"中之"病"字。

其三指证候、症状。虽然《伤寒论》有"证"字，但是为了避免行文重复，而用"病"代"证"。如原文 166 条"病如桂枝证"的"病"与"证"对应，用"如"联结，其义相同，乃证候之谓。原文 1 条、263 条、273 条、281 条、326 条等条文中"某某之为病"的"病"，6 条"风温为病"，280 条"太阴为病"之"病"字，其后紧随症状，是对"某某病"的临床表现即症状的概称，也是"某某病"临床诊断依据。

3. 《伤寒论》辨病、辨证的关系

《伤寒论》是辨病、辨证结合的典范，通过以上分析可以看出《伤寒论》的辨病、辨证体系实际就是现代中医学以病、证、症为重要组成部分的辨证论治体系。

(1)辨证之前先辨病，辨病是总纲

《伤寒论》辨析疾病首分阴阳，如第 7 条："病有发热恶寒者，发于阳也，无热恶寒者，发于阴也。"将六病分阴阳两大类。以阳为纲，有太阳病、阳明病、少阳病；以阴为纲，有太阴病、少阴病、厥阴病。六病提纲大多是用主要症状来明确其基本病机从而对病加以规范的，这样便于明确证候的病种归属；反过来，又通过对具体证候的论述，阐明一定疾病的演变规律。病是一定的，证候是多样的；病包含了一个以上的证候，证候可以反应多种疾病的重迭交叉——"合病"、"并病"情况。辨病给临床诊断提供了辨识疾病的纲领，指明了辨别疾病的方向，明确了疾病的属性，确定了病变的部位，概括了所属的脏腑与经络，发病的特征与规律，疾病的传变与预后。

(2)辨病之后需辨证，辨证是核心

《伤寒论》辨证论治过程，是在明确"病"的前提下，再据脉症表现，分辨不同证候类型，不同阶段的主要矛盾，找出病变的核心。通过辨证可以审查病因病机、明确病位病性、判断病势传变、确定论治原则。如疾病经过辨病审明其是阳明病，对此还必须进一步分辨是阳明热证、阳明实证、阳明寒证、阳明虚证。只有辨病之后辨证，才能为进一步论治确立具体治疗方法。辨证是一个思维过程，其结果是论治的对象，《伤寒论》113 方证就是 113 个证候类型。

（3）辨病、辨证须有机结合

辨病、辨证都是思维过程，"病"和"证"是辨的结果，是通过对脉症的综合分析得出的结果，所以要重视"观其脉症"的基本方法。观察脉症，首先要抓主症，再通过对主症及其变化的分析，逐步摸清证候的本质、证与证的传变关系，进一步探示其发展变化。所以，抓主症是辨病、辨证的关键。通过综合症状之间的联系，找出它们之间的共性及反映病变的关键症状，升华出"病"与"证"的概念，然后确定其治疗原则、治疗方法和治疗方药。

【结论】

在《伤寒论》的病证体系中，六病是辨证的纲要，表示发病部位、所属脏腑经络的病理变化及其疾病演变的过程和规律，六病中的各种证候类型是确定治疗原则、遣方用药的依据，所以证是《伤寒论》的核心，贯穿于始终，成为全论的精髓，临证之圭臬。因此在辨病的同时，更要重视辨证。首先通过辨病，了解不同疾病的性质和发展变化规律，掌握疾病矛盾的整体特殊性，从而根据不同疾病矛盾的整体特殊性，确定总体治则，施用"专方专药"；然后通过辨证论治，解决同一疾病在不同发展阶段，不同体质状态等情况下矛盾的特殊性，使治疗措施不断适应疾病病理变化的复杂性和多样性。首先辨病，有助于正确分析和认识疾病证候现象产生的机理，从而为准确地辨证论治打好基础；结合辨证，则有利于揭示不同疾病的共性矛盾，从而"异病同治"。这种既考虑疾病的一般规律性，又考虑疾病的个别特殊性；既看到不同疾病之间的联系，又看到同一疾病的发展变化；有总体原则性，又有具体灵活性的论治方法，体现了《伤寒论》治疗学思想的高度辨证思维，具有很强的科学性[6]。

【启示】

以《伤寒论》中病证相结合的论治方法为指导，在临床诊疗中，不仅要辨中医之"病"，还应辨西医之"病"，在辨病基础上准确辨证，才有助于正确把握疾病的预后，提高诊疗水平与临床疗效。

四、方证相对

【问题】

《伤寒论》中的方证相对是指方药与证的相互对照关系，其紧紧围绕辨证施治的原则。然而有些地方只列一个症状或脉象，就出方药，这就需要"以方测证"来使临床表现更加全面，同时，为了避免对方药的错误理解，就必须加强对证的分析。通过前面所介绍的"抓主症"、"析病机"、"病证结合"等思维方法，可以完成"辨证"过程，接下来就要针对所辨之"证"进行论治，《伤寒论》在论治的思维过程中体现的特点是"方证相对"，即有是证，用是方。换句话讲，认识疾病在于证，治疗疾病在于方。

【分析】

1."方证相对"的提出

《伤寒论》中有"桂枝证"（原文 34 条）、"柴胡证"（原文 101 条等）之称，是以方名证的实例。后世医家在此基础上提出《伤寒论》113 方都是"证以方名，方由证立，有一证必有一方，有是方必有是证，方证一体"。"方"与"证"是伤寒学的关键，所以"方证相对"的提出，对《伤寒论》的研究与发展起了积极的推动作用。最早提出"方证相对"的是唐代医家孙思邈。

经王叔和整理的《伤寒论》条文，证与方不相连，也就是"证"的下边没有"方"的衔接。这种格局不利于《伤寒论》的学习和临床应用，孙氏亦认为"旧法方证，意义幽隐，乃令近智所迷，览者造次难悟，中庸之士，绝而不思，故使闾里之中，岁致夭枉之痛，远想令人慨然无已"。所以他主张"以方证同条，比类相附需有检讨，仓卒易知"，故由他整理的《伤寒论》原文改为在证之下载其方，使方随证立，证随方呈，使"方证互相对应"，连成一起，互不分离。

《伤寒论》113 方对应 113 证，孙思邈对众多方证经认真筛选，提纲挈领地提出"夫寻方之大意不过三种：一则桂枝，二则麻黄，三则青龙。"并具体设有"太阳病，用桂枝汤法第一"（五十七证，方五首）；"太阳病，用麻黄汤法第二"（一十六证，方四首）；"太阳病，用青龙汤法第三"（四证，方二首）等篇。孙氏认为太阳病治疗风寒之方，皆为"正对之法"，至于柴胡等诸方，皆属吐下发汗后不解之事，则非是正对之法。太阳病确立桂枝、麻黄、青龙三方，按类立阵，使方证对应井然有条，"凡疗伤寒不出之也"。

孙思邈运用"方证同条"之法对《伤寒论》进行整理，为后世学习研究《伤寒论》开辟了三大捷径：①突出了方证的重点和优势；②促进了方证的集合与归纳；③加快了辨证论治的速度，打开了通向《伤寒论》的大门。故此法被公认为是研究《伤寒论》的有效方法，后世医家，无论是"错简重订"，还是"维护旧论"，其整理注释《伤寒论》原文均采用"方证同条"的方法。更值得一提的是，日本江户时期的古方派医家吉益东洞所著的《类聚方》也是在孙思邈"方证同条"的启发之下著成的，质量较高，特别是其临床价值不可忽视。

2.方证相对与辨证施治

主要体现谨守病机，贯穿有是证，用是方的辨证施治原则，对于恰如其分的方证，张仲景常在某证后书以"某某方主之。""主之"含有方证相合，某证必用某方之意。如 13 条："太阳病，头痛，发热，汗出，恶风，桂枝汤主之。"又如 35 条："太阳病，头痛发热，身疼腰痛，骨节疼痛，恶风，无汗而喘者，麻黄汤主之。"再如 146 条："伤寒六七日，发热，微恶寒，支节烦疼，微呕，心下支结，外证未去者，柴胡桂枝汤主之"等等。对于方证基本相符，可酌用此方的，常在某证后书以"宜某某方。"如："阳明病，脉迟，汗出多，微恶寒者，表未解也，可发汗，宜桂枝汤。（234 条）"又如 220 条："二阳并病，太阳证罢，但发潮热，手足漐漐汗出，大便难而谵语者，下之则愈，宜大承气汤。"再如 95 条："太阳病，发热汗出，此为荣弱卫强，故使汗出，欲救邪风者，宜桂枝汤。"等等。对于方证基本相符，可以用此方的，常在某证后书以"可与某某方"如："发汗后，不可更行桂枝汤，汗出而喘，无大热者，可与麻黄杏仁甘草石膏汤。（63 条）"又如 148 条："伤寒五六日，头汗出，微恶寒，手足冷，心下满，口不欲食，大便硬，脉细者，此为阳微结，必有表，复有里也。……可与小柴胡汤。"再如15条："太阳病，下之后，其气上冲者，可与桂枝汤。"等等。

3．方证互勘与以方测证

陈亦人教授提出"方证互勘"，极具指导意义，其指出：研究《伤寒论》方必须联系证候，丢开证候去研究方剂，就不可能获得正确的认识。因为《伤寒论》文字简略，有时只提出一个症状或脉象，就出方药，如"脉浮者，病在表，可发汗，宜麻黄汤。"（51条）这是举脉略证，假使没有风寒束表的表实证，单据脉浮，怎么能用麻黄汤？又如"发汗，若下之；病仍不解，烦躁者，茯苓四逆汤主之。"（69条）这是突出主症，省略一般脉症，若不作全面了解，仅据烦躁一症，怎么能用茯苓四逆汤？通常采用"以方测证"法求其脉症，然而对茯苓四逆汤作用的理解很不一致，有的认为是"回阳益阴"，有的认为是"温阳利水"，究竟孰是？只有用"方证互勘"法，不但以方测证，并且就证析方，才有可能得到比较符合实际的结论，从而收到相得益彰的效果。怎样互勘？首先应对茯苓四逆汤中的用药有概括的了解，它含有干姜附子汤、四逆汤、四逆加人参汤三方，则当具有与三方主治证性质相近的证候，然后就证析方，庶可得到要领。茯苓四逆汤中用茯苓的目的是宁心安神。许多药物都有多方面的作用，茯苓自然也不例外，既有利水作用，也有宁心作用，常随配伍药而异，本方所伍为四逆加人参汤，应当不是利水，但也不能完全排除。至于益阴作用主要指人参而言，绝对不是茯苓。就是人参也是通过补气以益阴，所谓人参补益气阴，与一般滋阴药是有区别的，不能等同看待。又如方后加减法，有的症状虽同而加药不同，也须"方证互勘"，才能透彻理解，掌握运用。姑以口渴与腹痛为例，分析其随证加减的意义。关于口渴，理中汤重用白术运脾生津——因脾虚而津液不布；小青龙汤，去半夏，加瓜蒌根清热生津——因有化热伤津趋势；小柴胡汤，重用人参，去半夏，加瓜蒌根益气清热生津——因热伤津气。对于腹痛，理中汤重用人参以益气行滞——因气虚不运；四逆散加附子通阳散邪——因阳郁不伸；小柴胡汤去黄芩加芍药制肝和脾——因木邪乘土。由于病机不同，所以加药迥异，必须辨证择药，随证加减，才能收到预期效果[7]。

4．"方证相对"的运用

（1）准确辨证是前提

"方证相对"有效运用于临床的前提是辨证的准确，所谓"方从法出，法随证立"，而辨证的准确又取决于前面所介绍的"抓主症"、"析病机"等环节。

《伤寒论》有398条原文，而某些方证涉及数条、数十条原文，这些原文常常不相连续，给全面认识方证带来麻烦。此时可以对这些原文进行归纳，即将该方证涉及的相关原文汇集在一起，集中辨别分析。这样可以化繁为简，使初学者在短期内对某方证有一个较全面的认识。例如桂枝汤证在《伤寒论》中涉及太阳病、太阴病、霍乱病篇二十余条原文；小柴胡汤证涉及太阳病、阳明病、少阳病、厥阴病、阴阳易差后劳复病篇二十余条原文；大承气汤证涉及阳明病、少阴病篇近二十条原文；吴茱萸汤证涉及阳明病、少阴病、厥阴病篇三条原文；五苓散证也涉及太阳病的蓄水证、痞证以及霍乱病的相关原文等等。这些原文分别从不同的角度论述上述诸方证，若不将其集中归纳起来，就难以窥其方证全貌，不能全面掌握这些方证的病因病机、表现及治疗。以小柴胡汤证为例，如果不对《伤寒论》中所有涉及小柴胡汤的原文进行归纳总结，一般认为小柴胡汤可以用来治疗少阳病之"往来寒热、胸胁苦满、嘿嘿不欲饮食、心烦喜呕等"，但殊不知，小柴胡汤亦可治疗发热之症，因为原文149条"伤寒五六日，呕而发热者，柴胡汤证具"、379条"呕而发热者，小柴胡汤主之"已经明示小柴胡汤可以治疗发热，且提示"往来寒热"亦不是少阳病的唯一热型，少阳病也可见发热。

一个方证，往往具有多种脉症表现，在原文学习和临床辨证时应该注意对方证主症的辨析。方证的主症，是能反映疾病基本病机的主要脉症表现，也是临床辨证时的可靠证据。方证的主症应该是相对稳定的脉症集合，与其相应之方有着特异性的联系。只有抓住方证的主症，临床才能掌握并灵活地应用该方。如通过分析桂枝汤的二十余条原文后，可知发热、恶风寒、汗出、脉浮而缓，是桂枝汤证的主症，临床只要出现上述脉症，即可投以桂枝汤；小柴胡汤证的主症为：呕（心烦喜呕）、发热或往来寒热、胸胁苦满、嘿嘿不欲饮食等。抓主症的意义，前面已述。每个方证皆有主症，有时还有或然症，《伤寒论》中明确提及或然症者有小青龙汤证、小柴胡汤证、真武汤证、四逆散证、理中汤（丸）证等数方。仲景常将或然症作为方药加减的依据。

病机是立法选方的依据，一种病机必定具有与之相应的治法方剂。然而从方剂应用的角度看，《伤寒论》方剂的适应证往往并不局限于一种病证，而是适用于多种病证。例如桂枝汤在论中涉及太阳病、太阴病、霍乱病等数篇二十余条原文，既可治太阳中风证，又可医杂病自汗证，这是因为它们的病机皆属营卫不和，桂枝汤具有调和营卫之功效，故用之皆愈。又如小柴胡汤散见于太阳病、少阳病、阳明病、厥阴病、差后劳复病诸篇，既治少阳证，又治热入血室证，是因为它们都具备少阳枢机不利的病机，而小柴胡汤具有和解少阳的功效，故可以通治之；它如五苓散既用于太阳蓄水证，又治霍乱病热多欲饮水证；乌梅丸之治疗蛔厥证和久利证等等，皆属异病同治之例，其关键都在于病机相同，故可一方通治之。

综上所述，要将"方证相对"的思维方法准确运用于临床，指导辨证，那么对《伤寒论》原文的归纳学习、抓住原文所述方证的主症、分析原文所提示的方证病机是其基础和前提。

（2）灵活运用是目标

张仲景《伤寒论》"方证相对"的辨证论治思维模式具有一定的实践性和科学性，一直成为后世医家在临床上思考问题、研究措施、总结经验、探求新知的思维方式和理论依据。运用此法可以将临床上一大堆看起来杂乱无章的症情变化及体征联系起来，归纳为一个个具有特征性的汤证，由此构成了一种独特的辨证模式。而在临床上如何灵活运用这种思维方法比理解《伤寒论》原文更有意义。

在掌握《伤寒论》方证内容的基础上，临床使用仲景方时，其所对之"证"的辨析，可不必拘泥于论中所及之证候，只要所揭示的疾病本质与该方证的基本病机相同，使用该方同样可取得疗效，这就是《伤寒论》方的发挥应用。具体可见本书"思维方法的临证运用"一章。

由此可见，"方证相对"的思维方法，其最大特点是在治疗上可灵活地处理各种疾病，并有执简驭繁的作用。具体地说，不管什么病，只要有临床症状及体征，总能归纳出一种证候，据此选择有针对性的汤方进行治疗。通过"方证相对"辨证论治思维模式的灵活运用，大大拓展了《伤寒论》汤方的临床应用范围。

（3）避免机械的对号入座

在"方证相对"辨证思维的应用过程中，应该避免机械的对号入座。因为有的人误认为：用《伤寒论》方只要记住一些方药和其适应证就行了，不必再学习其理论；有的甚至认为：经方不辨证，只要套用《伤寒论》条文，什么方治什么病，"对号入座"就行了。这是错误的认识，其错误在于没有认识到"方证相对"之"证"是证候，而非脉症；是"方证相对"，而非"方症相对"。"方症相对"是一种简单的"对号入座"的治疗方法，用者往往由于不得要领而产生误治。如宋代《局方》仅风行二三年之久，只因书中都是方症相应的简单罗列，以致用者"弗明方之旨与方之证……而徒执方以疗病"，结果导致了当时滥用温燥习以成弊，贻害病人的现象。朱丹溪曾一针见血地指出《局方》存有"刻舟求剑、按图索骥"之弊。而"方证相对"则是针对疾病本质表现而施治的诊治方法，二者只一字之差，实有着本质的区别。

由于《伤寒论》的方证经千年临床锤炼，不论是经方派，还是时方派，都注重应用和研究，对其认识也就不断深化，逐渐认识到辨方证的科学性。从广义上说，以汤方辨证亦属辨证范围，故称之为方剂辨证，以药物的系统一方，来调节病理的系统一证，寻找方剂效应值的一体化，就是方剂辨证的涵义所在。现行中医的各种辨证立法，侧重于从疾病的病因、病理、病位、病性、病状表现、病势阶段、分型等方面辨识疾病过程，旨在探求病体的症结所在。而方剂辨证所探求者，除此之外，还在于探求方药的效能所主及方证的契合关系等。从一定意义上说，它可概括整个辨证施治的内容。辨方证不是简单的对号入座，而是更详细、更具体、更全面的辨证论治。

5. "以方测证"的得与失

"方证相对"是《伤寒论》辨证思维模式之一，论中大部分原文均有症有方，研习《伤寒论》的任务之一就是根据原文所列出的脉症，并结合治疗方药，分析此证病机特点，以便临床灵活运用。但是《伤寒论》亦有一些原文述症非常简单，对于这些病证的临床表现及病机分析，只能运用"以方测证"之法。即通过该证主治方剂的药物功效，来反推该证的病机及可能出现的临床表现。以下略举以方测证之例，分析其得失。

黄芩汤证：原文172条："太阳与少阳合病，自下利者，与黄芩汤。"述症非常简单，仅言"自下利"；又冠以"太阳与少阳合病"，这种下利是太阳病引起的，还是少阳病引起的，抑或可能是合病后发生的，的确难以判断，此时只能以方测证。本证主治方剂为黄芩汤，由黄芩、芍药、甘草、大枣等药物组成，方中没有解表之品，故推断"太阳与少阳合病"是始发病证，强调本证源于外感，但现证太阳病表现可能不复存在；黄芩苦寒，可清泻胆火，故可推断本证少阳病变仍然存在，"自下利"乃少阳郁火，内迫阳明所致，当属热利，可见大便粘秽、肛门灼热，同时伴有发热口苦、烦渴、尿赤、舌红苔黄、脉弦数等少阳火郁之象；芍药苦泄，调血疏邪，通络止痛，故可推测本证可能存在后重腹痛等少阳火郁、气机不利之症；甘草、大枣益气养血，缓急止痛，与黄芩、芍药相合，共奏疏邪清热、缓急止利之功。故本证病机以少阳邪热内迫阳明，胃肠功能失职为主。通过分析推断出的本证可能具有的证候表现与痢疾的临床表现大致相同，故可以进一步将本证划归痢疾病范畴。后世治疗痢疾均以黄芩汤加减，此方被称为"万世治痢之祖方"。

白虎汤证：提到白虎汤就会想到四大症，殊不知《伤寒论》白虎汤证原文并未有四大之症，所谓"身大热、口大渴、大汗出、脉洪大"是根据白虎汤以方测证得出的。原文176条仅言："伤寒，脉浮滑，此以表有热，里有寒，白虎汤主之。"仲景意在此条提示白虎汤证的病机，"里有寒"之"寒"当作"邪"解，白虎汤中石膏、知母大寒清热，故在里之邪乃热邪；但此热邪的状态应该是充斥内外、弥漫全身的，因为石膏性辛，辛而能散，散充斥弥漫之热邪；又原文中亦称"表有热"、"脉浮滑"，更加明示此证热邪未内结，而是充斥于外。故无形邪热充斥内外是白虎汤证的病机特点，进而推断其临床表现为：身大热、口大渴、大汗出、脉洪大。《伤寒论》虽未明言白虎汤证的常见临床表现，但是在某些原文中强调了白虎汤证还可能具有的临床表现，如原文219条"三阳合病，腹满，身重难以转侧，口不仁，面垢，谵语，遗尿，……若自汗出者，白虎汤主之。"原文350条"伤寒，脉滑而厥者，里有热，白虎汤主之。"虽然这些临床表现似乎较四大症为重，但其基本病机是相同的。

"以方测证"对于分析某些述症较简的原文、明确其证候病机，以便使《伤寒论》方更广泛地应用于临床有重要意义。但此法并非通用之法，如果都从组成方剂的药物功效来推断病证病机，也会对正确理解《伤寒论》原文造成障碍，如半夏泻心汤证与承气汤证。

半夏泻心汤证：传统观点认为半夏泻心汤由于半夏、干姜与黄芩、黄连的配伍，属于寒热并用，并由此推测其所治之痞证的病机为寒热错杂。由于执着于"寒以治热"、"热以治寒"的用药常规思维，只要见到寒性药与热性药并用，其所治病证必存在寒热错杂的病机，试问"寒"与"热"势同水火，何能错杂一起？"寒"与"热"只能格拒，如原文173条的黄连汤证、原文359条的干姜黄芩黄连人参汤证均是，仲景称之为"寒格"。通过半夏泻心汤的药物寒热属性判断其所治之证的病机，一方面反映了简单化地理解中医某些方剂的组方法则与意义；另一方面再"以方测证"，则易对病证的病机之认识产生偏差。故对于半夏泻心汤所治之痞证的认识，不宜用以方测证的方法。痞证，邪结使然，原文157条指出"胃中不和"，158条更明确提出"此非结热，但以胃中虚，客气上逆，故使硬也"。可见痞证的病机在于脾胃虚弱，气机壅塞。邪结当泻，气壅当开，故主治方名为"泻心"。纵观半夏泻心汤，半夏、干姜辛燥开结，黄芩、黄连苦寒能泻，故两组药物的配伍使用，不在于寒热并用以治寒热错杂，而在于辛开苦降以泻心消痞，即"舍性取用"之意。当然痞证系由脾胃虚弱、气机壅塞而成，在其演变过程中也可能出现胃气不降而生灼热，脾气不升而生虚寒的病机，此时半夏泻心汤之用在辛开苦降、泻心消痞的同时，亦可兼以寒治热、以热治寒的作用。但是在分析此证之时不能简单的"以方测证"，本证气机痞塞和寒热错杂存在着先后因果关系。

承气汤证：承气汤证属阳明实证，根据阳明燥热之邪与肠中宿食糟粕互结的程度不同而分别使用调胃承气汤、小承气汤、大承气汤治疗（前面已有论述）。但若囿于"以方测证"，即会推断出大承气汤证病机以痞满燥实坚为特点，小承气汤证病机以痞满实为主，而调胃承气汤证病机则以燥实为主。三方均用大黄，故推断三证均有"实"，即不大便之症；调胃承气汤、大承气汤均用芒硝，故推断两证均有大便燥结；而由于小承气汤、大承气汤均有厚朴、枳实，故推断二证除大便秘结以外，腹部胀满比较明显；另外三证均可见谵语、潮热、手足濈然汗出、舌红苔黄燥等。实际上，若从原文角度出发，结合动态病机分析，则易理解仲景三承气汤设立之本意，在于根据热结的不同阶段而分别采用泻热、通腑、去燥屎之法。

6."汤证命名"的得与失

《伤寒论》中汤与证相对应的命名，有助于将方药与临床病证紧密地结合起来，如太阳表虚，营卫不和之桂枝汤证，"太阳病，头痛，发热，汗出，恶风，桂枝汤主之"（第13条）；又如太阳表实，寒邪外束之麻黄汤证，"太阳病，头痛发热，身疼腰痛，骨节疼痛，恶风，无汗而喘者，麻黄汤主之"（第35条）。《伤寒论》中，证变汤亦变，这正体现了"观其脉证，知犯何逆，随证治之"的思想。这种"汤证命名"便于我们在研究伤寒汤证方面求同析异，归类比较。清代著名医家徐大椿在总结唐代孙思邈、宋代朱肱等人成就的基础上，著成《伤寒论类方》，该书以方类证，将《伤寒论》113方归纳为桂枝汤类、麻黄汤类、葛根汤类、柴胡汤类、栀子汤类、承气汤类、泻心汤类、白虎汤类、五苓散类、四逆汤类、理中汤类、杂方类等十二类，能够"使读者于病情药性，一目了然"。由于方有定数，而证之变化无穷，误治之后，变证错杂，以方类证的方法，有助于将同类诸方随证加减变化进行更深入的研究。

"汤证命名"的不足在于113方并不能适应所有证的变化，临床不可拘泥于以方对证，而应谨守病机，随证立方，方合仲景立方之意。孙思邈在《千金要方卷第一·大医精诚第二》中深刻地论述了以方对证来治疗疾病的弊端，指出应精通中医学博大精深的理论来指导临床实践，其云"世有愚者，读方三年，便谓天下无病可治；及治病三年，乃知天下无方可用。故学者必须博极医源，精勤不倦，不得道听途说，而言医道已了，深自误哉！"

【结论】

方证相对体现了方与证相互印证的临证思维方法，当有证无方时，需要以证测方；当有方无证时，需要以方测证；当方证具备时，需要方证互参。尽管常法如此，临证亦不可拘泥。只有这样才能正确理解《伤寒论》中文字简略之原文，于无字之处求精髓。

【启示】

方证相对的思维观有助于培养临证中全面考虑问题的思维方法，同时有助于启发我们在"证据"不足时，能够依据现有的临床资料进行正确的推断。

五、类似证鉴别

【问题】

类似证鉴别是仲景最常用的证候辨证方法。《伤寒论》类似证，包括一般类似证、真假难辨类似证、相互关连又相互矛盾的类似证及专为六病而设的类似证，是指某些病证在其发生发展过程中，出现了真假难辨或与六病极为相似的表现，但二者之间病机不同，治疗各异。医者之所惑，患病之疑似也。疑似之间，至当审谛，稍有丝毫之差，即有千里之谬。所以辨病、辨证时必须提高对类似证的鉴别能力。类似证鉴别有助于准确诊断，若把握不准，往往会造成误诊，后果有时较为严重。既应掌握症状鉴别中一般类似证的鉴别，又应掌握特殊类似证如寒热真假的鉴别，还应熟知六病类似证的鉴别。

【分析】

1．一般类似证的鉴别

吴元黔[8]等编著的《伤寒论症状鉴别纲要》对发热、恶风寒、汗出、头痛、头眩、项强、口渴、口不仁、口苦等症状所的特点及所反映的病机进行了鉴别，对研究《伤寒论》症状的鉴别有重要的指导意义。另外，刘渡舟教授主编的《伤寒论辞典》中亦对许多类似症状进行了归纳总结，颇值得借鉴。以下，仅就发热讨论如下。

发热是伤寒外感热病最常见的症状，《伤寒论》中载有"发热"的条文计有103条，占全书的四分之一，成无己《伤寒明理论》在第一卷之首对发热的病机进行了简明扼要的论述。《伤寒论》对发热症的描述有"发热"、"潮热"、"往来寒热"、"身无大热"、"身灼热"、"身微热"、"内寒外热"、"表里俱热"、"翕翕发热"等等，发热的病机主要为感受外邪，正气抗邪，正邪相争；其次为阴虚发热，阳气来复，虚阳外越等。

太阳伤寒发热之麻黄汤证（3条、16条、35条、46条、47条）；太阳中风发热之桂枝汤证（2条、12条、13条、95条）；温病发热（6条）；外寒内饮发热之小青龙汤证（40条、41条）；水蓄膀胱发热之五苓散证（74条）；太阳未罢，邪入少阳发热之柴胡桂枝汤证（146条）；太阳与少阴两感发热之四逆汤证（92条）；霍乱发热之五苓散证（386条）；表邪欲解发热之桂枝麻黄各半汤证、桂枝二麻黄一汤证（23条、25条）；邪实于表，热郁于里发热之大青龙汤证（38条）；热盛于里，表无大热之麻黄杏仁甘草石膏汤证、大陷胸汤证、白虎加人参汤证（63条、136条、169条）；胸膈有热之栀子豉汤证（76条）；发汗太过，阳虚水泛之真武汤证（82条）；蓄血证发热之抵当丸证（126条）；热入血室发热之刺期门证（143条）等。

阳明病的发热包括：阳明经证发热之白虎汤证（176条）；阳明腑证发热之承气汤证（248条、253条）；水热互结之猪苓汤证（223条）；湿热郁蒸发黄之茵陈蒿汤证、栀子柏皮汤证（236条、261条）；阳明瘀血发热之抵当汤证（237条）等。

邪入少阳，正邪交争的发热有：邪入少阳，寒热往来之小柴胡汤证（96条、97条、99条、101条、104条、144条、149条、266条）；少阳阳明合病发热之大柴胡汤证（136条、165条）；少阳病兼水饮内停发热之柴胡桂枝干姜汤证（147条）等。

邪入少阴的发热有：邪入少阴，外感寒邪之麻黄细辛附子汤证（301条）等。

厥阴发热：热厥发热之白虎汤证（350条）；阴寒内盛，虚阳外浮发热之四逆汤证（377条）；厥阴转少阳发热之小柴胡汤证（379条）等。

2．真假难辨类似证的鉴别

在寒热真假的鉴别方面，《伤寒论》辨证分析中常用触诊与主观感觉相结合的方法。如第11条云："病人身大热，反欲得近衣者，热在皮肤，寒在骨髓也；身大寒，反不欲近衣者，寒在皮肤，热在骨髓也。"其中"病人身大热，反欲得近衣者，热在皮肤，寒在骨髓也"为阴盛格阳之真寒假热证，"身大寒，反不欲近衣者，寒在皮肤，热在骨髓也"为阳盛格阴之真热假寒证。两者应仔细鉴别，稍有差错，将会导致病情恶化，临床应慎之又慎。

3．相互关联又相互矛盾的类似证的鉴别

《伤寒论》中，还突出地表现在把许多相互关连又相互矛盾的类似证候及治法串联在一起，反复比较、鉴别，从中得出正确的结论，把人们的辨证思维引向深化。如书中提到的："伤寒，汗出而渴者，五苓散主之；不渴者，茯苓甘草汤主之"；"太阳病，身黄，脉沉结，少腹硬，小便不利者，为无血也；小便自利，其人如狂者，血证谛也"；"自利不渴者，属太阴"，"自利而渴者，属少阴也"。都是通过一两个症候的鉴别、比较，使辨证分明[9]。

4. 六病类似证的鉴别

六病的类似证在仲景《伤寒论》中并未明确提出，是后世医家为提高辨证准确度而将这些病证独立出来，称为与六病本证、六病兼证并列的一类病证。类似证的划分，见仁见智。

（1）太阳病类似证

太阳病类似证指某些病证发展过程中出现某些类似太阳病表现，但其病机却有异于太阳病，包括桂枝去桂加茯苓白术汤证、瓜蒂散证、桂枝附子汤与去桂加白术汤证、甘草附子汤证等。

桂枝去桂加茯苓白术汤证：原文 28 条 "服桂枝汤，或下之，仍头项强痛、翕翕发热、无汗、心下满微痛、小便不利者，桂枝去桂加茯苓白术汤主之。" 论述了水气内结证出现类似太阳病桂枝证的辨治，前已析，不赘述。

瓜蒂散证：原文 166 条 "病如桂枝证，头不痛，项不强，寸脉微浮，胸中痞硬，气上冲喉咽不得息者，此为胸有寒也。当吐之，宜瓜蒂散。" 论述了痰阻胸膈证出现类似太阳病桂枝证的辨治，原文 "病如桂枝证" 明确提示本证是桂枝证的类似证，可能出现桂枝证的证候表现，但本证的辨证要点 "胸中痞硬、气上冲喉咽不得息" 是桂枝证不可能具备的，也是二者鉴别要点。

桂枝附子汤与去桂加白术汤证、甘草附子汤证：原文 174 条 "伤寒八九日，风湿相搏，身体疼烦，不能自转侧，不呕，不渴，脉浮虚而涩者，桂枝附子汤主之。若其人大便硬，小便自利者，去桂加白术汤主之。" 原文 175 条 "风湿相搏，骨节疼烦，掣痛不得屈伸，近之则痛剧，汗出短气，小便不利，恶风不欲去衣，或身微肿者，甘草附子汤主之。" 论述了风寒挟湿侵袭肌肉筋脉或流注关节之证出现类似太阳病的表现，如 "体痛"、"骨节烦疼"、"脉浮" 等，但无发热、头痛之症；且病邪为风寒挟湿，与体内素有内湿亦有很大关系，故还可见一些里证表现（大小便改变），这些都是太阳病所不具备的。

另外，在太阳病篇中还应该注意某些太阳病变证的类似证鉴别，如结胸证与藏结证的鉴别（原文 128、129 条）、结胸水热互结胸胁之证与大柴胡汤证的鉴别（原文 136 条）、结胸水热互结于心下至少腹与阳明腑实证的鉴别（原文 137 条），再如赤石脂禹余粮汤证（原文 159 条）、五苓散证（原文 156 条）、旋覆代赭汤证（原文 161 条）、桂枝人参汤证（原文 163 条）、大柴胡汤证（原文 165 条）、十枣汤证（原文 152 条）发展过程中均有可能出现 "心下痞" 的症状，但与单纯的无形气机痞塞所导致的痞证不同，这些病证均有各自不同的病机特点，临床辨证时应注意鉴别。

（2）阳明病类似证

阳明病类似证指某些病证发展过程中出现某些类似阳明病表现，但其病机却有异于阳明病，包括少阳病向阳明转属过程中病机仍属少阳的小柴胡汤证、结胸类似阳明证，亦有将脾约证和发黄证划为阳明病类似证的。

原文 229 条"阳明病，发潮热，大便溏，小便自可，胸胁满不去者，与小柴胡汤。"原文 230 条"阳明病，胁下硬满，不大便而呕，舌上白胎者，可与小柴胡汤。"两条原文论述在少阳病向阳明转属过程中，虽然阳明病表现已经明显，但由于邪气并未完全离开少阳，少阳又有汗吐下之禁和"但见一证便是"之言，小柴胡汤又有使"上焦得通，津液得下，胃气因和，身濈然汗出"的功效，故此时辨证应以少阳为主，或可考虑少阳与阳明并病，但不能将二证辨为单纯阳明病。

结胸类似阳明证即是前面所论原文 137 条，二者病邪不同，病机各异，鉴别要点在于疼痛的剧烈程度及部位。

将原文 247 条"跌阳脉浮而涩，浮则胃气强，涩则小便数，浮涩相搏，大便则硬，其脾为约，麻子仁丸主之。"之脾约证划为阳明病类似证，其理由在于此证常见于内科杂病，仲景《金匮要略》中亦有论述。实际上，《伤寒论》原文看，247 条是承接 244、245、246 条而来的，此条所论之脾约亦可见于外感病发生发展过程中，病机变化属于阳明病之"胃家实"，故原文 247 条所论之脾约证应归属阳明病本证。

原文 199 条"阳明病，无汗、小便不利、心中懊恼者，身必发黄。"原文 200 条"阳明病，被火，额上微汗出，而小便不利者，必发黄。"原文 236 条"阳明病，发热、汗出者，此为热越，不能发黄也。但头汗出，身无汗，剂颈而还，小便不利，渴引水浆者，此为瘀热在里，身必发黄，茵陈蒿汤主之。"诸条均提示发黄证可由阳明病转化而来，虽然太阴病亦有发黄证，但不宜将发黄证划为阳明病类似证，应属于阳明病变证范畴。

（3）少阳病类似证

少阳病类似证指某些病证发展过程中出现某些类似少阳病表现，但其病机却有异于少阳病者，如结胸水热互结胸胁证有类似少阳病的表现，即原文 136 条所论，前已述，其鉴别要点在于疼痛的性质。另外，原文 264 条、265 条均提出少阳"不可吐下"、"不可发汗"，暗示适合吐法治疗的胸中痰实证和适合下法治疗的结胸证可有类少阳病证之"胸胁满而烦"，不典型少阳病在发病之初亦有太阳病表现，临床辨证少阳病时对于这些病证必须加以鉴别。

（4）太阴病类似证

太阴病类似证指某些病证发展过程中出现某些类似太阴病表现，但其病机却有异于太阴病。由于太阴病内容较少，其类似证并未明确提出，只有在提纲证原文 273 条有"若下之，必胸下结硬"者，暗示太阴病亦可能出现类似阳明腑证之腹满见症，其产生机理非宿食糟粕等有形之邪阻滞，乃脾失健运，寒湿内停，气机阻滞之故。若辨证未能抓住病机即会导致误治，因此必须注重类似证辨证，才能提高辨证水平。

（5）少阴病类似证

少阴病类似证指某些病证发展过程中出现某些类似少阴病表现，但其病机却有异于少阴病。常见少阴病类似证包括胸中痰实证、四逆散证（此证归属尚存争议）。

原文 324 条"少阴病，饮食入口则吐；心中温温欲吐，复不能吐。始得之，手足寒，脉弦迟者，此胸中实，不可下也，当吐之；若膈上有寒饮，干呕者，不可吐也，当温之，宜四逆汤。"提示少阴病寒化膈上寒饮证与胸中痰实证的某些类似之症在辨证时须以鉴别，"手足寒"、"欲吐"等是二者共见之症，但病机一虚一实，鉴别要点在于脉象，若脉弦迟有力，提示病证属实，乃胸中实，须下之；若脉弦迟无力，提示病证属虚，因虚致实，治疗当温补温化。

四逆散证：原文 318 条"少阴病，四逆，其人或咳、或悸、或小便不利、或腹中痛、或泄利下重者，四逆散主之。"提示少阴病应与厥阴肝郁证的某些表现相鉴别，原文以"少阴病"冠首，且随后之症除了"泄利下重"之外少阴病均可出现，提示四逆散证与少阴病极为类似。但就是"泄利下重"一症，提示本证的气机不畅之病机，属实非虚。故其它症状均可由此得到相应的解释，最后用治疗方药加以验证，则厥阴肝郁，气机不畅之病机可确立。特别是临床辨证时，病人的整体状况，体质的虚实，是一个非常重要的辨证依据。

(6) 厥阴病类似证

由于学术界历来对厥阴病的认识存在较大分歧，故对厥阴病类似证的界定更是见仁见智，有人认为蛔厥证（原文 338 条）、阳虚水停证（原文 356 条）、冷结膀胱关元证（原文 340 条）、胃热脾寒证（原文 359 条）等等均为厥阴病类似证。也有人将上热下寒之干姜黄芩黄连人参汤证、麻黄升麻汤证，厥逆证，下利证及呕哕证均列为厥阴病类似证。厥阴病类似证应该在明确厥阴病的前提下进行界定，这也是今后学术研究的课题之一。

【结论】

六病均有类似证，同样，六病之类似证亦并非《伤寒论》所述数证，临床上还有许多与六病相似的病证。仲景在论中提出类似证的鉴别，并非就事论事，其意在提示临床时要注意类似证的鉴别。另外，有关类似证的划分，现在仍存在许多不同观点，如厥阴病的类似证应该在明确厥阴病本证的前提下进行界定。

【启示】

类似证作为一类需要在六病辨证过程加以鉴别的病证，其鉴别关键还在于对病证的主症把握得是否准确、病机认识得是否正确，即便两证可能有相似甚或相同的症状表现，但是各自所能反映病机特点的主症肯定是不同的。因此，类似证鉴别水平的高低又落脚到了析病机、抓主症的能力之上。

《伤寒论》的辨证思维的基本模式是一个值得深入研讨的问题，这里仅就这个模式中的几个关键环节进行讨论，具体方法详见其它章节。

思考题

1. 试从邪正盛衰的角度分析《伤寒论》中有关疾病的传变。

2. 列举出阳明病中主要汤证的主症，并作分析。（抓主症，析病机）

3. 以少阳病篇小柴胡汤证为例说明病证相结合的重要性。

4. 如何在临证中灵活运用方证相对？

5. 举例说明《伤寒论》中类似证的鉴别方法。

（阚湘苓，马晓峰）

参考文献

[1] 刘渡舟，聂惠民，傅世垣.《伤寒挈要》. 第 1 版. 北京：人民卫生出版社，1983

年8月：251

［2］王琦.《伤寒论研究》. 第1版. 广州：广东高等教育出版社，1988年12月：117～120

［3］陈亦人.《伤寒论求是》. 第1版. 北京：人民卫生出版社，1987年3月：8～9

［4］李金田. 论张仲景辨治少阳病合阳明里实证的思路与方法. 甘肃中医学院学报，1998；（3）：9～11

［5］张国骏. 略论《伤寒论》中大便"硬"与"溏"之特殊寓意. 四川中医，2003；21（11）：19～20

［6］张正昭.《伤寒论归真》. 第1版. 长沙：湖南科学技术出版社，1993年8月：28页

［7］陈亦人.《伤寒论》求是. 第1版. 北京：人民卫生出版社，1987年3月：146－148页

［8］吴元黔等.《伤寒论症状鉴别纲要》第1版. 上海：上海中医学院出版社，1991年10月：1～17

［9］刘渡舟，傅世垣.《伤寒论通俗讲话》. 第1版. 上海：上海科学技术出版社，1980年8月：12

第二章
《伤寒论》辨证思维的方法

第一节 逻辑思维

《伤寒论》的辨证论治充满了逻辑学思想，对病证的表述均有明确的概念，每个病证或汤方证的概念有其内涵和外延，而病证与病证之间，或汤方证与汤方证之间又有一定的相关性，它们之间可通过"属"概念和"种"概念的上下级关系联系起来，形成一个《伤寒论》六经病证体系。其中存在着病证或汤方证之间，疾病发展各个阶段之间的量变与质变，否定与肯定，对立与统一等规律。要认识一个病证的本质，对一个病证作出正确的辨证论治，可通过运用逻辑思维方法，如抽象、概括、归纳、演绎等，进行分析推理来实现。如可从相关证分析思维去推理反测某一病证的证候；可利用治疗的反馈信息作为新的推理的前提和依据；可运用否定分析思维，把握疾病的每个发展阶段；可从疾病出现的反症入手分析辨明病证的性质等方面进行研究。《伤寒论》的内容本身包含了逻辑思维，我们要读懂它，理解它，应用它，同样需要逻辑思维，只有这样，才能使我们对疾病本质的认识得以不断提高。

一、相关证分析思维与反测证候

《伤寒论》中有许多病证或汤方证之间具有相关性，如麻黄汤证与桂枝汤证；麻黄汤证与葛根汤证；桂枝汤证与桂枝加厚朴杏子汤证；麻黄汤证、桂枝汤证与太阳病提纲证等等，运用逻辑思维方法对其进行分析研究，可得到许多启示。通常可运用抽象、概括、归纳、演绎等逻辑方法去推理反测某一病证的临床表现，以补充原文阐证之不足，开拓思路，增加病证判断的信息和依据，以提高辨证论治水平。

【问题】

《伤寒论》中的一些汤方证的证候表现，原文论述较简单，在临床适应症的把握上有一定困难，如桂枝加厚朴杏子汤证，除原文描述的喘症以外，还可见哪些主症和伴有症呢？又如麻黄细辛附子汤证除症见发热，脉沉外，还可见哪些症状？麻黄附子甘草汤证虽与麻黄细辛附子汤证同属太少两感证，但其表现又有什么不同？太阳病和少阴病的症状是否具见？类似这样的汤方证很多，应如何思考解决？

【分析】

六经病的每一经病均有它的代表方证或主干方证，如太阳病是麻黄汤证、桂枝汤证，阳明病是白虎汤证、承气汤证，少阳病是小柴胡汤证，少阴病是四逆汤证等。这些代表方证或主干方证大多有若干个加减变化方证，又称兼证，从逻辑学角度看，兼证的"上位"病证，这里是六经病的代表方证或主干方证，又可称为一般病证，而兼证是代表方证或主干方证的"下位"病证，可称为个别病证，或特殊病证。通过对一般病证的分析可得到个别或特殊病证的较为详尽的临床资料。

桂枝加厚朴杏子汤证的治疗基础方是桂枝汤，桂枝汤证在此是桂枝加厚朴杏子汤证的"上位"方证，桂枝加厚朴杏子汤证是"下位"方证，前者是一般病证，后者是个别病证。桂枝加厚朴杏子汤证的内涵当包含桂枝汤证的内涵，此外还有它自身特有的内涵。桂枝汤是治疗太阳中风证的主方，太阳中风证可见发热，汗出，恶风，脉浮缓等症，故桂枝加厚朴杏子汤证当具备这些症状，而桂枝加厚朴杏子汤证自己特有的内涵是外邪导致肺气上逆而见喘，原文仅突出桂枝加厚朴杏子汤证自身特有的内涵。然而，桂枝汤在《伤寒论》中除治疗太阳中风证外，还可治疗其它病证，如原文53条所述"病常自汗出者"，387条所述"吐利止而身痛不休者"等。为何这里将桂枝汤主治证定于太阳中风证呢？其实是依据了原文43条所说的："太阳病，下之微喘者，表未解故也，桂枝加厚朴杏子汤主之。"所得出的结论。这里"表未解"提示了太阳中风证的存在，故43条所述桂枝加厚朴杏子汤证的伴有症当是太阳中风证的表现。

麻黄细辛附子汤证和麻黄附子甘草汤证的治疗基础方涉及麻黄汤和附子汤，虽然两方的用药不尽相同，但麻黄是麻黄汤的主药，附子是附子汤的主药，代表了发表和温阳两种治疗大法。麻黄细辛附子汤证和麻黄附子甘草汤证作为个别病证，其概念当含有麻黄汤证和附子汤证的内涵，但又含有各自特有的内涵。原文301条说："少阴病，始得之，反发热，脉沉者，麻黄细辛附子汤主之。"原文提示太少两感证初期，症见发热，脉沉。麻黄细辛附子汤方中麻黄配细辛，发表力有增强，而附子不配干姜，则温阳力不强，且病属初期，正气抗邪力尚可，由此可知，本证以太阳病为主，少阴病为次，故麻黄汤证的一般见症如发热，恶寒，无汗均可见，而四逆汤证的主症不会悉具，如手足逆冷，下利清谷等症不出现，而只见脉沉。原文302条说："少阴病，得之二三日，麻黄附子甘草汤微发汗。以二三日无证，故微发汗也。"条文中未明言症状。麻黄附子甘草汤方中单用麻黄，发表力不强，附子配甘草，温振阳气力量增强。此少阴病证不可能是严重的，因为本证治取微发汗，而用麻黄。否则，如以少阴病为主，治当急救其里，用四逆汤了。因此，麻黄细辛附子汤证和麻黄附子甘草汤证的内涵是具有统一性的，由此可推断麻黄附子甘草汤证的表现基本同麻黄细辛附子汤证。

【结论】

运用逻辑思维方法，可通过分析相关病证反测兼证的主症或伴有症。

桂枝加厚朴杏子汤证作为桂枝汤证的兼证，从逻辑学角度看，是桂枝汤证的外延，因此，除它自身特有的内涵外必然包含桂枝汤证的内涵。桂枝加厚朴杏子汤证除见喘症外，主要伴有症可见发热，汗出，恶风，脉浮缓等。

麻黄细辛附子汤证和麻黄附子甘草汤证的概念除了含有各自特有的内涵外，当含有麻黄汤证和附子汤证的内涵。麻黄细辛附子汤证和麻黄附子甘草汤证的内涵是具有统一性的，即太阳、少阴同病，均可症见发热，恶寒，无汗，脉沉。

【启示】

《伤寒论》中一些临床表现论述不详的病证，可从其所用汤方的药物组成入手进行分析，分析它包含哪些基础汤方，分析两者之间是否有相关，如两者间有上下位关系，则两者之间就存在一般与个别的关系，通过对一般病证的证候分析可得到个别或特殊病证的具体证候表现，即由一般到特殊的演绎研究。这对于深入理解和认识方证间互相关系及方证的病变本质、临床表现等均大有裨益。

二、治疗反馈分析思维与辨证

《伤寒论》中记载了不少较为复杂的病证，它们往往变化较多，转归不定，对这些病证的诊断和治疗，经过复诊甚至多次复诊才能痊愈。在这个过程中，治疗反馈的信息，对疾病的正确辨证论治和缩短愈期尤为重要。在这些原文中蕴涵了丰富的逻辑判断、推理、分析、综合等思维方式，值得重视和学习。

【问题】

原文156条说："本以下之，故心下痞，与泻心汤。痞不解，其人渴而口燥烦，小便不利者，五苓散主之。"误下致心下痞，为何用泻心汤不效？是否属误治？小便不利在用泻心汤之前是否存在？如存在是否当用五苓散？文中所云泻心汤是哪个泻心汤？又如原文159条："伤寒服汤药，下利不止，心下痞硬。服泻心汤已，复以他药下之，利不止，医以理中与之，利益甚。理中者，理中焦，此利在下焦，赤石脂禹余粮汤主之。复不止者，当利其小便。"本证以下利为突出症，初起服泻心汤有效，后来出现什么症状使得医者会用攻下？见下利不止，是否就应考虑下焦病？这里用理中汤是否会贻误病情？赤石脂禹余粮汤无效，用五苓散利小便能治愈吗？

【分析】

每个病证或汤方证均有其自身的概念，这些概念的判定，除根据临床表现外，治疗反馈信息亦很重要，尤其是当症状表现不典型时，可根据推理作诊断性治疗，再结合治疗结果对病证作出新的判断和推理，直至正确，得到满意的结果。这一过程在疾病的诊断、治疗中连续进行，先行的推理结论，是后续推理的前提，再形成新的推理，再到新的结论，循环往复，不断前进，提供新的认识。

原文156条证初用攻下，而致心下痞，由此推断本证非实邪结聚肠胃之证，心下痞是痞证的主症，痞证的基本病机是气机痞塞。五苓散证亦可见心下痞，此乃水停中焦所致，然心下痞非五苓散证主症。五苓散证当有小便不利、口渴不欲饮或水入则吐等症，其病机是三焦气化失司、水气内停。见心下痞，先用泻心汤治疗，定是气化失司、水气内停的症状未显，故先作痞证治，然与泻心汤后心下痞仍在，则知本证非属痞证，根据出现的口渴，小便不利等症，推断为五苓散证，这是一种推理。第二种可能是小便不利在用泻心汤之前就有，但不突出，而以心下痞为主，用泻心汤治疗不效，则痞证被排除，定是五苓散证无疑。可见无论哪种情况，先用泻心汤治疗均不属误治，而是一种诊断性治疗。其反馈结果是下一步正确推理的前提。根据本病例判断和推理过程，所用泻心汤当是半夏泻心汤类，而非大黄黄连泻心汤类，因如是后者，则判断间的密切度当以猪苓汤为大。

原文159条："伤寒服汤药，下利不止，心下痞硬。服泻心汤已，复以他药下之，利不止，医以理中与之，利益甚。理中者，理中焦，此利在下焦，赤石脂禹余粮汤主之。复不止者，当利其小便。"本条所述犹如一个病案，以下利为主症，仲景根据病程及诊治的反馈情况进行论治。初起为太阳表证，经治疗后病未愈，出现下利不止、心下痞硬，按痞证治疗，服泻心汤类方药，一般当可逐渐见效。接着可能出现大便硬或不大便，这往往是下利后肠胃功能被扰，尚未恢复所致。但亦可因余邪未尽而结聚肠胃所致。复用攻下法治疗，导致下利不止，则后种可能当否定。考虑到攻下药伤脾胃，故用理中汤温中健脾。但下利仍不愈，则单纯的脾胃虚寒可否定，当考虑病变较重，侵及下焦，属脾肾同病，阳虚滑脱不禁，故用赤石脂禹余粮汤以温阳固涩止泻。如效不著，可合用利小便法治疗。此种利小便以实大便的方法属辅助治疗法，在下利的治疗中常可配用。

【结论】

《伤寒论》原文精练，对复杂病证只作关键性论述，治疗反馈信息是其中之一。治疗反馈信息是以先行推理过程的结论，为后继推理的前提，由此形成新的推理而得出的结论，直至病证得到正确的辨治而痊愈。

【启示】

当病证诊断基本清楚但尚未确切时，可根据当前推理采取诊断性治疗，其反馈信息可作为新的推理的前提和依据，形成否定之否定的循环，这样循环往复，使我们对疾病本质的认识得以不断深入、清晰。然而，推理来自实践，正确与否只能由实践来验证，因此，治疗反馈分析思维是一个实践过程，其逻辑思维的形式可以是演绎、归纳或类比。

三、否定分析思维与辨证

疾病的辨证诊断过程实际上就是对一系列疾病或病证概念的比较与区别过程，而一系列概念彼此以一个否定另一个的方式相互联系。疾病的发展是有阶段的，而每个阶段都是自己先期阶段的否定，而它自己又被后续阶段所否定。因此，否定分析思维在辨证中无所不在。

（一）从不能用某方某法治疗推断论治用意

【问题】

《伤寒论》中有些条文在指出不能用某法或某方治疗的同时，将其之所以否定的原因叙述得较为清楚，如原文 158 条："伤寒中风，医反下之，其人下利日数十行，谷不化，腹中雷鸣，心下痞硬而满，干呕，心烦不得安。医见心下痞，谓病不尽，复下之，其痞益甚。此非结热，但以胃中虚，客气上逆，故使硬也，甘草泻心汤主之。"阐论了痞证不能用下法的原因和误用的不良后果。又如 224 条："阳明病，汗出多而渴者，不可与猪苓汤，以汗多胃中燥，猪苓汤复利其小便故也。"但亦有不少条文只表述了否定之义，而未阐明其用意，易使人产生疑惑。如原文 63 条说："发汗后，不可更行桂枝汤，汗出而喘，无大热者，可与麻黄杏仁甘草石膏汤。"但 25 条说："服桂枝汤，大汗出，脉洪大者，与桂枝汤如前法。"为什么前条讲发汗后，不可更行桂枝汤，而后条却认为发汗后可用桂枝汤？又如原文 164 条说："伤寒大下后，复发汗，心下痞，恶寒者，表未解也。不可攻痞，当先解表，表解乃可攻痞。解表宜桂枝汤，攻痞宜大黄黄连泻心汤。"此证属表里同病，表里同病可根据情况采用先表后里，或先里后表，或表里同治等治则，为什么痞证兼表证强调要先表后里？能否采用其它治则呢？还有原文 29 条说："伤寒脉浮，自汗出，小便数，心烦，微恶寒，脚挛急，反与桂枝欲攻其表，此误也。得之便厥，咽中干，烦躁，吐逆者，作甘草干姜汤与之，……"此证为什么不能用桂枝汤？用之为什么会产生严重后果？诸如此类问题当如何思考理解？

【分析】

《伤寒论》原文常明确指出不能用某法或某方治疗，这就意味着否定了、排除了相关的某种病证或汤方证的可能性，并由此肯定了当前所用治法或方药。

原文 63 条所说："发汗后，不可更行桂枝汤，汗出而喘，无大热者，可与麻黄杏仁甘草石膏汤。"是指发汗后病情发生质变，已不属太阳病。为何强调不能用桂枝汤，可能因为病证表现易与太阳中风证混淆，如有发热，汗出，而且表证发汗后仍有再用桂枝汤的可能，如 25 条所说："服桂枝汤，大汗出，脉洪大者，与桂枝汤如前法。"既然现在否定了桂枝汤证，那就意味着病证性质属于麻黄杏仁甘草石膏汤证，其表现有发热，汗出，但必有与桂枝汤证不同之处，如见不恶寒，反恶热，汗出多但热不退，喘等症，正因为汗出多，故体表并非灼热，即所谓无大热。反之，如不出现这些症状，而仍有恶寒，即使见脉洪大，仍可用桂枝汤，虽然脉洪大不是桂枝汤证的主脉，但脉洪大可见于气血流行较为旺盛，正气抗邪达外之机。故治当调和营卫，达邪于外。

原文 164 条说："伤寒大下后，复发汗，心下痞，恶寒者，表未解也。不可攻痞，当先解表，表解乃可攻痞。解表宜桂枝汤，攻痞宜大黄黄连泻心汤。"此条提示症见心下痞，不能贸然从痞论治，如兼表证，尤其是表证为主时，治当取先表后里。因为从《伤寒论》原文看，痞证有热痞和寒热夹杂痞，证情并非急重，故如兼有表证，当先解表。

原文 29 条说："伤寒脉浮，自汗出，小便数，心烦，微恶寒，脚挛急，反与桂枝欲攻其表，此误也。得之便厥，咽中干，烦躁，吐逆者，作甘草干姜汤与之，……"初起症状看似太阳中风证，实际并非如此，而是阴阳两虚证，且以阳虚为主，如误用汗法则更伤阳气、阴液，使病情加重。由此可见，初起症状不属太阳中风证，而属阳虚，那么关键的鉴别症状当是发热。原文 7 条明确讲："病有发热恶寒者，发于阳也；无热恶寒者，发于阴也。"故 29 条否定用桂枝汤治疗的用意即在于此。

【结论】

《伤寒论》原文明确指出不能用某法或某方治疗，即是否定了与之相关的某种病证，肯定了当前病证，其中蕴涵的机理是作出诊断与鉴别诊断的依据。

原文 63 条否定了太阳中风证，肯定了麻黄杏仁甘草石膏汤证，辨证要点是不恶寒，反恶热，汗出多而热不退，喘。

原文 164 条提示症见心下痞，而其表不解者不能贸然从痞论治。由于痞证并非危重证候，故治当取先表后里。

原文 29 条初起症状虽见脉浮，自汗出，微恶寒，但不属太阳中风证，而属阳虚，关键在于无发热且见自汗出、小便数而脚挛急。

【启示】

《伤寒论》中有些条文明确指出某证不能用某法或某方治疗，这往往意味着当前病证与被否定的病证有某些相似之处，或有兼夹，其中否定的理由确须仔细分析、推理。因为这往往是鉴别诊断的关键，亦是当前病证得以肯定的前提。

（二）由不见症推断病证的归属

【问题】

《伤寒论》原文在描述病证时，通常是列举出现的症状，但有时会指明不出现的症状或情况。如原文174条："伤寒八九日，风湿相搏，身体疼烦，不能自转侧，不呕，不渴，脉浮虚而涩者，桂枝附子汤主之。"为什么要指出不呕，不渴两个不见症？又如277条："自利不渴者，属太阴，以其藏有寒故也，当温之，宜服四逆辈。"这里列出"不渴"有何意义？

【分析】

《伤寒论》中阐论病证列举否定症状，其意主要在于否定一个病证或一种疾病倾向，否定了某种可能性的存在，实际上就起到了肯定某种可能的作用。因此，原文中不出现某症的提示意义很重要。

原文174条感受外邪后，出现身体疼烦，不能自转侧，脉浮虚而涩，如仅凭这些症状，当考虑多种可能，一是邪犯肌表、经脉、骨节的风湿痹证初期，属太阳病；二是病变累及阳明，可见胃气上逆；三是邪犯少阴，阳虚寒凝；四是病久兼见化热之可能。现明确指出不呕，不渴，则可否定病邪入里侵犯胃府，同时否定化热之倾向，对据脉浮否定病在少阴，从而肯定了当前病证属于第一种情况。可见这两个不见症是推理的重要依据。

原文277条："自利不渴者，属太阴，以其藏有寒故也，当温之，宜服四逆辈。"自利是指非因攻下所致的下利，下利属"藏有寒"者在太阴病和少阴病中均可见，然前者不渴，后者口渴，如282条："少阴病，欲吐不吐，心烦，但欲寐。五六日自利而渴者，属少阴也。"因此，不渴一症否定了少阴病，肯定了太阴病的归属，是辨证的关键。

【结论】

《伤寒论》原文指明不出现的症状，常可起到否定某种可能，肯定某种归属的作用，是正确辨证不可多得的重要依据。

原文174条指出的不呕，不渴，两个不出现症，否定了病累阳明及化热入里之可能，从而肯定了当前病证属于邪犯肌表、经脉、骨节的风湿痹证初期的诊断。

原文277条指出的不渴一症，否定了病属少阴之可能，从而肯定了太阴病的归属。

【启示】

在疾病的诊断中，不出现的症状，往往是鉴别诊断的关键，应予以足够重视。同时对于不出现这些症状的原因，要加以分析。通过逻辑推理，可据此否定某些病证，肯定某种病证，从而作出正确的诊断。

四、反症分析思维与辨证

《伤寒论》原文在论述疾病的表现时，常提到反见症，如原文126条："伤寒有热，少腹满，应小便不利，今反利者，为有血也，当下之，不可余药，宜抵当丸。"文中"反利"是指小便利，即属反症。出现反症，要对其作分析，这是辨证论治中非常重要的一个环节。

【问题】

仲景在辨证中十分重视反症，根据反症判断疾病性质。对于为什么出现反症？其机理是什么？论中叙述较简单，或未予叙述。如原文243条："食谷欲呕，属阳明也，吴茱萸汤主之。得汤反剧者，属上焦也。"这里"得汤反剧者，属上焦也。"当如何理解？病机是什么？又如369条："伤寒下利，日十余行，脉反实者死。"下利日十余次，当见什么脉？为什么见脉实判定病情凶险？此外，原文317条："少阴病，下利清谷，里寒外热，手足厥逆，脉微欲绝，身反不恶寒，其人面色赤……通脉四逆汤主之。"这里的反症"不恶寒"、"面色赤"该如何理解？说明什么病机？

【分析】

原文243条："食谷欲呕，属阳明也，吴茱萸汤主之。得汤反剧者，属上焦也。"寒伤胃阳，胃气上逆，食谷欲呕者，服吴茱萸汤后病情好转，呕吐当止。文中所言"得汤反剧者，属上焦也"，是说服汤后呕吐反而加剧，此病与最初判断不同，乃属上焦也。对此大致有两种解释，一种将句中所言"汤"释为吴茱萸汤，服药后呕吐加剧，此乃药病不合，《医宗金鉴》认为此非中焦阳明之里寒，乃上焦太阳之表热；亦有医家认为此寒不在中焦，而属上焦。另一种释"汤"为流汁食物，进流汁类食物即呕吐不止，此病当属噎膈，包括食管癌、贲门梗阻等疾病，病位高，故称上焦。总之，出现呕吐反而加剧的相反症，说明证与药不合，当据此另作辨治。

原文369条："伤寒下利，日十余行，脉反实者死。"一般来讲，下利甚，正气受损，脉象当软弱呈虚象，然现在脉不虚反实，说明邪盛不衰，但正气因下利而严重受损则肯定存在，此乃邪实正衰之证，故预后较差。

原文317条："少阴病，下利清谷，里寒外热，手足厥逆，脉微欲绝，身反不恶寒，其人面色赤……通脉四逆汤主之。"这里的反症"不恶寒"、"面色赤"属于假象，乃因阳衰严重，阴寒内盛，格阳于外，是虚阳外越所致的假热，与不出现反症的病证性质是一致的，同属阳衰阴盛，但出现了"不恶寒"、"面色赤"等反症，提示阳气虚衰严重，故治用通脉四逆汤破阴回阳。

【结论】

《伤寒论》原文叙述的反症，一般有两种情况，一种是疾病真实的表现，另一种属于假象。前者往往是疾病鉴别诊断的关键，后者一般不影响未见反症时对疾病性质的判断，往往提示病情严重。

【启示】

临床诊断时，当对病证得出了初步判断后，还当察有无反症的存在。如有反症存在，当分析其病机，并进一步分析其与先前判断之间的关系，如有矛盾，则两个判断必有一假，须作深入分析，最终否定假的判断，肯定真的判断。

思考题

1. 《伤寒论》中哪些条文体现了从一般到特殊的演绎推理方法？由此可得到哪些启示？
2. 试举例说明疾病的发展和辨证论治是在连续不断的否定之否定的循环中实现的。你是怎样认识这一事物发展的普遍规律的?

3.当对疾病性质作出的判断有多种可能结论时，应如何分析解决?

（何新慧）

第二节　常变思维

一、常变思维的基本概念

常变观是中医辨证思维的基本特征之一，我们称作"知常达变"。所谓"常"，指辨证的常规性思维方法，亦即常规常法，属逻辑思维的范畴。所谓"变"，指辨证的变法性思维，其实质是指辨证思路、方法、内容诸方面的无序性、非规律性，属辨证思维的范畴。[1]

中医的辨证论治过程，实质是运用中医的理论方法进行思维分析的过程。强调知常达变，就是要求中医的临床思维分析，要全面，忌偏执；要动态，忌僵死；要联系，忌孤立。总之，善于运用唯物辩证法的观点去分析问题，解决问题。所以说，知常达变是中医的基本辨证论治思维。

知常者易，达变者难，之所以如此，大凡常法，都具有纲领性、常识性、稳定性、规律性的特点，而变法则与之恰恰相反，具有无序性、非规律性的思维特点。中医辨证之活，在于变法；中医辨证之难，也在于变法。《伤寒论》则是变法辨证思维体现最为突出的经典医著。

二、常见病证的常变辨证思维

（一）小便异常的常变辨证思维

【问题】

小便异常是《伤寒论》之常见症，论涉五十余条，具体描述有：小便不利、小便复利、小便难、小便数、小便色白及尿如皂夹汁状等。历代注家对此症均较重视，近代亦有专论。但有关小便异常与阴阳、脏腑及水液代谢的关系方面，尚存在不少问题，尤其对小便异常的病理演变及辨证论治，在辨证思维方面尚存在误区，有必要讨论之[2]。

【分析】

1.阳虚与小便的常变辨证

人体的水液代谢赖于阳气的蒸化宣运。小便是水液代谢的产物，其排泄当亦赖于阳气的蒸化。《内经》所说的"气化则能出"即是此意。所以，阳虚气化失司，水液代谢失常，最易产生小便不利之症。反之，从小便不利症的出现，则可推测出机体阳衰水停的病机。这是一般的常规辨证思维。例如脾阳不足水结中焦的桂枝去桂加茯苓白术汤证，及肾阳虚衰水气泛滥的真武汤证，其小便不利均为极有辨证意义的症状。总之，阳气、水液、小便三者之间的生理关系是：阳气→蒸化水液→小便通利；病理关系是：阳虚→失于气化→小便不利。三者之间的这种关系，即是仲景于方证中所揭示的小便症产生的一般规律及常规辨证思维方法。

《伤寒论》以重视述变为特点，提示知常达变，所以，仲景在同一阳虚病机的基础上，除了阐述阳虚导致小便不利之外，又论述了阳虚可导致小便复利（小便不禁）之变。如原文377条："呕而脉弱，小便复利……四逆汤主之。"原文389条："既吐且利，小便复利……四逆汤主之。"所谓"复利"，是小便淋漓不禁。小便复利之机理，以阳虚程度言之，多是阳虚较甚。成无己曰："小便复利而大汗出，津液不禁，阳气大虚也。"以脏腑部位言之，多是病涉肾阳。肾主二便，肾阳衰微，失于固摄，关门不约，则小便失禁。程郊倩曰："小便复利，少阴寒也。"可见阳气一般性虚衰，则多表现为气化失司，症见小便不利；若阳气进而大衰（尤涉肾阳），则多表现为固摄失约，反见小便复利。所以就症状而言，同现小便之症，却有不利与复利之异；就病理而言，同属阳气虚衰，却有程度轻重之别。然在小便的不利、复利及阳虚程度的轻与重上，却提示了小便一症辨证的常法与变法。

2. 阳亢与小便的常变辨证

以遗溺言之，阳虚失于固摄每多常见，是否也有因阳亢热盛而导致的遗溺症之变呢？原文219条："三阳合病，腹满身重，难以转侧，口不仁，面垢，谵语，遗尿。……若自汗出者，白虎汤主之。"本证之遗尿，即小便遗淋不禁。此乃阳亢热盛，三阳合病中太阳之见症。程郊倩曰："太阳之合，则见遗尿证，膀胱热而不守也。"寒易失于固摄，热亦可"不守"。只是后者临证少见，属于变法而已。

以小便不利言之，亢阳灼津，此乃病理之常。若惟言病理，则又常中有变，即阳亢之病未必尽见津亏小便难之症。如湿热相合、水热互结之小便难，亦可见之。则说明阳亢热盛病中，小便不利之机制有常变之别，辨证自当知常达变。仲景对小便不利不但提示常变，并分出虚实。如既有阳亢实热茵陈蒿汤证的小便不利，又有阳亢虚热猪苓汤证的小便不利。就亢阳灼津而言，阳亢热盛反致水病；从阳气化津来看，有阳反失去蒸化，确悖医理之常。其道理，犹如《内经》的"少火生气，壮火食气"一样。无论实热或虚热，虽性质属阳，然非生理之火，乃病理之火。亢阳邪热在特定病理情况下，既未灼津耗液，亦难化气行水，于是形成这种湿热互结或水热互结的变态病理状况。

综上所述，实际是阳亢热盛→水液内耗或内停→小便不利病理过程中的两种不同的机转，只不过有常变之分罢了。所以，从见症而言，阳亢有小便不禁之变证；从病理而言，阳亢亦有不能化水之变法。

3. 膀胱与小便的常变辨证

《灵枢·本输》云："膀胱者，津液之腑也。"这就提示：其一，不要把膀胱视为单纯的蓄存与排泄尿液的器官。其二，不要把膀胱所蓄之水液视为单纯的尿液。这是中医对膀胱及其功能的独特认识。切勿抛弃中医的这种具有整体优势的特点，囿于现代医学关于膀胱的生理功能，而曲解中医膀胱主司小便的概念。

关于膀胱与小便，仲景所提示的是常与变两种辨证思维。一是膀胱主司小便，然小便又不尽关乎膀胱，与整个机体密切相关。二是膀胱非专排泄尿液，而是机体水液代谢的环节之一。

　　以脏言之，肺脾肾三脏都与小便相关。肺脏通调水道，下输膀胱；肾脏主水，司理二便；脾脏主湿，升清降浊。任何一脏功能失常，或整体功能失常，水液代谢必然紊乱，此时即使膀胱本腑无病，其小便亦难通利正常。《灵枢·邪气脏腑病形》："三焦病者，腹气满，小腹尤坚，不得小便，窘急……"就是例证。《伤寒论》中之外寒内饮的小青龙汤证，其小便不利，则属肺失肃降，水道通调失职，难以下输膀胱所致。上源不流，下水难畅，膀胱本腑未必有病。如水结中焦之苓桂术甘汤证，其小便不利则属脾阳不足，失于运化，水液难以下输所致。又如阳虚水泛之真武汤证，其小便与膀胱本身功能关系不大，病本在肾。以上三证的小便不利，说明小便不离乎膀胱，然又不尽关乎膀胱，这就是小便与膀胱的常变关系。

4. 水液与小便的常变辨证

　　讲小便就离不开水液，水液过多或过少，均可导致小便异常。然而，水液与小便二者之间的生理病理，不是单一的，而是有主次、先后、因果的关系。在辨证思维上，又有常法与变法。

　　首先谈谈水饮病与小便不利的常变辨证思维。水饮是病，小便不利是症。一般说来，水饮为病是前因，小便不利属后果，这是病理之常。水气内结，气化不利，难以下输膀胱，常致小便不利。如五苓散证，属三焦膀胱气化不利，水饮内蓄，小便不利是其主症。

　　若从变法言之，小便不利也可致水饮为病，且不限于膀胱蓄水证。也就是说，因果关系颠倒过来了。小便是机体排泄水液的主要途径，膀胱功能如何，小便排多排少，会直接影响机体水液的蓄泄。若小便不利，应泄之水不得出，则易致水饮内停。这种反常病理与体质关系较大。平素气化功能低下，小便较少，体内存在生成水饮的因素，一旦寒湿外侵，内外合邪，易发水饮病。如阳虚水泛的真武汤证，在平常的状态下，即在发病之前每见小便不甚畅利的现象。

　　总之，水饮为病与小便不利，其发病标本因果关系的辨证，既有常规，亦有变法，不可执一而论。

　　津液亏乏与小便的辨证亦有常变。小便源于津液，所以，津亏液少，则多见小便涩少。如原文 111 条"太阳病中风，以火劫发汗……两阳相熏灼……阴虚小便难"即属此类。

　　须知阳明病虽有"须小便利，屎定硬"的辨证，但如果胃家实发展到急下存阴的程度，还去凿求须"小便利，"则无疑是刻舟求剑。因为此时非但小便短少，甚至会发展到癃闭不尿的危险境地。所以，在热性病中，小便通利与否，常是辨识机体津液存亡的标志。故 111 条"阴虚小便难，"其后则指出"小便利者，其人可治。"这就是阴津亏乏与小便的常规辨证。

　　反之，亦有变法，即小便过多，也会耗损阴津而致津液亏虚。如 233 条"阳明病，自汗出，若发汗，小便自利者，此为津液内竭，虽硬不可攻之，当须自欲大便，宜蜜煎导而通之。"显然，造成大肠乏津便硬的原因有二：一是发汗伤津，属治变之因素；一是小便自利伤津，津液偏渗膀胱，属体质之因素。两种伤津因素相合，于是导致大肠"津液内竭"而便硬。可见病理机制反过来了，小便过利是前因，津亏便秘是后果。这种情况尽管少见，但却提示了一种津亏与小便的变通的辨证思维。

【结论】

上面以常变思维为出发点，从阳虚、阳亢、膀胱、水液诸方面与小便的种种关系，讨论了《伤寒论》中小便的生理、病理、症状及治法的常变辨证思维问题。从常而言，阳虚失于气化可致小便不利；从变而言，阳虚失于固摄亦可致小便复利（失禁）。从常而言，阳亢灼津可致小便难（少）；从变而言，阳亢热郁亦可致小便不守。脏腑相关，从常而言，膀胱主司小便；从变而言，小便又不尽关乎膀胱。水饮病理的因果关系，从常而言，水饮内停可致小便不利；从变而言，小便异常亦可致水饮病变。

【启示】

对小便异常的临床辨证与病理分析，要善于用整体观念和常变思维，即不要单纯机械的就小便而论小便。而是要从小便与阴阳、小便与脏腑、小便与水液的整体、复杂的生理病理关系上探析其病本所在，由此而确立正确的有关小便异常的辨证思维和治疗方法。

（二）大便硬与溏的常变辨证思维

【问题】

《伤寒论》398条原文中，涉及大便"硬"者，有18条；论及大便"溏"者，有8条。从常而言，大便"硬"与"溏"指具体症状，大便"硬"，即大便结硬；大便"溏"，即大便稀溏。若从变而言，除表述症状外，大便硬与大便溏具有相对的涵义和特殊的辨证意义[3]。

【分析】

1. 大便硬的常变辨证

（1）相对燥屎便结尚轻

原文中有如"便硬耳"、"初头硬"之描述多提示燥屎尚未形成，而并非指具体症状。如第215条"阳明病，谵语，有潮热，反不能食者，胃中必有燥屎五六枚也；若能食者，但硬耳，宜大承气汤下之"。文中有倒装语法，"宜大承气汤下之"应接在"胃中必有燥屎五六枚也"之后。在不大便、谵语、潮热的情况下，据"不能食"推断腑气不通，证实燥屎已成；反之，据"能食"推断腑气尚通，表明燥屎未成。"但硬耳"说明大便虽结尚轻，尚未至燥屎地步，故还"能食"。

（2）便硬有可攻与不可攻

大便"硬"虽燥结的程度不如燥屎，但从常而言，仍是可用承气汤下之的指标。如第208条"阳明病，脉迟，虽汗出不恶寒者，其身必重，短气，腹满而喘，有潮热者，此外欲解，可攻里也。手足濈然汗出者，此大便已硬也，大承气汤主之……。"潮热，是热邪尽归阳明之腑的指征；手足濈然汗出，是津伤化燥的指征，故云"此大便已硬"，而"大便已硬"又是当用大承气汤攻下的指征。

又如第209条"阳明病，潮热，大便微硬者，可与大承气汤；不硬者，不可与之。"若从常法言，在有潮热的前提下，尽管大便"微"硬，亦"可与大承气汤"。当然，燥屎乃是用大承气汤急攻不必置疑的指征，故又有"大便六七日，恐有燥屎，欲知之法，少与小承气汤，汤入腹中，转矢气者，此有燥屎，乃可攻之……。"以汤试诊判断燥屎形成与否之语。但从变法而言，亦有虽硬不可攻之治例，如第238条"阳明病，下之，心中懊侬而烦，胃中有燥屎者，可攻。腹微满，初头硬，后必溏，不可攻之。若有燥屎者，宜大承气汤。"此言已成燥屎者，可攻。言外之意，未成燥屎者，不可攻。"初头硬"不但是相对"胃中有燥屎者"而言燥屎之未成，且提示肠中大便亦未完全变硬，当然"不可攻之"了。再如第251条："……若不大便六七日，小便少者，虽不能食，但初头硬，后必溏，未定成硬，攻之必溏；须小便利，屎定硬，乃可攻之，宜大承气汤。"由于病人已"不大便六七日"，故也应从燥屎成否之角度分析。其中三处"硬"字，虽有不同，但均是对病人不大便之内在病机的分析和内结程度的判定。燥屎当急攻，大便硬亦当攻，甚至在潮热的前提下大便微硬也可攻，唯独"初头硬"不可攻。所以，仲景说的"虽硬不可攻之"的本身就寓示了攻下治法的常变辨证论治思维。

2. 大便硬与溏的相对意味

大便硬与大便溏在《伤寒论》一些原文中，有相对意味。即相对于大便溏而言硬，相对于大便硬而言溏，当灵活理解。

相对溏而言硬，如第174条"伤寒八九日，风湿相搏，身体疼烦，不能自转侧，不呕、不渴，脉浮虚而涩者，桂枝附子汤主之。若其人大便硬，小便自利者，去桂枝加白术汤主之。"其中，"大便硬"具有相对内涵。风湿为病大多外湿引动内湿，正如仲景在《金匮要略》中所云："湿痹之候，小便自利，大便反快。"内湿停滞，则多大便溏薄，小便不利。而与之相对的"若其人大便硬，小便自利"的"大便硬"，非便硬之谓，而只是指大便成形不溏而已，即相对桂枝附子汤证的大便溏薄而言。方后注所云："此本一方二法：以大便硬，小便自利，去桂也；以大便不硬、小便不利，当加桂。"便是明证。

相对硬而言溏。如第229条"阳明病，发潮热，大便溏，小便自可，胸胁满不去者，与小柴胡汤。"其中的"大便溏，"具有相对内涵。一方面是与潮热相对而言，是说按常法言，潮热已现，大便当硬。另一方面，又与大便硬相对而言，提示邪热程度轻浅，燥热与糟粕互结轻浅。退一步讲，果若真是大便溏，则恐非小柴胡汤所能"与"。

【结论】

大便硬与大便溏，按常法言，分别指大便结硬与大便稀溏。但按变法言，大便硬与溏，在涵义、辨证、治法及运用诸方面尚具有特殊的意义。

首先，大便结硬有程度之别，燥结加重会形成燥屎，燥结未成会大便微硬，甚至仅初头硬。便硬当用承气汤攻之，但微硬则必须在潮热的前提下方可攻之，而初头硬则虽硬不可攻。其次，大便的"硬"与"溏"，仲景在描述中有时具有相对的涵义，即言大便"硬"，是说大便不溏，亦即大便成形之意；言大便"溏"，是说大便不硬，而非稀溏不利之意。

【启示】

大便"硬"与"溏"，在《伤寒论》原书中有其丰富的内涵，"硬"有便硬、不溏之别；"溏"有便溏、不硬之异。硬有燥屎成否之别；溏有燥屎未成之意。当深入探究原文，结合汉代语言特点及病机病势，领悟其深刻寓意。

（三）发热症的常变辨证思维

【问题】

六经病中涉及发热症的条文达123条之多。关于发热的描述，有发热、身热、烦热、恶热、微热、潮热、无大热及往来寒热等。这些描述的本身，有的只是用词上的差异，不必细究，但也有寓涵着较深的常变辨证意义。如阳盛则热，但阳虚亦发热。如大热证及无大热等[4]。

【分析】

1. 感寒愈重则发热愈重

《伤寒论》在发病学上是以外感邪气为主因的，感受外邪，阳气亢奋抵御外邪，几乎没有不发热的。所以，发热是六经病尤其是太阳病的主要症状之一。

表证发热的机理，各种《讲义》解释不一，大致有三种说法：阳气被郁说、正邪交争说、阳气浮盛说。仔细分析，阳气被郁说解释太阳伤寒证颇为合拍，寒凝闭表，阻遏阳气，阳气郁而不伸，发热势在必然。但解释太阳中风证则不然，因为风性开泄，若再讲成阳气被郁就不太合适了。正邪交争说对于太阳伤寒与中风证都可解得通，但此说太过泛泛，因为凡病无不是正邪交争，里寒证虽不发热，就病机而言也是正邪交争。所以，比较恰切的还是阳气浮盛说。中风也罢，伤寒也罢，只要外邪侵袭，机体阳气浮盛于肌表，以抵御外邪，故尔外症必见发热。这就是仲师所讲的"阳浮者，热自发。"可见用仲师的话解释表证发热的机理最为妥切，与《内经》的"阳盛则热"的理论亦甚为合拍。

探讨表证发热，还要注意两个问题。一是病型不同，发热程度不一。太阳中风证发热较之伤寒证就轻些，原文称作"翕翕发热"（第2条）。翕翕，形容发热之轻柔。究其原因，一者与风性疏泄有关，阳气有外泄之出路，故发热不重。二者与体质较弱有关（中风证又称之为表虚证），卫阳本身不强，所以感邪后其阳气内应亢奋的程度也不甚浮盛，自然发热不重。伤寒表证则不然，每见于体质较强腠理致密之人，又加之寒性凝敛，闭遏卫阳，使阳气不得外泄而郁积亢盛，所以伤寒表证一般发热较重（恶寒也相对加重）。

按常规言，寒易伤阳，但就太阳伤寒证来说，感寒愈重，则表闭愈重；表闭愈重，则卫阳郁遏愈重；卫阳郁遏愈重，则发热愈重。所以太阳伤寒证不但发热较太阳中风证要重，甚至会出现因"阳气重"而目瞑、鼻衄、烦躁的现象。

2. 阴病亦可发热

发热是三阳病的重要临床见症，太阳病发热恶寒，少阳病寒热往来，阳明病但热不寒，可见，三阳为病，是以阳气亢盛为主要病理特征的。而三阴病则相反，是以阳气虚衰为主要病理特征的。所以，三阴病按常规言，一般不发热。但亦有例外，如少阴表证，就"反发热"（301），并与"脉沉"相对应，以脉症相逆的形式，告诉我们即使少阴病这种以里虚寒为主要病理的疾病，当外寒侵袭也会出现肌表阳郁而发热的证候，也要用麻黄这种表药发汗。只不过应配伍附子、细辛助阳以解表。可知发热不但作为表证的重要辨证指征，还作为病发阴阳的重要辨证指征。如第7条："病有发热恶寒者，发于阳也；无热恶寒者，发于阴也。"无论病发于阴还是病发于阳，"恶寒"是一定的，唯一可资鉴别的就在于"发热"与否。只要"发热,"就说明阳气浮盛,病理反应中有阳气浮盛这种机转,就提示疾病的演变必然走向"阳"的方面,这就是所谓"病发于阳"的根据所在。反之,则说明阳气内虚,阳虚则生寒,自然疾病向"阴"的方面转化。足见发热一症,对于六经病的阴阳辨证是十分重要的。

阴病不应发热,此是辨证之常规。但病机若深化发展到一定程度,就会反常的出现发热。如阴盛格阳虚阳外浮的假热。仲景于十余段条文中阐述了这种濒临阴阳离决而又极易寒热误辨的假热证。

寒证假热,仲景有"身大热"与"暴热"的描述。"身大热"应相对的理解,原文云"病人身大热,反欲得衣者,热在皮肤,寒在骨髓也;身大寒,反不欲近衣者,寒在皮肤,热在骨髓也。"(第11条)显然,这段条文用反差的语言方式,旨在说明寒热真假的辨证,用辞自然有所夸张,所以分析与理解不要太过求"实"。因为阴盛格阳的假热,就发热本身而言,一般不会太"大",原文常称"微热"。(第366条、第377条)但临床验案中也有身躁热难忍欲卧泥水的记载。

所谓"暴热",暴,乃突然之意。暴热,言热至太速。这种来势突然的发热,在阴寒病中多非佳兆。因为阳气来复每多渐渐而至,其热也微缓。而暴热则每是残阳暴脱的反应,所以暴热也常是假热的反应形式,故仲景提醒"恐暴热来出而复去也"。(第332条)

3.无大热的常变辨证

仲景在六经病篇共有六段条文谈及"无大热"。这种特殊的发热描述,并非信手写来,而是别具旨意,所以有必要提出讨论之。

无大热的提法本身,寓示着应该有大热的意味。所以六段条文中有五条是见于真正的大热证的。大热证却肤表"无大热,"仲景就是通过这种异于常规的描述,提醒人们注意这种热证辨证中的极为特殊的、表里不一的临床现象。

"无大热"见于三种情况:①热邪内结。热邪在里可通过经络外传于表,而形成蒸蒸发热的大热症。若是里热结滞,内陷郁遏,则难以达于肤表,因而,尽管是热邪炽盛的大热证,但肤表上却无大热。可见,"热结"是这种无大热的关键因素。如"汗出而喘,无大热"(第63条、第162条)的麻杏甘石汤证,此属热壅于肺;"但结胸,无大热"(第136条)的大结胸证,此属水热互结;"伤寒无大热,口燥渴"(第169条)的白虎汤证,此属阳明气热内结。后世常称白虎汤四大症,即"大热、大汗、大渴、脉洪大,"显然这是从常规而言,仲景偏论"无大热",其旨义就是提示变法辨证之灵活也。

②表热内陷。邪在肤表,卫阳亢奋,阳气浮盛,是要发热的,有时发热还颇重。若是表热内陷,从表入里,因在表之热悉入于里,身热反而不甚明显,此时也会出现"无大热"的。如"伤寒六七日,无大热,其人躁烦者,此为阳去入阴故也"。(第269条)这里运用身热的轻重变化,结合躁烦,来推测病机的表里转化。

③虚阳外浮。这是唯一例外的一条,意在提示阳虚发热的变法思维。原文云:"下之后,复发汗,昼日烦躁不得眠,夜而安静,不呕不渴无表证,脉沉微,身无大热者,干姜附子汤主之。"(第61条)汗下以前,是表热证;汗下之后,是阳虚证。不谈其它辨证因素,单就发热而言,通过身热的变化,由伤寒的发热变为身无大热,以测知病已由表入里,由实转

虚，由热转寒。可知，此条的"身无大热"与前五条虽然见证不同，但均寓有特殊的辨证意义。

"无大热，"若从实处理解，就是"微热。"综观六经病称之为"微热"的，大致有四种情况：一是表邪虽解，余热未尽（第71条、第96条、第208条）；二是里虚寒证，阳气初复（第360条、第361条）；三是阴盛格阳，虚阳外浮（第366条、第377条）；四是阳明腑实，燥热内结（第244条、第252条），此与前面所讲"无大热"的第一种见证类同。微热也罢，无大热也罢，都说明大热结在里而无"热越"的出路，如此很易导致动风、动血、神昏、竭阴等危重证候。

4.往来寒热的常变辨证

往来寒热是少阳病的发热特点，原文中论及往来寒热的条文有五条（第96条、第97条、第136条、第147条、第266条），全部见于少阳半表半里证。尽管有合阳明者（第136条），有兼水饮者（第147条），却无一不是邪入少阳的标志。

往来寒热的机理，是邪气进入少阳之半表半里，半表半里属枢机这种特殊部位，而枢机乃表里阳气进退转之地，故邪气进则恶寒在先，正气复而阳气振奋驱邪外出则发热，正邪交争于枢机之地，互有胜负进退，于是就会出现往来寒热这种正胜则热，邪胜则寒、正邪分争的特殊热型。由此可知，往来寒热对于少阳半表半里证的辨证，是有确定性的诊断意义。仲景在运用小柴胡汤的原则中强调"但见一证便是，不必悉具"（第101条）可以说，"但见"往来寒热这一症，其它脉症就可以"不必悉具，"尽可运用小柴胡汤。

但这是从往来寒热的角度看，若从少阳病的角度看，则少阳为病不一定必见往来寒热。且不说少阳病有邪气直中、胆火内郁的"口苦、咽干、目眩"这种自发的少阳病型，而这种病型是不发热的。就是转属的少阳病，亦有"呕而发热"者，而未必尽见往来寒热。所以对往来寒热的辨证亦当活看。

【结论】

有关发热的常变辨证主要从四个方面进行了讨论，首先，从寒邪伤阳致病的常规病理，从变法提示外感表证，是感邪愈重则发热愈重。其次，从阳病则热致病的常规病理，从变法提示阴病亦可发热。其三，对无大热的常变辨证，提示实热证与亡阳证均可出现，及对后世白虎汤四大症的说法应灵活看待。其四，对往来寒热与少阳病的常变辨证关系应当活看，一方面强调往来寒热对少阳病的重大辨证意义，另一方面还应知道少阳为病有时可不发热，或只发热，而未必尽是往来寒热。

【启示】

发热是《伤寒论》重要的临床症状，有关论述发热的条文占条文总量的近三分之一。而且描述丰富，机理深奥，贴近临床。通过以上讨论我们应当从常规与变法思维对其进行分析和认识，尤其对无大热与白虎汤证的关系及寒热往来与少阳病的关系，当细心体会仲师述变的旨义，从中正确理解发热症对外感疾病（包括内伤杂病）的辨证意义。

（四）烦躁症的常变辨证思维

【问题】

烦躁，是《伤寒论》中的重要症状之一，历代注家多有阐述，近代医家亦有专论。从仲景对此症的辨证论治而言，仍有在理论上进一步讨论之必要。主要是对烦躁的阴阳辨证及烦与躁的概念理解方面，尚有误区。尤其是对阳虚烦躁变法辨证思维还应进一步分析认识之[5]。

【分析】

1. 阳盛烦躁

烦躁，是烦与躁的合称。烦，是一种自觉症，自觉心中扰乱不安、郁闷懊忱。躁，是一种他觉症，可见患者神志昏乱、扬手掷足等扰动现象。可知，烦轻躁重，临证以烦为多见，世人习惯统称烦躁（仲景亦是），然须知统言烦躁者，一般指烦而言；只有单提躁时，方指神志错乱、手足躁扰之症。

以常规病理言之，凡烦躁者总与"阳热"相关。诚如柯韵伯云："合而言之，烦躁为热也。"阴寒之烦，间或有之，然多属邪扰使然，故属变法。

六经病皆见烦躁症，三阳病之烦躁，多是阳热亢奋与邪交争或阳气内郁扰及心神所致。三阴病之烦躁，多是阴寒内盛、虚阳浮越或阳气回复、阴证转阳。前者主病危，如"少阴病……复烦躁不得卧寐者死"（第300条）。后者示病愈，如"伤寒……系在太阴"之"虽暴烦下利日数十行，必自止"（第278条）。总之，烦躁多是阳热使然，但从辨证思维说来，又须以常变视之，即虽属阳热，却有阴阳之分、虚实之别。

烦字从火，躁字示动，所以烦躁，多见于三阳病中。阳盛则烦，阳极则躁。阳病烦躁属热扰心神，然又可见于两种情况：

（1）阳邪亢奋。二阳合明，阳热最盛，且阳明经又上络于心，故烦躁是阳明病常见症之一。如白虎加人参汤证的"大烦渴不解"（第26条）、"口燥渴心烦"（第169条）等。陈修园释云："胃络上通于心，故大烦。"又如调胃承气汤证之"不吐不下心烦"（第207条），小承气汤证之"烦躁心下硬"（第251条），大承气汤证之"心中懊忱而烦"（第240条）。若阳明热极，不但发烦，且易见躁。如"若剧者，发则不识人，循衣摸床，惕而不安"（第212第）。成无己称此证为"热大甚于内"，亦即热极则躁也。阳盛也好，阳极也罢，泻热邪即所以止烦躁。白虎清无形之热邪于表里内外，承气泻有形之热结于胃肠之中，热祛则烦自止也。

（2）阳热内郁。多种因素均可致热郁之烦。以病邪而言，寒闭与水阻；以病机而言，邪陷与气结。约而论之，《伤寒论》中阳郁之烦躁有四：

其一，寒闭之烦躁。寒邪闭表过重，卫阳郁遏于内，于是症见烦躁。如大青龙汤证之"不汗出而烦躁"（第38条）即属于此。尤在泾称其机理为"表不得通则闭热于经"。烦缘表闭，故重用麻黄以开表，表开则阳泄，阳泄则烦除。若内郁之阳仍不得解，则"其人发烦目瞑，剧者必衄，衄乃解"。烦躁不解于药汗，而解于红汗，"所以然者，阳气重故也"。烦躁属里症，表证见之，显示了邪已化热，病将内陷的机转，提示了一种辨证传变的思维。

其二，水阳之烦。水痰内结，阻遏阳气，也可生烦。如五苓散证之"六七日不解而烦"及瓜蒂散证之"心下满而烦"即是。痰水之烦躁，属于变症，故治当"伏其所主"，不必治烦，重在治水。水痰一祛，烦躁自止。所以，五苓散中虽"烦"而仍用桂枝。说明了阳郁之烦与阳亢之烦有所区别，提示了一种鉴别病机的辨证思维。五苓散之治，偏于渗利；瓜蒂散之治，主在涌吐。无论是渗利或是涌吐，阳气内外宣达而烦躁自止是其共同的结果，可谓途殊而归同也。

其三，邪陷之烦。汗吐下致使表热内陷，扰及心神而生烦躁。如"发汗、吐下后，虚烦不得眠"的栀子豉汤证。成无已注云："发汗吐下后，邪热乘虚客于胸中，谓之虚烦者，热也，胸中烦热，郁闷而不得发散者是也。"本证"虚烦"是主症，热郁是病机，故治用栀子苦寒以降热，豆豉辛凉以散郁，苦辛相合，降散并举，热清烦除。

其四，气结之烦。火阳为病，枢机不利，阳气不宣，郁而生烦。唐容川称之为："火不得外发，则返于心包，是以心烦。"所以，"烦"是少阳为病的常见症。如小柴胡汤证之"心烦喜呕"（第 96 条），大柴胡汤证之"郁郁微烦"（第 103 条），柴胡加龙骨牡蛎汤证之"胸满烦惊"（第 107 条），柴胡桂枝干姜汤证之"心烦"（第 147 条）等均是。烦因于气结阳郁，若气机畅达，则烦必止。故治以柴胡升散疏达半表，黄芩清泻疏达半里，枢机得利，阳气宣达，心烦亦除。

2. 阳虚烦躁

凡烦躁多见于阳病，多与阳热有关，然按变法言之，阴病亦可见烦躁，而且每每见于危重之证。以脏腑分类，有心阳虚烦躁与肾阳虚烦躁。

①心阳虚之烦躁：多见病发太阳，火劫迫汗，损及心阳，动摇心神所致。如"火逆下之，因烧针烦躁者"的桂枝甘草龙骨牡蛎汤证（第 118 条）。更有"火迫劫之，亡阳，必惊狂，卧起不安"的桂枝去芍药加蜀漆牡蛎龙骨救逆汤证。尤在泾释云："亡阳者，火气通于心，神被火迫而不守，与发汗亡阳者不同，发汗者，摇其精，被火者，动其神。"所以，治以桂甘助心阳，龙牡镇心神。

②肾阳虚之烦躁：多见于太阳误治损及肾阳，或少阴发病虚阳上浮。喻嘉言称之为"阴求侣不得，所谓阴躁者也。"虽名曰"阴躁"，实为肾阳极虚，阴阳相离，虚阳上浮，扰乱心神所致。故肾阳虚之烦躁，因病涉元阳，其证多属危候，仲景常称之为"死"证。如"少阴病，吐利烦躁四逆者，死"（第 296 条），"下利厥逆，躁不得卧者，死"（第 344 条），此时当重用干姜附子急急回阳。切勿拘于常规，惑于烦躁属阳热之表面现象，而治之以寒。历代医家于此十分重视，如李东垣云："阴躁之极，故欲坐井中，是阳已先亡，医犹不悟，复认为热，重以寒药投之，其死何疑焉。"

阳虚烦躁，有其特点，多"昼日烦躁不得眠，夜而安静"（第 61 条）。这是因为，阳主于昼，虚阳得天阳之助，奋而抗邪。阴主于夜，虚阳无助而难于抗争，故尔昼烦夜静，提示了一种烦躁虚实的变法辨证思维。

除阳虚烦躁外，还有阴阳俱虚、昼夜俱烦者。阴阳俱虚，昼夜俱烦。阴阳俱虚生烦，有治变与素体两种不同情况。前者如"发汗若下之，病仍不解，烦躁者，茯苓四逆汤主之"（第 69 条）。成无已注云："发汗外虚阳气，下之内虚阴气，阴阳俱虚，邪毒不解，故生烦躁。"所以，方用四逆回阳气，人参生阴气，茯苓保心气，以回阳益阴，宁心除烦。本证因属治变，病情较急，烦躁较重。又有平素中气不足，营卫不继，阴阳俱虚，不耐邪扰，证见"心中悸而烦"的小建中汤证。此方用桂甘辛甘化阳，芍甘苦甘化阴，君饴糖甘温建中，使姜枣调中和胃，以求中气充足，阴阳自和，烦除悸定。所以，柯韵伯说："离中真水不藏，故悸；离中真火不足，故烦。非辛温以助阳，酸苦以维阴，则中气亡矣。"

阳虚烦躁的辨证意义较阳盛烦躁更大，因为它提示了一种变法的辨证思维，而且在阴病中出现烦躁，更应引起医者的重视，不但说明处方用药要突破清热除烦的常规，并提示此每每属于危重之证，临床万万不可掉以轻心。

3. 烦躁与躁烦

无论是三阳病，或是三阴病，无论是阳证烦躁，或是阴证烦躁，总是烦轻躁重，烦极则躁。烦与躁其概念以及程度总有差别。然而，须要指出的是《伤寒论》中的"烦躁"与"躁烦"并无差别。后世注家总是认为"躁烦"比"烦躁"危重，且习习相因，凿求以别，甚至于烦和躁的位置先后上大作文章。如柯韵伯就提出："所谓烦躁者，谓先烦渐至躁也；所谓躁烦者，谓先发躁而迤逦复烦也。"这是脱离实际的，不足为凭。又有据"少阴病，吐利躁烦四逆者，死"（第296条）及"少阴病吐利，手足逆冷，烦躁欲死者，吴茱萸汤主之"（第309条）两条，认为一云死证，一云可治，所以"烦躁较轻，躁烦较重"实属读书死于句下。因为第296条是少阴阴盛阳脱之危证，其"躁烦"的特点是时有手足躁动，烦乱不安，但必伴神志不清，身倦息微，脉微欲绝等症。而第309条是寒化重证，标本俱急，且标急难以救本，以"吴茱萸汤主之"属权宜之法，乃急则治标。所以，第309条之"烦躁"是吐利交作而致，其特点是神志清醒，欲吐不吐，腹中搅乱，难受欲死。二者病本相同，程度及病势有别。辨证不求其标本，脱离临床，偏偏在烦与躁的孰先孰后上大作文章，这是一种形而上学的辨证思维，是中医辨证方法的反对，也是对仲景烦躁症常变辨证思维的反对。

"烦躁"与"躁烦"，在《伤寒论》中没有特别用心的分类，因此，二者不存在轻重之分。综观六经病，"烦躁"亦见于死证。如第344条"烦躁不得卧寐者，死"。第343条"烦躁，灸厥阴，厥不还者，死。"第137条"结胸证悉具，烦躁者亦死。"相反，《伤寒论》共五处云"躁烦"者，除第296条是死证外，余者均非言"死"。如第4条"若躁烦，脉数急者，为传也。"第269条"伤寒无大热，其人躁烦者，此阳去入阴故也"等等。可见，"烦躁"与"躁烦"，按仲景之本意而言实无强求区别之必要。

治伤寒学，应该遵重原文，避免臆猜假说；应该注重结合临床实际验证，避免文字穿凿。一句话，应该按照张仲景的辨证思维去探索张仲景的学术思想。烦躁症如是，其它亦如是。

【结论】

以上从烦躁的阴阳辨证及烦躁与躁烦的概念误区方面，讨论了烦躁的常变辨证思维。重点在于，虽按常规言，烦躁属热症，常见于阳病。但从变法言，烦躁症既可因于阳病，也可见于阴病，且属危重证居多。至于对烦躁与躁烦的理解，应尊重仲景原义，不要做文字的表面游戏，重点应对烦与躁的概念区别开来。

【启示】

对类似发热、烦躁这些的所谓"热"症，不要僵死的理解，更不要以常赅变。而应透过表象探求本质，尤其要通过"热"象，探求其属"寒"的那部分所蕴涵的理论价值和辨证意义。

（五）胀满、疼痛、口渴、下利诸证的常变辨证思维

【问题】

实践证明，仲景论证，几乎每一证均既示人以常规，又示人以变法。临床的病证表现确实是复杂多变的，因此达变辨证思维尤为重要，尤其是对一些疑难病证的辨证论治。

胀满、疼痛、口渴、下利诸证，均属临床常见证，但往往因为是常见证，在辨证思维上常常易犯以常赅变的错误。如一概认为胀满属实，不通则痛，津亏口渴，虚寒下利等。下面主要从变法思维的角度分析论证[6]。

【分析】

1. 虚性胀满

胀满为病，每因气滞、食积、痰阻、瘀结等，故胀满多属实证，其治则遵《内经》"中满者泻之于内"。如第 255 条"腹满不减，减不足言，当下之，宜大承气汤。"就是胀满属实，"泻之于内"的例证。

然胀满属实是其常，若论其变，尚有虚性胀满，如第 66 条云"发汗后，腹满者，厚朴生姜半夏甘草人参汤主之。"此本汗伤脾气，脾虚失运，气滞于中，胀满由生。其病机以脾虚为本，以气滞为标，故其治不但要"泻"，还需要"补"。方中人参、炙甘草就是补虚以消胀除满，体现了"塞因塞用"的变法治则。若忽视胀满病辨证论治中的变法思维，则很难透过现象看到本质，必以标为本，但施泻法，而犯虚虚之戒。

2. 虚性疼痛

不通则痛，人所皆知，凡不通者，如气滞、血瘀等，故痛多属实，如伤寒表实证之"身体痛"、阳明腑实证之"腹满痛"及太阴病之"大实痛"等。但仲师亦提出虚性疼痛，如第 62 条："发汗后，身疼痛，脉沉迟者，桂枝加芍药生姜各一两人参三两新加汤主之。"汗前不痛，汗后身痛，痛必属虚，乃汗伤营血，肌肉失养所致，即所谓"不荣则痛"也。故方中加芍药、人参补虚以止痛。另外，第 386 条理中丸的或虚症加减治"腹中痛者，加人参"，亦属虚性疼痛之例证。

不通则痛，乃痛证病理之实，亦属痛证病理之常；不荣则痛，乃痛证病理之虚，亦属痛证病理之变，故辨治痛证，当知常达变，切勿概以"不通"论之，以"通"而治之。

3. 水气消渴

凡渴均为津液亏乏使然，即仲师"弱者必渴"之谓。如太阳温病之"发热而渴"，阳明热证之"大渴，舌上干燥"，少阳热证之"咽干"、"若渴"等。此乃热灼津液口燥致渴之常。

津亏致渴，当视具体情况而定，口中乏津必渴，但有全身性津亏，如上述所谓热证之渴均如是。然亦有体内津液本不亏，非但不亏，反有大量水液停蓄，水气不化，津难上承，故亦可致口渴。但虽渴仅是口中乏津而已，所以口渴为标，水气为本。此类口渴，其治无需生津止渴，断非麦冬、天花粉、沙参所能治，当重在治水，"辛以润之"。如第 71 条"若脉浮，小便不利，微热，消渴者，五苓散主之。"此属蓄水证，故虽称"消渴"，但会发生"水入则

吐"的"水逆"现象。治以五苓散之辛燥渗利,水去则津生,气化则津承,口渴自然消解,若以常赅变,不分青红皂白,凡口渴则辨以津亏,治以生津,乱施沙参、麦冬、天花粉之类,就会导致相反的结果。

4．阳复暴利

无论寒热虚实,下利总属"坏病"。如协热热利之葛根芩连汤证,协热寒利之桂枝人参汤证,少阴虚寒之"下利清谷",阳明热实之"下利谵语"等。

仲师在全方位论述下利证辨证论治的同时,也举出了变法的例外,那就是第278条:"伤寒脉浮而缓,手足自温者,系在太阴……至七八日,虽暴烦下利,日十余行,必自止。以脾家实,腐秽当去故也。"所谓"系在太阴",仅脉浮缓,手足温,非典型的太阴病,故虽脾阳不足,但尚未至"自利益甚"的程度。正因如此,才有脾阳渐复的可能。太阴主湿,寒浊湿邪郁滞体内,随着脾阳的振奋,化湿有力,驱湿外出,故出现突然的心烦而下利。此时的下利,只是寒湿外有出路的一种表现而已。所以仲师谓之"脾家实,腐秽当去故也",提示了下利证的变法思维特征。

5．亡阴下断

利有阳复之变,与此相应,利止则有亡阴之变。下利本属病证,故按常规思维推测,利止必是病愈。但在特殊情况下,却非如此。如第390条"吐已下断,汗出而厥,四肢拘急不解,脉微欲绝者,通脉四逆加猪胆汁汤主之。"第385条"恶寒脉微而复利,利止,亡血也,四逆加人参汤主之。"霍乱吐利,十分剧烈,故最易亡阴。若剧烈下利而突然中止,其原因无非有两种,一是阳复邪却,而另外一种原因就是阴液枯竭,无物可下,即仲师"亡血"之谓。显然,此时"下断"绝非佳兆,昭示非但亡阳,并且亡阴,病情甚为危重,故治以四逆加人参汤,或径用猪胆汁等血肉有情之品直补阴液。

【结论】

会通全书,可以说,《伤寒论》的每一证都体现了这种常变观。提示我们掌握了证之常,辨证自有大法在胸;忽视了证之变,论治则难以灵活圆通。而后者尤为重要,因为知常者易,达变者难也。以上胀满、疼痛、口渴、下利等证常变辨证的分析,就充分证明了这一点。

【启示】

通过以上的分析,证明两点:①中医所说的病证,就其病机而言,均比较复杂,且有常有变。②医生在辨证论治中最容易犯的错误就是以常赅变,亦即习惯地运用常规的辨证思维方法去处理临床一些复杂的疑难病证,从而造成误诊误治。

思考题

1．如何理解小便异常不离乎膀胱,又不尽关乎膀胱?

2．为什么说仲景有时讲的"大便硬",是指大便不溏(大便成形),而非便秘结硬之谓?

3．试从常变思维谈寒邪与发热、无大热与大热的辨证关系。

4．阳虚烦躁在辨证上给我们什么启示?

5．试述胀满、疼痛、口渴及下利的变法辨证思维。

（姜建国，张国骏）

参考文献

[1] 姜建国．伤寒思辩．第1版．济南：山东大学出版社，1995：1～5
[2] 姜建国．伤寒思辩．第1版．济南：山东大学出版社，1995：72～76
[3] 张国骏．略论《伤寒论》中大便"硬"与"溏"之特殊寓意．四川中医，2003；21（11）：19～20
[4] 姜建国．伤寒思辩．第1版．济南：山东大学出版社，1995年，90～98
[5] 姜建国．伤寒思辩．第1版．济南：山东大学出版社，1995年，77～82
[6] 姜建国．伤寒论变法思维述略．山东中医药大学学报，2001；25（1）4～5

第三节　辨异思维

一、辨异思维的重要性

《伤寒论》非常重视辨异思维方法，主要包括类似病及不典型病的辨异。其辨异思维体现在辨病和辨证当中。但迄今为止，各类教科书仍沿袭古注，认为《伤寒论》的主要辨治方法为六经辨证。这种观点不完全符合事实，有待完善。《伤寒论》原文清楚实在地表明，它既辨病又辨证，以病分证，其诊疗体系是辨病和辨证结合的两级体系。

《伤寒论》辨治思维方法中，重视病的辨异，可从以下得以明证。其一，各篇都题为辨某某病脉证并治，明确地把太阳、阳明、少阳、太阴、少阴、厥阴以及霍乱、阴阳易等作为单独的病进行分类辨证论治。其二，各篇开首均先列提纲证一条，作为各病的辨识诊断标准，提示首先确立病的辨异（即诊断与鉴别）。其三，大多条文前先明确冠以太阳病、阳明病、少阴病或伤寒等病的分级诊断名称，然后才有辨治经过和现在脉症，最后以方表证，总结病机，指明治法，显示一个完整的辨病、辨证、立法、施治的全过程。仲景对疾病的辨识，有病因病机、临床表现、诊断鉴别、合病并病、治则方药、禁忌、传变预后等一套较为完整的理论。如在少阴病篇，论少阴病的主要脉症为"少阴之为病，脉微细，但欲寐也"，"少阴病，欲吐不吐，心烦，但欲寐，五六日自利而渴者，属少阴也。虚故饮水自救。若小便色白者，少阴病形悉具……"（原文第281、282条），临床见脉微细、但欲寐、心烦小便清白等，可以诊断为少阴病，反映少阴病为伤寒六经病发展过程中的危重阶段，多表现为全身虚寒证的特点。由于致病因素和体质不同，仲景将少阴病分为寒化证和热化证两大类，"少阴病，脉沉者，急温之，宜四逆汤"；"少阴，病得之二三日以上，心中烦，不得卧，黄连阿胶汤主之"（原文第323条和303条）。"少阴病，脉细沉数，病为在里，不可发汗"，"少阴病，脉数……尺脉弱涩者，复不可下之"（原文第285条和286条），少阴病属里虚证，故在治疗上一般禁用汗下两法。"少阴病，下利……手足温者，可治"，"少阴病……手足逆冷者，不治"，"少阴病，吐利烦躁，四逆者，死"（原文第388、295、296条），提出少阴病一般阳回可治，阳回则生，阳不回者预后不良，阳亡则死的预后诊断。程郊倩在《伤寒论后条辨》提出："仲景六经条中，不但从脉证上认病，还要兼审及病情；太阳曰'恶寒'……，厥阴曰'不可食'。凡此皆病情也。"程氏所谓"审及病情"，实际就是辨病。这些都充分表明，伤寒论不但辨证而且辨病，并且把病的辨异作为认识疾病的第一步，视为辨证的必要前提。

这种病证结合诊断体系的科学性在于：通过辨病异同，从整体上获得对该病的病性、病势、病位、发展变化规律以及转归预后等方面的全面了解，从而把握贯穿该病过程的始终，并掌握其发生、发展的基本矛盾，然后才有可能对各个发展阶段和不同条件（如治疗、宿疾等）影响下所表现出的证候现象作出正确的分析和估计，得出符合该阶段病理变化性质（即该阶段的主要矛盾）的"证"，从而防止和克服单纯辨证的盲目性。例如，只有首先辨为"少阴病"的诊断，掌握了贯穿于少阴病整个发展过程中的基本矛盾是"总属心肾虚衰病变，以阴阳水火俱虚为病变中心"，才有可能在少阴病"得之二三日"仅仅出现"口燥咽干"的情况下，作出"邪热亢盛，真阴被灼"的辨证结论，从而毫不迟疑地用大承气汤急下存阴。而不必也不可能等到"亦必有胃实之证，实热之脉……胃家实之证具，方可急下而用大承气汤"。这是因为，少阴病虽也可出现里热炽盛的大承气证，但其"阴阳水火俱虚"的基本矛盾却制约了它绝不可能出现像阳明病那样典型的"痞、满、燥、实、坚"均俱备的大承气证。因为二者受病的基础不同，对"邪热"作出的反应也必然不会相同。一些注家之所以认为少阴病的大承气证也应出现像阳明病大承气汤证那样的"胃实之证，实热之脉"，就是因为他们未能全面考虑少阴病与阳明病有区别的缘故。这说明，正确的辨证分析，必须以明确病的辨异诊断为前提，没有这个前提，就难以对证候表现的意义作出应有的估价，势必影响辨证的准确性，随之影响到治疗的有效性。

《医宗金鉴》注释太阳篇首条（提纲证）原文时指出："凡称太阳病者，皆指此脉证而言也"。后世注家多沿是说，且类及其它病篇及提纲证。此提法的问题就于"凡称"上，走向了极端，而绝对真理与谬误只有一步之遥。姜建国教授等认为，《伤寒论》太阳篇中凡称"太阳病"者不少，但"皆指此脉证"却未必。有如第 6 条"太阳"温病就是"不恶寒"，非但太阳提纲证所难概括，且恰恰与之相反。又如阳明病篇 230 条"阳明病，胁下硬满，不大便而呕，舌上白苔者，可与小柴胡汤。"本条尽管冠称"阳明病"，但病的实质是少阳病。为什么在阳明病篇要冠称"阳明病"而又不是阳明病的条文及证治呢？为什么"不大便"竟能治以小柴胡汤呢？这种有悖于常规的现象，值得琢磨玩味。依常理"不大便"，当属"胃家实"，如冠称"阳明病"，提示的是辨证的一般规律与思维。但综析本条全证，胁下硬满与舌上白苔两症，又说明此"不大便"是少阳枢机不利，气机郁滞，津液不布，胃肠失和所致。治病求本，故与小柴胡汤。这种冠称阳明病又并非阳明病的不大便，突出了《伤寒论》对病和类病辨异鉴别思维。仲景唯恐个中奥义人所不解，故于方后又阐明"上焦得通，津液得下，胃气因和，身濈然汗出而解"。可谓辨病异于相似之间，寓灵活于规矩之内。

《金匮》论"痉湿暍"病也冠称"太阳病"。宋本《伤寒论》卷二复列"辨痉湿暍病脉证第四"中的第一条开宗明义："伤寒所致太阳病，痉湿暍此三种，宜应别论，以为与伤寒相似，故此见之"。这就说明，冠称"太阳"者，是因"与伤寒相似"；虽与"伤寒相似"，实与伤寒有别。可知，冠称"太阳病"之意，是从病因学、发病学辨异鉴别外感与内伤的区别。《金匮要略易解》针对痉病为何冠称"太阳"时就指出："仲师偏屡提'太阳病'三字，这又是什么意思？这分明是特别唤起人们注意，此是内伤津血酿成的痉病，是借外感而诱发的，纵有头项强痛恶寒的体表症状，究非《伤寒论》中单纯外因的太阳经病。"可谓深得仲景六经病辨异之心法。清代伤寒学家高学山曾说："其曰某经病者，间有注意不在此者也，勿以冠条三字所误。"总之《伤寒论》中，同一病篇，凡称某某病，不一定皆是某某病，其中有强调对比分析、同中辨异的内容。

对不典型病的辨异（鉴别诊断）也是《伤寒论》思维辨证的内容之一。有时病的脉症表现不典型，既不符合此病的诊断标准，又不符合彼病的诊断标准，似是而非，难以即时确诊。对这些不典型病，《伤寒论》中均笼统以"伤寒"名之，即凡"伤寒"冠首的条文多属此类。其辨异的基本思路：对于某些不能统一归纳的临床资料，提出其可能的归属的病证，将全部临床资料分别置于各项可能的诊断之下，反复比较同异，从中筛选相对合理的诊断。例如第 148 条："伤寒五六日，头汗出、微恶寒、手足冷、心下满、口不欲食、大便硬、脉细者，此为阳微结，必有表，复有里也。脉沉，亦在里也。汗出，为阳微；假令纯阴结，不得复有外证，悉入在里，此为半在里半在外也。脉虽沉紧，不得为少阴病。所以然者，阴不得有汗，今头汗出，故知非少阴也，可与小柴胡汤；设不了了者，得屎而解。"本病证候错综复杂，其中某些脉症为阳微结、纯阴结和少阴病所共有。阳微结为热结尚浅且病尚连表之证，既可见大便硬、心下满、头汗出、不欲食，脉沉细的里证，又可见微恶寒（发热）的表证。或为在里的少阴寒化证则不当有外证，应当"悉入在里"。若是阴寒内盛的纯阴结则不应该有头汗出。由此可见，此证大便硬，但病人尚有"微恶寒"之表证，即所谓"半在里，半在外也"，此必因邪入半表半里，引起三焦枢机不利。上焦不通，津液不下，肠道失濡而致大便硬。外证与纯阴结不能相兼，头汗与少阴病常不会并见。如此辨异分析，逐一权衡、筛选，排除了其它各种可能性，最后从这些相似的病证中筛选出"阳微结"这一正确诊断。

二、辨异思维的运用举要

（一）辨异思维与太阳温病

【问题】

原文第 6 条指出："太阳病，发热而渴，不恶寒者，为温病。"《伤寒论》著作多将此条与太阳中风、太阳伤寒鼎足而立，视为太阳病的三大类型；认为仲景在太阳病提纲下，分列为中风、伤寒、温病三证，后世有人通俗地称为"一大纲，三小纲"。太阳温病为感受温热之邪所致，但其邪在太阳，故温病初期也有发热、头痛、脉浮等脉症，属太阳病的范围。更有以此为据，引证于伤寒与温病之纷争。持广义伤寒论者认为，《伤寒论》的六经病包括了所有的外感病，温病乃外感病之一，当然在此范围。持狭义伤寒论者认为只论述了寒邪引起的外感病，是详于寒而略于温，故不包括温热邪气在内的温病。两种观点，久争不下。还有一类学者抛开纷争，不囿于"太阳病"三个字，从仲景辨证思维中寻找答案，颇有见地。认为第 6 条提出的太阳温病，并非鼎足而列，不属太阳病的分类，但与太阳病相类似，名太阳温病，只是突出对比以辨太阳病和温病之异同，临证应首先鉴别。

【分析】

1. 太阳温病的概念

"太阳病，发热而渴，不恶寒者，为温病"。原文提出太阳温病的主要证候是发热而渴，不恶寒，与太阳中风、太阳伤寒的发热必恶风寒，口不渴有明显区别。温为阳邪，侵及人体，充斥内外，最易伤津耗液，故起病之初在发热的同时便有口渴，至于恶寒之有无，原文中明确提出是"不恶寒"。温热初起，治用辛凉解表，切忌使用辛温药物发汗，否则就会变证蜂起。本条虽未直接点明治法，但以举例方式历述误治之变，其言甚明。可见早在一千八百年前仲景就已明确指出，太阳病与太阳温病在病因、证候特点、病理演变、治疗方法等多个方面有重要的区别，提示两者既密切相关又当鉴别异同，对后世温病学家具有启发和指导的作用。

2. 关于"太阳病"三字

第6条首冠"太阳病"三字，既不是指太阳病的提纲证，也不是阳明病的错简，而是外感热病的第一天之意，也就是"伤寒一日，太阳受之"的意思，是外感热病初起第一天的另一种说法。因为当时"日传一经"的学说人人皆知，而且《伤寒论》之中也可以找到受"日传一经"影响的痕迹。比如"阳明病，脉迟，汗出多，微恶寒者，表未解也，可发汗，宜桂枝汤。""阳明病，脉浮，无汗而喘者，发汗则愈，宜麻黄汤。"这两条经文中的"阳明病"，也不是其提纲证的"胃家实"的代称，而是"发病第二天"之意。否则，我们就无法解释这三条原文。这也是仲景《伤寒论》受《素问·热论》"日传一经"影响的有力例证。

3. 关于不恶寒还是微恶寒

有两种观点。其一，后世伤寒学家多从广义伤寒的角度来分析，《素问·热论》："今夫热病者，皆伤寒之类也。"《难经》："伤寒有五，有中风，有伤寒，有湿温，有热病，有温病。"温病属于太阳病中一个证候类型是可以理解的。既属太阳病，则当有"恶寒"之症，故原文中"不恶寒"，当微恶寒解为妥。并从后世温病学的卫分证来看，恶寒也是必见症状，乃温热伤卫，卫失固外所致，只不过其恶寒程度较伤寒中风为轻，时间短暂而已。其二，原文明言不恶寒，正说明了病"温"与伤"寒"的截然不同，大可不必用后世温病卫分证的框子硬套太阳温病。关键在于对此条分析的思路不要囿于"太阳"之藩篱，囿于"太阳病"三个字。更何况仲景所谓温病的概念，与后世未必尽同，原文所谓"风温"就是证明。

4. 类比以辨异

本条提出温病，是为了类比以辨异。理由有三：①条文体例。《伤寒论》第2条："太阳病，发热，汗出，恶风，脉缓者，名为中风。"第3条："太阳病，或已发热，或未发热，必恶寒，体痛，呕逆，脉阴阳俱紧者，名为伤寒。"第6条："太阳病，发热而渴，不恶寒者为温病。"太阳中风证与伤寒证，均紧承太阳病提纲而分述，而温病则不然，是讨论完传与不传内容（第4、5条）后才列的。如果仲景确把温病与中风、伤寒证并列看待，为什么不于第4条承接伤寒后论述太阳温病呢？后置而论，从条文体例上提示温病与中风、伤寒两证是有所区别的。②证候特点。中风、伤寒两证是在提纲证"脉浮，头项强痛而恶寒"的前提下分述的。其脉症内容与提纲证一致。而温病则明确提出"不恶寒"，与提纲证相悖，故在脉症方面根本不存在承前的涵义。如此，怎能将其视为太阳病的第三个证型呢？③治疗方药。

中风与伤寒两证，分别治以辛温汗法，分别主以麻、桂两方，其辨证、理法、方药、兼症等，论述得完整而系统。而温病则仅此一条，且无正式、明确的治法方药。

5．关于太阳痉病等

近代有的学者，结合风寒暑湿燥火六淫邪气发病，联系《金匮要略》"痉湿暍"，将太阳病分为六种，即太阳中风、太阳伤寒、太阳温病与太阳痉病、太阳湿病、太阳中暍。然而，太阳温病与痉病（柔痉）均云"不恶寒"，太阳湿病则称脉沉而细；太阳中暍，虽恶寒，却治以白虎（加人参）汤。凡此种种，与太阳中风证、太阳伤寒证相比，或素体津亏复感外邪，或素蕴内热复感外邪，或风寒湿邪浸渍肌肉关节，均难以称的上名副其实的"太阳病"。但又与太阳病有类似之处，故当属"太阳类病法"，确有对照、鉴别、辨异的意味。

6．《伤寒论》中有无温病

答案是肯定的。第6条除明确提出"温病"概念外（尽管内涵与后世温病有所差别），还在风温一再误治的描述中，充分体现了清热保津这一法则在温病治疗中的重要意义。此条原文对后世温病学家极有启发，他们在此基础上，通过长期的临床实践和理论总结，逐渐形成了完整的温病学体系。

其余内容散见于各篇，如三阳合病的白虎汤证、二阳合病的黄芩汤证、治少阴热化的黄连阿胶汤证及麻杏石甘汤证等，均是治温名方。特别是"合病"，从发病即见内热的特点看，颇似温病。但是须要说明的是：这些方子虽可治温病，但并不能说明这些方证就一定属温病。因为是发自温邪，还是伤寒化热，仲景于原文中并未言明。所以，讨论《伤寒论》的温病，还是尊重原文为妥。

【结论】

此条冠名"太阳病"的意义在于，提示后人在外感病辨治中要树立辨异思维。太阳病和温病初起皆有表证，但是寒热性质、病理演变、治法方药及预后迥异，所以诊断时要认真鉴别，否则，将温病误视为太阳伤寒，若发汗，若被下，若火熏之，则会造成"一逆尚引日，再逆促命期"的严重后果。清代医家尤在泾的解释颇具代表性。他认为于第6条列出"温病"，此"正是与伤寒对照处"。并把温病归属"太阳类病法"中，尤注言"对照"，称"类病"，殊近仲景之本义。

【启示】

太阳中风与伤寒为风寒所伤，易耗伤阳气；而温病为温热之邪所致，易伤阴耗液。太阳温病与太阳病的中风、伤寒二证，虽属广义伤寒范畴，但其病因、病机、脉症、治法均大不相同，应注意鉴别。故第6条太阳温病实有与前述太阳病及太阳中风、太阳伤寒二证辨异鉴别之意。仲景重视对病的辨异思维方法值得深入研究。《伤寒论》并非专论伤寒，而是"伤寒有五"之广义伤寒，其中对温病的辨证治疗亦有具体讨论，它为后世温病学说的形成奠定了基础。

（二）辨异思维与麻黄杏仁甘草石膏汤证

【问题】

《伤寒论》中论述麻黄杏仁甘草石膏汤证原文共有2条，原文63条："发汗后，不可更行桂枝汤，汗出而喘、无大热者，可与麻黄杏仁甘草石膏汤。"原文 162 条："下之后，不可更行桂枝汤，汗出而喘、无大热者，可与麻黄杏仁甘草石膏汤。"现行教材多认为此二条主要论述汗下之后，邪热壅肺作喘的变证，此结论并无争议，但其分析思路多局限于太阳病篇的相关病证，且未能从宏观全局角度揭示仲景辨异的思维方法。北京中医药大学郝万山教授认为，此二条并不是"汗出而喘"用麻杏石甘汤那么简单，实际上仲景在此二条中，把《伤寒论》中所涉及到病证的喘证都进行了辨异鉴别，掌握其辨异思维方法对学好《伤寒论》提出了更高要求。

【分析】

1. 太阳病喘证之辨异

《伤寒论》论中出现气喘的证候大体有六个方证：麻黄汤证、小青龙汤证、桂枝加厚朴杏子汤证、麻黄杏仁甘草石膏汤证、葛根芩连汤证，大承气汤证。其中太阳病中论述的有 5 个方证。首先是麻黄汤证，为寒邪闭表，肺失宣降的无汗而喘；再就是小青龙汤证外有表寒、内有水饮，外寒内饮，相互搏击，水寒射肺出现的咳喘。麻黄汤证和小青龙汤证的咳喘都是无汗的，因为外有表寒束表。而条文中"汗出而喘"既是麻杏甘石汤证的主症，同时也是辨异鉴别诊断，"汗出"两字，排除了麻黄汤的无汗而喘，也排除了小青龙汤的外有表寒，内有水饮射肺的咳喘。论中还有一个方证桂枝加厚朴杏子汤证可以出现喘，那是外感风邪引发了宿喘，或外感风邪壅肺引发了新喘，这两种情况都用桂枝加厚朴杏子汤来治疗，但是原文 63 条中说"不可更行桂枝汤"，就明确告诉我们，这个证候虽然有汗出，虽然有喘，但是不能再用桂枝汤来治疗，也暗示不能用桂枝加厚朴杏子汤来治疗。故"不可更行桂枝汤"也是辨异鉴别诊断。葛根芩连汤见于原文 34 条："太阳病，桂枝证，医反下之，利遂不止，脉促者，表未解也。喘而汗出者，葛根黄连黄芩汤主之。"此证为里热挟表邪下利，热迫肠腑，传导失职，故见下利，肺肠相表里，肠热逼迫于肺，肺失清肃故喘，热邪蒸腾，迫津外出则汗出。此证虽然也有汗出和喘的症状，但主症却是下利，而麻杏甘石汤主症为汗出而喘，故仲景惜墨如金未在条文中明言，后学者不可不识。

2. 阳明病喘证之辨异

由于肺和大肠相表里，当阳明腑实的时候，邪热迫肺，可以出现喘。故在大承气汤的适应症中有"喘冒不得卧"、"微喘直视"等等。但是阳明病是多汗的证候，是由于内热里实，逼迫津液外泄，总是会多汗的。论中有曰：阳明病法当多汗。故当见到一个汗出而喘的病人时，要想到是不是阳明热实，上迫于肺导致的喘呢？63 条和 162 条原文说"无大热"，这是个辨异鉴别诊断，表明没有阳明热实。由此，最后得出结论，本证之"喘而汗出"是由于邪热壅肺，肺热逼迫津液外越故有汗出，邪热在肺，宣发肃降失司，肺气上逆，故见喘。故治以麻黄杏仁甘草石膏汤以清宣肺热、下气平喘。从而避免了治热以寒，误用攻下的辨治错误。

【结论】

此二条原文字字珠玑、一字之安，坚如磐石。"汗出而喘"，"无大热"，"不可更行桂枝汤"，既是辨证为邪热壅肺的诊断依据，同时又是辨异鉴别诊断的依据。

【启示】

《伤寒论》的学习，不只是学习其理法方药的基本知识和内容，更要学习思维方法和辨证方法，不但要逐字逐句分析，弄懂其意义，而且要从字里行间来学习仲景辨异鉴别诊断的方法及用方的思路。63条和162条就是很好的例证。

（三）辨异思维与阳明中寒

【问题】

现代的主流教材和《伤寒论》著作把阳明病的性质，厘定为里热实证，是值得商榷的。其实阳明病篇就有许多条文论述了阳明虚寒证。如190条"阳明病，若能食，名中风；不能食，名中寒。"191条："阳明病，若中寒者，不能食，小便不利，手足濈然汗出，此欲作固瘕，必大便初硬后溏，所以然者，以胃中冷，水谷不别故也。"194条"阳明病，不能食，攻其热，必哕，所以然者，以胃中虚冷故也。以其人本虚，故攻其热必哕。"226条"若胃中虚冷，不能食者，饮水则哕。"又如195条"阳明病，脉迟，食难用饱，饱则微烦，头眩，必小便难，此欲作谷疸，虽下之，腹满如故，所以然者，脉迟故也。"因此，对阳明病的性质及其内涵的正确理解，将有助于全面把握阳明病的辨证论治。

【分析】

1. 阳明中寒的概念

关于阳明中风与阳明中寒，诸注家见解不一致。方有执认为："大意推原风寒传太阳而来，其辨验有如此者，非谓阳明自中而然也。"万全认为："此言阳明本经自受风寒之证也。"柯韵伯认为："此不特以能食不能食别风寒，更以能食不能食审胃家虚实也。"黄元御认为："若能食者，名为中风，是风中于表也；不能食者，名为中寒，是寒生于里也。"

李克绍在《伤寒解惑论》中指出，《伤寒论》的"中风"，是指风为阳邪，与寒为阴邪相对。如大青龙汤证，无汗烦躁者为阳邪，名中风；身不疼但重，不烦躁者，对比之下为阴邪，名伤寒。阳明病，若能食，名为中风；不能食，名中寒。若胃阳素盛，化热迅速者，为阳明中风；胃阳不盛，化热迟缓，化燥费力者，或胃阳虚弱，复感寒邪者，为阳明中寒。因阳明病是胃家病，是里病，所以不叫伤寒而叫中寒。

也有学者认为，阳明中寒为寒实之证，如刘永巨指出：腹中寒痛等的大建中汤证（有人以为虚寒之腹满痛。夫虚寒之痛，绵绵悠悠，喜温喜按；此则寒气攻冲，痛不可近）；腹痛、胁下偏痛的大黄附子汤证等，皆为胃家寒实之证，且皆出于桂林古本《伤寒杂病论·辨阳明病脉证并治》，它们说明了胃家寒实证有用温降者，有用温散者，更有用温下者，较后世之温脾汤不知早几多年，何今人之不察也！

2. 阳明病的性质

原文180条："阳明之为病，胃家实是也。"里热实证是阳明病的主要方面，但不是惟一方面，也有里虚寒证。把阳明病与里热实证完全等同，是不恰当的。阳明病是指病在胃与大肠，并不确指病的性质，因为任何一经病，都有寒热虚实的不同。阳明为两阳合明，多气多血之地，本燥而标阳。今燥气干之或胃肠经腑之气紊乱，而从中见太阴湿化，则有两种病理机转：一为胃肠经腑正气起而抗邪，则易使湿郁化热；或湿气不及，由燥而热，产生各种热化之证。一为正气不支而湿遏伤阳，必将产生寒化之证。清代医家张志聪指出："阳明病发热而渴大便燥结，此阳明之病阳也。如胃中寒冷，水谷不利，食谷欲呕，脉迟恶寒，此阳明感中见阴湿之化也。"奈何人仍多单以热化证言胃家实，良可叹也。陈亦人教授在《伤寒论求是》一书中明确指出，阳明病不单是热实证，也有虚寒证，不但可见于外感，也可见于杂病。

3．阳明中寒证与阳明腑实证的症状类似

从 191、194、195 及 226 条所述阳明虚寒证的临床症状看，有些与阳明腑实证的症状完全一样，例如"不能食"、"手足濈然汗出"、"脉迟"与大承气证同，"腹满"更是阳明腑实的必见症状。如不仔细辨异，就会诊断错误而发生治疗错误，所以在叙述虚寒证的时候，多次提到误治的变证，如"攻其热必哕"，"虽下之腹满如故"等。为什么会发生误治？是因为辨异不清的缘故。那如何辨异呢？条文中字眼明确，如 194 条中论及阳明虚寒证的病机为"胃中虚冷"，仲景由此提出了治法和主方，如 243 条所述"食谷欲呕者，属阳明也，吴茱萸汤主之。"

（1）不能食、小便不利、便硬等的辨异鉴别

阳明中寒证常由胃阳素虚，复感寒邪所致。中焦虚寒，受纳无权，故不能进食。胃中有寒，必影响于脾的转输功能，津不下输致小便不利。小便不利，使水湿留滞肠中，就不能化燥。这样，充其量只能使大便初硬后溏，或溏硬混杂成为固瘕。因此，阳明中寒证的不能食、小便不利、大便初硬后溏等易于与阳明腑实证相鉴别。

（2）手足濈然汗出的辨异鉴别

原文 185 条："本太阳初得病时，……而反汗出濈濈然者，是转属阳明也。"原文 188 条："伤寒转属阳明者，其人濈然微汗出也。"原文 208 条："阳明病，脉迟，……手足濈然汗出者，此大便已硬也，大承气汤主之……"。阳明燥屎内结亦常见手足濈然汗出，须特别注意与阳明中寒之手足濈然汗出相辨异鉴别。实热证的手足濈然汗出，是肠中已燥，无足够的津液供给全身作汗，仅蒸津汗出于脾胃所主之四肢。阳明中寒的手足濈然汗出，是阳气亏虚，阳虚无力蒸化津液达于全身作汗。可知，前者的关键在于津燥，后者的关键在于阳虚。同时，阳明中寒证除不能食、手足濈然汗出之外，重在大便初硬后溏，小便不利，为胃中虚冷，水谷不别所致。阳明燥屎内结除手足濈然汗出、不能食之外，重在腹满痛拒按，大便结硬，小便数等。

4．阳明虚寒与太阴病

有些《伤寒论》注家只强调"胃家实"，"阳明燥化"一面，以致逐渐形成阳明病就是单纯里热实证的概念，把阳明虚寒证统属于太阴病，于是提出了"实则阳明，虚则太阴"，意谓阳明太阴均属于中焦病，凡是实证都属阳明，凡是虚证都属于太阴。似乎条理分明，易于掌握。实际不符合阳明与太阴的生理、病理。"实则阳明，虚则太阴"，只说明两者可以相互转化的关系，决不是机械的等同。叶天士曾概括指出"脾宜升则健，胃宜降则和"。这是中医临床辨别脾病与胃病的起码知识，要知胃司纳、主降，阳明虚寒，主要表现为胃的受纳、和降功能紊乱，仲景于此早有认识，故 190 条"阳明病，若能食，名中风；不能食，名中

寒"论及阳明中风、中寒之辨就以胃的受纳功能是否受影响为标准，而治疗阳明虚寒如243条所述"食谷欲呕者，属阳明也，吴茱萸汤主之。"以温胃、散寒、止呕为法。脾司运、主升，如太阴脾受邪，则表现为运化、升清失司，所以治疗以温脾为主，如277条所述"自利不渴者，属太阴，以其脏有寒故也，当温之，宜服四逆辈"。仲景在《伤寒论》中已将阳明虚寒和太阴病的诊治辨异讲得明明白白，某些"伤寒家"却坚持"阳明虚寒就是太阴"的说法，似是而非。

【结论】

《伤寒论》阳明病篇在论述阳明热实证的同时，又论述了阳明虚寒证，颇符一分为二的辩证法精神，是完全正确的。阳明中寒证为阳明病的重要内容，其临床表现诸如"不能食"，"手足濈然汗出"，"腹满"，"脉迟"等与阳明腑实证的表现极为相似，两者虽同为阳明病，但一为虚寒，一为实热，因、机、证、治均不相同，应予细致辨异，否则，易犯虚虚实实之误。

【启示】

阳明病与太阳病、少阴病等一样，均有阴阳表里寒热虚实之证；阳明中寒证丰富了阳明病的内容，体现了对立统一，对比鉴别的辨证思维，对临床实践有普遍的指导意义。

（四）辨异思维与少阴病类似证

【问题】

原文318条："少阴病，四逆，其人或咳，或悸，或小便不利，或腹中痛，或泄利下重者，四逆散主之。"对此原文及其证，历代医家争议颇大，多数注家和《伤寒论》教材认为是少阴病寒化证之一，是真正的少阴病，如成无己、钱天来及柯雪帆主编的《伤寒论选读》。有认为是少阴病的变证者，有认为虽冠以少阴病者。实为少阴病的类似证或疑似证，目的在于与少阴病寒化证相鉴别，如熊曼琪主编的《伤寒学》（"十五"国家级规划教材）和姜建国主编的《伤寒论》（七年制国家级规划教材）均持此观点。因此，对此问题进行分析澄清，希望有助于彰显《伤寒论》中的辨异思维和方法。

【分析】

少阴病篇之四逆散证，因症见"四逆"，又冠称"少阴病"，于是注家多认为是少阴病寒化证之一。如钱天来云："少阴病者，即前所谓脉微细、但欲寐之少阴病也"。也有的注家虽知四逆散确非治少阴之方，但拘于"少阴病"之冠称，或囫囵作注，或旁顾言它，还有不管冠称何病，不究何以冠称，统统以方归类，划入少阳或厥阴病中。如此则将仲景的同中辨异思维及冠称少阴的用意全部给抹杀了。至于钱氏所云则无须辨驳，因为真正的"脉微细但欲寐"的少阴病，则决非四逆散所宜。何以仲景又在前冠以"少阴病"？其实如果真正了解仲景的辨异思维对此就能很好理解。本条之所以冠称"少阴病"，是因四逆散证可见"四逆"之症（气机郁滞，阳气不达四末），而"四逆"症又是少阴病寒化证的常见症。为了辨异鉴别，于是就从"四逆"症的角度列出了这一条冠以少阴而非少阴的四逆散证。论述之语相同，均称"少阴"；主治之症相同，均有"四逆"；命方之名相同，均称"四逆"。但一为

"汤"，一为"散"，这又从"同"中提示"异"的一面，仲景其用意不昭然若揭了吗！

【结论】

四逆散之"四逆"，与少阴病寒化证的常见症极为相似，正因为表面征象相类似，所以仲景把这种非少阴病的病证列入少阴病寒化证之中，以资鉴别比较，其目的是从类似证（症）辨异的角度强化少阴病的辨证论治。

【启示】

四逆散证演示了寒热、虚实、轻重对比的辨异思维方法。

（五）辨异思维与厥阴病类似证

【问题】

厥阴篇是《伤寒论》中的难点，自陆渊雷提出："伤寒厥阴篇竟是千古疑案，篇中明称厥阴病者仅4条，除首条提纲有证候外，余3条略而理不清，无可研索"。他又说："仲景撰用素问，因其名而异其实……既以全身虚寒证为少阴，胃肠虚寒证为太阴，更无他种虚寒证堪当厥阴者，明是杂凑成篇，此拘牵六经名数，削足适履之过也"。此后，关于此篇的弃留问题，一直成为伤寒学术界争议的焦点，至今仍悬而未决。认为厥阴篇纯属杂凑，主张删去的观点未免达于偏激。此篇名本身已包含有厥阴病本证及与厥阴病有关联的某些脉、证、治疗及类证鉴别等方面的内容在内。厥阴篇56条原文中，除冠首"厥阴病"的4条及辨厥热胜复的7条外，余45条均贯穿在厥逆、下利、呕、哕的辨证及厥阴病预后等5个部分中，其内容大多并非厥阴本证，而属类证鉴别及预后决诊。

【分析】

1. 正确认识厥阴篇

关于厥阴病"杂"的问题，由厥阴病本身的性质所决定。由于厥阴处于阴极阳生、阴阳各趋其极的境地。且厥阴所属脏器心包络与肝、上接心火，下连肾水，其本身寒热俱备，故厥阴病多寒热夹杂、虚实并列而见"杂"的证情。临床多表现为寒热错杂证、厥热胜复及厥阴寒证、热证。

关于厥阴篇所涉较广的问题，可认为本篇是六经病最后一篇，除论述厥阴本病外，也将一些太、少二阴篇未能收载入篇的问题与厥阴病有关的脉、证及治法等连类述及汇入篇中，丰富了临床的具体辨治内容。所载乌梅丸、当归四逆汤、白头翁汤等方剂，目前在临床上仍行之有效且广为应用。本篇内容虽多，但选材仍有尺度，紧扣厥阴病常见的厥、利、呕、哕进行类证鉴别，意在突出重点，鉴别疑似。

类似证多，是厥阴篇显而易见的一大写作特色。其实，我们不一定要追求千篇一律的六经病模式。仲景在论中经常变换写作手法，例如：太阳病以脉症为提纲；阳明病以病理机制为提纲；少阳病则以患者的自觉症状为提纲。太阳病以很大篇幅详述了误治后形成的寒热虚实等多种变证；而其它五经病则基本从略。三阳病详述了12条合并病；三阴病虽存在着合并病之实，然而却采用了省文的笔法……。当然，由于受公元3世纪初历史条件和科学水平的限制，加之《伤寒论》成书年代久远，也可能本篇原文尚有疏漏、脱简，厥阴篇的内容也有欠完善的方面。

2．类似证是厥阴病篇的主要内容及特征

厥阴病篇类似证最多，成为六经病篇中条文体例上的最大特点。这些大量的、复杂的、非厥阴本证的类似证，而反列述于厥阴病篇，于是引起注家的费解，于是有了"杂凑"之说。

（1）设立类似证是仲景写作体例的重要特点，是仲景辨证的重要方法。综观六经病篇，除少阳、太阴两病篇内容太少，无类似证外，其它病篇均设有类似证。如太阳病篇，太阳类似证就有"病如桂枝证"的瓜蒂散证及"头项强痛，翕翕发热"的桂枝去桂加白术汤证。痞证的类似证尤其多，围绕五个泻心汤证，设有"心中痞硬"的大柴胡汤、桂枝人参汤、五苓散、十枣汤及赤石脂禹余粮汤证（条）等类似证，而少阴病篇又有"少阴病四逆"的四逆散证。

非但《伤寒论》如此，仲景另一部医书《金匮要略》，虽然辨证体系以脏腑为核心，但其写作体例及辨证方法则主要是类证鉴别。大多病篇都是把证候相似、类同而病机实质有别的病证，归类于一起，目的就在于同中辨异。由此可证，设置类似证，是仲景惯用的辨证方法及写作形式。

（2）厥阴病篇类似证列述。主要围绕厥阴病本证的上热下寒、厥逆、下利、呕吐四大证型而设置。总之，厥阴病篇主要由本证与类似证构成，其中，以本证为核心，以类似证为最多。

3．厥阴病篇为什么要设众多的类似证

这个问题，首先联系太阳病篇讨论之。太阳病变证最多，占太阳病篇内容的绝大部分，其缘因可能是，凡病起于肤表，故其变必始自太阳，无论是自然演变，还是误治传变；无论是变虚变实，还是变寒变热，总由太阳发展下去。另外，在太阳病篇设置如此之多的变证，最能反映疾病变化的动态性和复杂性，也最能体现中医辨证思维的恒动观与常变观。

而与太阳病篇首尾互应的厥阴病篇设置大量的类似证，也必然有其极深刻的涵义与道理。其一，厥阴为病，所涉面广。厥阴属肝，肝主疏泄，疏泄主要言对气机运动的影响，而气机升降出入则无所不至。故厥阴发病，因疏泄失常，气机逆乱，上逆则"气上冲胸"，下逆则"热利下重"，横逆则"干呕吐涎"。虽病在厥阴肝脏，而症涉上下表里，极为繁杂。因此，临床就必须类证而鉴别，分清哪些属厥阴本证，哪些是其它杂病。其二，厥阴为枢，灵活极变。肝位中焦，上挂下连，有枢机之能，又具"阴尽阳生"之特性，主持阴阳之气的转换，故其证候变化多端，反复无常。其寒热错杂、厥热胜负这种阳气进退的特殊演变，就增加了临床诊断的困难性。因此，必须运用类似证辨异鉴别的方法，分清哪些属厥阴本证，哪些是其它杂病。

可见，厥阴病篇设置大量的类似证，是有内在原因和深邃涵义的。它反映了仲景独特的辨证思维方法。不了解这一点，就很难全面、深刻地理解厥阴病。综观六经病篇，只有太阳与厥阴病两篇的写作体例最为特殊。所不同的是，太阳病篇多变证，厥阴病篇多类似证。研习《伤寒论》，应该认识到仲景太阳与厥阴、首尾互应的两病篇的这种体例上的特殊性及其意义。

4. 厥证辨异

厥证，证候名。可出现于多种病证之中。厥证是厥阴病中既主要又常见的证候之一，同时也是厥阴篇中出现频率最高的证候。全篇 56 条原文中涉及厥证的条文共 30 条之多，占全论叙述厥证条文 49 条的 60%。原文 337 条为厥证提纲。该条明确地指出《伤寒论》中厥证的特征是："手足逆冷者是也。"厥证的总病机是："阴阳气不相顺接，便为厥"。说明《伤寒论》中厥的概念有别于《内经·素问·厥论》，没有包括神错、痉厥的症状在内，仅指手足逆冷而言。

由于厥证可出现于多种病证之中，因而仲景在厥阴篇中以较大篇幅把病因病机各异的厥逆证候进行类证辨异并辨证施治。如：349、353、354 条之阴寒内盛、阳气虚衰不能温达于四末的寒厥；339、335、350 条之热邪深伏于里、阻碍阳气透达于外的热厥；338 条之肾脏真阳虚极的脏厥和上热下寒、蛔虫内扰的蛔厥；356 条之水停心下、胸阳被阻的水厥；357 条之上热下寒、正虚阳郁致厥；340 条之冷结膀胱、关元致厥；347 条之血虚致厥；351、352 条之血虚寒凝致厥；335 条之痰阻胸膈、阳气被郁之痰厥等。

【结论】

厥阴病篇除本证外，类似证最多。因为厥阴病病机复杂，证候多端，变化无常。为了强调及突出厥阴病的辨异思维，仲景采用类证辨异鉴别的方式，针对厥阴上热下寒及厥、利、呕等证，列出相应的类似证。上热下寒的类似证有：干姜黄芩黄连人参汤证与麻黄升麻汤证。厥逆证的类似证有：热厥的白虎汤证、寒厥的四逆汤证、蛔厥的乌梅丸证、痰厥的瓜蒂散证及水厥的茯苓甘草汤证。下利证的类似证有：四逆汤证、通脉四逆汤证及小承气汤诸证等。呕哕证的类似证有：四逆汤证、胃寒哕证及邪壅哕证等。

【启示】

早在公元 3 世纪初，仲景就能充分应用逻辑学中的类比辨异法，不仅辨别了病证的疑似，而且更重要的是突出了厥阴病本证——上热下寒、蛔虫内扰的乌梅丸证和血虚寒凝致厥的当归四逆汤证。此外，通过具体证候的辨异分析，极大地丰富了《伤寒论》辨证论治的内容，对临床辨治疾病有重要的指导意义。其中，对厥证的辨异辨治内容，可称得上是祖国医学中辨证求因，审因论治及同病异治的典范。

思考题

1. 请举例说明辨异思维在鉴别诊断中的重要性。
2. 请结合《金匮要略》谈辨异思维的运用。

（朱章志）

第四节 动态思维

一、动态思维的基本内容

思维，作为一种认识的活动，它是以动态、过程的形式存在的[1]。所以，动态思维是一种基本的科学思维方式。动态思维是以不断变化着的思维去把握生生不息的世界，是一种运动的、不断调整和择优的思维方式，它与用固定、静止的观点看待事物的静止思维相对立。

动态思维的特征是根据不断变化的环境和条件来完善、修正自己的思维过程和思维方向，实现优化思维的目标，以适应变化的事物并且有效的加以调控。其逻辑表现形式是辩证逻辑。其特点表现是流动性、择优性、构建性、整体性及开放性[2]。

动态思维的"动"，不仅表现在空间上的横向流动，还可以表现在时间上从现在追溯到过去，从现在预测到将来的纵向流动。

动态思维方法的一般模式：首先不断地输入新的信息，并根据新的信息进行分析、比较，依据变化了的情况形成新的思维目标、思维方向，确立新的方案、对策，然后输出经过改造了的信息，对事物、工作实施新的方案。再把实施新方案的情况、信息反馈回来，再次进行分析、调整。在一次又一次的运动过程中，不断输入思维的目标差，达到对客观事物的正确掌握和控制、改造的目的。

疾病本身是一个不断发展变化的动态演变过程。考察中医对疾病的诊断、治疗过程，即具有明显的动态思维特征。它虽然承认疾病的相对独立性和证候的相对稳定性，但是又认为疾病是一个发展变化的过程，所以证在一定条件下也可以发生变化，治疗也必须随证而变化，这就是辨证论治。在临床实践中，中医强调因人、因地、因时制宜地辨证论治，并常把治疗结果作为确定或者修正诊断的依据，这些都具体体现了动态思维的特征。

二、动态思维的具体运用

（一）《伤寒论》中的动态辨证方法

【问题】

疾病是一个不断变化发展的动态过程，因此，只有从动态变化的角度去观察、了解病情，才能全面、准确地把握疾病，进行恰当的辨证论治。根据疾病的动态变化进行思维分析，把握其发展趋势，并指导治疗的辨证思维方法称为动态思维辨证法[3]。张仲景在运用六经辨证辨治六经病证的过程中，既承认证候的相对稳定性，又认为疾病是一发展变化的过程，所以"证"在一定条件下，也必然发生变化，治疗就必须随证而变，对疾病的诊断治疗过程即具有明显的动态思维特征。他始终注意运用动态的眼光去观察六经病证的病情变化，通过分析邪正消长及病理演变过程，明确病机性质，进而判断疾病的传变、转归及预后，确立治法，指导治疗。下面仅就动态思维分析法在《伤寒论》中的应用及意义作以归纳。

【分析】

1.判断病证传变　《伤寒论》六经病证的传变有循经传、表里传，合病、并病、直中等多种形式，如何准确的判断疾病是否传变，对于了解未来疾病的发展方向具有十分重要的意义。《素问·热论》曾有计日受邪传经说，但该说有机械教条之嫌。张仲景总是以患者的临床表现为依据，从病情发展变化的角度去判断疾病是否传变。例如，原文第 4 条"伤寒一日，太阳受之，脉若静者为不传。颇欲吐，若躁烦，脉数急者为传也。"5 条"伤寒二三日，阳明少阳证不见者，为不传也。"270 条"伤寒三日，三阳为尽，三阴当受邪。其人反能食而不呕，此为三阴不受邪也。"这几条都是从临床脉症的动态变化角度，来判断疾病是否发生传变的。尽管为受邪之初，如果脉症已经出现了明显变化，则说明疾病发生了传变；相反，尽管受邪已经二三日，如果脉症没有出现明显变化，则提示疾病就没有发生传变。

2.判断病势转归　病势是指疾病发展演变的趋势。明确病势就可以从总体上把握疾病发展的方向，推测未来疾病的变化和转归，为辨证治疗提出总的原则。《伤寒论》六经病证的病情并非固定不移，而受多种因素的影响，处于不断的传变、转归过程中。因此《伤寒论》善于应用动态思维分析法，去判断病势的发展及转归，注意从疾病的运动变化中去了解疾病的转归情况，以推测疾病的变化，掌握其病位、病机，进一步指导治疗。例如第 278 条："伤寒脉浮而缓，手足自温者，系在太阴。太阴当发身黄，若小便自利者，不能发黄；至七八日，虽暴烦下利日十余行，必自止，以脾家实，腐秽当去故也。"187 条"……至七八日大便硬者，为阳明病也。"两条提示太阴病有寒湿发黄，阳复自愈，及阳复太过化热伤津、病转阳明三种转归。而这三种转归的病理演变趋势不同，若欲准确把握，必须动态地观察。在太阴病的前提下，如果患者小便自利，则湿有去路，就不能发黄；反之，如果患者小便不利，则湿无出路，寒湿壅滞于内，就可能形成寒湿阴黄证。如果病人突然感到心烦不安，继之则腹泻、甚至日十余次，但其后渐渐停止，精神转佳，这是由于脾阳恢复，正气渐旺，奋起抗邪的反应。阳气来复则心烦；脾气旺盛，运化复常，清气能升，浊阴得降，则使原来宿积于肠中的腐败秽浊之物得以排出，故下利日十余行；腐秽去尽则利必自止而向愈。假如太阴虚寒下利，经过七八天治疗以后而出现大便干硬不通，表明太阴病过用温燥，阳复太过，化热伤津则由阴转阳而成为阳明热实证。

293 条"少阴病，八九日，一身手足尽热者，以热在膀胱，必便血也。"少阴病有寒化、热化两大证型。少阴寒化证本无发热，得病八九日后，无热畏寒身蜷诸症罢，而出现"一身手足尽热"，此为少阴阳复阴退，阴证转阳，脏邪还腑所致。若阳复太过，变为邪热，热入膀胱血分，灼伤阴络，迫血妄行，则有可能出现尿血的变证。少阴热化证，本属阴虚火旺，迁延失治，八九日不解，下焦火盛移于膀胱，灼伤阴络，也可出现全身发热，小便出血。通过动态观察分析，可知此属少阴病脏热移于太阳之腑膀胱所致的变证。

339 条"伤寒，热少微厥，指头寒，嘿嘿不欲食，烦躁。数日小便利，色白者，此热除也。欲得食，其病为愈。若厥而呕，胸胁烦满者，其后必便血。"本条即根据肢厥、饮食、小便的动态变化判断热厥轻证的两种发展趋向。在伤寒阳热内郁之热厥轻证的演变过程中，经过"数日"之后，若肢厥消失而手足温暖，小便由短赤而转清长，由不欲食而渐食欲增加，则提示里热已除，胃气已和，病情向愈；反之，若见四肢厥逆加重，并发生呕吐，胸胁烦满，小便仍短赤等，是邪热内郁加剧，病势加重之征，从而判断其有发生便血之可能。

　　通过动态观察病人治疗用药前后病情的变化情况，也可了解体内邪正消长、阴阳盛衰，据此推测病势的发展趋向和预后转归。例如 15 条："太阳病下之后，其气上冲者，可与桂枝汤，方用前法；若不上冲者，不得与之。"此条即根据表证误下后患者有无"气上冲"之反应，来判断邪气是否内陷，正气是否有力抗邪，病情是否变化，从而决定治疗方案。

　　3. 判断疾病预后　从疾病的动态发展演变中了解邪正消长，根据邪正消长的盛衰变化来判断疾病的预后是《伤寒论》的特色之一。例如少阴病寒化证的预后有阳复向愈、阳回可治、阳亡危候等几种趋势，张仲景总是以脉症为凭，动态对比观察，而准确地判断疾病的预后。如少阴病由脉紧而转和缓，由四肢厥逆而转手足温和，由无热畏寒蜷卧而转反发热、时自烦、欲去衣被等，则是阳气回复之佳兆，主病情减轻，病势向愈，为可治之证；反之，若四肢厥冷不回而加深，下利不止而加重，或利止而头眩、时时自冒，脉不至、不烦而躁，或息高等，皆是阳气将亡，或阳绝阴竭之征，主病势恶化，病情加剧，预后凶险，多属死候。368条："下利后脉绝，手足厥冷。晬时脉还，手足温者生，脉不还者死。"患者剧烈下利后，阴阳暴脱而呈现脉绝肢厥之危象。此时，当动态地观察一昼夜，如果患者手足渐渐温暖，脉搏渐起，则是正气渐复之佳兆，即有生机；反之，如果患者肢厥不回而体冷，脉搏全无，则是阴阳已经离决，绝无生机。

　　又如厥阴病篇辨厥热胜复证，厥热胜复是厥阴病阳衰阴盛寒厥病变过程中阴阳消长，邪正进退的外在反映。张仲景主要从厥、热出现的先后，持续时间的长短来动态地分析。概括起来有如下几种情况。首先以先后辨之：先热后厥，为阳衰阴胜，主病进；先厥后热，为阳复阴退，主病退；若热而复厥，乃阳复不及，仍为阴胜，主病进。其次以持续时间的长短辨之：则有厥热相等或热稍多于厥，为阳复阴退，正能胜邪，主病退及向愈；厥多热少，为阴寒盛而阳气衰，正难胜邪，主病进及恶化；热多厥少，厥回而热不去，为阳复太过，化为邪热，主阴证转阳，则势必产生阳热变证（如身热汗出，咽痛喉痹，下利便脓血，生痈脓等）。

　　4. 分析疾病的演变规律　疾病的发展变化，往往有一定的规律。这些演变规律也必须在疾病的动态发展中才能把握。张仲景在《伤寒论》中，多从病情的变化中去分析说明疾病的演变规律及治疗。例如太阳病属表证，少阳病属半表半里证，阳明病属里证。太阳病表证不解，则有可能发展成为少阳病或阳明病。37 条："太阳病，十日以去，脉浮细而嗜卧者，外已解也。设胸满胁痛者，与小柴胡汤；脉但浮者，与麻黄汤。"该条以患者的临床表现为依据，动态地观察太阳病三种演变规律。其一，脉象由浮而有力转为浮象不显，说明外邪已去，寒热等症状随之消失，惟精神欠佳，安舒静卧，此属邪解自愈。其二，如果病人出现胸胁满痛的症状，说明太阳表邪已传少阳，形成少阳证，故用小柴胡汤和解少阳。其三，太阳病十日以上，但仍见脉浮，且其它表证症状未变者，说明病邪既未外解，亦未内传而还在太阳，故不论时日久暂，仍可用麻黄汤发汗解表。

　　181 条："太阳病，若发汗、若下、若利小便，此亡津液，胃中干燥，因转属阳明。不更衣，内实，大便难者，此名阳明也。"185 条："本太阳初得病时，发其汗，汗先出不彻，因转属阳明也。伤寒发热无汗，呕不能食，而反汗出濈濈然者，是转属阳明也。"这两条提示，太阳病治疗不当，如发汗太过或发汗不彻，或者误吐误下，都有可能使邪热入里化燥成实，而出现大便干硬、不大便，连绵不断地出汗等热实证者，即演变成为阳明病。

　　213 条："阳明病，其人多汗，以津液外出，胃中燥，大便必硬，硬则谵语，小承气汤主之。"本条从动态变化的角度分析了阳明经热证是如何演变成为阳明腑实证的，并阐明汗多、津伤、胃燥、便硬和谵语之间的因果关系。阳明病初为经热炽盛，迫津外泄，故"其人多汗"。汗乃胃中水谷之津气所化生，汗多必伤胃津而致胃肠干燥；胃肠津亏失于濡润而传导不利，燥热与糟粕搏结成实，则"大便必硬"；腑气壅塞不通，浊热不得下泄而上逆扰心故谵语。阳明经热证就变成了阳明腑实证，这时即可应用小承气汤苦寒攻下。

5. 分析疾病的病因病机　中医学多通过审证求因法来认识疾病的病因，一般从疾病的变化过程中去把握病因病机。张仲景正是应用动态辨证分析法来认识病因病机的。

《伤寒论》大量条文论述病情的转化及发展，往往涉及某些治法，其目的是为了从动态角度说明其成因和病情变化的机理。例如 62 条"发汗后，身疼痛，脉沉迟者，桂枝加芍药生姜各一两人参三两新加汤主之。"提示原发病为太阳病表证，由于发汗不当，表证未除，且损伤气营。66 条"发汗后，腹胀满者，厚朴生姜半夏甘草人参汤主之。"提示原发病为太阳病表证，由于发汗不当，表证虽除，但损伤脾气，致脾虚湿阻气滞而腹胀满。98 条"本渴饮水而呕者，柴胡汤不中与也，食谷者哕。"运用动态辨证分析法可知，发生呕吐的原因是口渴多饮水，其病机是脾虚饮停、胃失和降，故治宜健脾化饮、和胃降逆法，禁用小柴胡汤。又 354 条"大汗，若大下利，而厥冷者，四逆汤主之。"这里"大汗"、"大下利"，具有双重含义，既可作症状解，也可作误治解，都应动态地分析。患者骤然大量汗出，或者剧烈下利，皆重伤阴液，由亡阴而致亡阳，病人迅速出现四肢厥冷，脉沉微细欲绝等，证属阳衰阴盛之寒厥，治当速用四逆汤回阳救逆。

6. 验证辨治　由四诊收集资料，到分析、综合辨证，得出初步诊断，确定治法和方药，是一个具体的临床医疗实践过程。鉴于医生对疾病的认识受主观或客观条件的限制，初次辨证往往难以完全准确地把握疾病的本质，况且诊断治疗正确与否，也只有通过实践检验才能确定。所以患者初次治疗后的种种反应，就成为下次辨证的重要依据。张仲景在《伤寒论》中，特别注意收集病人用药后的变化情况，并与原病证对比分析，以检验辨证治疗是否得当，以便及时地修正诊断和治法，调整方药。如 214 条："阳明病，谵语发潮热，脉滑而疾者，小承气汤主之。因与承气汤一升，腹中转气者，更服一升；若不转气者，勿更与之。明日又不大便，脉反微涩者，为难治，不可更与承气汤也。"此条即属运用动态思维辨证分析方法，检验辨证治法是否正确、用药是否得当的典型实例。

7. 试探诊治　对于某些错综复杂、暂时难以明确诊断的疑难病证，张仲景往往借助类比推理法，把问题局限在可能性最大的范围内，提出假设性诊断，并施以相应的治疗。通过有目的地试探性治疗，及时了解病人的反馈信息，不断地修正原诊断，最后达到正确把握疾病本质之目的。例如 159 条："伤寒服汤药，下利不止，心下痞硬，服泻心汤已，复以他药下之，利不止。医以理中与之，利益甚；理中者，理中焦，此利在下焦，赤石脂禹余粮汤主之。复不止者，当利其小便。"这是张仲景将动态思维辨证法用于试探性诊治的典型条文。根据患者每次用药后的病情变化情况，不断地否定原诊断、治法，而提出新的辨证、治法，使认识逐步接近疾病的本质。

8. 判断疗效，提示治禁　在《伤寒论》许多条文和方后注中，经常提到应用某些治法和方药后病人有可能出现的种种反应，据此即可了解治疗用药的效果，为进一步治疗用药提供依据。例如 29 条阴阳两虚证服用甘草干姜汤后，见"厥愈足温"者，是阳气已复的征象；

应用芍药甘草汤后，见"其脚即伸"者，是阴液已复的标志。236条阳明病湿热两盛发黄证服茵陈蒿汤后，"小便当利，尿如皂荚汁状，色正赤，一宿腹减，黄从小便去也"，述及服药后的病情变化并借此观察疗效。由小便不利转为小便通利，则湿热邪气从下而泄，故黄疸当退；"一宿腹减"，又说明原有腹满一症，服药后二便通畅，腑气壅滞得以改善，故腹满亦减轻。

通过了解患者应用某种治法后出现的不良反应，作为经验教训，以引起临床注意或提示治疗禁忌，也是动态思维辨证的重要内容。如第6条论述太阳温病使用辛温发汗、攻下、火法等造成多种严重变证，由此则提示太阳温病初期，当禁用辛温发汗、攻下及火疗法。某些条文仲景仅述及误治后造成的变证，通过误治变证，提示治疗禁忌。如273条"若下之，必胸下结硬"；326条"下之，利不止"等等，说明太阴病、厥阴病皆不可攻下。

【结论】

动态思维就是以不断变化着的思维去把握客观事物。动态思维辨证法是从变化的角度去观察了解病情，在运动中把握病情变化的辨证分析思维方法。动态思维辨证法贯穿于《伤寒论》六经病证辨治过程的始终，它与逻辑思维、常变思维、辨异思维等多种辨证思维方法密切配合，从不同的侧面、不同的层次来揭示疾病的病因、病位、病期、病性、病机以及病势趋向，而成为六经辨证体系中最具特色的内容之一。

【启示】

疾病始终是处于运动发展变化的，《伤寒论》中所体现的动态思维无处不在，无论是研究原著，还是临证辨治，动态思维观都是非常重要和必要的，只有用动态发病、传变观认识疾病，才能掌握仲景学说之精髓，提高临床应用水平。

（二）从辨病与辨证相结合的诊断模式看动态思维

【问题】

《伤寒论》原书诸篇名皆曰"辨太阳病脉证并治"、"辨阳明病脉证并治"、"辨少阳病脉证并治"、"辨太阴病脉证并治"、"辨少阴病脉证并治"、"辨厥阴病脉证并治"、"辨霍乱病脉证并治"、"辨阴阳易差后劳复病脉证并治"。《伤寒论》398条原文中，冠以病名者有180余条，原文叙述中涉及"病"字者200多处。

众所周知，辨证论治是中医学的基本特点之一，正是《伤寒论》确立了辨证论治的基本体系。然而，辨病也是中医学诊疗体系中的重要内容，张仲景也特别强调辨病。《伤寒论》中既辨病又辨证，将辨病与辨证有机地结合起来，首创了病证结合的诊断模式，而这种诊断模式，处处体现着动态思维的分析方法。

【分析】

1."病"的概念及特点

病，是一个相对独立的、纵向的、整体的诊断学概念[4]，是对在病史和临床表现上具有一定共同特征，不因患者和地域差异而改变的一组临床表现的综合诊断，也就是对疾病全过程基本规律、基本矛盾的概括。《伤寒论》中，张仲景对多种外感疾病的演变规律加以总结，概括而成的六大疾病类型，如太阳病、阳明病、少阳病、太阴病、少阴病、厥阴病等，习惯上又统称为"六经病"。

"病"具有"连续性"和"特异性"。所谓的"连续性"，是指每个病都包括从起病到结局的一系列由浅入深、由表及里的动态病理演变过程。例如太阳病经证迁延时日不解，邪气循经入腑，可发展成为太阳病腑证（蓄水证、蓄血证）；邪气化热入里，传经可演变为少阳病或者阳明病；失治误治，损伤阳气，邪气内陷三阴，则发展成太阴病、少阴病及厥阴病。这就是六经病的连续动态演变过程。

"病"的"特异性"，是指每个病都具有自身不同于他病的病因病机、临床特点、治法方药及预后转归。例如六淫外邪是太阳病的病因，外邪束表、营卫失和是其病机。以"脉浮头项强痛而恶寒"为临床特征，病变性质以表证为主，其本证分为太阳经证和太阳腑证两大类；发汗解表是其治疗正法，麻黄汤、桂枝汤是主方。太阳病邪浅病轻，其预后相对较好；若失治误治，则致传变。阳热偏盛，多传少阳、阳明；阴寒偏盛，多传太阴、少阴或者厥阴。

2. "证"的概念及特点

证，又称证候，则是对疾病发展过程中某一阶段病机特点的概括。"证"是在明确"病"的基础上，参考患者的体质、年龄、宿疾等情况，对疾病某一阶段病理特点的综合。

"证"具有"阶段性"和"非特异性"。所谓的"阶段性"，是指"证"只反映疾病某一阶段病理变化的本质。这种本质性的反映随着疾病的发展而不断变化，并且不论发生什么变化，它仍然属于原来疾病的一个阶段、一个部分。在一个疾病的发展过程中，可以表现出若干个相应的证。从病的全过程来看，正是由一个个互相联系的证构成了疾病发展变化的轨迹。例如在太阳病的前提下，出现发热、恶风寒、汗出、脉浮缓时，是中风证；出现恶寒、或已发热、或未发热、无汗而喘、脉浮紧时，是伤寒证；出现脉浮、小便不利、微热、消渴时，是太阳蓄水证；表证仍在又见其人如狂、或发狂，少腹急结或硬满、小便自利、脉微而沉或沉结时，是太阳蓄血证。可见，在一个"病"下面，可以有若干个"证"。"证"的"非特异性"，是指同一个证可以出现于不同的疾病过程中。例如瘀热互结的蓄血证既可以见于太阳病，也可以出现于阳明病中。由于"证"是中医学论治的着眼点，所以"证"的"非特异性"就是中医学"异病同治"的基础。

3. 辨病分证，纲举目张

《伤寒论》是以六经病分类名篇的，在六经病的辨治过程中，皆以病为纲，以证为目，在辨病的基础上进行辨证，实有纲举目张的意义。《伤寒论》提纲挈领地将多种外感疾病区分为既相对独立、又互相关联的太阳病、阳明病、少阳病、太阴病、少阴病、厥阴病等六大疾病类型，通过分类阐发，从总体上揭示了六经病的病因病机、证候特点、治则方药、预后转归[5]。明确"病"的概念，即可从总体上把握疾病。然而，病是动态发展的，"病"的诊断，仅仅是对疾病基本矛盾和发展转化规律总的、一般性了解，而不是对疾病各发展阶段、不同条件下矛盾的特殊性及复杂性的具体反映，尚难以说明当前的实际病理变化。要使诊断符合当前的病情，如实反映现阶段的病理变化，就必须结合患者的个体差异、病程及治疗情况等，对当时的症候作进一步的综合分析，才能得出符合当前实际病理变化的"证"的诊断。辨病，是对疾病全过程的纵向认识，具有总体把握、纲领性的意义；辨证，是对疾病发展过程中某一阶段的横断面认识。在辨病的前提下进一步辨证，则纲举目张，有助于全面、准确地认识疾病，治疗疾病。

4．病证结合是《伤寒论》的基本诊断模式

辨病与辨证，是中医临床的诊断问题。辨病是诊断的第一步，属一级诊断；辨"病"诊断的意义就在于揭示不同疾病的本质，把握疾病基本矛盾的特殊性，确定总体治疗原则，并根据疾病的发展规律预测其转化趋向。辨证是第二步，属二级诊断；辨"证"诊断的意义则在于准确认识同一疾病在不同阶段、不同条件下矛盾的个性和在一定时期上的共性矛盾，做到因人、因地、因时制宜，提出具有针对性的、符合个体化的治法方药。可见，首先辨病，是准确辨证的基础和前提；辨证则是对疾病认识的深化和补充。临床只有把辨病与辨证有机地结合起来，才能从不同角度、不同层次准确把握疾病的本质。张仲景在《伤寒论》中首创了既辨病又辨证，病证结合的诊断模式，《伤寒论》诸篇名皆把"辨某某病"列在前面，其后才是"脉证并治"，把辨证限定在六经诸病的范围内进行。各篇原文的排列仍然是先论病而后辨证，以病统证，病下分证的诊断模式，其层次是十分清晰的。

【结论】

"病"是对疾病全过程总的特点和基本矛盾的病理性概括，具有"连续性"和"特异性"两个特征。"证"是对疾病某一阶段病因、病位、病性、病势、病机所作出的综合性结论，具有"阶段性"和"非特异性"两个特征。"病"，重点在全过程；"证"，重点在现阶段，辨病与辨证是分别从不同层次、不同角度对疾病进行诊断。《伤寒论》首创了先辨病后辨证，辨病与辨证相结合的诊断模式。这种诊断体系具有提纲挈领、纲举目张的意义，一直有效地指导着中医临床实践。在辨病与辨证的过程中，始终贯穿应用了动态思维的科学分析方法[6]。

【启示】

通过探讨《伤寒论》先辨病而后辨证、辨病与辨证相结合的诊断模式，使我们辨证论治的思路更加清晰。从临床实际看，每种疾病都有一个动态发展的演变过程。如何应用动态思维的分析方法诊断疾病、治疗疾病，是每位从事中医临床者必须思考和解决的问题。

（三）从太阳病的传变看动态思维

【问题】

张仲景在《伤寒论》中将多种外感疾病区分为既相对独立、又互相关联的太阳病、阳明病、少阳病、太阴病、少阴病、厥阴病等六大疾病类型，习惯上称之为"六经病"。六经所属的经络和脏腑是六经病证产生的生理病理基础，人体是一个有机的整体，六经病证之间可以互相影响，故六经病本身就存在着动态演变的过程。太阳病是六经病的初期阶段，传变最多。考《伤寒论》原著，太阳病失治误治，邪气传变，既可以发展成为阳明病、少阳病，也可能内陷三阴，而演变成为太阴病、少阴病或厥阴病。太阳病篇涉及疾病传变的条文较多，通过分析这些内容，可以体会张仲景善于从动态发展及运动变化的角度来把握疾病的传变。

【分析】

1．传变的概念

"传变"一词，首见于《伤寒论·伤寒例》："若或差迟，病即传变，虽欲除治，必难为力。"成无己注曰："传有常也，变无常也。传为循经而传，此太阳传阳明是也；变为不常之变，如阳证变阴证是也。邪既传变，病势深也。"可见，"传"，是指病情循着一定的趋向发

展；"变"，是指在某些特殊条件下，病情不循一般规律发展而发生了性质的改变。习惯上传变并称，用以说明六经病的互相转化情况。《伤寒论》常用"传"、"转"、"属"、"系"以及"转属"、"转系"、"转入"等概念来说明疾病的传变问题。

2. 影响疾病传变的因素

六经病的传变与否，主要取决于四个方面的因素。一是正气的盛衰：正气旺盛，抗邪有力，则邪气不能传变；反之正气衰弱，无力抗邪，则邪气内传而疾病发生变化；若邪虽内传，而正气渐复，已具驱邪外出之力，亦可使邪气由里出表，病证由阴转阳。其次取决于邪气的轻重和性质：若受邪轻微、且属普通的六淫之邪，或在正邪斗争中邪势已衰，则无力内传；若感邪较重、且属疫疬毒邪，或在正邪斗争中邪势正盛，则势必传变。三是取决于治疗得当与否：治疗及时、辨证准确、用药得当、调护得宜，则不会传变；反之即易传变。此外还与患者的体质差异及兼夹宿疾等因素有关。张仲景在《伤寒论》中往往仅仅论及治疗因素，其它方面多略而不言，学习时应注意从上述诸方面去分析。

3. 以脉症为依据，动态观察，判断疾病是否传变

《伤寒论》之六经，源于《素问·热论》的六经分证，但《伤寒论》的六经病证又不同于《素问·热论》的六经分证。在《素问·热论》中，有"伤寒一日，巨阳受之……二日阳明受之……三日少阳受之……四日太阴受之……五日少阴受之……六日厥阴受之"的记载，后世称之为"计日受邪传经说"。张仲景在《伤寒论》中，虽然借用六经之名而将多种外感疾病区分为既相对独立、又互相关联的六经病，创立六经辨证论治体系，但是在疾病传变问题上，却坚持以患者的临床脉症为依据，动态观察，判断疾病传变与否。太阳病篇中涉及判断传变的内容较多，典型的有第4、5两条。

第4条："伤寒一日，太阳受之，脉若静者，为不传。颇欲吐，若躁烦，脉数急者，为传。""伤寒一日，太阳受之"，谓外感初期，邪犯太阳而发为太阳病表证。"脉若静"，谓脉症没有发生变化，仍然呈现一派太阳病表证的征象，则提示"不传"。相反，尽管"伤寒一日"，如果病人出现剧烈呕吐，或躁烦不安，且脉来数急等，此时脉症已经发生了明显的变化，则提示邪气内传，可能已经波及少阳或阳明，故曰"为传也"。第5条："伤寒二三日，阳明、少阳证不见者，为不传也。"根据《素问·热论》"计日受邪传经说"，伤寒一日，为太阳受邪，二日属阳明受邪，三日为少阳受邪。现在虽然"伤寒二三日"，但是既未见身热、汗自出、不恶寒、反恶热、口渴、脉大等的阳明病症，也没有出现口苦、咽干、目眩、往来寒热、胸胁苦满、脉弦细等的少阳病症，仍仅见太阳病表证的表现，则可断定为太阳病未传变。另外，少阳病篇第270条："伤寒三日，三阳为尽，三阴当受邪，其人反能食而不呕，此为三阴不受邪也。"其精神和以上两条相类似，恕不赘述。

以上两条，前者提示尽管在受邪之初，疾病亦有发生传变的可能；后者说明，尽管在受邪数日之后，疾病亦有不发生传变的可能。说明外邪袭人，不管发病时日或短或长，判断疾病传变与否，不能拘泥于发病的日数或六经的顺序，而应根据其脉症，动态对比观察，才能做出准确的判断。这是张仲景对《素问·热论》计日传经理论的重要突破和发展创新。临床实践也证明，根据脉症变化判断疾病传变与否的方法是科学的，也是符合实际的。

4. 太阳病与其它诸经病的传变举例

太阳病是六经病的初期阶段，传变最多，也最复杂。在此，仅以《伤寒论》太阳病篇原文为依据，归纳分析太阳病失治误治，邪气传变，发展成为阳明病、少阳病，或者内陷三阴，而演变成为太阴病、少阴病、厥阴病，借以说明动态思维法在判断疾病传变过程中的运用及意义。

（1）太阳病转变为阳明病

第48条："二阳并病，太阳初得病时，发其汗，汗先出不彻，因转属阳明，续自微汗出，不恶寒……"第185条："本太阳初得病时，发其汗，汗先出不彻，因转属阳明也。伤寒发热无汗，呕不能食，而反汗出濈濈然者，是转属阳明也。"第188条："伤寒转系阳明者，其人濈然微汗出也。"伤寒表证皆属太阳病，发汗解表是太阳病的正治法则。由于在太阳病初，汗法使用不当，发汗量太少，既不足以驱除表邪，又延误病机，邪气化热入里而波及阳明。"续自微汗出，不恶寒"，"反汗出濈濈然"则应根据病情变化，动态地对比分析，即病人由原来的"无汗"变为"持续不断的微微汗出"、由"恶寒发热"变为"不恶寒而但发热"，这样就提示太阳表证已罢，病已转变为阳明里证了。

第26条："服桂枝汤，大汗出后，大烦渴不解，脉洪大者，白虎加人参汤主之。"第168条："伤寒，若吐若下后，七八日不解，热结在里，表里俱热，时时恶风，大渴，舌上干燥而烦，欲饮水数升者，白虎加人参汤主之。"第169条："伤寒，无大热，口燥渴，心烦，背微恶寒者，白虎加人参汤主之。"第170条："伤寒，脉浮，发热无汗，其表不解，不可与白虎汤；渴欲饮水，无表证者，白虎加人参汤主之。"上述几条说明，无论是太阳中风或太阳伤寒，失治误治，皆可使邪传阳明，而成为阳明经热之白虎加人参汤证。

第248条："太阳病三日，发汗不解，蒸蒸发热者，属胃也，调胃承气汤主之。"第249条："伤寒吐后，腹胀满者，与调胃承气汤。"太阳病之热型为发热恶寒并见，且腹无胀满，今见其不恶寒而蒸蒸发热，且出现腹胀满，结合病史，动态对比分析可知，此因太阳表证发汗不当，或误施吐法，而伤津化燥，邪气入里化热，与肠中糟粕相结而转变成为阳明腑实证。

（2）太阳病转变为少阳病

第37条"太阳病，十日以去……设胸满胁痛者，与小柴胡汤"；第96条"伤寒五六日，中风，往来寒热，胸胁苦满，嘿嘿不欲饮食，心烦喜呕，……小柴胡汤主之"；第149条"伤寒五六日，呕而发热者，柴胡汤证具……"；第266条"本太阳病不解，转入少阳者，胁下硬满，干呕不能食，往来寒热，尚未吐下，脉沉紧者，与小柴胡汤。"以上诸条说明太阳病表证迁延时日，邪气渐入半表半里波及少阳所属的经腑，而进一步出现往来寒热、胸胁苦满、胁痛、嘿嘿不欲饮食、心烦喜呕等症，则提示太阳病已经转变为少阳病。

（3）太阳病转变为太阴病

第163条："太阳病，外证未除，而数下之，遂协热而利，利下不止，心下痞硬，表里不解者，桂枝人参汤主之。"太阳病表证未解，法当发汗解表。医者失察，屡用苦寒攻下。误下之后不仅表邪不除，而且损伤脾胃阳气，导致邪陷太阴。脾虚中寒，温运失司，寒湿下趋则下利不止；湿浊中阻，气机壅塞，则心下痞硬；表证仍在，故发热、恶寒、头痛等外证依然未除。外有表证之发热，里有虚寒之下利，故谓"协热而利"。此乃表里同病，治宜表里双解，用桂枝人参汤温中止利，兼解表邪。桂枝人参汤即理中汤加桂枝而成。又279条："本太阳病，医反下之，因尔腹满时痛者，属太阴也……"原属太阳病表证，治宜发汗解表而不可攻下；"医反下之"，属误治无疑。误下损伤脾阳，使邪陷太阴而致此证。

两条皆提示太阳病误下，皆损伤脾阳，从而导致邪陷太阴。163 条"遂协热而利……"，279 条"因尔腹满时痛者"，其"遂"和"因尔"，都有承前启后，动态观察、对比分析其临床表现的意思。

（4）太阳病转变为少阴病

第 61 条："下之后，复发汗，昼日烦躁不得眠，夜而安静，不呕，不渴，无表证，脉沉微，身无大热者，干姜附子汤主之。"太阳病，不当下而误下，则徒伤其里；又发汗不当而虚其表，汗下失序多次误治重伤少阴肾阳，而阳衰阴盛，虚阳躁动，故致本证，这是动态分析之结论。烦躁是其主症，且以白昼烦躁剧烈，躁扰不宁，夜晚安静为特点。盖天人相应，白昼属阳，虚衰之阳得到天阳资助能奋起与阴邪抗争，故"昼日烦躁不得眠"；夜暮属阴，阴气旺盛，已虚之阳更加衰微，无力与阴邪抗争，故"夜而安静"。不呕、不渴、无表证具有对比鉴别之意，以排除三阳病。病由太阳病误治而成，今邪不在三阳之表，必入三阴之里。脉沉微，则是本条的辨证关键。沉微脉是少阴寒化证的主脉，故揭示本证少阴肾阳暴虚而阳衰阴盛的本质。阳衰阴盛，格阳于外，故见身热。但毕竟此属虚阳外越之假热，故热势不高而身无大热。病由太阳病误治而病转少阴，证属阳衰阴盛，虚阳躁动，真寒假热，病势极危，故用干姜附子汤急救回阳。第 82 条："太阳病，发汗，汗出不解，其人仍发热，心下悸，头眩，身𥆧动，振振欲擗地者，真武汤主之。"太阳病发汗太过，重伤少阴之阳而病转少阴成阳虚水泛证。

（5）太阳病转变为厥阴病

第 338 条："伤寒，脉微而厥，至七八日肤冷，其人躁无暂安时者，此为藏厥，非蛔厥也。蛔厥者，其人当吐蛔；令病者静而复时烦者，此为藏寒，蛔上入其膈，故烦，须臾复止；得食而呕，又烦者，蛔闻食臭出，其人常自吐蛔。""伤寒"，提示原发病。在其发病过程中，见"脉微而厥"，则有脏厥与蛔厥之异。这两种证候的病机、病势轻重、预后转归和治法等都截然不同，临床必须动态观察，对比鉴别。

"脏厥"，是指五脏阳气虚衰而致的厥证。在伤寒发展过程中，多由心肾阳气衰微，邪入少阴从阴化寒，阴寒内盛所致。阳气衰微，鼓动无力，故脉微，当呈似有似无、按之欲绝之状；阳衰温煦不及，则四肢厥逆，其程度较重，且持续加深，如手足冷过肘膝，甚至全身皆凉，"至七八日肤冷"；言"其人躁无暂安时"者，是指患者躁扰不宁，如循衣摸床，撮空理线等，无一刻安宁。此属真阳极衰，脏气垂绝，心神涣散，残阳欲脱之象。其病情重危，病势险恶，预后多不良。

"蛔厥"，是在厥阴上热下寒的基础上，因蛔虫窜扰，气机逆乱所致的厥证。此证也多因伤寒而诱发，在发病时也可见"脉微而厥"。言"其人当吐蛔"，是提示蛔厥者必有呕吐蛔虫史，而脏厥则没有。"令病者静而复时烦"，说明蛔厥有阵发性发作加剧的特点，在疾病缓解期可安静如常人，在发作期则烦；该"烦"字既指疾病发作时患者烦躁不安，坐立不宁，也包括"气上撞心，心中疼热"，呕吐或吐蛔，腹部剧烈疼痛等症状。"此为脏寒，蛔上入其膈"，属自注句，说明烦（疼）产生的机理是脾肠虚寒，膈胃有热，蛔虫避寒就温而上窜作祟；蛔虫窜扰则疾病发作、病情加剧，蛔虫安静则疾病缓解，病情减轻。"得食而呕又烦"，进一步提示蛔厥之阵发性发作与进食有关，往往因进食而诱发。通过动态观察，对比分析可知，蛔厥是因上热下寒，蛔虫窜扰所致，在其发作时，蛔虫窜扰，气机逆乱，阴阳气暂时不相顺接，也可见"脉微而厥"。不过蛔厥之脉微、肢厥程度较轻，一般随疾病剧烈发作而出现，随病情缓解而消失，其脉微不过是脉象暂时性的沉伏不显，肢厥也仅表现为手足或四肢厥冷而未至周身肤冷。蛔厥病情虽重却不甚危，预后尚好。

第335条："伤寒，一二日至四五日，厥者必发热，前热者后必厥，厥深者热亦深，厥微者热亦微。厥应下之，而反发汗者，必口伤烂赤。""伤寒"，提示本证原发于外感表证；"一二日至四五日"，言其病程，应动态地分析。谓表证迁延失治，邪气逐渐入里化热，而邪热伏郁，阻遏气机，以致阴阳气不相顺接而成为厥阴病热厥证。"厥者必发热，前热者后必厥"，提示热厥的临床特征。"厥者必发热"，谓患者在出现手足逆冷的同时，必定伴见身热、心烦、口渴、舌红苔黄等一派里热征象；"前热者后必厥"，指出热厥证在出现手足厥逆之前必先有发热等热证的病理过程，发热在前，手足逆冷在后，厥逆是由热邪深伏于里所导致的结果。"厥深者热亦深，厥微者热亦微"，提示手足厥逆的程度与邪热伏郁的浅深和轻重密切相关。热邪愈重、伏郁的愈深，则四肢厥逆的程度也愈甚；热邪较轻，伏郁的较浅，则四肢厥逆的程度也较轻。临床可根据手足逆冷程度的微甚来判断邪热的浅深轻重，为治疗提供依据。本条不仅动态地说明太阳病可以发展成为厥阴病，而且进一步动态地指出了热厥证的辨证要点。

【结论】

《伤寒论》借传变说明六经病的互相转化情况。疾病的传变与否，主要取决于正气的盛衰、邪气的轻重和性质、治疗得当与否以及患者的体质差异和兼夹宿疾等四个方面。《伤寒论》是以患者的临床脉症为依据，动态观察，来判断疾病传变与否。太阳病是六经的初期阶段，传变最多，也最复杂。太阳病失治误治，邪气传变，阳盛热化则多发展成为阳明病、少阳病；阴盛寒化，则邪陷三阴，而演变成为太阴病、少阴病、厥阴病。只有从疾病的动态发展过程中，才能准确把握六经病的传变转归。

【启示】

判断疾病的传变是临床诊断的重要内容，直接影响到对疾病的正确治疗。现代中医临床课堂理论教学往往把疾病简单地区分为几大证型，忽略了疾病的动态演变过程及疾病间的互相影响，多有机械教条之嫌。学习《伤寒论》动态思维分析方法，有助于帮助学生贴近临床实际，灵活的应用动态思维分析方法去观察病情，判断疾病的发展趋势。

（四）阳明病经热证的动态发展与转归

【问题】

"阳明之为病，胃家实是也。"邪热盛实是阳明病的基本病机。无形之邪热充斥者属阳明经热证，临床以身热，汗自出，不恶寒，反恶热，口渴多饮等为主症。有形之燥热搏结者属阳明腑实证，临床以大便硬结，腹满痛，手足濈然汗出，潮热，谵语等为主症。阳明经热证是阳明病的初期阶段，由于邪热炽盛程度不同，患者体质的差异，就诊迟早以及治疗得当与否等，均可能影响阳明经热证的发展转归。就《伤寒论》原文来看，阳明经热证的病势有转为腑实证、血热证、湿热发黄证、津竭便硬证的不同[7]。

【分析】

1.转化为阳明腑实证

阳明病经热证以身热，多汗，恶热，口渴多饮等为主症。若胃肠津液得以及时补充，或津液尚未严重偏渗，则充斥状态可相对持续，于就诊时仍表现为以充斥为主的热证。反之，因汗多津伤，或津液偏渗，或饮入水谷未能有效补充津液，周身津液显著或持续耗损，使胃肠津液亏虚，则燥热与糟粕结聚，导致以燥热结聚为主要病机的阳明腑实证。如第213条"阳明病，其人多汗，以津液外出，胃中燥，大便必硬，硬则谵语，小承气汤主之。""阳明病，其人多汗"当属阳明经热证无疑。若病人于"多汗"之初就诊，当属典型热证；患者就诊较迟，津液明显耗伤，燥热尚未与糟粕互结，则为阳明热盛气津两伤证；就诊较迟或汗出过多，严重耗伤胃肠津液，燥热与糟粕互结，则转变为阳明腑实证。分析本证的动态演变过程，可见阳明热证因"多汗"→"津液外出"；由于胃肠津液亏耗，燥热与糟粕互结→"大便则硬"；因为便硬腑实，浊热不能下泄上逆扰心→"谵语"。邪热由充斥状态转为燥热结聚，证型则由经热证转为腑实证，故用"小承气汤主之"。假设，虽"多汗"或就诊较迟，但津液尚能有效补充，胃肠津液相对不亏，则未必转为腑实，恐仍当以白虎汤或白虎加人参汤主之。

第253条："阳明病，发热、汗多者，急下之，宜大承气汤。"阳明病发热、汗多，当属阳明经热证，当以白虎汤主之。张仲景却采用大承气汤急下，必有其因。既然强调用下法，"便硬不通"当属省文。发热、汗多与大便不通并见，恐非单纯邪热充斥的阳明经热证，当系邪热充斥与燥热结聚并存的阳明经腑同病。阳明病初起，邪热处于充斥状态，属于阳明病经热证。若津液持续耗损，则病势渐向燥热结聚之阳明腑实发展。一般而言，邪热由充斥向燥热结聚转化，则充斥之势当缓，汗出当顺势而减。本证汗出不但未减，反而"汗多者"，表明邪热炽盛之势并未减缓。说明燥热程度严重、津耗量大而势急，阴有耗竭之势，故须急下燥热，救护真阴。本条原文旨在阐述阳明热证向腑实证动态转化且必以急下救治的特殊证型。

2.转化为阳明血热证

第202条"阳明病，口燥但欲漱水，不欲咽者，此必衄"。阳明病，邪热亢盛灼津，又汗出较多耗津，故口渴多饮，甚至口大渴"欲饮水数升"渴仍不止，此为热在气分，白虎汤、白虎加人参汤证是也。本条所述阳明病，虽表现为口燥，只是频频漱口以湿润而不欲咽下，是邪热不在阳明气分而已入血分的特征。因营血属阴，其性濡润，血被热蒸，营阴尚能上潮，故"口燥，但欲漱水，不欲咽"。动态观察其口渴，分析其病变发展趋势，既属血热证，则热灼血络，迫血妄行，故有可能出现衄血。227条："脉浮，发热，口干，鼻燥，能食者则衄。"脉浮、发热、口渴，为阳明气分热盛之征；阳明经脉起于鼻之交颏中，络于目，挟口，环唇，入齿中，热邪循经上犯，故口干鼻燥。"能食"，说明仅有胃热，而肠腑尚无燥结里实。热盛于经而不得外越，进一步由气分波及血分，以致气血两燔，伤及阳络，迫血妄行则为衄血。

热证转为血热证，尚有热入血室、阳明血热互结及便脓血等不同证型。216条："阳明病，下血、谵语者，此为热入血室。但头汗出者，刺期门，随其实而泻之，濈然汗出则愈。"妇人患阳明病热证，若邪热炽盛，内陷血室则"热入血室"。热灼血络，迫血妄行，则非经期前阴下血；热在血分，扰乱心主则"谵语"。"刺期门"使血室之热透出气分，"濈然汗出"而转愈。若邪热充斥不解，仍须辛寒清热而病方能瘥。

第257条："病人无表里证，发热七八日，虽脉浮数者，可下之。假令已下，脉数不解，合热则消谷喜饥，至六七日，不大便者，有瘀血，宜抵当汤。"此承第256条，论发生阳明与少阳合病后的另一类证候。阳明与少阳合病后，邪热尽归阳明。既言"可下之"，则表明当有燥热内结之不大便症；"无表里证"是指既无表证，又无腹满拒按症状；"发热七八日"是言邪热始终充斥于外；"脉浮数"也提示邪热充斥。不大便与发热、脉浮数并见，反映燥热结聚与邪热充斥并存，证属阳明热证与腑实证兼夹。"下之"，结聚之燥热虽去，充斥之邪热犹存，也即"已下"而"脉数不解"之意。因少阳邪热合于阳明，故云"合热则消谷喜饥"。动态观察，经过六七日以后，犹存的邪热深入血分与血相搏，故谓"有瘀血"。血瘀热结，阻滞肠腑，故"不大便"。此属阳明热证转为血热互结证，宜用抵当汤破血逐瘀治疗。

第258条"若脉数不解，而下不止，必协热便脓血也"。是承上文论下后转化为血热证的另一证型。攻下后，结聚的燥热去，而充斥的邪热存。邪热充斥于外，则身热脉数；热迫液泄，则"下不止"；热入下焦血分，灼伤肠道脉络，血败肉腐而成下利脓血之证。

3. 转化为湿热发黄证

199条"阳明病，无汗、小便不利，心中懊侬者，身必发黄。"在阳明病经热证时，一般身热汗自出而小便通畅自利。"阳明病，法多汗"，出汗是阳明里热外越之征；小便是里湿外泄的主要途径。小便通畅自利，则里湿得以外泄。邪热外越，里湿外泄，无由郁蒸，则不会出现湿热发黄证。阳明热证发热，若无汗或汗出不畅，则邪热无由外越而内郁；小便不利则里湿无由外泄而内积；湿热郁蒸，故有可能导致发黄。例如236条："阳明病，发热、汗出者，此为热越，不能发黄也。但头汗出，身无汗，剂颈而还，小便不利，渴引水浆者，此为瘀热在里，身必发黄，茵陈蒿汤主之。"既云"阳明病"，必以病初所具发热、汗出、不恶寒、恶热而明确诊断。若病人就诊时发热、汗出持续存在，"此为热越"，即邪热随汗而外越，无热内郁，则不能发黄。"但头汗出，身无汗，剂颈而还"，是言汗出不畅，邪热内郁；小便不利，则水湿内留，加之"渴引水浆者"，则更增里湿。邪热与水湿交郁，即"瘀热在里"之意，并据此推断其"身必发黄"。该条即动态地说明了由阳明病经热证自然转为湿热发黄证的过程。

阳明经热证误用下法，也可转为湿热发黄证。第206条："阳明病，面合色赤，不可攻之。必发热，色黄，小便不利也。"阳明病满面通红，是无形邪热炽盛于阳明经表之征，邪热虽盛，但腑实未成，宜用清法，禁用攻下。若误用攻下，是必损伤脾胃，亦使邪热内陷。由于下后脾运失常，水湿内停，湿与热合，湿热郁蒸，则可出现发热、身目俱黄、小便不利等症。

4. 转化为津竭便硬证

阳明病津伤便硬证，多系阳明病经热证治后所遗，属阳明微热残留而肠津未复之证，与典型的阳明腑实证不同。因其由热证转来，故也归入经热证的转化证范畴。例如203条："阳明病，本自汗出。医更重发汗，病已差，尚微烦不了了者，此大便必硬故也。以亡津液，胃中干燥，故令大便硬。当问其小便日几行，若本小便日三四行，今日再行，故知大便不久出。今为小便数少，以津液当还入胃中，故知不久必大便也。""阳明病，本自汗出"，原发病必属阳明经热证。热证宜用清法，但"医更重发汗"。虽属误治，毕竟"病已差"，现仅"微烦不了了"；究其病机，此"大便必硬故也"。病由阳明病经热证转为津伤便硬证。现证颇轻，仅便秘难下，微烦不了了而已，不必用药。后文"当问其小便日几行，若本小便日三四行，今日再行，故知大便不久出"即是明证。其理是据"今为小便数少"，断为"津液当还入胃中"，则肠中津液恢复，"故知不久必大便也"。否则，可参第233条之导法治之。动态地观察患者的小便，以判断津液的恢复情况，从而推断其康复。

第233条："阳明病，自汗出。若发汗，小便自利者，此为津液内竭，虽硬不可攻之，当须自欲大便，宜蜜煎导而通之。若土瓜根及与大猪胆汁，皆可为导。""阳明病，自汗出"，原发病属阳明经热证无疑。热证本当清热，而反发汗则津液更伤；加之小便自利则津从下耗。虽属误治，但邪热已解，病证转轻而向愈。只是因伤津途径众多而使"津液内竭"，大肠失于濡润而致大便结硬干涩难解。此证非转为阳明腑实，而为阳明余热残留、肠津未复之津竭便硬证，故告戒"虽硬不可攻之"。与203条相比较而言，其津伤程度更重，且津液不能自复，大便不能自通，故当以外导法治之而瘥。

【结论】

本题以原文为依据，讨论了阳明病经热证的病势发展与证型转变。阳明病经热证的病机为邪热炽盛，充斥内外。邪热炽盛程度不同，患者体质的差异，就诊迟早以及治疗得当与否等，都可能影响阳明经热证的发展转归。就《伤寒论》原文来看，阳明经热证的病势有转为腑实证、血热证、湿热发黄证、津竭便硬证的不同。其发生与否，关键在于邪热充斥状态是否改变。若燥热之邪与糟粕互结，则转为阳明腑实证；若与湿合，湿热郁蒸，则转为湿热发黄证；若深入血分，迫血妄行，或与血结，则转为血热诸证；若燥热虽去，津液未复或兼余热残留，则转为津竭便硬证。

【启示】

阳明病经热证是阳明病的初期阶段，受诸多因素的影响，具有多种病势转归。其发生与否，关键在于邪热充斥状态是否改变。提示临床既要重视对阳明经热证的辨治，防止其转变；又要善于运用动态思维方法对比分析，及时掌握疾病的转变趋势。

（五）阳明病经热证与腑实证的兼夹、转化与治疗

【问题】

阳明病本证有按热证、实证分者，也有按经、腑分证者，还有将二者结合起来，分为经热证、腑实证者。目前，对上述分型及典型证候的辨治，其实质并无过多争议。但对于阳明病篇存在的某些不典型证候，如经热证与腑实证之兼夹证，历代注家阐发较少，目前研究也尚欠深入。本节试以阳明经热证与腑实证兼夹、转化的相关原文为依据，从阳明病动态发展的角度，探讨阳明经热证与腑实证的兼夹及其转化规律，并提出治法与方药[8]。

【分析】

1. 阳明病经热证和腑实证之病机同中有异

"阳明之为病，胃家实是也。"该条提示阳明病之病位在"胃家"，包括阳明所属的经络和脏腑；性质属"实"，即邪气盛，正气不衰，抗邪有力。"胃家实"就概括了阳明病经热证和腑实证的共同病理特点，燥热盛实是阳明病的基本病机，而燥热的表现形式则决定了阳明

病的证候类型。若燥热表现为无形"充斥"状态，则发为阳明经热证；若燥热与肠中糟粕搏结而表现为有形的"结聚"状态，则发为阳明腑实证。同样，若邪热与湿相合，则转变为湿热发黄证；或深入血分，则转变发为血热诸证。由此可见，就阳明经热证与腑实证而言，其共同病机为燥热炽盛；根本区别是：燥热之表现形式不同，即"充斥"与"结聚"。虽然充斥与结聚形式各异，但均源于阳明燥热。

阳明之燥热表现为"结聚"，还是"充斥"，与人体内环境密切相关。胃肠津液之亏虚程度及津液偏渗之轻重，对上述两种状态的发生、发展影响颇大。如181条曰："太阳病，若发汗、若下、若利小便，此亡津液，胃中干燥，因转属阳明。不更衣，内实，大便难者，此名阳明也。"太阳病是原发病，由于在太阳病阶段发汗不当，或者误下、误利小便，重伤津液致胃肠津亏化燥，邪气化热入里，燥热结聚而导致阳明腑实证。再如250条："太阳病，若吐、若下、若发汗后，微烦，小便数，大便因硬者，与小承气汤，和之愈。"此言太阳病阶段误施吐下，或者发汗不当，重伤津液；加之小便频数，津液之偏渗是转属阳明腑实的两个因素。故阳明胃肠津液之亏虚程度，往往是发生阳明经热证与腑实证之关键。

2．阳明病确实存在经热证与腑实证的兼夹

燥热之"充斥"与"结聚"是相对的，而非绝对的。所谓燥热"充斥"，仅是以"充斥"为主而已，不能排除其内在"结聚"之存在；同样，燥热"结聚"，也仅是以"结聚"为主，同样不能排除其"充斥"的存在。因此，"充斥"与"结聚"，常可互见。当难以区分何者为主时，其证候即属阳明经热证与腑实证之兼夹。如第221条："阳明病，脉浮而紧，咽燥、口苦，腹满而喘，发热汗出，不恶寒，反恶热，身重。若发汗则躁，心愦愦，反谵语；若加烧针，必怵惕、烦躁不得眠；若下之，则胃中空虚，客气动膈，心中懊恼，舌上胎者，栀子豉汤主之。"一方面燥热"充斥"而表现为发热、汗出、不恶寒、反恶热、咽燥、口苦、脉浮"；另一方面燥热与糟粕"结聚"，腑气壅滞而腹满，肺气失降则喘，燥热结聚则脉紧。据"若下之，则胃中空虚"，可知，患者尚有不大便或大便硬一症。如上，反映燥热"结聚"与"充斥"之并存、并重，足以证明该证乃阳明经热证与腑实证之兼夹。再如219条："三阳合病，腹满、身重，难以转侧，口不仁、面垢、谵语、遗尿。发汗，则谵语（甚）；下之，则额上生汗，手足逆冷；若自汗出者，白虎汤主之。"该文论述三阳合病，燥热独盛于阳明的证治。"身重，难以转侧，口不仁、面垢"，反映燥热"充斥"；"腹满"则提示燥热与糟粕之"结聚"。燥热处于"结聚"和"充斥"并存状态。以何为主，当须详辨。原文强调"若自汗出者"，则提示燥热以"充斥"于阳明内外为主，故可用"白虎汤"辛寒清热治之；否则，不以自汗为突出表现或汗出很少或局限于手足者，则恐以燥热与糟粕"结聚"为主，就不宜选用白虎汤。

又如第206条："阳明病，面合色赤，不可攻之。必发热，色黄者，小便不利也。"既然考虑攻下，则必属阳明腑实证。阳明腑实，则不当见面合色赤之症。今满面通红，则反映燥热"充斥"仍较重。由于燥热"结聚"与"充斥"并存，故仲景曰"不可攻之"。其实，正是由于邪热"充斥"弥漫之病机较重，才会因误下而导致"充斥"之热邪与水湿郁蒸。若无弥漫"充斥"之邪热，何能与水湿郁蒸？又怎么会发生黄疸？另外，第228条："阳明病下之，其外有热，手足温，不结胸，心中懊恼，饥不能食，但头汗出者，栀子豉汤主之。"也是因为阳明病热证与实证之兼夹而下之，有形"结聚"之燥热去而无形"充斥"之邪热存。

下后余热留扰胸膈，故以栀子豉汤清宣郁热而除烦。反证，下之前之燥热非处单一状态，而是"充斥"与"结聚"并存。

3．阳明病经热证与腑实证的病势可动态转化

阳明病经热证以身热、多汗、恶热、口渴多饮等为主症，若患者多饮而胃肠津液得到及时补充或津液尚未明显偏渗，则可使燥热"充斥"状态相对维持，于就诊时仍表现为以"充斥"为主的阳明经热证。反之，由于多汗或小便数或津液无以持续补充，则易使内环境发生显著变化，使燥热与大肠糟粕搏结，发生以有形"结聚"为主要病机的阳明腑实证。如第213条："阳明病，其人多汗，以津液外出，胃中燥，大便必硬，硬则谵语，小承气汤主之。若一服谵语止者，更莫复服。"该条即动态地说明了阳明经热证向腑实证的转化过程。正因为阳明经热证时"其人多汗"，而使"津液外出"，胃肠津液亏耗，"胃中干"，才发生燥热由"充斥"向"结聚"的转变，从而进一步形成以大便硬、谵语等为主症的阳明腑实证，故当以"小承气汤主之"。假若未发生转变，恐仍当以白虎汤或白虎加人参汤主之。假设燥热仍处于"充斥"与"结聚"并存、并重状态，则恐与221条所言病机、证候类似。

4．阳明经热与腑实兼夹证的治疗

典型阳明病经热证与腑实证的治疗，一般经热证宜清，宜选白虎汤类方；腑实证宜寒下，当用承气汤类方。鉴于阳明经热证可向腑实证转化，其转化处于动态过程中，加之患者就诊迟早不同，故临证所见，证必多端。证情虽多，经热证向腑实证发展之动态过程和趋势是相对固定的。为阐明其动态辨证之具体问题，暂将该动态过程分为三个相对静止的证型：即经热证初转腑实之偏热型、经热证转腑实之并重型、经热证转腑实之偏实型。

《伤寒论》既然有麻黄汤与桂枝汤之合方，如桂枝麻黄各半汤、桂枝二麻黄一汤；有小柴胡汤与桂枝汤之合方，如柴胡桂枝汤，为什么不能有白虎与承气之合方呢？既然有加桂、加附、加杏朴之诸多加减方；有青龙、柴胡、四逆诸多之加减法，为什么不能有白虎、承气加减之法、加减之方呢？果若有合方之用，诸如第221条、228条之初始证候，恐不至于下后余热留扰胸膈。因此，对于阳明经热证与腑实证的兼夹、转化之辨治，不妨考虑以下变通。

其一，经热证初转腑实之偏热型，即以燥热"充斥"为主，且已初具燥热"结聚"之象者，当以清热为主，稍佐攻下之法，可在白虎汤或白虎加人参汤中加入大黄或芒硝。

其二，经热证转腑实之并重型，即燥热处于"结聚"与"充斥"并重格局，治以清下并举之法，与白虎汤、承气汤之合方化裁。

其三，经热证转腑实之偏实型，即燥热以"结聚"为主，仍有邪热"充斥"之病机存在，当攻下为主，佐以清热之法，可在承气类方中加石膏或知母。

其实，后世医家在临床实践中，早已有人对仲景白虎、承气及合方进行加减变通。例如，吴鞠通治疗阳明温病所创用的诸如宣白承气汤、护胃承气汤、增液承气汤及导赤承气汤等，无一不是对仲景白虎汤、承气汤的发展与变通。

【结论】

"胃家实"概括了阳明病经热证和腑实证的共同病理特点，燥热盛实是阳明病的基本病机，而燥热的表现形式则决定了阳明病的证候类型。若燥热表现为无形的"充斥"状态，则发为阳明经热证；若燥热与肠中糟粕搏结而表现为有形的"结聚"状态，则发为阳明腑实

证。故阳明病经热证和腑实证的病理区别就在于燥热的"充斥"或"结聚"。以《伤寒论》相关原文为依据，结合病史、治疗及其它内外因素，从疾病动态发展角度探究阳明病篇确系存在的某些不典型证候，如阳明经热证与腑实证的兼夹证。由于燥热的"充斥"或"结聚"可以兼夹转化，所以阳明病经热证与腑实证的病势也可动态转化，临床也确实存在阳明病经热证与腑实证的兼夹证候。由于燥热程度、就诊迟早、津液耗损等诸多因素的差异，临证所见又有经热证初转腑实之偏热型、经热证转腑实之并重型、经热证转腑实之偏实型。治疗当师仲景合方法，可用白虎汤与承气汤合方化裁，并根据燥热"充斥"或"结聚"的孰多孰少，而随证治之。

【启示】

经热证与腑实证是阳明病本证的两大证型，在一定条件下，阳明病经热证可以向腑实证发展转化，经热证与腑实证也可以兼夹并存。虽然《伤寒论》没有明确提出治疗该类证候的具体治法和处方，但通过分析相关原文，研究仲景动态思维方法和治疗思想，参以后世的变通发挥，仍可掌握其辨证规律，予以正确辨治。

（六）从阳明篇对三承气汤证的辨析看动态思维

【问题】

阳明病是外感热病中期的阳热极盛阶段，病情较重、病势发展较快。阳明腑实证是阳明病本证的重要内容，虽然三承气汤证皆属典型的阳明腑实证，但是三证的病理发展阶段不同，燥热与糟粕结聚有轻重之别、三方攻下之力有强弱之异，故临证不可混淆。《伤寒论》阳明病篇，涉及三承气汤证治的原文有 20 余条，综合分析这些条文对三承气汤证的论述，就不难发现其中所反映的动态辨证的思维方法。

【分析】

1. 动态分析腑实证的形成及病势的演变

阳明腑实证大多由阳明经热证进一步演变而来，亦可由太阳病或其它病证转变而成。张仲景善于通过病情动态发展的过程来阐明这种病理演变趋势。

248 条"太阳病三日，发汗不解，蒸蒸发热者，属胃也，调胃承气汤主之。"249 条"伤寒吐后，腹胀满者，与调胃承气汤。"207 条"阳明病，不吐、不下、心烦者，可与调胃承气汤。"70 条"发汗后……不恶寒，但热者，实也，当和胃气，与调胃承气汤。"29 条"……若胃气不和，谵语者，少与调胃承气汤。"诸条通过对病情演变的动态分析，提示了调胃承气汤证的病因来路是多方面的，如太阳表证发汗不当、误施吐法，而伤津化燥，邪热入里；或阳明热病未经吐下误治，自然发展而成；或阴证过用热药，阳复太过而转属阳明。燥热与糟粕初结，胃气不和，腑气壅滞者，此即调胃承气汤证。

213 条"阳明病，其人多汗，以津液外出，胃中燥，大便必硬，硬则谵语，小承气汤主之。"阳明病经热炽盛，迫津外泄，故"其人多汗"；汗乃胃中水谷之津气所化生，汗多必伤胃津，汗多又促进邪热化燥，故"胃中燥"；胃肠津亏失于濡润而传导不利，燥热与糟粕搏结成实，则"大便必硬"；腑气不通，浊热不得下泄而上扰心神则谵语。正如柯琴所说："多汗是胃燥之因，便硬是谵语之根。"（《伤寒来苏集·伤寒论注·阳明脉证》）通过动态分析，不仅明确了阳明热炽汗多而津伤、胃燥，导致便硬、谵语之间的因果关系，也揭示了阳明经热证向阳明腑实证转化的具体病理演变过程。250条"太阳病，若吐若下、若发汗后，微烦，小便数，大便因硬者，与小承气汤和之愈。"提示小承气汤证亦可由太阳病汗不如法，或误用吐下伤津化燥，邪气入里化热，燥热与糟粕互结而成。

212条"伤寒，若吐、若下后，不解，不大便五六日，上至十余日，日晡所发潮热，不恶寒，独语如见鬼状……"215条"阳明病，谵语，有潮热，反不能食者，胃中必有燥屎五六枚也。……宜大承气汤下之。"220条"二阳并病，太阳证罢，但发潮热，手足漐漐汗出，大便难而谵语者，下之则愈，宜大承气汤。"可知大承气汤证也是由太阳病失治误治、伤津化燥，邪气入里化热；或者阳明热证燥热内盛，燥热与糟粕结聚而成。

不仅阳明腑实证的形成是一个动态发展的过程，而阳明腑实证形成以后仍有可能继续发展，使病势加剧、病情进一步恶化。然病势是否发展，病情是否恶化仍应动态观察。如212条"……若剧者，发则不识人，循衣摸床，惕而不安，微喘直视，脉弦者生，涩者死。微者，但发热谵语者，大承气汤主之。"太阳表证，误用吐下之后，重伤津液，表邪化热入里，燥热与糟粕结聚成实，故见五六日甚至十余日不大便、日晡所发潮热、不恶寒、独语如见鬼状等。此时燥热与糟粕结聚，腑实已成，病势已重，若用大承气汤峻下，其病可愈。

"若剧者，发则不识人，循衣摸床，惕而不安，微喘直视，脉弦者生，涩者死。"进一步指出阳明腑实证当下而未下，病势继续发展的危重证候。患者除不大便、日晡所发潮热、谵语外，又出现神识不清，循衣摸床、撮空理线，惊惕不安，微喘直视等症。此属阳明腑实而热极津竭、邪盛正衰的危重阶段。预后的判断关键在于阴津的存亡。仲景提出凭脉而辨，若脉来弦长者，为阴液未竭，尚有生机；若脉来短涩者，是阴已耗竭，则预后不良。文中"微者"是与"剧者"相对而言，说明经过数日以后，病势没有加剧，病情没有恶化，仍见不大便、日晡所发潮热、谵语等症，是阳明腑实证未变，则用大承气汤攻下实热燥结。本条通过动态分析阳明腑实重证——大承气汤证的动态演变过程，提示临床见阳明腑实重证时要当机立断，及时使用大承气汤峻下热结，荡涤燥实。

又如208条"阳明病，脉迟，虽汗出不恶寒者，其身必重，短气，腹满而喘，有潮热者，此外欲解，可攻里也。手足濈然汗出者，此大便已硬也，大承气汤主之。若汗多，微发热恶寒者，外未解也，其热不潮，未可与承气汤。若腹大满不通者，可与小承气汤，微和胃气，勿令至大泄下。"患者脉来迟而有力、身重、短气、腹满而喘、发潮热、且手足濈然汗出，虽有汗出却不恶寒，则提示此时太阳表证已罢，阳明腑实已成，"大便已硬"，即可与大承气汤峻下热结。假如患者出汗虽多，但有轻微的发热恶寒，且无潮热，则说明太阳表证未罢，阳明腑实未完全形成，就不可给予承气汤攻下。假如患者表证已解，仅见腹部胀满较重而大便不通，尚无潮热、手足濈然汗出等症，则提示燥热与糟粕虽然互结于阳明，但里实燥结较轻，而腑气壅滞较甚，故只宜用小承气汤轻下，不可用大承气汤峻下，以免峻泄损伤胃气而出现变证。该条论述太阳病演变为阳明腑实证的几种情况，严格地说，当属太阳阳明并病。通过动态观察，对比分析，以排除太阳表证、明确阳明腑实证的轻重，从而确定治疗原则和方剂。

2.在疾病的动态变化中进行辨证论治

阳明腑实证是外感热病中期的阳热极盛阶段，病情较重、病势发展较快。虽然三承气汤证皆属阳明腑实证，但是三证有轻重之别、三方攻下之力有强弱之异，临证不可混淆。张仲景善于从病情的动态变化中去把握各证的特征，区别三证而施治。

从248、249、207、29、70等条所述可知，调胃承气汤证的主症为蒸蒸发热，心烦或谵语，腹胀满拒按，不大便等。治宜调胃承气汤泻热和胃，润燥软坚。

251条"得病二三日，脉弱，无太阳柴胡证，烦躁，心下硬；至四五日，虽能食，以小承气汤少少与，微和之，令小安。至六日，与承气汤一升。若不大便六七日，小便少者，虽不受食，但初头硬，后必溏，未定成硬，攻之必溏；须小便利，屎定硬，乃可攻之，宜大承气汤。""得病二三日"，是言其病程尚短；"无太阳柴胡证"，是除外诊断法，提示邪气既不在太阳之表，又不在半表半里之少阳；而症见烦躁、心下硬，这是阳明里热内实之征。迁延至四五日，其人心下硬仍在，且尚能食，则知其胃气尚盛，且腑中结实未甚；然其脉弱，又提示正气不足。此时证实脉虚，不宜大剂攻下，只须用少量小承气汤轻下，以微通腑气。若服药后诸症减轻、患者得以小安，则为药证相符。反之，药后无效，至第六日仍烦躁、心下硬满而不大便者，可再与小承气汤一升以泻热通便。

如果见患者不大便六七天，伴不能食等症，根据215条"不能食者，胃中必有燥屎五六枚也"，多属阳明腑实重证，似可用大承气汤。但绝不能仅据此一端即断为燥屎已成，还须参考小便情况加以分析。如果小便少，则津液尚可还入肠中，大便就不会完全结硬，而是初硬后溏，在这种情况下就不可攻下。若妄施攻下，就会损伤脾胃而导致大便溏泄的变证。如果小便利（次频量多），是胃热迫津偏渗膀胱，津亏肠燥，大便必然结硬，方可用大承气汤攻下。

本条充分体现了仲景善于从病情的动态变化中去辨证论治。条文中"得病二三日"，"至四五日"、"至六日"、"不大便六七日"等，虽是约略之辞，但从疾病动态发展的角度反映了病情的演变过程；能食与不能食、小便利与不利，虽非阳明病腑实的主症，但从其动态变化可以反映出阳明病腑实是否已成、燥结的程度、腑实的轻重，对于确定诊断、可攻与否及用何方攻下都具有重要的辨证意义。

又如209条"阳明病，潮热，大便微硬者，可与大承气汤；不硬者，不可与之。若不大便六七日，恐有燥屎，欲知之法，少与小承气汤，汤入腹中，转矢气者，此有燥屎也，乃可攻之。若不转矢气者，此但初头硬，后必溏，不可攻之，攻之必胀满不能食也。欲饮水者，与水则哕。其后发热者，必大便复硬而少也，以小承气汤和之。"208条曾云："其热不潮，未可与承气汤。"发潮热虽然是阳明腑实证的主要指征，但是还要结合大便情况来判断。若仅有发潮热而燥屎未成，也不可用大承气汤。可见，发潮热和不大便六七日是阳明腑实重证的主要标志，也是临床应用大承气汤的辨证着眼点。

今有一阳明病患者，虽发"潮热，不大便六七日"，是否就是阳明腑实重证？关键要明辨其肠中燥屎确已形成，否则，不可贸然使用大承气汤。仲景建议先给少量小承气汤试探之。假如服药后腹中转矢气者，则知燥屎已成，病重药轻，即可大胆地用大承气汤峻下之。如果服小承气汤后不转矢气，是肠中燥屎未成，大便仅是初硬后溏。在这种情况下是禁用攻下的，若妄用大承气汤攻下，则必重伤脾胃阳气，导致腹部胀满、不能食，甚至饮水则哕等变证。阳明腑实重证有一下而愈者，也有一下未尽、邪热复聚须再下者。如果腑实重证用大承气汤后，又出现发热，这是津伤而邪热复聚，复成燥结里实之故，仍可再下。不过此时"必大便复硬而少也"，因其见于峻下之后，所以不可再用大承气汤而只宜小承气汤轻下。209 条首先指出发潮热、不大便六七日是使用大承气汤的两个指征，进一步又提出用小承气汤试探法来辨燥屎形成与否，最后指出峻下之后邪热复聚而燥屎复结者，宜小承气汤轻下，体现了张仲景善于从病情的动态变化中进行鉴别诊断，从而把握疾病的本质，确定正确的治法方药。

3.动态观察用药后的反应

辨证是否准确，论治是否得当，则需要通过临床实践的检验。张仲景在阳明腑实证的辨治过程中，特别注意收集患者用药后的反应情况，并与原病证对比分析，以检验辨证治疗是否得当，以便及时地修正诊断与治法，调整方药。

（1）以验证辨治

如 214 条："阳明病，谵语发潮热，脉滑而疾者，小承气汤主之。因与承气汤一升，腹中转气者，更服一升；若不转气者，勿更与之。明日又不大便，脉反微涩者，为难治，不可更与承气汤也。"此条即动态观察患者服药后的反应情况，检验辨治方案是否正确、用药是否得当的典型条文。患阳明病，临床见谵语、发潮热、脉来滑疾等。初步诊断为阳明腑实轻证，治以小承气汤泻热通便，消滞除满。服小承气汤一升后，若患者腹中有转气之感觉，是肠中燥屎得攻下药力的推荡、浊气下趋之征；提示辨证准确，治法用药合适，即可继服原方，以攻泻内结之燥屎。反之若初服小承气汤以后，患者"腹中不转气者"，则说明病非燥实阻结、或为病重药轻；似此，即不可再用小承气汤，当据证重新辨治。假如服小承气汤后，第二日仍未大便，而且脉象由滑疾变为微涩者，此属邪实正虚之证，当立攻补兼施法治之，不可单纯施以承气汤类方。

（2）以了解药效

诚如 213 条所言便"硬则谵语"，谵语是大便已硬、阳明腑实已成的标志，就可以使用小承气汤泻热通便，消滞除满。然而应用小承气汤是否得当，还须了解患者服药后的反应情况。得小承气汤攻下，燥实得下，腑气得畅，浊热得泄，则谵语诸症必除。故服药后大便通畅，谵语停止是药已中病的标志。正如张仲景曰："初服汤当更衣，不尔者尽饮之"，"若一服谵语止者，更莫复服。"

【结论】

阳明腑实证的形成是一个动态发展的过程，多由太阳病、少阳病失治误治、阳明经热证进一步演变而来，也可由阴证过用热药、阳复太过演变而成。张仲景善于通过病情动态发展的过程来阐明这种病理演变趋势。在阳明腑实证的辨治过程中，《伤寒论》善于从病情的动态变化中进行鉴别诊断，去把握各证的特征而辨证论治。在一般情况可以认为调胃承气汤、小承气汤、大承气汤三方对应于阳明腑实证的三个病理阶段，即燥热与糟粕初结阶段、燥热与糟粕互结阶段、燥热与糟粕结聚阶段。在治疗过程中，仲景特别注意观察患者用药后的反应情况，并与原病证对比分析，以检验辨证治疗是否得当，以便及时地修正诊断和治法，调整方药。

【启示】

太阳病、少阳病、阳明经热证在动态发展过程中，都可能演变成为阳明腑实证，而阳明腑实证形成以后病势仍有可能继续发展。阳明腑实证有轻重之别，调胃承气汤和下，适用于燥热与糟粕初结之证；小承气汤轻下，适用于燥热与糟粕互结之证（燥屎未成）；大承气汤峻下，适用于燥热与糟粕结聚之证（燥屎已成）。掌握阳明腑实证的形成、发展趋势及三承气汤的应用规律，对于临床实践具有极大的指导意义。临证必须从动态变化的角度，应用动态思维方法，才能准确地把握疾病的发展趋势，掌握病变的本质，切实做到辨证论治、防微杜渐。

（七）少阴病篇猪苓汤证的动态辨治

【问题】

《伤寒论》第 319 条："少阴病，下利六七日，咳而呕渴，心烦不得眠者，猪苓汤主之。"对于本条的诠释，虽不乏历代名家阐述，然颇感未尽其义。至于今人将本条的"下利六七日"判定为阴虚液泄之证，颇令人费解。既然阴虚，缘何"下利六七日"？是阴虚导致下利？还是"下利六七日"导致阴虚呢？仔细推敲，应当动态地从"下利六七日"入手加以剖析，才能正确地理解本条原文的精神。

【分析】

1. 关于诸家注解本条的质疑

金代成无己[9]认为："下利不渴者，里寒也。经曰：自利不渴者，属太阴，以其脏有寒故也。此下利呕渴，知非里寒；心烦不得眠，知协热也。与猪苓汤渗泄小便，分别水谷。经曰：复不止者，当利其小便。此之谓欤？"成氏之说回避了"下利六七日"的问题，也未能阐明病机，仅以"知非里寒"、"知协热也"解释病机，恐难自圆其说。更以 159 条"当利其小便"来解释猪苓汤之用，也恐失仲景本意。

清代柯琴[10]认为："二三日心烦是实热，六七日心烦是虚烦矣。且下利而热渴，是下焦虚不能制水之故，非芩连芍药所宜。咳、呕、烦、渴者，是肾水不升；下利不眠者，是心火不降耳。凡利水之剂，必先上升而后下降，故用猪苓汤主之。以滋阴利水而升津液。"柯氏之论虽能探究病机，但对于"下利六七日"这个关键问题也没有从正面回答，而且对证候的病机解释，似有偏颇之嫌。

清代吴谦[11]认为："凡少阴病下利清谷，咳呕不渴，属寒饮也。今少阴病六七日，下利粘秽，咳而呕，渴烦不得眠，是少阴热饮为病也。"吴氏以"寒饮"和"热饮"有别，强论其病的属性，依据不足。认为下利"粘秽"，依据是什么？倘若如此，其证候还属少阴病否？

五版《伤寒论讲义》指出[12]："少阴病下利，有寒热之分"，"水气偏渗于大肠则下利；水气犯胃则呕；水气内停而津不上布则渴；阴虚有热，上扰神明，则心烦不得眠。"《伤寒论讲义》虽详细分析诸症的病机，但仍对"下利六七日"避而不谈，且对少阴病热化证为何下利的问题，未予阐发。既然属"阴虚有热兼水气证"，而其证候却为何一派水气为患表现？水从何来？阴虚本身何以有水气内停呢？

2. 对本条证候基础——少阴病的理解[13]

众所周知，少阴病是六经病后期的危重阶段，其本质是心肾虚衰。凡外邪侵袭少阴，心肾虚衰，出现以脉微细、但欲寐为基本脉证特点的病证，即为少阴病。少阴病一般有寒化证和热化证之分。典型的少阴病寒化证，临床常见脉微细、但欲寐、下利清谷、小便清白、甚或手足逆冷等证候表现，以心肾阳气衰微、阴寒内盛为基本病机特点；典型的少阴热化证，以少阴阴虚、虚火上炎为病机特点，临床以心中烦、不得眠，舌红脉细数为主症。

由于素体心肾阴阳俱不足，易于感受外邪而患少阴病。在病变发展过程中，阴阳的偏盛偏衰始终处于动态变化之中，以阳虚为主者，表现为寒化证；以阴虚为主者，表现为热化证。寒化证与热化证虽是少阴病的两种基本证型，但并不是一成不变的。在某些特殊条件的影响下，寒化证与热化证也可能互相转化。例如治疗因素、体质因素、或感邪因素等等。寒化证的发展转归取决于阳气的盛衰存亡，如果阳衰阴盛，则病势加重，可出现虚阳外越、甚或向亡阳方向发展，出现所谓的"死"证；如果阳复阴退，则病势渐轻而向愈，或者阳复太过而阴证转阳。另外，在寒化证过程中，以阳虚为因而阴津严重耗损为果，则阴阳的偏衰亦会发生变化，其变化可能由寒化证发展为热化证或寒化与热化并存，或在寒化证得温阳治疗，阳气渐复而阴津未复，则也会使少阴病寒化证转化为热化证。少阴热化证的发展转归取决于阴液的存亡，阴复阴存者可治，阴亡者预后不良；热化证过用寒凉，亦可能阴损及阳，而发展为寒化证或热化与寒化并存。

3. 对"下利六七日"的理解

在《伤寒论》少阴病篇，"下利"是少阴病寒化证的主症之一。少阴病篇见下利者20条，其中属于寒化证者多达16处。例如306条"少阴病，下利，便脓血者，桃花汤主之。"314条"少阴病，下利，白通汤主之。"317条"少阴病，下利清谷，里寒外热……通脉四逆汤主之。"可见，"下利"是少阴病寒化证的常见症状。多因阳虚失于温煦，火不暖土，脾肾两衰所致。如果下利与四肢厥逆、畏寒蜷卧并见时，则多属于寒化危重证候。如295条"少阴病，恶寒，身蜷而利，手足逆冷者，不治"，296条"少阴病，吐利，躁烦，四逆者，死"。

"少阴病，下利六七日"，与"少阴病六七日，下利"的内涵是不同的。前者是指少阴病出现下利已有六七日，是指该病的病史；而后者是指患少阴病已有六七日后才出现下利，两者显然是不同的。综观原著，张仲景论某病几日出现某症，与某病出现某症几日是两个完全不同的概念。例如37条"太阳病，十日以去……"出现"胸满胁痛者，与小柴胡汤。"第124条"太阳病，六七日"现"表证仍在"且"脉微而沉，反不结胸，其人发狂者……抵挡汤主之。"第307条"少阴病"的"二三日至四五日"期间出现"腹痛，小便不利，下利不止，便脓血者"，以"桃花汤主之"。通过以上原文可以看出，原病证概念与现病证概念不同，原症状与现症状的概念有别。本条原文"下利六七日"提示着从发生少阴病下利到现在已经有六七日，又出现了"咳而呕渴，心烦不得眠"，而"下利"一症仍然存在。动态地来看，"下利"不仅是原发病的症状，而且也是现证的症状。

疾病的发生到就诊时间的长短与当时缺医少药的历史背景有关，本条所言从发病到就诊时间较长，仲景根据问诊得出了"少阴病，下利六七日"的回顾性诊断。

4. 对"水气"为患的认识

水气之产生是因为少阴病阳衰阴盛，阳虚不能化气行水所致。寒化证的发生发展过程中，下利是其外在表现之一，是少阴阳虚而不能温化水湿，水湿下趋于肠道的结果。水气内停，不仅可表现为下利，也可表现为其它症状，如上逆犯肺则咳嗽，中攻犯胃则呕吐。少阴病下利已发生六七日，由于下利又进一步导致阴津的严重耗伤，故阴阳虚损发生着显著的变化。但由于阳虚所产生的病理产物水气，并未因这种转化而消除，只不过现证主要病机是以阴虚生热为主罢了。

5. 对现证候的病机分析

319条原属少阴病寒化证，因为少阴阳衰阴盛，阳虚不能化气行水而致水气不利。水湿下趋于大肠则下利，病初未得到及时治疗，以至于下利六七日后，又进一步导致了阴津的严重耗伤，阳损及阴，心肾阴阳进一步耗损，体内的阴阳平衡状态出现了由量变到质变的转化过程。原本以阳虚为主，现发展为以阴虚为主的病证，阴虚生内热，故进一步出现了口渴、心烦、不得眠等症。虽然阴阳虚损发生着变化，但阳虚所产生的病理产物"水气"，并未因这种转化而消除，水气上逆犯肺则咳嗽，中攻犯胃则呕吐。水湿不化，阴虚生热，水热互结，还可能出现小便短赤不利。

总之，本证的发展演变就是由少阴寒化未愈而向少阴热化转化的一种特殊证候。之所以病证较为特殊，一方面有少阴寒化的病理产物水气为患，如现仍下利，咳嗽而呕吐；另一方面又有少阴热化阴虚内热的表现，如口渴而心烦不得眠等。少阴阴虚有热、水气不利、水热互结是其病机。

6. 对本证治疗的认识

任何疾病的发生发展时刻处于动态变化之中，临床辨治须针对某一相对静止阶段进行辨证论治。疾病变化的多样性、特殊性决定着同一病证的不同阶段当有不同的治则、治法。本条少阴病证在证候表现、病机、病势等方面具有其特殊性，则须灵活辨治。虽然病初属于少阴寒化证，但现已发生寒化、热化的动态转化，因此尽管仍有水气为患，但以阴虚生热的病机为主，病证发展方向是趋向于热化的，故采用猪苓汤育阴清热利水而治之。

【结论】

通过动态分析可知，319条原属少阴病寒化证，因为少阴阳衰阴盛，阳虚不能化气行水而致水气不利。病初以水湿下趋之下利为主症，未得到及时治疗，以至于下利六七日后，又进一步严重耗伤了阴津，阳损及阴，而转化为以阴虚为主的病证。属少阴病寒化证向热化转化过程中的一种特殊证型，一方面有少阴寒化的病理产物水气为患，另一方面又有少阴热化阴虚内热的表现。总之少阴阴虚有热、水气不利、水热互结是其病机，故采用猪苓汤育阴清热而利水，标本兼治。

【启示】

疾病是动态发展的，同一疾病的不同证型之间在一定条件下也有可能发生转化。学习《伤寒论》，也必须用动态变化的思维方法去分析原文，才能正确领会原文精神，把握疾病的转变趋势。

（八）从辨厥热胜复看动态思维

【问题】

厥热胜复是《伤寒论》厥阴病阳衰阴盛寒厥证病变过程中的一种特殊病理类型，是体内阴阳消长，邪正进退的外在反映。通过辨厥热胜复，可以判断体内阴阳消长、邪正进退，进而推测疾病的发展趋势及预后转归。《伤寒论》厥阴病篇涉及厥热胜复的典型条文有 331，332，334，336，341，342 等 6 条。厥热胜复诸条，最能反映张仲景动态思维的辨证方法。

【分析】

1. 厥热胜复的概念　厥热胜复不是一个独立的病证，而是厥阴病阳衰阴盛寒厥证病变过程中阴阳消长，邪正进退的外在反映。厥热胜复主要是针对厥阴病阳衰阴盛寒厥证而言。337 条"厥者，手足逆冷者是也"。厥，指手足逆冷；是因阳气虚衰，阴寒内盛，四肢失于阳气温煦的反映。热，是相对厥而言，指手足不逆冷而温暖，或伴全身温和或发热，是阳气恢复，阴邪消退的反映。在阳衰阴盛寒厥证病变过程中，如果四肢逆冷与发热交替出现，即称为厥热胜复。

2. 辨厥热胜复的机理及意义　一切疾病的发展过程，都是邪正交争，阴阳消长病理变化的动态反映。针对厥阴病寒厥证而言，阳气衰微，阴寒内盛，失于温煦则手足厥逆；阳气来复，阴寒消退，四肢得温则手足渐热。临床通过动态观察，前后对比地分析厥与热出现的先后、持续时间的长短，即可推测体内阴阳盛衰消长、邪正进退的情况，进而据此判断疾病的发展趋势及预后。

3. 辨厥热胜复的方法　了解辨厥热胜复的机理，掌握辨析方法对于判断疾病的预后、转归具有重要意义。张仲景主要从厥、热出现的先后，持续时间的长短来辨厥热胜复。

（1）按厥热出现的先后辨：《伤寒论》通过厥热出现的"先"、"后"，动态地说明阴阳盛衰的趋势。

先厥后热，为阳复阴退，主病退；若热而复厥，乃阳复不及，仍为阴胜，主病进。例如 334 条"伤寒，先厥后发热，下利必自止"，331 条"伤寒，先厥，后发热而利者，必自止，见厥复利。""伤寒"皆提示原发病。外感表证，失治误治，邪气入里，损伤阳气，而成为寒厥证。先见四肢厥逆，则提示阴寒内盛而阳气衰微。脾肾阳衰，必伴见下利，畏寒无热；"后发热"，谓厥回肢温，或伴身热等，又提示阳气渐复，阴寒消退；其脾肾阳复，故下利也当随之而减轻自止，此为阳复向愈之势。阳气若能持续恢复，则病可痊愈；如果阳复不及阴寒复盛，又一次出现四肢厥逆，其下利也会复作。本条的主要精神在于动态分析虚寒厥证过程中，厥、热与下利的关系。简言之，虚寒性厥证必定伴见虚寒下利；随着阳气的恢复，厥愈足温，其下利也会减轻而停止。

先热后厥，为阳衰阴盛，主病进。例如 332 条"伤寒，始发热六日，厥反九日而利。凡厥利者，当不能食……"患者先发热六日，又手足厥冷九日，且伴下利，结合 331 条判断此为先热后厥，且热少厥多，为阴盛阳衰之象。按此病机，脾肾阳衰，先后天皆败，患者当不能进食。

（2）按厥热持续时间的"日数"辨：《伤寒论》通过厥热持续时间"日数"，来动态地说明阴阳消长的量或度的变化。

厥热相等或热稍多于厥，为阳复阴退，正能胜邪，主病退及向愈。如 336 条"伤寒病，厥五日，热亦五日；设六日当复厥，不厥者自愈。厥终不过五日，以热五日，故知自愈。"患者先有手足厥逆五日，后有发热五日，厥与热相等，表明阴盛与阳复的时间相等，疾病发展趋势如何？当观第六日，如果第六日未再出现厥逆而仍手足温和，则说明阳气继续恢复而阴邪消退，正能胜邪，其病当向愈。"厥终不过五日……"是自注句，说明"不厥者自愈"的机理。

厥多热少，为阴寒盛而阳气衰，正难胜邪，主病进及恶化。例如 342 条"伤寒，厥四日，热反三日，复厥五日，其病为进。寒多热少，阳气退，故为进也。"即根据厥热多少辨病势的进退。厥为阴盛，热为阳复。先厥后发热，虽为阴退阳复，但"厥四日，热反三日"，厥多于热，则为阳复不及之象。继之又厥五日，仍为厥多热少，阴寒更盛，阳气更衰，正难胜邪，病情必将恶化，故其病为进。"寒多热少，阳气退，故为进也"属自注句，是仲景对前句"其病为进"机理的解释。

热多厥少，又有两种情况：一种为阳复阴退而病向愈；一种为阳复太过，化为邪热，主阴证转阳，则势必产生阳热变证。例如 341 条："伤寒，发热四日，厥反三日，复热四日，厥少热多者，其病当愈。四日至七日，热不除者，必便脓血。"即辨热多厥少阳复病愈及阳复太过的变证。发热四日，厥反三日，又复发热四日，根据阴阳胜复之理，为热多厥少，是阳复阴退，病势向好的方向转化，其证有向愈之机，故曰"其病当愈"，病愈则发热自除。如果复热四日至七日以后，发热仍然持续不退，则是阳复太过，变为邪热，病情亦由阴寒转为阳热。邪热内迫，损伤阴络，则有可能出现大便脓血的变证。

又如 334 条"伤寒，先厥后发热，下利必自止；而反汗出，咽中痛者，其喉为痹。发热无汗，而利必自止；若不止，必便脓血。便脓血者，其喉不痹。"此条辨阳复病愈与阳复太过的变证。在寒厥之厥热胜复的过程中，阳气恢复，阴寒消退，本是病势减轻的佳兆。但阳气的恢复亦有一定的限度（阈值），太过、不及皆可为害。阳复不及则阴盛阳微，其病恶化（如 342 条）；阳复适当，阴平阳秘，则厥回利止而病情向愈（如 331）；阳复太过，则化为邪热，而阴证转阳，必将造成新的变证。阳复太过，变为邪热，又随邪热所伤部位及病势的不同，其变证各异。若热势偏于外而盛于上者，熏蒸于气分，则迫津外泄，必见汗出；郁结咽喉，则见咽喉红肿疼痛等而发为喉痹。若热势偏于里而盛于下者，郁于血分，则外不能宣泄，故发热无汗；下迫于肠道，则下利便脓血。

4. 辨厥热胜复的阳气来复与除中证　332 条"伤寒，始发热六日，厥反九日而利。凡厥利者，当不能食；今反能食者，恐为除中。食以索饼，不发热者，知胃气尚在，必愈；恐暴热来出而复去也。后三日脉之，其热续在者，期之旦日夜半愈。所以然者，本发热六日，厥反九日，复发热三日，并前六日，亦为九日，与厥相应，故期之旦日夜半愈。后三日脉之，而脉数，其热不罢者，此为热气有余，必发痈脓也。"可以将本条看作是一个具体的病案，张仲景借病情的动态变化及辨治分析，以说明在厥热胜复过程中辨阳气恢复与除中证的方法。可将原文分为三段：

"伤寒，始发热六日……恐为除中"为第一段，介绍原发病及现证，并提出辨证的思路。此证原发于伤寒，其证先见发热六日，又出现手足厥冷九日，且伴下利，结合 331 条判断此为先热后厥，且热少厥多，为阴盛阳衰之象。按此病机，脾肾阳衰，先后天皆败，患者当不能进食。然而询之病人却反能食。分析能食的原因，有两种可能：一为阴盛阳衰，胃气败绝，残阳消谷之除中恶候；一属阳复阴退，胃气渐复之佳兆。

"食以索饼……故期之旦日夜半愈"为第二段，介绍辨别阳气恢复与除中证的方法。阳气恢复和除中证的预后截然不同，临床应如何鉴别呢？仲景在此介绍可用"食以索饼"法进行试探，并须密切观察疾病的动态变化情况。如果患者求食迫切，进食后突然发热，且全身迅速衰竭而热降不食，此即胃气败绝，残阳消谷的除中证无疑，预后险恶。如果进食后不发暴热而全身温和微热，且四肢厥逆渐消，食欲渐增，此为胃气仍在而渐复之佳兆。盖"有胃气则生"，阳复有望，故病有向愈之机。应当加强护理调摄，并密切观察之。"后三日脉之，其热续在者，期之旦日夜半愈"，是说食后全身温和微热持续了三天以上，预测到第四天夜半时分，病情将会显著好转。"所以然者……故期之旦日夜半愈"是自注句，补充说明推测愈期的机理。这里张仲景采用总量比较的方法计算厥热时间，"本发热六日，厥反九日，复发热三日，并前六日，亦为九日，与厥相应，"厥热相等则提示阴阳平衡，故判断正胜邪退而病势向愈。

"后三日脉之而脉数，其热不罢者，此为热气有余，必发痈脓也"为第三段，指出阳复太过的变证。在"期之旦日夜半愈"之后三日，患者仍然未愈，而全身发热仍持续不退，且脉数者，此"热六日、厥九日、复热三日、再发热三日而不罢"，热多厥少，为阳复太过，变为邪热，病从热化。邪热炽盛，郁蒸于内，则有可能发生痈脓等变证。

本条综合厥热的先后、持续时间的长短来辨厥热胜复，并且通过进食后患者的反馈情况辨胃气恢复和胃气败绝（除中），在辨证分析过程中，始终注意从动态中去准确把握病情变化，可见动态思维贯穿于仲景临床辨证思维的全过程。

【结论】

厥热胜复主要是针对厥阴病阳衰阴盛寒厥证而言。厥，指手足逆冷；是阳虚阴盛，四肢失于温煦所致。热，是相对厥而言，指手足不逆冷而温暖，全身温热，是阳气恢复，阴邪消退的反映。在阳衰阴盛寒厥病变过程中，四肢逆冷与发热交替出现，即称为厥热胜复。厥热胜复是寒厥证病变过程中阴阳消长，邪正进退的外在反映。张仲景在《伤寒论》中，通过动态观察，前后对比地分析厥与热出现的先后、持续时间的长短，来推测体内阴阳盛衰消长、邪正进退的情况，进而据此判断疾病的发展趋势及预后。

需要注意的是，原文中提到的一些具体日数，仲景意在用厥热持续时间的长短来说明体内阴阳消长的度、量变化，应正确理解其含义，不必过分地拘泥。然而厥热胜复诸条，皆未出治法方药。根据病机，总以扶阳抑阴为大法，可用四逆汤类方内服，也可配合温灸法外治。不过必须注意中病即止，切勿过服，以免阳复太过，变为邪热。

【启示】

动态思维就是以不断变化着的思维去把握千变万化的客观事物。由于疾病处在不断发展变化的动态过程中，因此只有用动态的眼光去观察疾病变化，用动态思维的方法去分析病情，才能准确地把握疾病的本质。在辨厥热胜复及除中证的过程中，张仲景正是从疾病动态演变的过程中，创造性地应用了动态思维这种科学的思维方法判断疾病转归预后的。

思考题

1. 请结合六经病的传变，谈谈《伤寒论》的动态思维方法。

2. 请从动态角度分析第28条，谈谈对该条病机的认识。

3. 从阳明病篇229、230条首冠"阳明病"，治用小柴胡汤，看仲景的动态思辨。

4. 请从"欲作"，看《伤寒论》动态诊断意义。

5. 结合辨太阴病的转归，谈谈《伤寒论》的动态诊断思维。

6. 请从辨少阴病的预后转归角度，谈谈《伤寒论》的动态诊断思维。

7. 请从辨厥阴病的预后转归角度，谈谈《伤寒论》的动态诊断思维。

8. 请结合辨霍乱病脉证治内容，谈谈《伤寒论》的动态辨证。

9. 请结合《伤寒论》诸加减方，谈谈施治中的动态辨证。

10. 请结合《伤寒论》的方后注，谈谈施治中的动态思维。

（董正华，张国骏）

参考文献

[1] 王小燕. 科学思维与科学方法论 [M]. 广州：华南理工大学出版社，2003：8

[2] 邢玉瑞，等. 中医方法全书 [M]. 西安：陕西科学技术出版社，1997：45

[3] 董正华. 动态辨证法在《伤寒论》中的应用 [J]. 陕西中医学院学报，2005；28（2）：58

[4] 张正昭. 伤寒论归真 [M]. 一版. 长沙：湖南科技出版社，1993年：8～18

[5] 熊曼琪，等. 辨病分证是仲景学说的核心. 广东省首届仲景学说学术研讨会论文汇编，1993，1

[6] 董正华. 伤寒论特殊辨析方法探析. 第十二届仲景学说学术研讨会论文汇编，2004，21

[7] 张国骏. 浅论阳明病热证之病势转归 [J]. 福建中医药，2003；34（6）：47～48

[8] 张国骏. 论阳明病热证与实证之兼夹与转化. 山东中医杂志，2004；23（4）：195～196

[9] 成无己. 注解伤寒论 [M]. 北京：人民卫生出版社，1963：167

[10] 柯琴. 伤寒来苏集 [M]. 上海：上海科学技术出版社，1959：168

[11] 吴谦. 医宗金鉴（第一分册）[M]. 第二版. 北京：人民卫生出版社，1979：240

[12] 李培生，刘渡舟. 伤寒论讲义 [M]. 上海：上海科学技术出版社，1985：178

[13] 张国骏.《伤寒论》319条病变趋势辨析. 天津中医学院学报，2001；20（2）：1～2

第五节　鉴别诊断思维

《伤寒论》作为中医辨证论治之圭臬，不只是它创立了六经证治体系，而且还形成了极具特色和经典示范意义的临证鉴别诊断方法，正是这些鉴别诊断方法与六经分证方法融为一体，才共同构成了其六经辨证的完整体系。因此，要深入挖掘、充分发挥其经典的辨证论治思想，必须在研究其六经分证方法的同时，对其鉴别诊断的思维方法加以系统整理。

一、鉴别诊断的基本理论

中医的鉴别诊断可以说始发于《伤寒论》，虽无专篇论述其理论，但从其实际运用的字里行间，不难探寻其基本概貌。诸如何谓鉴别诊断？中医鉴别诊断方法的特点何在？有哪些具体方法？均可从《伤寒论》经文中总结出来。

鉴别诊断，应是对所获得的疾病症象，通过对其表现特点的异同比较，辨别其所属的本质类别之推理过程。而鉴别诊断方法，则应是如何比较症象异同，辨别其不同本质类别的逻辑思维方法。中医鉴别诊断方法，则是根据中医基本理论及疾病分类所建立起来的鉴别诊断方法，《伤寒论》对此都有实际的示范。如：外感病发热的患者，一般在确定其主诉为发热的情况下，要进一步根据发热的性质、伴症、时间等，对病变的证候类别进行鉴别，如：发热恶寒者为伤寒，发热不恶寒者为温病；发热头痛病在表，发热烦渴热病在里……。

中医经典的鉴别诊断方法，其基本分类大致如下。

（1）症状鉴别诊断方法

即通过对具体症象（包括症状与体征）各自分类特点的独立比较，分别确定各自的本质类别，来鉴别疾病的方法。主要是达到对各具体症象的本质鉴别。

（2）证候鉴别诊断方法

即通过对各症象之间的组合特点的综合比较，整体确定当前病情的病理类别，来鉴别疾病的方法，主要是达到对整个病例所属病证的本质鉴别。

（3）病名鉴别诊断方法

即通过对各症象中一组具有稳定、典型表现特点的症象群的专门比较，大致确定当前病例的病种类别，来鉴别疾病的方法。主要是达到对病例所属病种的本质鉴别。

经典的辨证论治方法，是以鉴别诊断为基础的，而经典的鉴别诊断是有一定的方法的，它实际上涉及症状鉴别与证候鉴别两大类别。

《伤寒论》奠定了中医辨证论治方法的基础，其中除了六经辨证论治体系外，鉴别诊断方法也是其重要的组成部分，因此，在学习其经典的证治体系时，有必要有意识地加强对其鉴别诊断方法的学习，并在临床上主动地加以运用，才能更完整有效地掌握其辨证论治的精华。

二、鉴别诊断的模式与方法

（一）症状鉴别诊断

【问题】

中医经典的症状鉴别诊断，是根据具体病证的现症特点，来辨别该证自身的病理类别的最基本方法，包括本症鉴别与伴症鉴别法。

【分析】

1. 本症鉴别法

本症鉴别，是根据某一单独症象自身的不同特点，来鉴别该症的病因、病所、病机等本质类别的方法。

如对六经不同性质下利，可以通过本症特点加以鉴别。如五苓散证、葛根芩连汤证、大柴胡汤证、理中汤证、四逆汤证，均可出现以下利为主症的情况，但可以首先根据泄泻的次数、质地、颜色等不同特点鉴别其证候类别。即其下利各自不同的特点依次是：若大便溏泄（即如厚稀饭状），便色正黄（或黄滞）为小肠湿滞，故宜用五苓散利水行湿；若暴注下迫，色深秽臭为肠热下迫，故宜用葛根芩连汤清利肠热；若下利色深、滞下不畅为胆火郁结，故宜用大柴胡汤疏气通腑；若下利清稀，完谷不化为肾阳虚衰，故用四逆汤回阳救逆。

又如手足汗出一症，多与脾胃病变有关，如太阴虚寒的理中汤证、阳明热结的承气汤证、还有中焦湿热的猪苓汤证，均可有此症。可从汗出的冷热、粘稀等本症特点加以鉴别：太阴虚寒者必汗出湿凉、汗稀不粘；中焦湿热者必汗出湿暖、汗较粘手；而阳明热结者必汗出湿暖、但不粘手。可见，汗之冷热可鉴别寒热，汗之稀粘可鉴别燥湿。

本症鉴别，关键要系统了解各独立症象固有的特征，并比较各特征与病因、病所、病机的不同关系，以便根据需要，选择运用。

2. 伴症鉴别法

伴症鉴别，是根据与该症紧密伴随现的不同症状特点来鉴别该症的病因、病所、病机等本质类别的方法。

如六经病皆有发热，可以通过伴症的不同，鉴别其不同的病因与病位。

即一般发热伴恶寒，为病在表。其中，病因有风寒、风热、风湿等不同，通过比较发热与恶寒的关系可以区别之：若发热轻而伴恶寒重则为风寒表证；若发热重而伴恶寒轻则为风热表证；若发热与恶寒俱轻，而以肢节烦疼突出，则为风湿表证。

同属风寒病变，病位又有在六经的不同。这又需要再结合其它的伴症进一步加以鉴别。即恶寒发热若伴脉浮、头项强痛为太阳风寒；若伴脉大、头额眉棱痛为阳明风寒；若伴脉弦、头角颞痛为少阳风寒；若伴脉迟、手足酸痛为太阴风寒；若伴脉沉、骨节冷痛为少阴风寒；若伴脉细、手足厥冷为厥阴风寒。

3. 本症鉴别与伴症鉴别的关系

本症鉴别法，由于立足本症特点，其鉴别意义可靠，准确、适用性广（不受证型拘束）。因此，本症鉴别作为类证鉴别具有普遍意义。同时，由于其仅限于本症特点，指标有限，技术难度大，临床表现未必充分。同时，并非所有症状都有本症特点可究，医生运用并不容易。

伴症鉴别法，由于不限于本症自身，而可从一切可能有关的伴随症象中寻找鉴别点，因此取材广泛灵活、运用简便快捷。伴症鉴别可以补本症鉴别之不足，使症状鉴别通过伴症的不断限定，落实证候到最小的单元（证型、方证）。

两种方法在使用中，应该取长补短，联合运用，以适应临床既准确可靠，又简便快捷的多样性要求。一般说来，首先确定症状间的主次与伴随关系，进而以主诉为重点，结合伴症，展开症状鉴别。对伴症较多、较显著者，可先作伴症鉴别，其中比较肯定者，略去本症鉴别。比较疑似者，再结合本症鉴别。对伴症较少、不显著者，宜先作本症鉴别，其中比较典型者，略去伴症鉴别；不典型者，或仍有多种可能者，进入伴症鉴别。

【结论】

症状鉴别，是中医鉴别诊断的基础。证候鉴别、病种鉴别诊断都要先从症状鉴别开始。

症状鉴别，可以用于对所有症象的独立鉴别，但从临床实际的需要来看，主要用于对主诉的鉴别，其它症状多充当辅助的角色，或作伴症鉴别，或留待证候鉴别。如：发热、恶风、微咳、鼻塞，脉浮缓（桂枝汤证）者，是以发热为中心展开鉴别的，恶风、微汗只作为伴症鉴别，微咳、鼻塞、脉浮缓则留待证候鉴别时自然归顺于寒热鉴别之中。脉象、舌象、色象多不作主诉，故也不在症状鉴别之列。

【启示】

研读《伤寒论》，要较多地关注其方证内容，通常要把一个方有关的条文汇聚起来，整理其证的理法方药，但往往忽略了行文中处处流露的症状鉴别之义。

（二）证候鉴别诊断

【问题】

症状鉴别，只是一种辨析单一症象本质类别的分析方法，只能初步确定各自症象所属的本质类别，并不能完整反映它们在实际病例中的相互关系和实际地位，还有待于把它们放置整个病情整体中去加以权衡，辨别彼此之主次，分清其中之真伪。这一系列过程，则需通过证候鉴别来完成。

【分析】

《伤寒论》中所蕴含的证候鉴别诊断，是根据各症象之间的出现关系（包括病史）来综合鉴别当前病变整体的本质类别的。例如：患者发热三天伴恶寒，指头寒，头眩微痛，昨日起胸胁烦满，干呕，不欲食，口微苦，脉沉弦略细。（参考原文 339 条"伤寒，热少厥微，指头寒，默默不欲食，烦躁数日，小便利，色白者，此热除也，欲得食，其病为愈。若厥而呕，胸胁烦满者，其后必便血"，379 条"呕而发热者，小柴胡汤主之"。）

首先确定主诉为发热三天、干呕一天。进而围绕主诉展开症状鉴别。先作本症鉴别：发热骤起，属外感邪实之证；干呕无物，知其呕属肝胆犯胃。再结合伴症鉴别明确主诉有关的病因病机：发热伴恶寒且恶寒重，知有寒邪在表，干呕伴口苦而胸中烦，知其呕之肝胆犯胃乃火气使然。对不直接相关的其它症，需作初步鉴别：指头寒（微厥），厥阴经脉郁滞；头眩微痛，大概是厥阴、少阳风扰（可挟寒、或挟火）；胸胁满不欲食，也可从属于肝胆犯胃；脉弦沉细，多应属厥阴病变里证。

症状鉴别中，出现了不一致的判断，需从各症象的整体关系中加以综合评判，这就要进行证候鉴别。寒热微厥，乃厥阴表寒的特点，而胸烦、口苦、干呕乃厥阴郁火的现象，两者虽统属厥阴，但有在表在里之不同，实属厥阴外寒内郁相火的关系。至于头眩微寒是外寒挟风于上；胸胁满不欲食是寒郁气机、火郁不达于内；脉沉虽主里，但弦细主厥阴，厥阴表证，多因夹虚而外抗无力，脉也可不浮。因此，综合结论应是：厥阴寒风郁火，表兼里证。治疗可以小柴胡汤加减，助正祛邪，和里达表。

由上可见，证候鉴别方法具有综合判断的特点，具体来说有从发病现症、发病时间、发病机率等几方面进行鉴别的特点。通常有病症鉴别法、兼容性鉴别法与排它性鉴别法。

1.病症鉴别法

病症鉴别法：是根据疾病现症之间的组合关系进行证候鉴别的方法。

由于症象与病理本质之间具有多种对应关系，也就是说，不同症象对病理本质的反映地位是不平行的，如发热、恶寒、头痛，均可见于外感六淫表证，而在里证中，发热一般只出现于热证中，恶寒只出于寒证中，头痛一般只出现于阳经病证中……，因此病症鉴别要特别注意区别对待它们不同的鉴别意义。

具体来说有：主症关系、谛症关系、佐症关系和反症关系。根据其关系的不同，则可相应地把病症鉴别法分为以下几种：

（1）主症鉴别法

主症：即对某一病证来说，其临床出现几率最高，而诊断价值也很大的那些临床现症。如外感病，发病初期几乎都有发热，而内伤病，发热一般只出现在特殊的久病中，故发热可以作为外感六淫病证的主症之一。

一个病证，其临床的具体现症往往是多方面的，不同的病人，又会有不全相同的表现特点和兼现关系。如太阳风寒，可以出现发热、恶寒、鼻鸣、呕逆、咳嗽、气喘、头痛、身痛、腰痛、肢节疼痛、身痒、脉浮等各种表现，但在具体的病人身上，并非都会出现，不同的患者可能出现不同的若干症状。

主症是仲师通过长期的临床观察，所发现的某些症象。而这些症象对该证来说，是最常见的，甚至是必然显现的，因此是最有诊断价值的，甚至是诊断的必备条件，故把它们确定为主症。例如：太阳表证脉必浮，太阳伤寒"必恶寒"，三阳受邪必发热；邪阻其经脉必头身痛。故太阳表寒证，以恶寒，发热，头身痛，脉浮为太阳病证之主症。因此，原文第1条"太阳之为病，脉浮，头项强痛而恶寒"，作为太阳病的主症提纲。

主症鉴别：根据主症出现的组合差异（包括有某必备主症和由哪些相关主症同时出现）来鉴别（确定）该病例的病证类别。

例如，太阳伤寒与阳明伤寒的鉴别。太阳伤寒：始终"必恶寒"（必备条件），不恶寒便一定不是太阳伤寒。阳明伤寒："始虽恶寒，二日即止"，（参原文184条"问曰：恶寒何故自罢？答曰：阳明居中，主土也，万物所归，无所复传。始虽恶寒，二日自止，此为阳明病也。"）即其发病初始虽然也会像太阳病那样发热而伴有恶寒，但恶寒不会始终显著，因为阳明为燥热之经，寒犯其经，易受燥热经气之制约而势头渐衰，甚至寒从热化，故其恶寒也会程度渐衰，以至消失。

需要注意的：①主症的相对性。如太阳伤寒：主症虽有若干，但彼此也不平等，其中以恶寒为主中之主症（100%的必备症）而发热、脉浮次之（特殊情况下可暂不出现，80%～90%常见症）；少阴表寒：发热、体痛，也只是多见症，有也未必突出。故常以恶寒、脉沉、微发热或不发热而无里证为诊断依据。②主症鉴别的组合性。即主症鉴别，通常是依据若干主症的"组合"差异进行比较鉴别的。而"但见一症便是，不必悉具"的情况是比较少见的。

（2）谛症鉴别法

谛症：即对某一病证来说，其出现几率虽不一定很高，但一旦出现就具有专门独立的诊断意义。所谓"谛"，确定无疑之义；"谛症"，特异、特有之症，是其它证候所不具有的。例如，有鉴别病因为主的谛证：大渴饮冷，为阳明热炽（如白虎汤证）；汗出剂颈而还，为湿郁蕴热（茵陈蒿汤证）；水入即吐，为水气内停（五苓散证）。有鉴别病机为主的谛证：脉沉微（细欲绝），为阳气衰弱；下利清谷，为阴盛阳衰；小便已阴疼，为阴亏涩滞（禹余粮丸证）。有鉴别病所为主的谛证：胸胁苦满，为少阳之半（小柴胡汤证）；脉寸浮关沉，为邪结心下；饱则头眩，为脾胃湿阻。还有鉴别病势为主的鉴别：两目直视，为真水将竭；脉伏暴出者死、微续者生。

谛症鉴别：即对疑似病证，通过寻找某种特有谛症，加以确定鉴别的方法。例如原文125条"太阳病，身黄脉沉结，少腹硬，小便不利者，为无血也；小便自利，其人如狂者，血证谛也，抵当汤主之"，此论下焦蓄血证与下焦蓄水证的鉴别。两证都有发热，烦渴，小腹急结，首先可以从小便利与不利——主症鉴别点组合，但若蓄血较甚也会间接压迫膀胱，引起小便不畅，此时可寻找谛症"其人如狂者，血证谛也"。

需要说明的是：①谛症范围的相对性。即对一个具体完整证型有独特诊断意义的谛症较少。②谛症鉴别的有限性。谛症虽然特异性强，但出现的机率不一定高，其可运用的范围有限，不是随时随地可以使用的。谛症的运用，往往是在主症鉴别初步确定大致范围时，为了进一步鉴别疑似点，而有针对性地寻找特异性鉴别指标。因此，临床既要特别重视谛症的收集，又不能过分依赖谛症而不肯多结合其它鉴别方法。

（3）佐症鉴别法

佐症（又叫或然症）：即对某一病证来说，其可能出现，也可能不出现（机率不高），而诊断意义也不突出的那些症象。

例如太阳伤寒：有或咳、或喘、或鼻塞、或腰痛、或骨节痛等。一方面，太阳主皮毛，肺也主皮毛，太阳寒闭太甚，也会影响肺气宣发而出现咳喘、鼻塞等伴症；另一方面，太阳寒凝太重，可以循经下达腰际，内达筋结，出现腰痛，骨节痛。但以上两组病症在具体的患者身上并不一定都会出现。

佐症鉴别（或然症鉴别）：即在主症依据不够充分的条件下，结合或然症以辅助鉴别的方法。

有些病证发病机理比较单纯，主症表现比较一致，也比较容易齐备，故多数可以通过主症鉴别确定。例如，太阳伤寒证：发热恶寒，脉紧，头身痛，无汗；阳明燥热证：身热恶热，脉大，口渴，自汗出。另有一些病证，发病机理比较复杂，其临床表现及诊断指标不容易集中在这些主症上，主症的出现不容易齐备。这时的诊断不能以具备全部主症为鉴别依据，只能以具备部分主症为必要条件，再结合若干或然症状加以辅助鉴别。

例如少阳小柴胡汤证，主症虽多，但临床并不一定同具，故仲景曰："有柴胡证，但见一症便是，不必悉具。"往往会伴见其它不同的或然症的。未必有少阳提纲症口苦、咽干、目眩，反会有很多不同性质的或然症相伴出现。如，不呕而胸中烦、不口苦而口渴，属寒轻热重者；无心烦而心下悸、小便不利，不胸胁苦满而胁下痞硬属水重火轻者；不往来寒热而身微热、不默默不欲饮食而咳，属表多里少者；不往来寒热而腹中痛，属里多表少者……。此时，主症只要"但见一证便是，不必悉具"，即可作为必要条件。

需要说明的是：①或然症的灵活性。或然症，是该病证同一发病机理在各种不同条件下的变异表现，故其不仅出现机率不稳定，而且哪几个或然症会相伴出现，甚至是什么样的或然症，都不能确定。其运用的关键在于透彻掌握其发病机理，再结合具体条件，可适当推测出其可能出现的或然症。②或然症鉴别的组合性。由于或然症本身对该病证诊断的特异性差，故往往要从若干或然症的兼现中，去推断它们与该病证机理的必然关系。

例如少阳柴胡证，咳、心下悸、小便不利，三症联合运用，才能确定其证。因为只有少阳三焦水停，才能引起上中下三处同现水饮阻滞之症。若单现其中的某一症象，则有多种其它证候的可能，故未必能肯定与三焦停水有关。

（4）反现症鉴别法

反现症，即对某一病证来说，不太可能出现的那些症象。

按常理，六经感寒皆有恶寒，若病发于阳者，当有发热（必现症），病发于阴者，当不发热（不现症）。但在阴经感寒的某一证型中一旦出现了不应出现的病症，则该症就是这一证型的反现症。即发热恶寒病在表，脉当浮；恶寒脉沉，多属阴经，当不发热，若阴经证候中反而出现了发热的现象，说明此为阴经之表证的特殊证型。所以，反现症是对于某一类相似的病证，一般不应出现，而在某一特殊病证中又特别存在的症象。

反现症鉴别：即通过发现与一般推理不相符合的反现症，来除外其它类似病证，而间接确定为某一特定病证的方法。

如原文301条"少阴病，脉沉，反发热，麻黄附子细辛汤主之"。病人恶寒，倦卧，精神不振，脉沉，为少阴中寒的典型主症已具备。寒为阴邪，当无发热，若病人反有发热，则不符合一般寒中阴经的特点。这是寒中少阴之表的特殊现象，即寒虽中于阴经，但邪入未深，少阴生气尚能借助于与其相应表里的太阳所主之卫阳，进行反抗，故反会发热。反发热，正是少阴寒证在表与在里的鉴别要点。其所以为少阴反现症，是相对寒客少阴，多为里证，而表证殊少之故。

应该注意的是：①反现症的相对性。反现症是相对某一类病证的特殊表现。故寻找反现症的关键是首先要掌握某一类证的表现通例，再比较该证在该类病证中的特殊机制与特殊表现。②反现症鉴别的针对性。主要是针对主症相类似的病证之间，通过反现症以除外它证而肯定本证的方法，是一种类似于排它性的鉴别。

2. 兼容性鉴别法

兼容性即诸症象之间能否兼容于同一诊断结论之中。如恶热之症，可兼容于阳明里热炽盛之证，不能兼容于少阴虚寒证。

疾病自身总是客观统一的，若诊断结论能在逻辑上将其各种不同的症象统一于其下，说明诊断结论比较符合疾病的实际本质，若不能使其各种不同的症象得到统一的解释，则可能不太符合疾病的实际本质。

例如：某患儿2~3日不大便，腹胀满而痛，拒按，身热，肢厥，神昏，时有谵语，脉沉有力。根据兼容性原则，可将之诸症统一考虑为阳明腑实、燥热内结证，治以大承气汤。有如下原文可证。原文第335条"伤寒一二日至四五日，厥者必发热，……厥深者，热亦深，……厥应下之，而反发汗者，必口伤烂赤"，第374条"下利，谵语者，有燥屎也，宜小承气汤"。若该患者还兼有脉细，舌干萎、身灼热而无汗，则不兼容于上述诊断，即上述诊断与这些症象有着不合乎医理逻辑的矛盾性，而考虑为阳明腑实兼阴虚，就能使之得到合理的统一。可与增液承气汤之类。

兼容性鉴别，都是本着病例症象与诊断结论能否及如何达到逻辑解释的统一性来展开的。也就是说，对疾病进行辨证，应尽可能将所有的症状和病史等情况，统一考虑为尽可能单纯的证型，而在部分症象不能兼容于该结论时，则应寻找能够将它们统一起来的结合类，再无法兼容，最后考虑是否属于兼证。

总之，兼容性鉴别，既是一种鉴别方法，更是一种鉴别原则，是最后综合归纳的诊断原则。

3. 排它性鉴别法

排它性，即除外其它的可能性。排它性症象即具有否定其它类型的症依据，包括：阳性依据——反现症（见前反现症鉴别）；阴性依据——应现症而未出现。

例如：太阳病伤寒，虽以恶寒为主症，但一般情况，当伴发热、头痛，故未见发热或未见头痛，则似不当考虑太阳伤寒，尽管脉浮，也可能是太阴伤寒。

排它性鉴别法，即主要针对几种疑似类型，在鉴别的正面依据不充分时（包括反现症），通过应有的依据的不具备而除外其中的一些类型，间接推断余下的类型。

如《伤寒论》第166条"病如桂枝证，头不痛，项不强，寸脉微浮，胸中痞硬，气上冲咽喉，不得息者，此为胸有寒也，当吐之，宜瓜蒂散。"此条即是对时作寒热，只伴呕逆而但寸脉浮者（证形象桂枝）的鉴别诊断。具体可以延伸为如下鉴别过程：

比较太阳风寒——（病如桂枝证）"但头不痛，项不强"故除外。

比较太阴风寒——并非手足温热突出，亦无四肢酸痛，故除外。

比较少阴风寒——脉不沉，神不倦，故除外。

比较少阳风寒——脉虽弦迟，但未见柴胡证，故除外。

只能是外寒引动内痰，痹阻上焦胸膈之证，故可以瓜蒂散之类，催吐宣越。

【结论】

证候鉴别诊断的目标是确定病证类别，而病证类别本身就是一种综合性的分类诊断，即"证"具有阶段的整体综合。因此，临床实际"某证"的单纯类型较少，而兼夹类型较多。故其鉴别诊断，往往需要多种方法的联合运用，否则局限性大，灵活适应性差。

就一般运用规则而言：①病症鉴别法——是基础，最稳定可靠，但难度亦最大，成为证候规范的主导内容。具体方法之间，主症鉴别为必备条件，谛症鉴别、反现症鉴别、佐症鉴别为充分条件，其重要性则递减，但其灵活性则递增。②兼容性鉴别——是最终要求。③排他性鉴别——主观经验强。

总之，鉴别方法的训练，应立足于"基础"方法，以期学用相长，理验相促。

【启示】

从以上所讨论的证候鉴别方法来看，《伤寒论》对中医辨证论治的奠基作用，不仅是创立了六经证治体系，而且比较系统地运用了中医证候鉴别的规范方法，尽管未至尽善，但确有实用价值。

三、常用的鉴别诊断方法举要

【问题】

《伤寒论》中病证鉴别及类似证辨析方法，常用的有主症比较法、原文对照法、病性归属法、证候反衬法、排除否定法、疑证筛选法、药物试诊法等[1]。虽以某法命名，但其运用往往是相互配合的。

【分析】

1. 主症比较法

《伤寒论》中对于某些证候类似、易于混淆的病证采用主症比较的思维方法。

例如原文 73 条"伤寒汗出而渴者，五苓散主之，不渴者，茯苓甘草汤主之。"及 127 条"太阳病，小便利者以饮水多，必心下悸；小便少者，必苦里急也"。两条均为比较水停中焦和水停下焦的异同而设。水停下焦者多见少腹急迫、口渴、小便不利；水停中焦者当见心下悸而口不渴。由此以口渴与否、以有否里急和心下悸来鉴别水停之部位。但里急出现与否，从原文来看未必为"现证"，故用"必"字，实则提示与小便不利一症合参。原文 127 条实际上是在难以区分水停部位的情况下用多饮水的方法来鉴别的，以饮后心下悸的出现或加重来诊断水停中焦；以饮后小便不利或兼见里急者，诊断水停下焦。再如原文 125 条"太阳病身黄，脉沉结，少腹硬，小便不利者，为无血也。小便自利，其人如狂者，血证谛也，抵当汤主之。"身黄一证，有因于湿者，有因于蓄血者，本条以"身黄、脉沉结、少腹满"作为初步诊断，以小便利否来鉴别因于水停和蓄血。

2. 原文对照法

原文对照法是指将证候相似的不同原文进行相互参照，通过对原病证、治疗过程和现病证的分析，作出诊断的一种思维方法。

如原文 34 条"太阳病，桂枝证，医反下之，利遂不止，脉促者，表未解也；喘而汗出者，葛根黄芩黄连汤主之"和原文 163 条"太阳病，外证未除而数下之，遂协热而利，利下不止，心下痞硬，表里不解者，桂枝人参汤主之"。前者下之后，邪气化热，迫肠下利，下利兼汗出而喘，故治以清热止利；后者下之后，中阳被伤，寒湿下注，下利兼心下痞硬，故治以温中止利。又如原文 25 条"服桂枝汤，大汗出，脉洪大者，与桂枝汤如前法……"和原文 26 条"服桂枝汤，大汗出后，大烦渴不解，脉洪大者，白虎加人参汤主之"。两证的原病证和治疗过程相同，而现病证中又都有脉洪大和大汗出，通过互参鉴别，前者无烦渴不解，提示病未入阳明，故与桂枝汤治疗；而后者大烦渴不解，提示病已化热进入阳明，故以白虎加人参汤主之。

3. 病性归属法

病性归属法，是以相似的病证中的某些特点之显著区别来区分病证性质、类型的一种思维方法。

如原文 7 条"病有发热恶寒者，发于阳也；无热恶寒者发于阴也"。此以太阳病之初起症状中发热之有无，来诊断阴阳两种不同的发病类型。病初已发热恶寒的太阳病为"发于阳"；病初已有恶寒尚未发热者为"发于阴"。又如原文 56 条"伤寒不大便六七日，头痛有热者，与承气汤。其小便清者，知不在里，仍在表也"。此以小便之清否诊断病位之所在，即在"头痛有热"的前提下，小便浊者为里热；小便清者为无里热而在表也。再如原文386条"霍乱，头痛发热，身疼痛。热多欲饮水者，五苓散主之；寒多不用水者，理中丸主之"。以发热及饮水之情况来诊断疾病之属热多湿少与湿盛热微。即霍乱吐泻同时兼有发热、头身疼痛的表证且口渴者，以五苓散主之；反之，虽有表证，亦当专治其里，以理中丸温里散寒祛湿。再如原文70条"发汗后恶寒者，虚故也。不恶寒但热者，实也。当和胃气，与调胃承气汤"，本条则是以畏寒、但热为依据，以辨别病证的虚实归属。

4. 证候反衬法

证候反衬法常用于有"反"字的原文之中，其意义往往在于正局之中寓变局，既提示两证之不同；又指出两证孰为常见。

如原文14条"太阳病，项背强几几，反汗出恶风者，桂枝加葛根汤主之。"与31条"太阳病，项背强几几，无汗恶风者，葛根汤主之。"对比而言，前者用一"反"字，既说明与31条之不同，又反衬了14条之证并非常见，当属变局，而与之相对应的31条之证则是正局。即一般太阳病兼项背强几几者大多"无汗"，也即多为太阳伤寒证之兼证，在特殊情况下，太阳中风证也可兼此证，故仲师以"反"字提示辨证关键。又如原文68条"发汗病不解，反恶寒者，虚故也，芍药甘草附子汤主之。"此"反"既说明本条汗后恶寒非表证不解而是阴阳两虚，又提示阴阳两虚的恶寒（实为畏寒）之出现并非为多见。对于太阳病而言，发汗为正治之法，反畏寒，此必因于阳伤，每因于素体阳虚或发汗太过而伤阳之故。则为医者提供一个正确的辨证思路。再如原文237条"阳明证，其人喜忘者，必有蓄血。所以然者，本有久瘀血，故令喜忘。屎虽硬，大便反易，其色必黑，宜抵当汤"。此处"大便反易"是在大便硬的前提下提出的。一般大便硬者，多属燥热内结，今便硬反易解，并非常态，其中必有其因，据此提出证属阳明蓄血的诊断，示人以知常达变。

5. 排除否定法

排除否定法，是指在临床资料较少的情况下，经过对临床资料的综合分析，先初步诊断为某病或考虑某病，但尚不能确诊时所采用的一种思维方法。

其步骤是初步诊断后，结合与该病容易混淆的病证，用分析、比较、否定的形式逐步排除其它可能性较小的病证，最终得出正确的诊断。

如原文61条"下之后，复发汗，昼日烦躁不得眠，夜而安静，不呕不渴，无表证，脉沉微，身无大热者，干姜附子汤主之"，即下之后，复发汗，出现昼日烦躁不得眠的原因，或因于邪入少阳，或因于转属阳明，或因于表闭阳郁，或因于汗下后阴虚，或因于汗下后余热未尽，或因于汗下后亡阳。因为这个"大前提"属于不言而喻的，故原文省略未言。"小前提"是"不呕"（说明未转入少阳），"不渴"（说明未转属阳明），"无表证"（说明非表闭阳郁），"夜而安静"（说明非汗下后阴虚或余热未尽），于是便得出阳气暴虚的诊断（原文中以"脉沉微，身无大热"兼证之）。以上是在直接鉴别不可能的情况下，据未见少阳主症之呕、阳明主症之渴，并将太阳表证和一般专属阳证之发热逐步排除，最终得出烦躁属阳气暴虚之结论。因为烦躁的原因很多，本条由于临床资料较少，若不使用排除否定法，仅依症状和体征是很难确诊的。又如原文141条"寒实结胸，无热证者，与三物小陷胸汤，白散亦可服"。结胸病有寒热之分，以胸膈、心下硬满而疼痛为主症，从分型来看有热实结胸和寒实结胸之别。在结胸的诊治中寒热分型诊断最为关键，本条在初步诊断为寒实结胸并无明显的寒证的基础上，排除否定"热证"法在此就发挥了其关键作用。以"无热证"排除热实结胸的诊断，使"寒实结胸"得到确诊。再如原文228条"阳明病，下之，其外有热，手足温，不结胸，心中懊恼，饥不能食，但头汗出者，栀子豉汤主之"。此处"不结胸"，对于阳明病下之后的转归之一"结胸"予以否定，也即否定了"结胸"的诊断，其后据证得出"心中懊恼，饥不能食，但头汗出"非水热互结胸膈，而是无形邪热留扰胸膈，使诊断豁然而明。其它，如原文302条"少阴病，得之二三日，麻黄附子甘草汤微发汗，以二三日无证，故微发汗也"。本条已患少阴病"二三日"，既无301条所言之"反发热"又"无（里）证"，虽感邪二三日尚无明显的入里之势，但感邪是肯定的，正由于证势尚不急迫，感邪又比较轻浅，故"微发汗也"。即在排除、否定了里证的可能性的前提下，肯定了表邪的存在。

显然，《伤寒论》之排除否定法常以某种可能的病证为前提，从病证之间的共同点出发，着眼于不同点的比较，以未见其它病证当具的诊断依据来排除、否定某些病证的可能。对于临床表现不够典型的病证，在诊断过程中，就需将其它容易混淆的病证逐一排除掉，从而确诊某病证。在鉴别诊断过程中作为对以上常规鉴别诊断方法的补充，排除否定法不失为一种有效而得当的鉴别诊断方法。

6. 疑证筛选法

疑证筛选法是《伤寒论》鉴别诊断的另一思维方法，主要用于病证的产生有多种可能性而一时又难以确诊者之鉴别诊断，通过对该证（即疑证）的多种可能性的逐步筛选、排除最终确立诊断。

其基本步骤是：对于某些不能统一归纳的临床资料，提出其可能归属的病证，将全部临床资料分别置于各项可能的诊断之下，反复比较分析，从中筛选相对合理的诊断。它与主证比较法、原文对照法、病性归属法及排除否定法不同。

例如：148条："伤寒五六日，头汗出、微恶寒、手足冷、心下满、口不欲食、大便硬、脉细者，此为阳微结，必有表，复有里也。脉沉，亦在里也。汗出，为阳微。假令纯阴结，不得复有外证，悉入在里，此为半在里半在外也。脉虽沉紧，不得为少阴病。所以然者，阴不得有汗，今头汗出，故知非少阴也，可与小柴胡汤。设不了了者，得屎而解"。本条证候错综复杂，其中某些症状为阳微结、纯阴结和少阴病所共有。阳微结为热结尚浅且病尚连表之证，既可见大便硬、心下满、头汗出、不欲食，脉沉细的里证，又可有微恶寒（发热）的表证。若为悉入在里的纯阴结则不当有外证，应当"悉入在里"；若是阳气虚衰的少阴病则不当有头汗出，由此可见，此证大便虽硬，但病人尚有"微恶寒"之表证，即所谓"半在里，半在外也"，此必因"血弱气尽腠理开"邪入半表半里，引起三焦枢机不利。上焦不通，津液不下，肠道失濡而致大便硬。外证与纯阴结不能相兼，头汗与少阴病常不会并见。如此分析比较，逐一权衡、筛选，排除了其它各种可能性，最后从这些相似的病证中筛选出"阳微结"这一正确诊断。

7. 药物试诊法

药物试诊法是指在疾病性质已基本确立而病位或特异性病理尚未定论的大前提下所采用的一种用药治疗逐步确诊的思维方法，以力求在药物治疗过程中从肯定的基本诊断中加以进一步明细、区分，逐步确立其它诸项的明细诊断。

例如原文209条"阳明病，潮热、大便微硬者，可与大承气汤；不硬者，不可与之。若不大便六七日，恐有燥屎，欲知之法，少与小承气汤，汤入腹中，转矢气者，此有燥屎也，乃可攻之；若不转矢气者……"。本条在阳明病发潮热，大便硬的前提下，胃肠燥热与肠中糟粕互结的病理已明确，但其程度如何，尚未定论，即燥屎的形成与否需进一步诊断，故用小承气汤进行治疗性的诊断。即转矢气者，燥屎已成，用大承气汤治疗；不转矢气者，燥屎未成，当以小承气汤和之。由此可见《伤寒论》应用药物试诊之一斑。

【结论】

《伤寒论》为了表述鉴别诊断的丰富内容，采用了与一般中医典籍不同的行文方法，虽然初学者不易理解和掌握，但若能结合临证体会，就不难感受其字里行间对临床鉴别诊断的良苦用心。面对临床疾病的复杂性和非典型性，特别是对疑难杂证的诊断，掌握原文中所反映的思维方法，确实是有效而可行的。

【启示】

掌握《伤寒论》的辨证论治方法，离不开对其鉴别诊断方法的认识，而掌握其鉴别诊断方法，又离不开对其行文方法及其思维方式的理解，因此，要真正掌握《伤寒论》的辨证论治的精髓，必须立足于对其证治分类方法、鉴别诊断方法和思维方法的学习与研究。

思考题

1. 请谈谈排除否定法在鉴别诊断中的重要意义。
2. 请结合原文举例说明两种或两种以上鉴别方法的具体运用。

（刘英锋）

参考文献

[1] 张国骏.《伤寒论》鉴别诊断法初探. 天津中医学院学报，1999；18（1）：32～34.

第三章

思考与辨析

　　仲景的写作极有特点，虽然语言简洁朴实，但寓义深邃，所以研读《伤寒论》有关病证的原文，要勤于思考，善于思考；要勤于辨析，善于辨析。可以说只有带着问题学习，带着疑问研究，才能吃透仲景的旨义，领会其辨证论治的精髓。所以说《伤寒论》是开展"问题教育"及启发式教学的最好教材。

　　《伤寒论》中所要思考与辨析的范围很广，主要包括病证、治法、方药及其它内容。本章只是选择部分有代表性的、有争论及疑义的内容，进行思考与辨析，并通过具体的思考与辨析过程，以提高学习者的发现问题、分析问题、解决问题的能力。

第一节　病证思考与辨析

一、病证思考与辨析的必要性

　　作为一部论述临床辨证论治的医书，病证是《伤寒论》的核心内容，仲景就是通过六经病及六经病中的汤证的论述，来体现中医辨证论治思想和方法的。因此，对六经病证的思考与辨析是十分重要和必要的。可以说把六经病证学习好，研究透，就掌握了《伤寒论》的基本内容。

　　《伤寒论》有113方，若以汤方名证，就有113个汤证，如太阳病的桂枝汤证、麻黄汤证；阳明病的白虎汤证、承气汤证；少阳病的小柴胡汤证、大柴胡汤证；太阴病的理中汤证、桂枝加芍药汤证；少阴病的四逆汤证、黄连阿胶汤证；厥阴病的当归四逆汤证、吴茱萸汤证等。关于病证的基本内容在《伤寒论》课程中均作了详细的讲述，下面选择在病证涵义、病机、治疗、方药等方面有争议、经过辨析能引发思考的部分病证进行讨论。

二、有关病证的思考与辨析

（一）心下诸证的概念及其辨析

【问题】

　　《伤寒论》中的心下诸证，包括痞、满、硬、痛、悸五种。五症的辨证论治，由于均位于"心下"，所以，虽然各具特征，但又相互关联，有其本身固有的发病规律与临床特点，当然也存在一些问题。如病位的概念有不确定性，病证的辨治有常变之分等。须要进行辨析[1]。

【分析】

1.病位的辨析

仲景于六经病篇提出了"心下"、"心中"及"心"三个病位的名词概念。

心下，亦称"心中"。其部位大致指剑突下及其周围（俗称心口窝），亦即胃脘部。如胃阳虚水气内停的茯苓甘草汤证之"心下悸"（356条），误吐伤及中气所致的"心下温温欲吐"（123）等，其悸、吐均属明显的胃脘病变。

心，凡言"心"者，包涵心脏功能失常的病理、病证及病位多种概念。与心下（心中）有所区别。如心主神志，故有"心烦"之症。《金匮要略》中尚有"心气虚者，其人则畏，合目则眠，梦远行而精神离散，魂魄妄行"之说。这是神志异常的病理及病证。心主血脉，如太阳病下伤阴血的"心悸"（49条），伤寒心阴阳两虚的"心动悸"（177条）等，显然这都是心血亏虚、心失所养的病理及见症。

然而，《伤寒论》中的心与心下（心中）的部位概念，有时又较为模糊，难以截然分开。如汗伤心阳桂枝甘草汤证之"心下悸"，此悸动部位当是胸中之"心"部，而非胃脘部。故虽云心"下"，却是泛指。以上虽属混称，但部位尚明确。而水气为病真武汤证的"心下悸"，则很难明确分清其"悸"，是在"心"部，还是在"心下"部。这是因为水气泛滥冲逆所致的"悸"，"心"部与"心下"部皆可出现。水凌于心，自然心部悸动；水气犯胃，自然心下悸动。若水气凌于"脐下"部，还会发生"脐下悸"。

总之，对待《伤寒论》的心、心下、心中等部位名称概念，要既原则又灵活。应视具体情况具体分析，不要胶柱鼓瑟，脱离病证而空谈病位。

2.五证的辨治

（1）痞与满

痞，是自觉心下部有阻塞感。满，是心下部支撑胀闷。痞与满时常并见，仲景亦云："但满而不痛者，此为痞。"故合述之。

心下部之所以易生痞满之病，与心下部的生理及位置特征有关。以生理功能言之，心下属胃，为水谷之海，所以食物、水湿、痰浊等均可停滞于胃，形成痞满之病证。以位置特点言之，心下属中焦，是气机升降出入之枢纽。所以，枢机失常，气机阻滞，也易生心下痞满。心下痞满之病机及辨治，不外气滞、湿壅、水停、痰结等。

①气滞：指由各种因素导致的中焦气机壅阻结滞。气滞是无形之邪结滞，与痰、水、湿、食诸郁有别。气滞有三种证治。

热陷气痞：多因太阳病汗下致使表热陷于心下，阻滞中焦气机，形成气热痞证。其证候特点是"心下痞，按之濡"反映无形之气滞；其脉象特点是"关上浮"，"关"候中焦，"浮"示病热。方用大黄黄连泻心汤清泻热痞。大黄与黄连均属苦寒味厚之品，于无形之气热痞证有药重病轻之弊，于是不煎而渍，取其味薄轻清之气，泻痞而不伤正。用药之巧，足见匠心。若兼"恶寒汗出"表阳虚者，治以附子泻心汤，方中三黄仍然渍之，附子"别煮取汁"，又体现了表里同治、寒热并用、渍煮各取的用药妙义。

少阳气痞：少阳位主胸胁，然少阳为半表半里，所谓"半里"者，即迫近中焦也。所以，病偏半里的大柴胡汤证，因少阳枢机不利，气结半里，故常见"心中痞硬"之症。治以大柴胡汤，即在小柴胡汤的基础上，因痞满去参、草，加枳实、芍药、大黄，苦泄开结，泻痞除满。"心下"与"胸胁"，是大小柴胡汤证病位深浅辨证的标志；"痞硬"与"苦满"，又是大小柴胡汤证病情轻重辨证的特征。

气陷结痞：指由"外证未除，而数下之"所导致的气陷于下、邪结于中的"协热而利"、"心下痞硬。"此证以寒利为重，以痞结为轻，故治以桂枝人参汤，其中干姜、白术辛燥性散，有疏气消痞之功。

②湿壅：脾胃主运化水湿，汗下伤及脾胃，则脾难升清，胃失降浊，湿浊壅阻，从而形成"心下痞硬"之证。代表方是半夏泻心汤，方中半夏、干姜辛燥，燥湿开结；黄连、黄芩苦寒，燥湿泄痞，辛开苦降，共奏开结泻痞之功。若水气较重，加生姜散水，名生姜泻心汤；若泻利较频加重甘草，名甘草泻心汤。此三方为泻心消痞名方，临床可随证加减运用于中焦湿壅诸证。须说明两点：其一，中焦湿邪壅滞，临床表现多样，只要认准病机，不必拘泥"痞"之有无。其二，仲景虽云"但满而不痛者此为痞，"然这是汉代对"痞"的认识，现今临床证明，确有既满且痛之痞，所以，只要认准湿壅之痞，不必拘泥于"痛"之有无。总之，对泻心汤的运用，既要抓住"痞满"的主症，又要视具体脉症灵活地对待，避免刻舟求剑，死守教条。

③水停：中焦乃水液升降运行之枢，故病则常见水饮停蓄，为痞为满。如脾阳虚停水"心下逆满"的苓桂术甘汤证；气化不利，水阻中焦成痞的五苓散证；水停胸胁，攻窜心下成痞的十枣汤证等。水痞之治，以求本为要，水去则痞消，以上三方之治均体现这一原则。

④痰结：中焦为生痰之源，故病亦可见痰结之痞满，如"心下痞硬，噫气不除"的旋覆代赭汤证。本证痰结气逆，以噫气为主症，方中除旋覆花、代赭石消痰下气外，尚有半夏、生姜涤痰开结。仲景列此证于泻心汤证之后，有与"泻心"之痞类证鉴别的意义。

(2) 硬与痛硬

硬指心下部板结紧硬，多伴有触痛，甚者痛不可近，故此硬痛并论。另，半夏泻心汤诸证之"痞"，亦有"硬"的特点，然究以痞塞中满为主，故"心下痞硬"证未列入此。

凡见心下硬痛者，多属有形之邪结滞。虽亦偶见之于无形之邪结，然必结之甚重方可致此。心下硬痛以病机分类，有水热结、痰热结、燥热结、气热结及厥阴气冲等。

①水热结：如大结胸证，一般说来，大结胸"为水结在胸胁也。"但水热结甚，病位就会涉及"心下"甚至"少腹"，出现"从心下至少腹硬满而痛不可近者"。水热结滞重证，非大陷胸汤中大黄之泻，甘遂之荡，不足以"得快利"。

②痰热结：如"正在心下，按之则痛，脉浮滑"的小结胸证。饮聚为痰，热痰互结，故其病亦局限，"正在心下"；其症亦轻浅，"按之则痛"。治以小陷胸汤，方以黄连泻心，半夏涤痰，瓜蒌开结。

③燥热结：阳明腑实证"心下必痛"即属于此。应该指出，阳明腑实证，尽管仲景称"胃中必有燥屎五六枚"，其"胃中"泛指胃肠，病位主下。所以，阳明腑实证一般是腹胀满，绕脐痛，极少出现"心下"之症的。正因为如此，故205条强调"心下硬满者，不可攻之"。可知，阳明燥热内结出现"心下必痛"属特殊情况。说明胃肠燥结气闭极其严重，病

已由腹部波及"心下",反映病情的深化,故须"急下。"

④气热结:一般说来,气热结滞,多见痞满,少见硬痛,因邪属无形。但在特殊情况下,如虚烦重证之"心中结痛",无形之气热,不但郁于胸膈,且已波及"心中",阻滞气机了。此时清泻透达气热,即所以开结止痛,故仍治以栀子豉汤。若栀子厚朴汤或枳实栀子汤,则更为合拍。

⑤厥阴气冲:厥阴为病,肝气横逆,木邪乘土,相火内迫,亦症见"心中疼热"。这是肝邪犯胃,"心中"即胃脘也。本证可治以乌梅丸养肝、柔肝、疏肝、清肝,肝平则胃和,"心中疼热"自然痊愈。

(3)悸

悸,指"心"部自觉惊悸跳动、慌乱不安。或"心下"部有悸跳、冲动之感。前者多病在心,后者实病在胃。

①心悸:以阴阳气血虚衰心失所养而致者为多。具体又可分:

阳虚:多属太阳过汗,伤及心阳。如桂枝甘草汤证"叉手自冒心,心下悸欲得按。"以桂枝之辛,佐甘草之甘,取辛甘化阳之义,急复心阳。药虽仅二味,却为温复心阳之祖方。

阴虚:中焦化源不足,荣血亏虚,心失所养。如小建中汤证"心中悸而烦"。方中以饴糖为君,合芍药益营,温健中焦以生血气。

心阴阳两虚:平素阴阳气血内虚,外邪复伤心脉,遂致"脉结代,心动悸"。治以炙甘草汤,滋养心阴,温通心阳,复脉止悸。此方为补心之名方。

②心下悸:多见于水气为病,水寒之气攻冲凌泛,致心下部悸跳动冲。如胃内停水"厥而心下悸"的茯苓甘草汤证;少阴阳虚水泛"心下悸"的真武汤证。此二证均属水气为病,故组方主治皆重治水。另,少阳病气机不利,也有发生水气内停"心下悸"的或然症,可于小柴胡汤中去黄芩之苦寒,加茯苓之淡渗。

3. 病治的特点

心下五证,既然均病发"心下",尽管症候表现各异,但在发病、病理、证治诸方面必具有与"心下"生理位置密切相关的一些特点,总结如下:

(1)发病特点。《伤寒论》心下诸证的形成,多与治疗用药有关。常见于太阳病未解误用(或属正常治疗)汗、吐、下之法,或使邪气内陷中焦"心下",或直接伤损中焦之气。因为攻泻之药,必先入胃中,而后才发挥功用,所以,无论邪陷还是伤正,胃部(心下)首当其冲。换言之,误治是心下诸证主要的致病因素,从侧面提示了"医病"的危害性。另外,体质因素也不容忽视,如中焦素体虚衰,或潜伏湿食之郁,极易内外合邪,而发"心下"证。

(2)病理特点。主要有四方面:①从脏腑辨证看,多见脾胃肝胆疾患。因为脾胃肝胆同居中焦,心下诸证则必反映与脏腑病位相应的特点。所以,辨治心下证,勿忘脾胃肝胆。②脾胃为气机上下升降之枢,肝胆又为气机内外出入之枢,故四脏失调,常见心下气机阻滞之症。痞满硬痛,无不与气滞相关。③中焦为水谷之海,故发病往往以气、水、湿、食郁滞为特点。④多伴有消化失常,如呕吐、下利、肠鸣、嗳气及不欲饮食等症,与脾胃受纳运化功能低下、紊乱相关。

（3）证治特点。主要有两点：①注重和解。心下脾胃，一阴一阳，一升一降，一湿一燥，相反相成，共同完成饮食物的消化吸收。其病则多协同而并发，脾胃不和，升降失常。因此，遣方用药当注重和解。如少阳半里之气结，所治大柴胡汤，亦寓"和解"之意。②注重护中。心下诸证，如痞满硬痛等，均属实证，治则消痞散结，泻热逐水，重在祛邪，故遣方用药当注意固护中气，防祛邪伤正。另外，心下之证，多由吐下所致，即使实证，亦多夹虚，此时尤当护中。否则，邪未祛，正已伤，必致变证蜂起。所以，治心下诸方，如半夏、生姜、甘草泻心汤、旋覆代赭汤、桂枝人参汤等，皆有人参、大枣、甘草等补虚护正。另外，陷胸诸汤方后注"得快利，止后服"，亦反映了护正气、保胃气的治疗思想，值得我们重视。

【结论】

《伤寒论》心下诸证的辨析，首先要注意"心下"病位的概念，虽然基本以心下胃脘部为主，但有时亦指心胸部，当视其具体方证情况具体分析。

关于痞、满、硬、痛、悸五证的辨证论治，有争议的问题虽然不多，但病机的辨析及病证的论治，仍应详细而明晰地掌握，尤其要注意"心下"的中焦病证在治疗上的特点，如注重和解，注重护中等。

【启示】

类似《伤寒论》这样的经典医著，其中的名辞术语有明显的时代性，这就要求研读经典应尊重历史，灵活理解，如"心下"病位概念就是如此。

另外，对"心下"病证的辨证论治，应注意中焦肝胆脾胃诸脏的生理特点，及中焦为气机升降出入的气机运动特性。尤其中焦病每每易寒热虚实夹杂，处方用药应兼顾之。如小柴胡汤、半夏泻心汤、黄连汤、旋覆代赭汤等，虽为祛邪之方，但均用人参、大枣补益脾胃。

（二）五苓散与蓄水证的辨析

【问题】

五苓散为利水名方，现代药理证明，若去掉方中桂枝，则利尿的作用会大大减弱，足见桂枝在此方中有举足轻重的作用。所以，后世方书解释五苓散，无不强调其化气行水之功，乃至注解《伤寒论》亦连累及之。另外，五苓散为主治蓄水证之主方，所以就简单地将五苓散证与蓄水证混为一谈，这就不得不讨论一下[2]。

【分析】

1. 桂枝发汗解表还是温阳化气

五苓散于《伤寒论》属表里双解之剂（发汗、利小便）。有关五苓散证的八段条文中，除去156条"水痞"未具体言及表证外，其余71、72、73、74、141、244条，皆"有表里证，"外而表邪未罢，内而水饮停蓄。这就证明：五苓散之桂枝，主要是发汗解表，不可但言温阳化气行水。《金匮·消渴篇》迳言"宜利小便、发汗，五苓散主之。"此条与《伤寒论》71条大同，只多此"宜利小便发汗"六字，而其"发汗"，显然非桂枝莫属。仲景本意，跃然纸上。故尔，无论是"脉浮发热"的太阳蓄水证，还是"其热被劫不得去"的水寒郁热证，以及"头痛发热"的霍乱吐利证，桂枝均主在解表。当然，若说桂枝于解表的同时尚兼以化气行水，亦未尝不可。但若不分外感内伤，不管病证实质，但云桂枝化气行水，则未免以偏赅全、反客为主。

那么，仲景用五苓散，其桂枝是否都是解表呢？也不是如此。如《金匮·痰饮篇》云："假令瘦人脐下有悸，吐涎沫而癫眩，此水也，五苓散主之。"此则纯属无表内伤的蓄水证，方中桂枝自然是"温药和之"了。

2.五苓散证与蓄水证的概念问题

五苓散是主治蓄水证的，所以一旦提出五苓散，人们就归属于蓄水之治，于是以为五苓散证就是蓄水证。将五苓散证等同于蓄水证，这种看法是片面的、肤浅的，未及五苓散主治之本质。确切地讲，五苓散是一张调节与纠正水液代谢失常及津液分布失常的方子。所治虽不离水，然"水"病却不局限于"蓄"上。比如霍乱之治，若讲成蓄水，恐怕于理难通。霍乱之用五苓散，实是分利清浊，利小便而实大便，故治水虽同，却不能称之为"蓄水证"。可见，五苓散虽治蓄水证，但五苓散证的概念范围比之蓄水证更为广泛。因此，对五苓散及其证的认识，切勿局限在"蓄水"的框框里。只有这样，才能对五苓散证有一个正确认识，才能打开五苓散的辨治思路，才能开拓五苓散的临床运用。李克绍先生的《伤寒解惑论》曾记载一例五苓散治皮肤"湿疹"案：湿疹发于皮肤，是水气分布失常，当下渗而不渗，外泛肌表使然。以桂枝配合二苓、泽泻、白术，淡渗利水，使水气从下窍而出，湿疹自然痊愈，可谓"用巧"之治。此案例虽治以五苓散，但却不可称之为"蓄水证"。因为水泛皮肤，多尿无度，是无水可"蓄"的。

【结论】

关于五苓散中桂枝的功用，《金匮》明确提出"发汗"二字，确定了在"有表里证"的蓄水证的治疗中，桂枝的功用是"发汗"。当然在内伤杂病的水气证中，则五苓散同苓桂术甘汤、茯苓甘草汤一样，桂枝的功用则无疑是温阳化气。所以桂枝于五苓散中，究竟是发汗还是温阳，则当视具体病证具体看待。

五苓散虽可治蓄水证，若以汤名证，蓄水证与五苓散证似为一体，其实从逻辑思维角度讲，五苓散证不等于蓄水证。这是因为五苓散所治并非蓄水，如霍乱下利、癫眩、甚至湿疹，只要属阳虚气化失职，水液代谢失常所致，均可用五苓散治疗。

【启示】

古人说过"会通全书读伤寒"，确是经验之谈。《伤寒论》与《金匮要略》本为一书，有关桂枝功用的问题，提示我们：研读《伤寒论》应与《金匮要略》相互参照。

汤证的概念要宽泛，所以五苓散虽可治蓄水证，但五苓散证与蓄水证却不可等同视之。这不只是个单纯的概念问题，因为突破"蓄水"的框框看待五苓散，则会拓宽五苓散的临床辨证论治的思路，以扩大五苓散的临床运用。

（三）蓄血证病位的辨析

【问题】

蓄血证是《伤寒论》的争论问题之一，争论的焦点是病位问题，即血蓄在何脏何腑？下面分析讨论之[3]。

【分析】

1．几种说法的分析

（1）血蓄膀胱说：此说的根据是蓄血证中明言"热结膀胱"，（106）并认为"血自下，下者愈"当指膀胱下血。如成无己云："太阳多热，热在膀胱，必与血相搏。若血不为蓄，为热迫之，则血自下。血下，则热随血出而愈。若血不下者，则血为热搏，蓄积于下，而少腹急结，乃可攻之。"因膀胱为太阳之腑，故"太阳病不解"，表热可"随经"入腑，"热结膀胱"而致蓄血证，所以，血蓄膀胱说是有其病理基础的。然而，经文中又把"小便利"否作为蓄血有无的重要鉴别症，明确指出"小便不利血证谛也"（125）。这就提出了一个问题：既然血蓄膀胱，为什么小便反利呢？难怪钱天来质问："若果膀胱之血蓄而不行，则膀胱瘀塞，下文所谓少腹硬满，小便自利，又何自出乎？"可见，言血蓄膀胱，尚有此疑。

（2）血蓄下焦说：此说认为，但言血蓄膀胱似嫌局限。况经文亦有"热在下焦"之说，故当以血蓄下焦为妥。汪琥持是说，指出："膀胱热结，在卫则尿不利，在荣则血不流，故作急结之形，为下焦蓄血之证谛也。所以用桃核承气汤，乃攻下焦蓄血，治少腹急结之药，实非通膀胱热结之药也"。血蓄下焦说较膀胱说为灵活。但血蓄下焦的具体病理过程是什么？下焦脏器数多，血蓄何脏？何腑？还是整个下焦全部蓄血？下焦出孔有三，"血自下"，是下自尿道？阴道？还是魄门？这些问题尚未在理论上得到解释。所以，血蓄下焦说疑义颇多。

（3）血蓄回肠说：钱天来力主此说，云："愚谓仲景之意，盖以太阳在经之表邪未解，故热邪随经，内入于腑，而瘀热结于膀胱，则热在下焦，血受煎迫，故溢入回肠……。"尽管钱氏力阐其理："阳明多气多血，肠胃为受盛之器，传化糟粕之浊道，百物之所汇，血热妄行，岂有不归肠胃者乎！"但是，"肠胃为受盛之器"，并非下血专道，膀胱属津液之腑，亦有尿血之变，何必非"溢入回肠"不可？是知此说也有可商之处。

（4）血蓄子宫说：此说以临床为据，认为蓄血证多见于妇人经水之瘀，下焦蓄血诸病，大都不能越此。而且蓄血三方在妇科疾病中的运用，下血亦多从前阴而出。张锡纯指出："此证乃外感之热，循三焦脂膜下降，结于膀胱，膀胱上与胞室之脂膜相连，其热上蒸，以致胞室亦蕴有实热，血蓄而不行。"即申述了此种观点。但是，尽管蓄血三方较多用于妇人少腹经瘀。这只是后世对经方的扩大应用，在仲景文中尚乏理论依据，这是其一。其二，三方应用于子宫瘀血，并不能证明太阳之蓄血必在子宫，就像五苓散可治水蓄膀胱，却不能证明凡用五苓散蓄水证必在膀胱一样。因此本说亦难云完善。

2．血蓄何处的辩正

以上四种说法为什么各具道理而又各有疑点？能否统一四种说法？要解决这些问题，首先必须抓住蓄血证的具体病变部位及病理演变过程这两个关键问题。现分析如下：

"热结膀胱"一语，尚见于《金匮要略妇人产后病脉证并治》中，云："产后七八日，无太阳证，少腹坚痛，此恶露不尽，热在里，结在膀胱也。"（此"膀胱"显然泛指下焦少腹之部位）《伤寒论》中又有"冷结在膀胱关元"。以上三者，尽管结有冷、热之分，然而在膀胱之所却是一致的，可知膀胱非单指膀胱腑，而是代表下焦少腹之部位。尽管如此，却不能笼统地说血蓄下焦，因为具体病理尚未明晰，疑义之处必然费解。

仲景在经文中解释蓄血病理时云："所以然者，以太阳随经，瘀热在里故也。"这里的

"经"，显然指经脉、脉络。"里"，是个广泛的概念。106 条的"热结膀胱"与 124 条的"热在下焦"，均属"里"之所在。"瘀"，乃血液停滞，是指血滞于脉络之中。总之，全句是说明本证之热邪是由经脉内传的，其血结亦在脉络之中，即注家所谓"病在血分"。所以，106 条又云"少腹急结"，"急"，挛缩之状；"结"，板硬之谓。显然，只有局部脉络病变才会出现这种特有的征候。

"随经"一辞是关键，因为它指出了病理传变的具体途径与过程，这样，即使"热结"在膀胱本腑，亦必结于膀胱壁及其周围肌肉组织的脉络之中。那么，膀胱脉络之热亦可"随经"而传入下焦邻近各个脏腑，热与血搏结其脉络之中。这就是仲景不但云"热结膀胱"，亦云"热在下焦"的缘故所在。以上分析证明，蓄血证的具体病变部位是"脉络"。其病理演变过程是太阳之热随经传入膀胱或波及下焦各脏腑之脉络，致成络瘀，形成血肿，从而形成下焦各脏腑不同的蓄血证。这就是所谓"瘀热在里"的涵义。

那么，经文云"血自下"，又"下"自何处呢？这就涉及到体质因素了。"太阳随经"，热邪内传，倘若素体没有下焦血行不畅或瘀血的因素，即使怎样热与血搏，也难成"结"而为蓄血。充其量也只能是"热在下焦"而已。甚至会恰恰相反，热迫血行，突破血络，导致出血证。"少阴病，八九日，一身手足尽热者，以热在膀胱，必便血也"（293）就是例证。本条设若少阴阳复，热传膀胱之时，膀胱脉络素有瘀滞，则亦可形成蓄血证。因为外来之热与内复之热均可与血相搏，至于能否形成蓄血证，关键在体质是否具备瘀滞因素。巢氏《病源》在论"伤寒内有瘀血候"时指出："夫人先瘀结在内，因伤寒病。"可谓先获经旨。

所以，"太阳随经"是一定的，血蓄脉络也是一定的。至于血蓄在何脏何腑？从何处下血？则取决于各脏腑平素的具体情况。假若膀胱素有瘀血的因素，则必血蓄膀胱；回肠素有瘀血的因素，则必血蓄回肠；同样，子宫素有瘀血的因素，则必血蓄子宫。可见，如果讲血蓄何处，统而言之，则血蓄脉络；具体言之，则视下焦膀胱、回肠、子宫诸脏腑的具体情况而定。当然，其下血，血蓄于何脏腑，则从何道而下。仲景之所以但言"血自下"，而不具体指明血自何处下，其用心恐怕在于此。

再谈"小便自利"的问题。小便自利与否，在仲景看来，是鉴别下焦蓄血证与下焦蓄水证的关键所在。如果血蓄膀胱，小便会"自利"吗？只要明确了血蓄于脉络之中，这个问题自会冰然释解。膀胱为水腑。腑，指空腔言，尿液所在，气化而出。而蓄血证是血热搏结于膀胱壁（或周围肌肉等组织）之脉络中，其病变与腑腔水液无多大关系，即注家"不在血分"之谓。故尽管血蓄膀胱，仍可"小便自利"。所以，可以此作为蓄血证与蓄水证之鉴别。这就是血蓄膀胱又为什么会"小便自利"的道理所在。

又须要指出的是，讲蓄血的主要部位在脉络，但有些蓄血证部分瘀血会溢于在脉络之外（称离经之血）凝结成块。所以，临证中有服用蓄血三方，未见下血而愈者，也有"下血乃愈"者，前者则有脉内瘀通和瘀血内消两种情况，后者则多属溢于脉外那部分瘀血随之而下。而这种瘀血如果结在膀胱之内，是不会"小便自利"的。即使不是结在膀胱本腑而血蓄于邻近膀胱的脏器压迫膀胱或尿道，也同样不会"小便自利"的。所以，"热结膀胱"的桃核承气证中，并无"小便自利"之文（注家多连累而及之），其用意恐怕不无与此相关。吴又可云："小便不利，亦有蓄血者。非小便自利，便为蓄血也。"可谓经验之谈。

【结论】

以上列举了关于太阳蓄血证的四种不同说法，分析了诸说各自立论的根据及其疑义之处，从而依据仲景原文的意思提出"血蓄脉络"的观点。并指出血蓄何脏，当视下焦各脏腑具体情况（平素有无瘀血因素）而定的观点，以求以血蓄脉络说统一太阳蓄血证之争。

【启示】

蓄血部位之争，虽然不会影响桃核承气汤、抵当汤的临床运用。但其中所涉及的理论问题和思维问题不容忽视。在分析的过程中，应得到如下启示：①如何正确看待古人及注家的各种学术观点，做到既尊重古人，又不断迷信古人；②研读《伤寒论》，应注意尊重仲景原文原意；③对原文的脉症应客观、辩证的看待，应结合临床实践分析、认识。

（四）阳明病篇猪苓汤证的辨析

【问题】

223 条"若脉浮，发热，渴欲饮水，小便不利者，猪苓汤主之。"

阳明病篇列出猪苓汤证，仲景意在提示阳明易从燥化这一病理特征，并通过变证强调"利小便"是阳明病一大治禁。但此证在归类及注释上问题不少，须进行辨析并为之正名[4]。

【分析】

1. 关于病证归类

较统一的认识，是将猪苓汤证（223 条）归属于"阳明病本证"中的"阳明热证"的范畴。有的教科书注释云："本条是下后津液受伤，阳明余热犹存。"问题在于：若确属"阳明余热"的话，猪苓汤何以能治之？何况 224 条还有"阳明病……不可与猪苓汤"之禁。可见，把猪苓汤证归类于"阳明热证"有些名实不符。

此证本属 221 条阳明热证下后，热陷膀胱水气内停的一种变证，即变为不是阳明热证的一种"证"。221 条阳明热证误下导致三种变证，即热陷胸膈的栀子豉汤证、热盛伤津的白虎加人参汤证及热与水结的猪苓汤证。其实，将猪苓汤证归属阳明本病的这种认识是受柯韵伯的影响，柯氏称"栀子汤所不及者，白虎汤继之；白虎汤所不及者，猪苓汤继之，此阳明起手之法。"阳明"起手"怎能"起"到下焦膀胱病呢？病在膀胱的水气病，又怎能与病在胃肠的燥化病相提并论呢？

2. 关于脉浮发热

猪苓汤证既然归类于"阳明热证"，那么"脉浮发热"自然是"阳明余热"了，有的《讲义》及多数注家均持此说。问题是"阳明余热"，在猪苓汤之治中如何体现呢？且不说二苓、泽泻、阿胶，即使滑石，讲成清"阳明余热"也是勉强的。其实，只要承认猪苓汤证有内热，哪怕是热在下焦膀胱，也会通过经络（膀胱经本布于体表）外蒸升浮于肌表，而出现"脉浮发热"的，如此理顺成章，何必非要讲成"阳明余热"呢？

3. 关于渴欲饮水

有的《讲义》把"渴"的机理也责之于"阳明余热"，意为热灼津亏。问题是，仲景治阳明热灼津亏之渴每加人参，而猪苓汤中却用阿胶。更何况猪苓汤乃利水之方，若果是阳明津亏之渴，还能"猪苓汤主之"吗？其实，水气病的口渴，多属气不化津，津难上承。阳虚停水如此，夹热停水也如此。只是水停下焦膀胱的口渴，较之三焦气化失职蓄水五苓散证的"消渴"，程度较轻，仅"欲饮水"而已。这是因为水停下焦，但中、上二焦气化尚属正常，部分津液仍能布输于口舌的。

4．关于育阴利水

水本属阴，所以对本证的阴虚水停，本方的育阴利水，很是费解。仔细分析之，本证之"阴"乃言正气，所谓"阴虚"，是指人体正气中属于"阴"的那部分不足。而"水"乃言邪气，水停，是指人体水液变为病理之水邪。由此说来，"育阴"，就是扶正；"利水"，就是祛邪，所以猪苓汤是扶正祛邪兼施之方。生理之津与病理之水，在一定的条件下又可以互相转化，故又有"利水当防伤阴"之说。总之，既要分清正气与邪水，又要避免绝对视之，这就是中医的关于水液正邪转换及治疗的辩证思维。

5．关于方证本义

真正体现阴虚停水的猪苓汤证，是在少阴病中（319）论述的，属少阴阴虚热化的证型之一。而阳明病篇的猪苓汤证，在症状上并没有反映出"阴虚"的病机。所以，仲景于阳明病篇列出猪苓汤证的真实用意，不在223条的证治，而在于紧承此条之下的224条的治禁。224条云："阳明病，汗出多而渴者，不可与猪苓汤，以汗多胃中燥，猪苓汤复利其小便故也。"以"渴"为辨证指标揭示出治禁。在仲景看来，发汗与利小便是导致津液外出阳明燥化的重要缘因，于很多条文中论述了小便利与大便硬的病理联系，所以仲景于此强调类似猪苓汤一类的方药，在阳明病，尤其"汗出多而渴"的情况下，应当禁用。揭示了阳明易从燥化的病理特性及严防伤津的治疗特点，体现了《伤寒论》"存津液"的学术思想。

【结论】

猪苓汤证不属于阳明病本证，而是由221条所论之证候误下而成，当属于阳明病变证范畴。本证病机之关键在于水停。水停则当利水，利水就可能伤阴。病证由阳明病经腑兼夹证误下而成，原有的部分无形邪热留存。同时，误治过程亦必有不同程度的阴伤。因此治当利水育阴清热，扶正祛邪兼施。

【启示】

水气属阴邪，停水易致阴不足，阴伤易于生内热，利水又易伤阴津，临证不可不知，尤其是水气内停病久者，更应当注意。

（五）阳明病篇栀子豉汤证的辨析

【问题】

栀子豉汤证，于太阳病篇作了重点论述，又重出于阳明病篇。而重出于阳明病篇关于此方此证，却存在一定问题。因为重出于阳明病篇的缘故，栀子豉汤又是一张清热的方子，因此，有的注家就将此方此证列入阳明病本证。需要辨析之[5]。

【分析】

阳明病篇221条云："阳明病，脉浮而紧，咽燥口苦，腹满而喘，发热汗出，不恶寒，反恶热，身重。若发汗则躁，心愦愦反谵语。若温针，必怵惕，烦躁不得眠。若下之，则胃中空虚，客气动膈，心中懊憹，舌上胎者，栀子豉汤主之。"此本不难理解，自"阳明病"至"身重"，属阳明热证，是表热向里热转化过程中尚未定型的一组症候，特点是里而兼表，热而未实，而热又属无形之热。仲景对这种不典型的阳明热证，尚未指出主治之方，这恐怕与仲景囿于先解表后攻里的原则不无关系。对这种既有表又有里且不定型的热证，有些束手无策。但汗、下、温针诸法均试用过，并带来一系列变证。自"身重"以下就是谈汗下温针后的各种变证。而"下之"本身就有三种变证：栀子豉汤证、白虎加人参汤证（222）、猪苓汤证（223）。然而多数注家（包括有些《伤寒论》教材）均把此条栀子豉汤证视为阳明病正治之方，并归属于"阳明热证"中的第一方证。

原文紧承"下之"后称"胃中空虚，客气动膈"，"胃中"，言病涉阳明；"空虚"，言热之无形。无形之热，又兼表证，何以能下？故有表热内陷"客气动膈"之变。"动膈"二字，就明确指出邪陷部位，也就是病位。既是热陷胸膈，且有"心中懊憹"之虚烦主症，自然非栀子豉汤治之莫属了。可知，此本是阳明热证"下之"后的一个变证，将"变证"归类于"阳明病本证"，显然是概念颠倒。

之所以将其归类于阳明病，是本于清代注家柯韵伯之说。柯氏认为："栀子豉汤主之，是总结上四段证，要知本汤是胃初受，双解表里之方，不只为误下后立法。盖阳明初病，不全在表，不全在里，诸证皆在里之半表间，汗下温针，皆在所禁，将何以治之？惟有吐之一法，为阳明表邪之出路耳。"把栀子豉汤讲成"胃家初受"之方，有些欠妥。一者，胃家即使"初受"，总是病在"胃家"，这与主治"客气动膈"的栀子豉汤，病位不符。二者，既言"不只为误下后立法"，就是说误治前的阳明热证，栀子豉汤可以治之。试问：出现"腹满而喘，发热汗出，不恶寒反恶热，身重"如此里热壅盛之证，仅栀子与豆豉两味药，难道不嫌病重药轻？更不用说药不对证了。

其实，细读一下柯注，就会发现他之所以这样讲，是把栀子豉汤看作"吐之一法"了，这才是问题的症结所在。而栀子豉汤决非吐剂，早有定论。

栀子豉汤主治阳明变证而非阳明热证，还可以从222、223条的联系上得到证明。222条白虎加人参汤证的"若"与223条猪苓汤证的"若"，均在语气上说明与221条下后的栀子豉汤证是相连贯的三个变证。三方均属这种不典型阳明热证误下后的救误之方。可以说未下之前，虽属阳明热证，连白虎加人参汤也不能用，更何况栀子豉汤。

正由于概念颠倒，名实不符，所以在解释中就难免自相矛盾。有的《讲义》虽在标题中把栀子豉汤证列入"阳明病本证"，但于原文"释义"中却说："若认为腹满为腑实而误用下法，则下后胃中空虚，郁于胸膈之间，出现心中懊憹不安，舌上生苔等证，当用栀子豉汤以清宣胸膈郁热"。让人迷惑不解：既然称栀子豉汤于此是"清宣胸膈郁热"，为何又归属于阳明本证？难道阳明为病不只限于胃肠，还可以包括"胸膈"？

那么，误治前的这种不典型、未定型的阳明病用什么治之比较适宜呢？沈尧封认为"此条当与风温及三阳合病参看，言无形之燥热为病，而胃无宿食也。故未经误治之时，本是白虎汤主治"。考虑外有表证未罢，还是白虎加桂枝汤或张锡纯的白虎汤加薄荷、连翘、蝉蜕，似乎更为适宜。

【结论】

临床上栀子豉汤可以活用治疗"心中结痛"的胃脘病证（阳明病），但却不可将栀子豉汤证等同于阳明病本证，更不可将栀子豉汤视为治疗阳明病本证之方，因为这是不同的两个概念。按仲景本义，栀子豉汤是主治热陷胸膈之方。正因为病位在于胸膈（偏上），又是无形之热郁，故用豆豉之辛凉升散宣透之品。当热邪进一步深陷于脘腹，则祛豆豉而加厚朴、枳实成为栀子厚朴汤（79条），又可从反面证明，栀子豉汤证之病位确在胸膈，而非胃脘，即非阳明。

【启示】

栀子豉汤列入阳明病篇，条文首冠"阳明病"，就一定是治阳明病之方，是思维简单化的一种表现形式。对古人尤其是著名注家的观点，不加分析的认同，又是尊古不化的一种表现形式。这些都是治学思维之大忌。

（六）少阳病与柴胡证的辨析

【问题】

少阳病是《伤寒论》中六病之一，柴胡汤是治疗少阳病之主方，而原著少阳病篇仅列原文十条，其中除266条明确指出太阳病转属少阳的继发性少阳病用小柴胡汤主治外，对原发性少阳病均未出方治。阐述小柴胡汤及其类方的条文有二十三条之多，均散见于太阳病、阳明病、厥阴病及差后劳复病篇。这就使后学难以把握柴胡汤证治的全貌，更容易将少阳病等同于柴胡证。因此，有必要辨析清楚少阳病与柴胡证之内涵及关系[6]。

【分析】

1. 少阳病的概念

少阳包括足少阳胆与手少阳三焦。手足少阳两经脉交于目锐眦，循行于胸胁部位，经气畅行则相安无病。胆藏精汁，乃"清净之腑"，又称"中精之腑"，与肝互为表里，共主疏泄，并参与脾胃运化活动，共同完成水谷的消化和精微的输布。三焦者，"决渎之官，水道出焉"，"水谷之通路，气之所始终也"。可见，三焦既是全身水谷气血运行的通路，又有通调升降的功能。故三焦功能正常，气机得以升降，水道得以通调，周身安适，内外俱和。少阳胆与三焦生理功能正常，则安和无病。

由于这些功能上的特点，少阳病中常常出现相火内郁上炎，气机疏泄失常以及水液代谢障碍等病理变化。又因为少阳属木，脾胃属土，"脏腑相连"的关系，少阳病时也常常影响脾胃的功能，导致气机升降失常与肝胃不和的病理，引起呕逆、腹痛等症状。少阳的经脉循行于人体的两侧，连胸，绕耳目，故病后常引起经气运行的障碍及相火循经上扰的病变，出现胸胁满痛、口苦、咽干、目眩、眼赤等症状。

少阳病是少阳直接感受外邪，或由它病影响波及少阳，导致经气不利，枢机失运，胆火上炎而发生的，以少阳所主部位及其脏腑经脉为病变中心，以口苦、咽干、目眩、目赤、耳聋、心烦、喜呕、胸胁苦满等为临床表现的阳热性外感病。

2. 少阳病成因与分类

少阳病的成因有两条。一为本经自病，外邪直入少阳而发病。如263条"少阳之为病，口苦，咽干，目眩也"，264 条"少阳中风，两耳无所闻、目赤、胸中满而烦，不可吐下，吐下则悸而惊"。二为它经传来，即由太阳病传入。如原文"伤寒五六日，中风"（96）、"伤寒、中风"（101）、"本太阳病不解"（266）、"太阳病十日以去，……设胸满胁痛者，与小柴胡汤"（37）皆属此类。可知少阳病的分类，依据少阳病的成因，可分为自发性少阳病和转属类少阳病。

自发性少阳病由少阳直接感受外邪所引起，正如提纲证所云"少阳之为病，口苦，咽干，目眩也。"（263）此即邪侵少阳，胆火被郁，炽而炎上。方中行说："口苦，咽干，目眩，热聚于胆也。眩，目旋转而昏运也。少阳属木，木生火而主风，风火扇摇而燔灼，所以然也。"三症提示了该类少阳病的病机为胆火上炎，为诊断此类少阳病提出了一个标准。该证是以胆火上炎为特点，绝非一切少阳病的共同特征。

转属类少阳病多由太阳病转属而成，包括大小柴胡汤证及其类证等。如"太阳病，过经十余日……柴胡证仍在者，先与小柴胡汤……"（103），"太阳病，十日已去……设胸满胁痛者，与小柴胡汤……"（37），"伤寒五六日，中风，往来寒热……小柴胡汤主之"（96），及99、104、149诸条，其原文或冠以"太阳病"，或冠以"伤寒"，或冠以"中风"，并有"四五日"、"五六日"、"十日已去"之类的时间概念，说明柴胡证是由太阳病（伤寒或中风）经过一些时日之后发展演化而成的新证候（转属病证）。再看266条："本太阳病，不解，转入少阳者，胁下硬满，干呕不能食，往来寒热。尚未吐下，脉沉紧者，与小柴胡汤。"该条以"本太阳病"冠首，而且柴胡证悉具，又有"与小柴胡汤"之文，显然论述的是柴胡证。由是观之，柴胡证系太阳病不解"转入少阳"的病证。人们之所以说它属于少阳病，正是以"转入少阳"为据的。由此可以得出结论，转属类少阳病是由太阳病转属而成，而且证型多端。

因此，总体上讲少阳病应包括自发和转属两类，而小柴胡汤是治疗转属类少阳病的主要方药，并非是治疗所有少阳病的主方，尽管仲师在原著中未为自发少阳病设立主方，但将小柴胡汤作为其主方，似乎有些牵强。

3. 柴胡证及柴胡汤的使用标准

（1）柴胡汤证的概念

柴胡证是方证名称，一般指小柴胡汤证。它是转属类少阳病的主要证型，其内容主要见于太阳病篇，而自发少阳病原文多在少阳病篇。与自发少阳病胆火上炎的口苦咽干目眩不同，转属类少阳病多由太阳病转属而来。其主要症状是胸胁苦满、往来寒热、心烦喜呕、嘿嘿不欲饮食。明确指出柴胡证热型是"往来寒热"。由此可知，自发少阳病是强调少阳胆火上炎，而转属类少阳病柴胡证则更突出少阳枢机不运，经气不利，且小柴胡汤证又只是转属类少阳病的一型，两者是有显著区别的。

（2）"有柴胡证，但见一证便是"析

原文101条"伤寒中风，有柴胡证，但见一证便是，不必悉具。凡柴胡汤病证而下之，若柴胡证不罢者，复与小柴胡汤，必蒸蒸而振，却复发热汗出而解。"条文之首冠以"伤寒中风"，可见，病初在太阳之表，或伤寒，或中风。表邪不解，内传少阳，便可形成柴胡证，尽管是"一证"，也足以表明病位和病性已发生了变化。这正是仲师把本条列于太阳篇而不列于少阳篇的用意所在，其目的是要告诫后学，必须掌握在疾病发展的动态变化中，善于观其脉症变化，能及时辨清病机，抓住主症的审证原则。

对于本条的理解，注家持不同的观点。郑重光认为"往来寒热是柴胡证，此外兼见胸胁满硬，心烦喜呕及诸证中凡有一者，即是半表半里。"另外有以下不同理解：①指或然症（如成无己等）。②指口苦、咽干、目眩（如程郊倩等）。③指往来寒热（如恽铁樵等）④指小柴胡汤证中的四大主症之一（如刘栋等）。

论中 96、97、98、99、100、103、104、266 条均论述了小柴胡汤的具体应用，大多数条文均在太阳篇中，从 101 条和 96 条的前后文来看，"伤寒、中风"是大前提，并且 96 条"伤寒五六日、中风……小柴胡汤主之"，即仲师提示医者用动态眼光去观察疾病的机转，即在太阳病伤寒证或中风证，经过治疗或未经治疗后，尚未见其它传变的指征，同时又无其它变证发生时，如果出现 96 条所言四大主症之一者即可使用，而不必等待所有主症全部出现。实际上仲师 96 条"伤寒五六日、中风"与 101 条前提条件是密切呼应的，这一点对提高诊断疾病的预见性有着非常重要的指导意义。"一证"足以提示邪入少阳，足以考虑用小柴胡汤治疗。如原文 37 条"太阳病，十日以去，脉浮细而嗜卧者，外已解也，设胸满胁痛者，与小柴胡汤……。"由此可以看出，仲师实际上在前文已经用了伏笔。从全书来看，仲师之用小柴胡汤无一处是根据少阳病提纲证之主症使用的。

"一证"就是"一个主证"，不能理解为几个，也不能含混其词为"病机"概念，更不能理解为"一大群"，而应是指足以反映病机的主症之一。其中，以特定部位的症状"胸胁苦满"和足以区别太阳病、阳明病热型的"往来寒热"最具诊断价值。并且，必须是由太阳病向少阳病发展过程中的一症，且应着眼于"不必悉具"。对"一证便是"和"不必悉具"应对照联贯理解，才不会偏颇。这样就扩大了小柴胡汤应用范围，增大了小柴胡汤的运用机会，这种动态辨证方法也正是《伤寒论》精髓所在。

从 96 条的诸多或然症及其它论述来看，转属类少阳病的诸多条文无一处论及提纲证的主症，说明口苦、咽干、目眩一般不会出现在这类少阳病的发展传变中的，原文 97 条可以证实这一结论。

"血弱气尽，腠理开，邪气因入，与正气相搏，结于胁下，正邪分争……。"指明柴胡证的病变部位在"胁下"。而"口苦咽干目眩"三症，历代注家大多认为系"胆腑病证"。如明代方中行曰："口苦咽干，热聚于胆也，眩，目眩转而昏运也。少阳属木，木生火而主风，风火扇摇而燔灼，所以然也。"成无己亦云："半表者，指经中所到之风寒而言，所云往来寒热，胸胁苦满等是也；半里者，指胆腑而言，所云口苦咽干目眩是也。"亦认为是在胆腑，而与所谓"四大主症"所揭示之部位显然不同。据注家所论表明，"三症"不是病人患柴胡证之时机体病理变化的外在反应，故凭"三症"之一的"一证"是不能诊断柴胡证的。论中 189 条"阳明中风，口苦咽干……"也有口苦、咽干症，使用小柴胡汤显然是不正确的。可见，凭"口苦"等三症根本不能认定柴胡证。

总之，少阳病、柴胡证二者无论是从概念和内容上都是有着显著的区别，故临床和教学中必须严格界定其内涵，只有不脱离原著，才能正确理解仲师的学术思想。

【结论】

不能因为小柴胡汤为治少阳病之主方，就将少阳病与柴胡证划等号。因为少阳病还有另外一种原发的、以胆火上炎为主的。这种以胆火上炎为主要病机的少阳病与从太阳病转属的以枢机不运，经气不利为主的少阳病是不同的。

"但见一证便是"，仲师的目的是告诫我们在动态的病证变化中，要善于抓住主症。主症以特定的部位症状"胸胁苦满"和足以区别于太阳病、阳明病热型的"往来寒热"最有诊断价值。

【启示】

我们常常容易以一种惯性的逻辑思维看待一种事物，有时自然会得出科学的结论，但有时也会犯有思维错误。如少阳病与柴胡证即是。小柴胡汤是治少阳病之主方，少阳提纲证又是少阳病之典型证，于是往往容易将小柴胡汤证与少阳提纲证等同起来，即是习惯性思维所致。上面的分析论述，说明学习研究《伤寒论》应具体情况具体分析，应紧密结合临床实践。

（七）阳明病热证误汗病瘥的辨析

【问题】

《伤寒论》中有关于阳明病热证误汗病瘥或转愈的论述，阳明病热证本自汗出，不当发汗。但发汗且能病瘥，其机理值得思考与辨析[7]。

【分析】

《伤寒论》中有关阳明病热证误汗病瘥或向愈的原文有两条。203 条"阳明病，本自汗出。医更重发汗，病已差，尚微烦不了了者，此大便必硬故也。以亡津液，胃中干燥，故令大便硬。当问其小便日几行，若本小便日三四行，今日再行，故知大便不久出。今为小便数少，以津液当还入胃中，故知不久必大便也。"233 条"阳明病，自汗出。若发汗，小便自利者，此为津液内竭，虽硬不可攻之，当须自欲大便，宜蜜煎导而通之。若土瓜根及与大猪胆汁，皆可为导。"注家多从误汗伤津导致便硬之因及导法之用分析注释之，而对阳明病误汗何能病瘥、向愈，则缺乏阐论。

1. 发汗确属误治

阳明病热证是以胃肠燥热充斥外达为病机，仲景称之为"热结在里，表里俱热"。以身热、汗出、口渴、脉大为主要证候。因汗出多少、渴饮程度、就诊迟早、津亏程度的不同，故其无形燥热的发展转归各异。"热者寒之"，阳明病热证的治疗，当予以辛寒清热之治。汗法是通过发汗解表，宣肺散邪，使在表之邪随汗而解的治法。汗法非但不能清泄阳明燥热，反易伤津助热，故以发汗之法治疗阳明病热证属误治无疑。

2. 对"热越"的再认识

"热越"指邪热随汗外越的状态，以发热、汗出为特点。"热越"既是阳明病热证发生后正气抗邪的方式，也是邪热得以外泄的方式和途径。虽邪热可随热越而外泄，但津液也必因此而耗伤。一定限度内之津液耗伤，不会导致病证类型的转变，若超出限度，致胃肠津亏而燥化，则易发生由热证向腑实证的转变。如 213 条"阳明病，其人多汗，以津液外出，胃中燥，大便必硬。"若邪热入血，灼伤血络，则可发生向阳明病血热证的转变。如 202 条"阳明病，口燥但欲漱水，不欲咽者，此必血热。"因此，热越在津液耗伤的某一限度内，可使邪热随汗而有不同程度之外泄；反之，超出一定限度，则易致伤津灼血，其证候类型就可能发生转变。

热不外越，与湿相合，可转为发黄之证。236 条"阳明病发热汗出者，此为热越，不能发黄也……"，强调热邪随汗而泄越，不会与水湿郁蒸而出现黄疸。邪热外越愈多，其发生转变的可能愈小。但若素有湿邪内停，则邪热不能外越，热与湿蒸则黄疸由生。

总之，邪热外越，邪有出路，就存在转轻、转愈的可能；热不外越，邪无出路，则有发生腑实证、血热证、湿热证之多种证型的转归。

3．误汗病瘥、转愈的机理

203 条之"阳明病，本自汗出"，显指阳明病热证。本当辛寒清热，医反"更重发汗"。尽管属误治，确系"病已差"。虽"尚微烦不了了"，但阳明燥热已去。对此，注家大多避而不谈其因。沉元凯以"在经"注解之，曰："阳明病不应发汗，是盖在经者，故医重发其汗而不为大逆也（《伤寒大乘·卷三》）。"意为阳明气热鸱张，汗而鼓之，尽管属误治，但"不为大逆"。所以有"病已差"的推论。但病本自汗加之误汗，易重伤津液，热邪虽解，腑实可成。即"以亡津液，胃中干燥"。由于热已外越，燥邪为主，故此种以津伤致燥的大便硬有自行恢复的可能。所以说"尚微烦不了了"者，其后不必用药，仅据其肠中津液是否自行恢复，即可判定能否瘥愈，故曰"当问其小便日几行"。患病时日三四次，现每日两次，说明其津液由热除前之偏渗状态，恢复到热除后之正常状态，借以阐明"津液当还入胃中"，故推断"不久必大便也"。

本证之转愈，确系误汗之后，其邪热确系随汗而解。尽管阳明病热证由误汗得解者，并非主流且不具共性，但也确系存在，本条原文即是对该类医案的真实记载。

对于误汗后阳明燥热得解，肠中津液未能迅速恢复的证候，仲师详实录于第 233 条。阳明病热证，系经误汗，虽病未瘥，仅以导法治之病瘥，可证其病转轻，势转愈。仲师强调"小便利"者，是言虽燥热之邪随汗得解，但尚有微热余邪。热虽强弩之末，仍可致津液偏渗，故曰"小便利"者"为津液内竭"。大便虽硬，绝非承气汤证，故"不可攻之"。只须于病人"自欲大便"时，用蜜煎、土瓜根、大猪胆汁导之，即可导通大便，而不必它药治之，足见其证仅属微热残留，肠津未复而已。

比较两条原文所论误汗后的证候，肠中之津液能否迅速自行恢复，乃是否采用导法之前提。203 条强调小便次数较发汗之前减少，说明津还肠中；233 条突出"小便利"，系指与发汗之前相较无变化，表明津尚偏渗。前者属瘥愈而便待自通，后者属向愈须导法辅助。两条所论，均属阳明病热证误汗瘥愈或转愈之病例归类与总结。

4．阳明病热证有自愈之机

既然阳明病热证有误汗得解之机，那么阳明病热证未经治疗也当有自愈之可能。燥热充斥于外为阳明热证的病机特点，其燥热始终处于向外泄越的状态，故其津液也趋日渐耗伤。阳明燥热充斥的状态是否能够持续，则与以下诸多因素密切相关。一是源于胃肠的燥热是否处于持续发展增剧状态；二是津液是否有效地得到补充；三是津液是否偏渗膀胱；四是胃肠津液亏耗程度是否严重；五是胃肠是否有宿食停积；六是体内是否素有水湿等。

假设上述因素均不能成为证候转变的有效条件，阳明燥热充斥状态相对持续而未发生改变，则存在如下可能：阳明病热证之初，正气处于与燥热剧争之状态，必欲驱邪外出。正邪相争之表现方式之一是：燥热可随汗向外泄越。未经治疗之前，邪热随汗而泄，乃邪热得以外出之唯一方式和途径。若津液之消耗与津液之补充处于动态平衡，则阳明燥热充斥之病机状态可相对持续，一般不至发展转变而成为其它证候类型。

邪热随汗而泄，津液必然耗伤。随邪热之泄越，津液耗伤亦必随之加重。故邪热泄越之速度、量效，津液耗伤之速度、量度，即成为阳明病热证发展、转归的关键。若邪热泄越速度快于津伤，效度大于证势发展，或津液得以迅速补充，或燥热发展缓慢，则大部邪热外泄，则病证转愈、向愈。反之，则易向腑实证等方向发展或转变。

5．不能"热越"则无自行向愈、转愈之可能

不能"热越"，即指阳明燥热处于郁结状态。或与糟粕互结，或与水湿互郁，或与血搏结等。阳明腑实证之病机为燥热与肠中糟粕互结，燥热处于结聚状态，邪热无法随汗而泄。内结之燥热徒耗阴津，加重结聚，甚则耗竭真阴，阴阳离决。考《伤寒论》原书，尚无燥热由结聚肠腑而转内外充斥的记载，更无腑热实证自愈、转愈的论述。湿热之证，其病机乃热邪与水湿互郁，热无外泄出路，故无自行向愈、转愈之机。同样，血热证乃因于燥热与血相搏，燥热也处结聚状态而不能外泄，故也无自行向愈、转愈的可能，至少《伤寒论》中尚无此类记录。

【结论】

《伤寒论》中确有阳明病热证误汗病瘥、转愈之具体实例，其以"热越"为前提。"热越"是邪热外泄的出路，其代价是津液之耗损。津液得以及时充养、燥热发展相对迟缓是误汗病瘥、转愈之关键。基于此理，阳明病热证也可有自愈之机转。相反，燥热若处非充斥状态，则邪热无外泄之出路，无论其与水湿、瘀血、糟粕何者互结，均不可能自愈或转愈，更不可能误汗病瘥。

【启示】

对于里热证，"热越"是十分重要的，阳明气热治以白虎汤，石膏辛寒，既清又透，就体现了透热外越的治疗思路。正因为是气分鸱张之热，所以辛温误汗，也会有"热越""病瘥"的可能。可知，对于气血的鸱张之热，有时外透比内清还要重要，因为大热证最为担心的就是热陷内结，从而形成真热假寒的厥证或热动肝风的痉证，或热陷心包的神昏证等。

（八）柴胡加芒硝汤证的辨析

【问题】

第104条："伤寒十三日不解，胸胁满而呕，日晡所发潮热，已而微利。此本柴胡证，下之以不得利，今反利者，知医以丸药下之，此非其治也。潮热者，实也。先宜服小柴胡汤以解外，后以柴胡加芒硝汤主之。"该条有以下三点颇有讨论的必要，其一是对"下之以不得利"的认识；其二是对"已而微利"的理解；其三本证当属于大柴胡汤证的变通治法[8]。

【分析】

1. 对"下之以不得利"的理解

《伤寒论》注家对此的注释含糊其词者较多，或不作具体解释。如：柯琴对本句无明确的注释，成无己提出："大便当硬，而反下利，知医以丸药下之也。"也未对"不得利"一语明确注释。《伤寒论选读》（规划教材）提出："104条原文中'下之以不得利'一句文义不属，可能是衍文。"

要搞清此问题首先必须弄清的一个概念是"利"字。在《伤寒论》条文中，"利"字一般是指"下利"症状，但有些情况下则是指正常排便，即通利之意。如大承气汤煎服法中"得下，余勿服。"再如，212条中"若一服利，则止后服"。均为通利之意。在病理情况下，"利"自然是指下利的症状，但正常情况下"利"是指"通利"。结合原文来看，"下之以不得利"之"利"字，是指因为"不得利"而"下"之。此"不得利"必是病理症状，才可能考虑"下法"（尽管此处仲景意指庸医）。既然"不得利"是症状，那么"利"也就应当理解为正常的大便通利，故"下之以不得利"一语就是讲医者因为"不得利"（大便不通或大便硬）而"下之"。此处后文所云"医以丸药下之，此非其治也"即是明证。正是因为这种误治，才会有后文之"先……，后……"。此处仲景是针对误治而导致病证的复杂变化而采用的分步治疗，其前后文是有着不可割裂联系的。很显然，《伤寒论选读》中提出"104条原文中'下之以不得利'一句文义不属，可能是衍文"是没有根据的。

2. 对"已而微利"之理解

"已而"一词是承前转后之词，其意为承转前后两事。对于原文中"已而微利"一语的注解，可据仲景后文"下之以不得利，今反利者，知医以丸药下之，此非其治也"的自述文字来找到正确结论。其实本条是讲，在上述"胸胁满而呕，日晡所发潮热"且大便不通利（其理前已述）的病变出现后，医者误以大便不得通利为可下之征才误用下法，因为误下才出现的下利，即仲景原文所讲到的"医以丸药下之"之后的结果。此处下利并非病证之常态表现，而是下法之误，即原文中所讲"此非其治也"。由此可以得知，"已而微利"并非如上注家所谓时间与症状的关系，而是症状出现与治疗过程之间的关系，即误治后不久出现下利之意。"下之以不得利"一语道出"微利"之因。"已而"是对误下后出现"微利"之时间上的描述，此语是相当重要的一个治疗环节，对于其后之辨证用药有非常重要的指导意义。只有正确理解此处之误治过程，才能准确理解仲景对本证的治疗思想。

3. 本证是大柴胡汤的变通治法

对于使用小柴胡汤之前究竟是大柴胡证还是小柴胡证，历来就是一个有争议的问题。成无己认为："潮热虽为热实，然胸胁之邪未已，故先以小柴胡汤以解外，后以柴胡加芒硝汤以下胃热。"其注释似乎只道出了表里先后之原则，而本证的情况并非如此简单。陆渊雷认为本证属于大柴胡证，但其论述上说理不足，"但以其呕多，故先宜小柴胡汤解外"。这种解释仅以"呕多"为使用原则，未免过于牵强。其实，本证是大柴胡汤证之变通治法。

"此本柴胡证"当指大柴胡证。《伤寒论》的一些条文一般有这样的特点，即由原病证、治疗过程、现病证、治疗等四个部分组成。本条由一个外感病发展到"胸胁满而呕、日晡所发潮热"，且大便不通利，说明邪气侵袭少阳，少阳枢机不利而兼热入阳明里实。从原文角度分析，"潮热者，实也"无疑是对"日晡所发潮热"机理的再说明，故在误用下法之前的原病证是一个很典型的大柴胡汤证。"医以丸药下之"实际上是一个误治过程，而现病证是原有的症状没有明显变化，只是大便出现微利（"已而微利"）。在治疗上，从仲景"先与小柴胡汤以解外，后与柴胡加芒硝汤主之"一语可以看出，此处"此本柴胡证"并非是小柴胡证，而是发生了一些变化的大柴胡证。

病证情况特殊，治疗自当灵活。如上述分析结果，本证实属大柴胡汤证。假如本证未经过误治，自当使用大柴胡汤来治疗。但由于本病证经过医者误下，则正气必然受到损伤。"今反利者"实属医之误下后的遗留症状，治疗上如采用大柴胡汤治疗，恐由于人体正气不足且微利，而易导致正气进一步受损而变证丛生，故应采取变通治法，宜先用小柴胡和解少阳，兼扶正气，使里气充实，待邪气得以驱除，正气稍适恢复，再用减量小柴胡汤加芒硝两解之，即"柴胡加芒硝汤主之"。此乃不得已而变通之法。另外，针对"潮热"而又"微利"的实际情况，虽然，阳明胃肠热邪重而燥结轻，此时之治，应重在泻热而非通便，故不宜大黄之推荡，而宜芒硝之清泻。这也是不用大柴胡汤而用柴胡加芒硝汤的原因之一。"先与小柴胡汤以解外"还有一层意思，就是根据表里先后原则而采用的治法，尤其是在正气受到损伤的情况下此原则就更为必要。

【结论】

本条关键有三："下之以不得利"是对误治的描述。"已而微利"是误治后的遗留症状。"此本柴胡证"是指大柴胡汤证。只有准确理解原文，才能真正理解仲景于复杂病变辨治中充分考虑正、邪两方面进行辨证论治的灵活思想。

【启示】

《伤寒论》的条文及方证，实际是临床具体病案的归纳与总结，因此研读这类条文，就必须从临床出发，用动态的观点进行分析，104条的柴胡加芒硝汤证即是如此。所以恒动的辨证观是仲师在辨证论治思维方面的重大贡献，亦是六经辨证最具活力之处。

（九）心病谵语与肝病谵语的辨析

【问题】

《伤寒论》中论述谵语一症的条文达32条之多，分辨一下，有虚有实。实者，多属热邪亢盛，扰乱心神。又有阳明之热与血分之热之别。虚者，或伤津，或亡阳，或竭精，导致心气散乱，神无所主。然而查阅伤寒注家之释，包括几乎所有的《伤寒论》教材，发现谵语无论虚实，总关心神。然而，《内经》又有"肝主语"一说。说明谵语一症，按脏腑辨证，虽主乎心，又关乎肝，不可偏执一端。如108条"肝乘脾"的"谵语"，就明确提示与肝相关。所以，应该对谵语一症的脏腑（心与肝）辨证问题加以分析[9]。

【分析】

1. 热入血室证谵语的辨析

143条云："妇人中风，发热恶寒，经水适来，得之七八日，热除而脉迟，身凉，胸胁下满，如结胸状，谵语者，此为热入血室也。当刺期门，随其实而取之。"145条云："妇人伤寒，发热，经水适来，昼日明了，暮则谵语，如见鬼状者，此为热入血室，无犯胃气及上二焦，必自愈。"由此可知，谵语是热入血室的常见症。大多数注家对此均从热入血分，血热上扰心神作释，《伤寒论讲义》解释云："血热上扰，神明不安，则发谵语。"尽管对何为"血室"争论不休，但热入血室证谵语的病理与肝有关，则无疑问。理由如下：其一，肝为血脏，经脉环绕阴器，与妇人经水密切相关。其二，症见胸胁下满与往来寒热，肝经布胸胁且与少阳表里相关。其三，治有刺期门与小柴胡汤，期门属肝之募穴，小柴胡汤又为治少阳主方。综观之，无论从病机、症状、治法均证明此证与心无甚关系，所以，把热入血室谵语如见鬼状归属于心神有所牵强。之所以一直这样讲下去，是辨证思维的习惯与偏见使然。热入血室的谵语，是血室之热，循经上扰肝魂，魂乱则语言亦乱，这就是《内经》"肝主语"的意义所在。

2．谵语心肝辨证的鉴别

心病谵语与肝病谵语，虽均是胡言乱语，但既然病涉脏腑不同，临床上总有差异。其一，就症候表现而言，心病谵语多属热扰心神所致，故尔每见于高热重病危证中，常伴昏迷，甚至循衣摸床，撮空理线，直视喘促等动风、精竭、气脱之象。阳明病之谵语即属此类。如212条："伤寒，若吐、若下后，不解，不大便五六日，上至十余日，日晡所发潮热，不恶寒，独语如见鬼状。若剧者，发则不识人，循衣摸床，惕而不安，微喘直视，脉弦者生，涩者死。"而肝病谵语一般无热，或虽有热病，病情较轻，不表现神志昏迷，而多是精神失常，也不会出现动风、精竭、气脱之危候。其二，就发病原因而言，心病谵语多与高热有关，亦关于痰蒙或精神刺激。而肝病谵语则多与精神刺激有关。其三，就谵语本身而言，心病谵语，或高声狂言，或低声呢喃（称郑声），语无伦次，无边无着。而肝病谵语，则多如见鬼状，虽属胡言，但状若对话，貌似条理。

引一验案为证：某老，辛劳一生，一日下地挖菜，蹲下休息，竟致不能站起，众人扶回家后，终日自思已成废人，从而悲悲切切，郁郁寡欢，两三月后，两眼视物，视一为多，且出现幻视，渐至胡言乱语，或言房上走鬼，或与死人对话，谈古论今，晚间尤甚，令家人毛骨森然，皆畏避之。西医诊为精神分裂症，经服西药效果不明显，乃求中医诊治。诊治时询问病因及诊察脉症，推测此属忧郁伤肝，肝失条达，魂无所主，乃肝病谵语之证。除作思想开导外，并与柴胡加龙骨牡蛎汤加减治之，十余帖后，谵语止而病愈。

【结论】

谵语当辨心与肝是有理论与临床意义的。全面理解谵语一症的脏腑相关理论，可以明确《内经》"肝主语"的理论价值和临床意义。《伤寒论》关于肝病谵语的证治，提示肝脏对精神与语言的调节作用，特别对谵语的病理影响是非常大的。因此必须纠正辨证思维的偏见，分清心肝谵语在病因病机、症候表现及治法方药的异同，从而开拓疏肝解郁药对类似谵语等情志病证的治疗。

【启示】

本文的启示有两点：一是对类似谵语等情志病证的脏腑辨证，应心肝并重，同时辨应心肝有别。二是提示我们对任何证的认识和辨证，均应用常变的思维与分析对待，只有这样，才能开拓辨证的思路，以提高临证的水平。

思考题

1. 心下诸证的辨治应注意哪些问题？

2. 为什么说五苓散证不可等同于蓄水证？其临床意义是什么？

3. 通过对蓄血证病位的辨析，你得到什么启示？

4. 栀子豉汤既然可治“心中结痛”的胃脘病，为什么又不可将其视为阳明病本证？

5. 如何理解猪苓汤滋阴与利水的关系？

6. 为什么小柴胡汤证与少阳提纲证不可等同视之？

7. 有认为柴胡加芒硝汤证与大柴胡汤证属少阳兼阳明证，有认为大柴胡汤证非少阳兼阳明证，而属少阳病本证，你如何看待？

8. 谵语当辨心与肝，在辨证思维与临床上有何意义？

（姜建国，张国骏）

参考文献

[1] 姜建国. 伤寒思辩. 第1版. 济南：山东大学出版社，1995：99～105
[2] 姜建国. 伤寒思辩. 第1版. 济南：山东大学出版社，1995：24～25
[3] 姜建国. 伤寒思辩. 第1版. 济南：山东大学出版社，1995：29～33
[4] 姜建国. 伤寒思辩. 第1版. 济南：山东大学出版社，1995：44～46
[5] 姜建国. 伤寒思辩. 第1版. 济南：山东大学出版社，1995：47～49
[6] 张国骏. 浅谈少阳病与柴胡证的辨析. 天津中医学院学报，1998；17（3）：38～40
[7] 张国骏. 阳明病热证误汗病痓的思考. 陕西中医，2004；25（1）：82～83
[8] 张国骏. 再论《伤寒论》104条. 天津中医学院学报，1998；17（1）：25～26
[9] 姜建国. 伤寒思辩. 第1版. 济南：山东大学出版社，1995：21～23

第二节　治法思考与辨析

一、治法思辨的重要性

中医临床辨证论治的过程是一个对患者临床资料进行整理分析，并提出相应治疗方法的思维过程。中医的临床思维方法既具有鲜明的特点与优势，但也存在相应的缺陷和不足。在积极推进中医现代化的过程中，对中医临床思维方法进行必要的思考，无论对科研、临床抑或教学，都具有重要意义[1]。张仲景在《伤寒论》的治则治法方面，其思维也是基于疾病的脉症表现之上的。众所周知，《伤寒论》的治疗原则，总的来说不外是扶正与祛邪两大方面。三阳病以祛邪为主，三阴病以扶正为主。全书始终贯穿“存津液、保胃气”的基本精神，具体的治疗方法则以汗、吐、下、和、温、清、补、消八法为主。这也就为后世中医各科的治疗方法奠定了坚实的基础。论中具体论述了一经受病的治法，合病并病的治法，表里同病或表里先后的治法等。归纳之，既有常法，又有变法。处处体现出其思维的常变观及严密的逻辑方法。《伤寒论》中113首方，多数已被公认为八法的具体体现，而且国内历版中医院校教科书的诠释基本相近，故对论中方药的运用、主治病证以及现代临床应用多无异议。然纵观《伤寒论》全书，在治法思维方面亦存在疑惑之处；某些具体的治则、治法上，的确有些不易理解和有待探究的问题；某些治则治法及方药的实际应用，亦与后世医家的思路与定论并不吻合。具体可表现为某方剂和某药物的应用与脉症是否相应，某证候与具体治法运用是否切中病机等等。有的医理尚待彰明，有的治法尚须思辨，故思辨治法，对于进一步明辨仲景立法用药原旨，其意义非常重大，本节仅举与治法思辨有关的问题提出思考与辨析。

二、治法思考与辨析举要

（一）"利小便实大便"的得与失

【问题】

通过利小便以达到实大便的目的，属八法中消法的范围，即分消法。"利小便可以实大便"作为泄泻的治法之一，被列入中医词典和教科书，医家多从《伤寒论》159条原文来举证这一理论的正确性。条文云："伤寒服汤药，下利不止，心下痞硬。服泻心汤已，复以他药下之，利不止，医以理中与之，利益甚。理中者，理中焦，此利在下焦，赤石脂禹余粮汤主之。复不止者，当利其小便。"对于本条的理解和解释，多数医家包括现行教材均认为阐述了四种不同病证的证治，即其一是论由于脾胃虚弱，表邪内陷，脾胃升降失常而致痞证，当用泻心汤类方治疗；其二是论脾胃虚寒而下利不止责之于中焦者，用理中汤治疗；其三是讲若久利滑脱，下焦不固者，当用赤石脂禹余粮汤治疗；其四论复不止者，当用利小便之法。条文虽提出"当利其小便"，但未阐明用何药物。后世多数医家主张用五苓散。一般认为，此即所谓"利小便以实大便"的实例。利小便以实大便并非仲景直接提出，而是后世医家提出的，如《景岳全书·泄泻篇》曰："泄泻之病，多见小水不利，水谷分则泻自止，故曰：治泻不利小水，非其治也。然小水不利，其因非一，而有可利者，有不可利者，宜详辨之。"然而，就《伤寒论》159条原文而言，用利小便之法是否适当？是值得考虑的问题。这里提出的问题是：既然是反复的下利不止，机体必定是阴伤较甚，若复利其小便，岂不是阴伤更甚？众所周知，《伤寒论》自始至终都以"存津液、保胃气"为其治法准则，如原文224条，由于汗出过多，伤津耗液，恐其促成"胃中燥"，故原文中告戒不可与猪苓汤利其小便。159条虽未言利其小便用何方，但众医多指用五苓散，由此，提出以下几个问题，分别讨论之。

【分析】

1. 用五苓散治疗，是利水以实大便，还是加强气化之功？

如上所述，159条后言利其小便，但五苓散在《伤寒论》中难道仅为利小便而设？这是应讨论的问题。

《伤寒论》中应用利水法的范例颇多。如阳虚水停治用茯苓桂枝甘草大枣汤温通心阳，化气利水。脾虚水停治宜茯苓桂枝白术甘草汤健脾利水，化饮降逆。胃虚水停治以茯苓甘草汤温胃化饮，利水通阳。肾阳虚水气泛滥用真武汤温补肾阳化气行水。此外，尚有阳明病热盛阴伤，致水热互结于下焦，用猪苓汤，育阴清热利水。外感风寒，表邪不解，引动宿饮，治宜用小青龙汤解表发汗，温化水饮等，均为利水之范例。至于五苓散，则系太阳表邪循经入腑，膀胱气化不利，邪与水结；津液不得上承，故用本方化气行水，兼以解表。此外，五苓散还用于霍乱病的治疗。386条曰："霍乱，头痛，发热，身疼痛，热多欲饮水者，五苓散主之，寒多不用水者，理中丸主之。"霍乱病以呕吐和下利为其病变主要表现。其病变机理为邪犯中焦，寒湿内阻，影响脾胃升降功能。以五苓散治本病，仲景原意恐不在于利水，而是宣通气化。正如中医名家赵锡武所云："五苓散为中焦淡渗健脾之剂，能恢复脾的功能，使脾阳振而吐泻止，而小便始利，非小便利而吐泻方止"。从五苓散的方药组成看，茯苓、猪苓、泽泻淡渗利水，白术健脾祛湿，桂枝通阳化水，兼以解表，五药合用，共奏化气利水，兼解表邪之功，为通里达表之剂，此类方剂在论中并不少见。以上述及的苓桂术甘汤等利水之方，它们的共同特点是都有健脾通阳利水的作用，加强气化而分清浊，用于治疗阳虚水湿停滞之证。因此，五苓散在诸证中的治疗作用重点在加强气化。在159条中用五苓散"利小便"，其真正含义亦为恢复和加强气化功能，并非真"利小便"。若真正利其小便，势必造成机体阴液重耗，乃至阴竭。

2．加强小肠分清别浊等功能，即系利小便以实大便。

159条原文云"复不止者，当利其小便"，其实，利其小便与小肠的功能关系很大，利其小便并非真正意义上的"利水"，而是重点调整小肠的运化、泌别清浊、主液、主通降等作用，其理由如下：

（1）小肠主液

李东垣在《脾胃论》中指出："大肠主津，小肠主液，大肠小肠受胃之营气，乃能行津液于上焦，灌溉皮毛，充实腠理。"这就说明小肠具有生成、吸收津液与输布、调节津液的作用。其具体转输步骤是，由胃吸纳和腐熟后的饮食与水分进入小肠后，经过小肠的消化、吸收，成为被人体直接利用的津液；另外，小肠又能把吸收到的津液在脾气的推动作用下，输布于全身，并将水液代谢产物转输膀胱，而这些功能的完成都离不开小肠自身的气化功能。说明小肠在水液的生成、输布与调节方面起着十分重要的作用。

（2）小肠也主运化

众所周知，脾主运化，然脾的升清降浊，却离不开小肠的参与。小肠受盛化物，把饮食物泌别为清者和浊者，再由脾主升清。小肠泌别清浊在前，脾的升清降浊在后，两者相辅相成。《素问·灵兰秘典论》"小肠者，受盛之官，化物出焉"。显然，饮食物转化为精微物质是在小肠中进行的，陆渊雷《伤寒论今释》言"脾者，古指小肠吸收"。说明运化吸收的功能不全归属于脾，小肠亦参与其中。

（3）小肠的气化

所谓气化，是存在于生命活动全过程之中的气的新陈代谢运动变化及其伴随发生的能量转化过程。脏与脏、腑与腑之间的关系，主要按五行生克规律发生联系，但不等于说它们之间就没有气化相通的关系。小肠作为六腑之一，其气化运动存在于生命过程的始终。如前所述，小肠与脾同主运化，在"主运化"的基础上所形成的化生精、气、血、津液等营养物质供养周身的功能，都与小肠的气化功能密切相关。人体营养物质的输布与调节亦离不开小肠的气化，它们除了营养周身、灌注五脏六腑、四肢百骸之外，也作为物质基础和动力充养于脾、胃、大肠和小肠本身。可以说，小肠之气化运动存在于其主运化、泌别清浊、主液、主通降等生理活动的全过程之中。

（4）小肠泌别清浊作用是小肠诸多功能的总括

泌别清浊既体现出小肠主液，亦包括了运化、气化。小肠泌别清浊主要体现在三个方面：首先是饮食物经小肠消化后，泌别为水谷精微和糟粕；再就是将水谷精微吸收，将食物糟粕下传至大肠；再其次是在吸收水谷精微的同时，也吸收大量水分，这亦有"小肠主液"之意。张介宾在《类经·藏象类》中说："小肠居胃之下，受盛胃中水谷而分清浊，水液由此而渗入前，糟粕由此而归于后，脾气化而上升，小肠化而下降，故曰化物出焉。"小肠将饮食物充分消化后，其精微物质由脾转输至全身，食物糟粕通过阑门而下注大肠，代谢后的水液最终入于膀胱而为尿，故小肠泌别清浊之功能，影响着尿量的变化。如小肠的泌别清浊功能正常，则二便正常；如小肠的泌别清浊失职，则可出现大小便异常。临床常见泄泻下利或小便短少等，常用"利小便即所以实大便"的治法，其意即在于此。由此可见，小肠的生理功能在饮食物的消化、吸收和水液代谢过程中起着十分重要的作用。

基于以上理由，如果小肠的生理功能恢复正常，即使不从膀胱去"利小便"，也可以达到"利止"的目的。

【结论】

159条后言利其小便，众医家主张用五苓散治疗，其意并非利小便，而旨在加强气化功能。"利其小便"实际意义应该是重点调整小肠的运化、气化、泌别清浊、主液、主通降等作用，只要小肠的生理功能恢复正常，即可达到"利止"的目的。

【启示】

虽然"利小便以实大便"可作为泄泻的治法之一，但是"利小便"，实际是包括温阳、健脾、利湿等在内的多种中医治法发挥作用的途径之一，如五苓散及《伤寒论》中多首苓桂类方剂都能起到分消水液的作用，但是如果机体经反复泻下后出现阴伤的情况下，还要用专利小便的方法治疗，就不妥当了。

（二）"先与"、"后与"谈辨治思路

【问题】

《伤寒论》论治疾病的思路多遵《内经》、《难经》之法则，亦有其特创的辨治思维与理论。《素问·至真要大论》说："从内之外者，调其内，外之内者，治其外，从内之外而盛于外者，先调其内而后治其外，从外之内而盛于内者，先治其外而后调其内。"这是强调在治疗表里内外同病时，应按其内外之本末，辨其病势之盛衰，以定先后治法。仲景将这种"内外先后调治"的治疗思想创造性地应用于《伤寒论》的治疗中，并分别制定了先表后里、先里后表及表里同治的治法。先表后里是指表里同病，先解其表，表解后再治其里的治疗方法。先里后表是指表里同病，先治其里，后解其表的治疗方法。即使是同一类型的表里同病，由于病情轻重、病势缓急及邪气侵入脏腑经络之不同，仲景所立的治法亦有区别。故《伤寒论》中有不少"先与"、"后与"等治法用方的表述。例如"先与小建中汤，不差者，

小柴胡汤主之";"先宜服小柴胡汤以解外,后以柴胡加芒硝汤主之"等等,均有"先与"或"后与"之意。从表面看,只是仲景对某些疾病的分步治疗或分阶段治疗,其实是体现了《伤寒论》论治法则的整体性、个体性及动态性原则。

【分析】

1. "先与""后与"体现表里同病的标本缓急治则

标本缓急的治疗法则是《伤寒论》论述最集中的问题,也形成了系统的理论。因病位有深浅,病情有轻重,病机有进退出入,故临床上相互兼夹之证候甚多,其中表里相兼者,亦复不少。然表里证之间,有由表及里、由里及表、表里相干,以及二者孰多孰少,孰轻孰重,孰缓孰急之别。于是治法有先后缓急,和偏此偏彼之异,故必要深入研究。《伤寒论》中有关"先与"、"后与"体现了仲景治病的标本缓急法则。一般情况下,重在治本,但在某种情况下,亦可先治其标,后治其本。这就是急则治其标,缓则治其本。

(1) 表里同病,"先与"即先治表

就一般情况而言,表里同病,先表后里是治疗常法。表解乃可治里,否则易致外邪内陷,造成变证,如结胸、痞证、下利等。在具体运用上,先表后里的治法,多适应于表里同病,而以表证为主的病情,此时里证的进退,在很大程度上取决于表证的状态,例如太阳与阳明合病,发热恶寒无汗,喘而胸满,大便秘结,尚未出现潮热,腹满硬痛等证者,可暂置里证于不顾,侧重解表,宜麻黄汤。一汗之后,随着表解,体内阴阳自趋平和,津液还入胃中,即便秘自通。若表解后大便不通,再予通便。如原文44条"太阳病,外证未解,不可下也,下之为逆。欲解外者,宜桂枝汤。"本条虽其脉症中未言有里证,但从"不可下也"即可推知其尚可能有可下之证。但从整体考虑,因其表证未解,当先解表,而解表之麻黄汤、桂枝汤何者为宜?从《伤寒论》写作体例看,44条当属太阳伤寒的内容,考虑之前可能已经用过麻黄汤,故目前治疗宜用桂枝汤,这里就有"先与"之意,若用桂枝汤后表证得解,里实尚未去,再考虑用下法治疗,这就是"后与"的问题了。同样的问题,太阳蓄血证原文106条:"太阳病不解,热结膀胱,其人如狂,血自下,下者愈。其外不解者,尚未可攻,当先解其外。外解已,但少腹急结者,乃可攻之,宜桃核承气汤。"这也是典型的表里同病,虽蓄血证已成,但若同时兼有表证未解,则"当先解其外"。表里同病,里证未急,病人只是表现为"如狂"而未"发狂",里证尚可缓治,故当先解其外,亦是"先与"之意,视情况可先与桂枝汤或麻黄汤解其表。又如164条"伤寒大下后,复发汗,心下痞,恶寒者,表未解也。不可攻痞,当先解表,表解乃可攻痞"。本条的"当先解表"即先与桂枝汤,表解后再与大黄黄连泻心汤。

(2) 表里同病,"先与"即先治里

表里同病,先里后表,是治疗的变法,适用于表里同病而以里证为重且急的病情。此时里证的状况,决定着疾病的发展变化及转归。因此"先与"实际上就是迅速解除里证,治里已成当务之急。一般情况下,只要治疗得当,里证一旦治愈,正气则得以恢复,抗邪于外,其在表之邪多因之而解。即使表证尚存,再议解表,则不仅较为容易,且无后顾之忧。如第91条:"伤寒,医下之,续得下利清谷不止,身疼痛者,急当救里,后身疼痛,清便自调者,急当救表。救里宜四逆汤,救表宜桂枝汤。"此时虽有身疼痛的表证,亦无暇顾及,必先急救其里，以回阳救逆为首务。只有回阳救逆，才能赢得驱邪外出的时机，否则下利清谷不止，正气虚衰，恐有亡阳之虞。又如124条"太阳病六七日，表证仍在，脉微而沉，反不结胸，其人发狂者，以热在下焦，少腹当硬满，小便自利者，下血乃愈，……抵当汤主之"。本条其表不解而不先治其外，径用抵当汤破血逐瘀，是因其里证深重且急，攻逐之法不可迟缓，此即先治其里之意。

2."先与"、"后与"是整体治疗的分步疗法

中医辨证施治的可贵之处在于把人体作为统一的有机整体进行治疗，而并不是根据某个局部、某种症状、某个阶段。在确诊为某病之后，根据"治病求本"的原则，"审其阴阳，以别柔刚，阳病治阴，阴病治阳"，以整体致病因素作为治疗对象，可在一病之中分阶段治疗，亦可在兼证之中确定孰主孰次、孰轻孰重而先后治疗。实际上，《伤寒论》中关于"先与""后与"的治法，不仅体现于表里同病的治法上，即使是同一个病证也有标本缓急的问题。纵然一个病中没有明显的标本缓急，根据病情的需要，可以分步先后治疗，或者分先后而用多种方法治疗，这与临床实际非常相符。

例如原文24条："太阳病，初服桂枝汤，反烦不解者，先刺风池、风府，却与桂枝汤则愈。"此条所述为太阳中风初服桂枝汤后见心烦，此时可有两种可能出现，一是可能药不对证，病情内传化热；另一种可能由于病重药轻或因体质差异，确有服药后病情未解反见烦闷的情况。虽见烦不解，但其邪仍在太阳，证仍是太阳中风证，这时治疗可考虑用针药合治之法，即先针刺风池、风府，疏通经气，然后再与桂枝汤内服，就可以达到汗出邪解病愈的目的。这是一病的分步治法。仲景集多种治疗方法于一病，目的是为了提高疗效。又如原文311条"少阴病二三日，咽痛者，可与甘草汤。不差，与桔梗汤"。这里先与甘草汤，再与桔梗汤，同样都是为了治好一个病，即客热咽痛。从整体性看，一个病先后用两个方治疗，它是以机体病理状态的综合表现作为治疗根据的，原文叙证过于简单，以方测证，因生甘草、桔梗能清热解毒，开肺利咽，故其咽痛当属客热引起。然咽痛有轻重之分，若咽痛较轻，只表现为局部轻度红肿，则仅用生甘草一味，清热解毒止咽痛。若服甘草汤而咽痛尚不解除，则为肺气不宣，客热不解，故再与桔梗汤，以开肺利咽。

3."先与"、"后与"体现了动态辨治思想

中医辨证论治既有严格的规律性，又有灵活性，动态性。动态性辨治即是根据机体病理变化的特殊性来决定其治法用药的先后顺序的一种灵活辨治思路。通过以下原文的分析，可见仲景辨治灵活性、动态性之一斑。

原文251条"得病二三日，脉弱，无太阳、柴胡证，烦躁，心下硬。至四五日，虽能食，以小承气汤，少少与，微和之，令小安。至六日，与承气汤一升。若不大便六七日，小便少者，虽不受食，但初头硬，后必溏，未定成硬，攻之必溏；须小便利，屎定硬，乃可攻之，宜大承气汤。"本条原文主要是辨大小承气汤的使用方法，其中包括"先与"、"后与"的先后治法。得阳明腑实证二三日，既未见桂枝证，又无柴胡证，却见烦躁、心下硬。"至四五日"，烦躁心下硬满仍不缓解，不大便已四五日，此时若出现不能食，腹满疼痛拒按，则是燥屎已成，可用大承气攻下。但现在病人尚能饮食，心下硬而脉弱，说明阳明病腑实尚未至燥屎已成，且由于"脉弱"，故只能先用小承气汤少少与之服，微和胃气，令小安，静

观其变。若服药后至六日仍不见大便，则小承气汤服至一升，大便当可下。

病人不大便六七日，病程已延长，加之不能食，说明燥屎基本形成，之所以不能贸然用大承气汤，是因为虽不大便，但小便却少，津液还于肠胃，未偏渗膀胱，推测"未定成硬"，燥屎初成，故不可峻攻。若误用攻下，必伤脾胃之气，使运化失职，大便稀溏。必等小便利，津液渗于膀胱，肠中糟粕结为燥屎，才可攻下，此时可用大承气汤。

本条从头至尾，在难以确定燥屎成与未成之时，仲景对于"先与"什么，"后与"什么，在进行动态观察，审视病程之进程中决定用药。与209条的测燥屎法和203条"……当问其小便日几行，若本小便日三四行，今日再行，故知大便不久出。今为小便数少，以津液当还入胃中，故知不久必大便也"等内容遥相呼应。

原文100条"伤寒，阳脉涩，阴脉弦，法当腹中急痛，先与小建中汤，不差者，小柴胡汤主之。"本条之"先与"及"后与"亦体现了动态性的论治观念。条文凭脉论证，阳脉涩为气血不足；阴脉弦为少阳病证，故可见"腹中急痛"，证属中焦虚寒复为少阳邪气所乘，故治法分标本缓急，先与小建中汤温中补虚治其虚寒，观其动态，一俟中虚得复，腹痛得止，再与小柴胡汤以和解少阳。

【结论】

《伤寒论》在对疾病的辨证论治过程中自始至终都按照表里先后、标本缓急的治疗原则，无论是单一病证，还是兼夹病证，都体现出治法上灵活的思维方法，是以法治病而不是单纯以方治病。对于较为复杂的病证可据其轻重及发展趋势而分阶段治疗，亦可用多种治法综合治疗。其中，多种方法亦可分先后应用，例如先针后药或先药后针等。同时，一种方法，又可分"先与""后与"两步实施，总以病情需要为务。

【启示】

《伤寒论》蕴含着丰富的辨证论治理论和普遍原则，对后世医家有很大启迪和指导作用。特别是从治病求本的原则出发，对各种外感或内伤疾病提出不同的治疗原则和具体方法，并在辨证施治原则指导下，针对复杂的、多变的疾病表现，强调分清主次；善于辨别真伪；探求疾病之本；治遵先后缓急。既强调辨证治法上的整体性，也体现了具体治疗时的个体性、动态性等灵活原则与方法，可谓圆机活法，值得借鉴。

（三）"桃花汤主之"治标治本析

【问题】

《伤寒论》与桃花汤有关的原文有3条，即306条"少阴病，下利便脓血者，桃花汤主之"，307条"少阴病，二三日至四五日，腹痛，小便不利，下利不止，便脓血者，桃花汤主之"，308条"少阴病，下利，便脓血者，可刺"。这三条原文，诸家较为统一的认识是少阴虚寒下利，大肠滑脱不禁。治用桃花汤或用针刺之法。证属少阴虚寒下利，用桃花汤是治标还是治本？方中药物是以温为主还是以涩为主？这是需要深入讨论的问题。

【分析】

1. 关于桃花汤的药用问题

桃花汤以赤石脂、干姜、粳米三味药组成。以其"赤石脂色如桃花，故名桃花汤"（张志聪语)。本方以赤石脂涩肠固脱为主药,《别录》谓赤石脂能"疗腹痛肠澼、下利赤白",因其性重涩,故入下焦而固脱;干姜为方中臣药,温中散寒;粳米为佐使药,能养胃益气和中,与干姜相配能充实肠胃,全方共为温肠固脱止利之剂。这是大多数注家以及现行教材的共识。

然而,如果单从本方用的三味药分析,对滑脱的治疗,基本上为治标,而并非治少阴虚寒之本。首先方中的赤石脂,《伤寒论》用赤石脂的方有二,一是本方,二是赤石脂禹余粮汤,两方均以赤石脂为君药,桃花汤中赤石脂一斤,一半生药入煎,久煮,一半为末,每次方寸匕冲服,以增强其温涩收敛之性能;赤石脂禹余粮汤为二药相配,性皆收敛固脱。李培生云:赤石脂、禹余粮皆矿物石类药,重以达下焦,涩以固滑脱,故久利不止,可用此堵塞止截之法(《柯氏伤寒论注疏·卷二》)。再以桃花汤中粳米论之,《本草求真》中记载:"粳米味甘性平,人非此物不能养生,故性主脾胃,而兼及他脏,凡五脏血脉,靡不因此而灌溉;五脏积液,靡不因此而充溢;他如周身筋骨肌肉皮肤,靡不因此而强健。"粳米有益气、止烦、止渴、止泻、补中、壮筋骨、益肠胃等作用,《伤寒论》中桃花汤用粳米养胃补益正气,竹叶石膏汤用粳米以助胃气,白虎汤中炙甘草配粳米,可调和中宫,养阴润燥而避免石膏、知母寒凉太过损伤胃气,是为"存津液,保胃气"也。无论从哪个角度看,粳米都只能助胃气而非温阳。至于方中之干姜,在《伤寒论》中用之较多,以干姜与附子相配的代表方首推四逆汤,其余如四逆加人参汤、茯苓四逆汤、通脉四逆汤、通脉四逆加猪胆汤、白通汤、白通加猪胆汁汤、干姜附子汤等,均有回阳救逆的作用。这些方中须干姜与生附子相配才能具温肾回阳之功,用之于少阴虚寒之证。《金匮要略》中赤石脂丸中亦为干姜配赤石脂,作用在散寒止痛,乌梅丸中用干姜以温中安蛔,桃花汤中之干姜配粳米更多的作用在于温运中焦,均以温中作用为主,而并非回阳。

如上所述,桃花汤中虽有干姜与粳米相配,然其作用只在温中散寒,干姜只有与附子相配方能起温肾回阳之功。所以本方主要作用以收涩固脱为主,而并非温肾回阳。

2."桃花汤主之",实为治标为主

从以上对桃花汤方的药用分析看,用桃花汤治疗下焦虚寒下利而滑脱不禁之证,重在治标而不在治本。其理由是:(1)既然本证为虚寒性下利便脓血,而且下利不止,腹痛等,则说明病情较重,若不及时以温涩止利,其滑脱之势难免阴津枯竭。桃花汤证急就急在下利脓血不止而滑脱不尽,故温涩止利当为首务。温涩止利,重点在涩,故为治标。(2)少阴病以心肾阳虚为主要病机,但本证系本虚标急,必当先治标,与"先与""后与"的辨治思维贯穿一线。如原文309条"少阴病,吐利,手足逆冷,烦躁欲死者,吴茱萸汤主之"与296条"少阴病,吐利,躁烦,四逆者,死"相互对照,证属少阴病寒化证重证无疑,且标本俱急,标急难以救本,治以吴茱萸汤是为权宜之法(下文另有专题论述)。又如少阴三急下证,是属本虚标实之证,诚如刘渡舟所云:"少阴三急下证,是少阴阴虚,邪从热化,复传阳明,燥热内盛,病势危重,大有阴亡水竭之势,亦必釜底抽薪以存阴液。(《伤寒论讲解·辨少阴病脉证并治第十一》)"急者当刻不容缓,缓则生变,尽管其本为虚,但其标急,治可先治其标。

3.滑脱不禁,根本在于脾肾阳虚

下利便脓血,实热证有之,虚寒证亦有之。306条所述,叙症过简,但结合307条原文，则本证尚有腹痛，小便不利，下利不止等；结合《金匮要略·呕吐哕下利病脉证治第十七》"下利便脓血者，桃花汤主之"，即可印证，桃花汤证当为少阴病虚寒下利无疑。少阴病寒化证的基本病机为心肾阳虚，阴寒内盛。肾阳虚而命门火衰，火不暖土致脾虚失运而下利，下利日久，肾阳更衰，下焦无火，中阳不振，不能腐熟运化水谷与水湿，寒湿内阻则大肠气机不利，损伤肠络而见下利脓血。由于肾阳衰，下焦失于固摄，泻利日久，便脓血色暗淡不鲜，其气腥冷不臭，无里急后重和肛门灼热，腹痛当绵绵而作，喜温喜按，久则滑脱不禁。与湿热下利脓血、里急后重，泻下臭秽之证有别。本证因其下利而滑脱不禁，故用桃花汤温涩固脱止利。

从以上分析看，造成本证下利而滑脱不禁的根本原因是少阴病脾肾阳虚，当属虚寒之证。当然对于本证，注家见解不一。有说是少阴传经热邪所致，如魏念庭、吴谦、喻嘉言等；另一说是下焦虚寒不能固摄所致，如成无己、钱天来、方有执等。而舒驰远则认为本条非仲景原文。程昭寰认为：伤寒论中关于下利之文甚多，桃花汤放在少阴篇，且以两条互为补充以叙其证，是有深意的。理由是：其一，桃花汤证的两条原文虽然既未言热，也未言寒，但从以方测证的惯例去考证，赤石脂固涩下焦滑脱之利，干姜辛热温中散寒，属虚寒无疑。若系热邪，何不用芩、连？其二，从桃花汤证的条文叙证来看，只有腹痛，小便不利，下利不止，便脓血等症，并无下利和口渴欲饮水，烦躁等症，故属下焦虚寒无疑。其三，本条若与赤石脂禹余粮汤，白头翁汤证相对参的话，则可知仲景布局之巧。太阳篇提出赤石脂禹余粮汤，为下焦滑脱不禁而设，重在固脱；白头翁汤证，则为厥阴热利，故以一派苦寒之品泻火清热；桃花汤证乃少阴虚寒，故涩肠固脱并重。认为因阳虚寒凝而滑脱不禁的下利，桃花汤更切病机（《伤寒心悟·辨少阴病脉证并治》）。因此，只有从根本上治疗少阴脾肾阳虚，才有可能治愈本证，此即治病求本。当前用桃花汤治其滑脱，不过是权宜之法而已。

【结论】

《伤寒论》桃花汤证属少阴脾肾阳虚，大肠滑脱不固之证，治法本应温肾回阳以固脱，乃是治本之法。仲景用桃花汤以涩利固脱，实为治标而非治本。方中赤石脂为主药，其作用一半生药入煎，一半为末冲服，重在收敛固脱；虽有干姜与粳米相配，然其作用只在温中散寒，干姜只有与附子相配方能起温肾而回阳救逆之功。所以本方主要作用以收涩固脱为主，而并非温肾回阳。

【启示】

研究仲景辨治思维，应避免人云亦云，《伤寒论》中不少方药的使用，从"先与"、"后与"角度体现出仲景表里先后缓急的治疗思想。有的方药看似治本，实为治标，不可不辨。

（四）309条"少阴病……吴茱萸汤主之"辨

【问题】

原文第309条"少阴病，吐利，手足逆冷，烦躁欲死者，吴茱萸汤主之"属少阴病篇。历代注家对本条原文的认识多避重就轻，阐发未能得其真要。包括现行诸版教材，均认为本条由于有"烦躁欲死"一症，说明阳气未虚尚能与阴邪剧争，冠以"少阴病"而并非少阴病，是为了与少阴亡阳之吐利烦躁作鉴别而列入少阴篇。我们认为少阴病病变机理为阳衰阴盛，按理其立法遣方用药应针对少阴病的心肾阳虚，当用温肾回阳救逆。而本条原文却以温胃散寒，降逆止呕的吴茱萸汤主之，这绝非偶然。结合其它条文分析就不难看出，本条所论少阴病当属寒化重证，标本俱急，且标急难以救本，故以"吴茱萸汤主之"，是为权宜之治法，这是值得探讨的问题。

【分析】

1. 诸家对 309 条的认识

对于本条原文的认识，历来没有统一，诸家各有说法，归纳之，大概有如下几种：

（1）回避属于少阴病的实质

持回避少阴病实质观点的代表医家大致有以下看法。成无己认为："吐利手足厥冷，则阴寒气甚；烦躁欲死者，阳气内争。与吴茱萸汤，助阳散寒。"（《注解伤寒论·辨少阴病脉证并治》）成氏以"阳气内争"解释病机，吴茱萸汤只为助阳散寒，并未肯定本条是否属少阴病，这实际就是回避了少阴病主要的实质。柯琴认为："少阴病吐利，烦躁，四逆者死。四逆者，四肢厥冷，兼臂胫而言。此云手足，是指指掌而言，四肢之阳犹在。岐伯曰：四末阴阳之会，气之大路也。四街者，气之经络也。络绝则经通，四末解则气从合。故用吴茱萸汤以温之，吐利止而烦躁除。阴邪入于合者，更得从阳而出乎矣。"（《伤寒来苏集·卷四》）柯氏之论虽及病机、病势，但对于如此严重的少阴病，为何不用四逆汤等实质问题，却避而不谈。尤在泾认为："此寒中少阴，而复上攻阳明之证。吐利厥冷，烦躁欲死者，阴邪盛极，而阳气不能盛也，故以吴茱萸温里散寒为主。……然后条（296条）云：'少阴病，吐利躁烦，四逆者，死。'此复以吴茱萸主之者，彼为阴极而阳欲绝，此为阴盛而阳来争也。病证则同，而辨之于争与绝之间，盖亦微矣。"（《伤寒贯珠集·少阴篇》）尤氏认为此为寒中少阴，而复上攻阳明之证。然又云阴邪盛极，阳气不能盛，上攻阳明又指为何？确令人费解，以阳是否与阴争来别其是否用吴茱萸汤，显然承袭成氏之论，实际上也避开了为何不从少阴论治的问题。钱天来认为："吐利，阴经之本证也。……阴邪纵逆，胃阳衰败而不守，阴阳不相顺接而厥逆。阳受阴迫而烦，阴盛格阳而躁……。"（《伤寒溯源集·少阴篇》）钱氏对吐利、四逆、烦躁之机理论述较详，但对"少阴病"却只字未谈，显然避重就轻。

（2）认为本条原文不属少阴病

①陆渊雷直解为："吴茱萸汤证，为肠胃局部之寒，非全身虚寒，当属太阴，非少阴也。"（《伤寒论今释·少阴篇》）陆氏之说，开门见山，无拖泥带水之嫌，但其这样直接了当地把本证当为太阴，却不知其对本条之手足厥冷，烦躁欲死又作何解析？岂能用肠胃局部之寒解释清楚？②吴谦认为："名曰少阴病，主厥阴药者，以少阴、厥阴多合病，……少阴之烦躁则多躁，厥阴之烦躁则多烦。……今吐而不吐蛔，手足厥冷，故以少阴病名之也。……多烦而躁欲死，故属厥阴病主治也。所以不用四逆汤，而用吴茱萸汤也。"（《医宗金鉴·订证仲景全书·伤寒论注·辨少阴病脉证并治》）吴氏以"躁烦"和"烦躁"有别以及是否"吐蛔"来强论其不属少阴病，而是厥阴病，"所以不用四逆汤，而用吴茱萸汤也。"不免有牵强之嫌。③《伤寒论讲义》（五版教材）认为"它不是少阴病正治方法"并提出疑问"本条少阴病冠首，吐利，四逆，亦酷似四逆汤证，何以不用四逆汤而用吴茱萸汤？关键是'烦躁欲死'一症，标志着阴邪虽然很盛，而阳气尚能与阴邪剧争，而不是阴盛阳亡，故可借用吴茱萸汤温降肝胃，泄浊通阳……"《伤寒论讲义》认为"酷似四逆汤证"而"借用吴茱萸汤"，但借用之理却未明言，令人难得其解。

除此之外，有不少学者（包括部分教材）认为 309 条列入少阴篇且冠以"少阴病"，但却非少阴病，而是为了与少阴亡阳之吐利烦躁作鉴别辨证而列于此。

2．从原文求证，病属少阴

（1）从写作体例看，条文当属少阴病

众所周知，《伤寒论》一般有其固有的写作体例，每病始论提纲，继论辨证及传变规律，再论其本证、治法、兼变证和预后等。纵观少阴全篇条文，除了 283 条（论少阴亡阳）及 290 条（论欲愈候）外，其余所有条文皆首冠以"少阴病"三字，没有哪一条具备排除其病属于少阴病的理由。再从原著的行文习惯看，以某病冠首，即论某病，病初不能确诊为某病者，才以"伤寒"（广义）冠首。从 309 条前后文来看，第 304 条至本条所论证候均为不同特点的少阴寒化证的证治。如，寒湿凝滞证及下利便脓血证和 309 条少阴病寒化证的吐利四逆证。与 296 条"少阴病，吐利，躁烦，四逆者，死"所论证候，均有阳衰阴盛的吐利、厥逆等临床表现，均明确其证候为"少阴病"。因此，309 条所论证候属少阴病无疑。

（2）从脉症分析，证为少阴病寒化重证

309 条原文以"吐利，手足逆冷，烦躁欲死"为主要症状，与其它条文对照，这些症状恰恰印证其病属少阴寒化证。

首先，下利与手足逆冷并见是少阴病寒化证的常见症状。少阴病篇共有 5 条论及下利与厥逆并见的原文，除本条之外，如 295 条"少阴病，身蜷而利，手足逆冷者，不治"，296 条"少阴病，吐利躁烦，四逆者死"。两条之利而手足逆冷，证为纯阴无阳，阳气衰竭；315 条"少阴病……利不止，厥逆无脉，干呕心烦者，白通加猪胆汁汤主之"，其利不止而厥逆是阴寒过盛，阳药不受而发生格拒，寒化证加重；第 317 条"少阴病，下利清谷，里寒外热，手足厥逆……通脉四逆汤主之"，其下利清谷，手足厥逆为阴寒内盛，阳气虚衰而不能外达。以上 4 条原文，均为少阴病寒化重证或不治证、死证。其中下利当属虚寒下利无疑。其次，即使仅从手足逆冷一症看，亦为少阴病寒化重证的症状之一，当阳气虚损，不能温达四末时，即可出现。由于阳气虚损而不能外达四末，其四逆程度随阳虚的轻重也有所不同。厥逆之轻者，仅手足逆冷；重者则四肢逆冷。少阴病见吐利、躁烦、四逆，属阳气虚衰至极，阳气有外亡之势，属危重证候，故 295 条断为"不治"，296 条断为"死"。309 条手足逆冷与第 296 条之四逆相比较，两者只是阳气虚衰程度有别而已，并没有本质区别。综上有理由认为，凡少阴病下利、厥逆并见者，多属少阴病寒化重证。至于呕吐一症，在少阴病篇也并不少见，但与下利、厥逆并见者仅见本条与第 296 条。有注家认为，因本条用吴茱萸汤治疗故断其以呕为主而下利不甚，296 条利吐利交作而下利更甚，故断为两者证候轻重悬殊，貌似相同，实有大异。其实这样判断确有牵强之嫌，我们认为，从以上"先与""后与"等辨治用药思维看，仲景用吴茱萸汤当属权宜之法（下文续论），故认为两条原文均属少阴病寒化危重证候。

（3）从病机分析，证属心肾阳衰证

从以上分析可确定本证与第 296 条证候均属少阴病寒化重证，而且其病机均为心肾阳衰，阴寒内盛，寒气上逆。症状表现基本相同，均有呕吐、下利、厥逆、烦躁，不管是手足逆冷在先烦躁在后，抑或先吐利躁烦后见四逆，亦不论以烦为主或以躁为主，而阳衰阴盛，阳气不达四末的机理是一致的。本证的"欲死"是表述病人因剧烈吐利而痛苦难耐之状，而

第296条之"死"指少阴病之危重证候濒临死亡之际，仲景在丰富的临床经验基础上，对其病势的判断结论。即使辨为"死"证，也并非不治之证。以现在观点看，"死"证不过是预后不良而已。仲景论第296条为"死"而本证用"吴茱萸汤主之"，实为危与重之对举，一者言危；一者言重，两证均属于少阴病寒化重证，其实际内涵没有区别。

何以本证用吴茱萸汤，而第296条的证候却是死证？对可治证与"死"证的病机，多囿于成氏"阳气内争"及尤氏"辨之于争与绝之间"的影响，特别是跳不出"烦躁"与"躁烦"的桎梏，所谓以烦为主，则为阳气犹争；以躁为主，为阳无力以争。前者预后良好，后者预后不良。但考《伤寒论》中有关论及烦躁与躁烦的原文，其实两者在原著中是常常混用的。如原文第4条的"若躁烦"与第134条的"短气躁烦"均非危证之论。而相反在第133条"结胸证悉具，烦躁者亦死。"和第343条"……烦躁，灸厥阴，厥不还者，死"中，却有危候之论。不难看出，躁烦虽有死证，但躁烦绝不都是死证；同样，烦躁虽有预后良好者，但也并非无危重之候。因此"烦躁欲死"与"躁烦"并非判定两证候预后良否的标准。

3."吴茱萸汤主之"属权宜之法

任何疾病的发生发展时刻处于动态变化之中，临床辨治必须针对某一相对静止阶段进行辨证论治。即不可能在疾病变化中的任何阶段均用某一特定方剂，也不可能对不同病势的病人采用同一常规法治疗。

通过上述辨析，本证证候重笃，病机复杂，除具少阴病寒化重证的脉微细，但欲寐，下利，四逆等证候表现外，还有剧烈呕吐，气机逆乱，烦躁至极，呼号欲死的特殊性，其病机以少阴阳衰，阴寒内盛为本，阴寒迫胃，胃气上逆为标。常规治法自当回阳救逆，以四逆汤、通脉四逆汤为主方。然本证"吐利"置于诸症之首，言呕吐严重，虽阳衰阴盛，急当回阳，但毕竟剧烈呕吐，无法进食四逆汤等回阳救逆类方药，故先以温胃降逆止呕之吴茱萸汤，先止其呕，此属权宜治法，俟呕止后，仍须以四逆汤回阳救逆，或可与四逆汤交替服用。类似治法于《伤寒论》中并不鲜见，如原文306条之"桃花汤主之"，即是其例（已于上文述及）。

【结论】

少阴病寒化证是以脉微细、但欲寐为特点，严重病证还会出现下利、手足甚或四肢逆冷，一般当用四逆汤、白通汤、通脉四逆汤等治疗，但某些少阴病证在证候表现、病机、病势等方面具有其特殊性，则须灵活辨治。第309条的证候属少阴病寒化证重证，本当以四逆或通脉四逆汤为主方，但阴寒迫胃，气逆剧吐，进药有碍，须先止呕，故采用权宜治法，即先治其标，后治其本，或可标本交替治之，此恐仲景之言外。故认为：一，本条所论属少阴病无疑；二，本证属少阴病寒化重证；三，本证的治法属权宜治法；四，本证服吴茱萸汤后，仍需进一步针对少阴病的阳衰阴盛而采用回阳救逆治疗。

【启示】

权宜之法亦属急则治其标，缓则治其本之法。仲景以其丰富的临证经验，将此法予以灵活运用，此与前所述之"先与""后与"用药思维及方法实属异曲同工，值得后贤借鉴。

（五）阳明病兼表证用桂枝汤的思考

【问题】

阳明病为"胃家实"，即邪气盛实。病邪侵袭阳明，致胃家功能失常，邪气从燥而化，遂成阳明经热证或阳明腑实之证。然而，虽阳明主燥热，但亦有兼表之时。《伤寒论》中论述到阳明病与太阳病相兼而用桂枝汤治疗的条文有44条、234条、240条等3条原文。除此之外，32条的葛根汤证、33条的葛根加半夏汤证、36条的麻黄汤证，都属于太阳与阳明合病，189条明言"阳明中风，口苦咽干，腹满微喘，发热恶寒，脉浮而紧，若下之，则腹满小便难也。"综合分析这些条文，不难看出，都述及阳明与太阳（或曰外邪）相合，仲景对于这些病证的辨治思路，均遵表里先后的总则，采取先表后的方法。对于阳明病兼表证用桂枝汤治疗的问题，不少注家或部分教材避而不谈，有的教材把234、240条作备考条文。根本原因是对阳明病为何使用桂枝汤的理由不易说深透。事实是，除了太阳阳明合病的几条原文外，其它3条即44、234、240条原文都有各自的立意角度，有太阳为主初传阳明者，有阳明为主兼太阳者。问题在于既是阳明里热何以又用桂枝汤之辛温？是有悖于常道，还是仲景治法思路的特点？这就是需要讨论的问题。

【分析】

1. 关于外感病用桂枝汤

《伤寒论》将太阳病分为中风与伤寒，且立各自主方，如太阳中风用桂枝汤，太阳伤寒用麻黄汤等。若从病因言，太阳中风表虚证感受的是风邪为主，这也是众医家所公认。然而从中医病因理论来分析，即使是风邪袭人，亦多有兼夹，有风寒，风热。从中医学八纲理论而言，不是风寒，就是风热。用桂枝汤所主之太阳中风，属风寒表证，无疑是正确的。例如原文12条的桂枝汤证，诸家认为，风邪袭人，多夹寒邪，从而确立了太阳中风的病性为风寒外感，治疗必用辛温解表之桂枝汤。如柯琴曰"盖风中无寒，即为和风，一类寒邪，中人而病，故得于伤寒相类，亦得以伤寒名之。"柯氏之说强调了风寒的一面，而忽略了风亦多夹热而有风热之性，故有失偏颇。[2]其实，《伤寒论》除了太阳中风证用桂枝汤治疗外，其余各经亦论述了中风这一阳热属性，如"阳明中风，口苦咽干，腹满微喘，发热恶寒，脉浮而紧，若下之，则腹满小便难也"（189条），"阳明病，若能食，名中风，不能食，名中寒"（190条），"少阳中风，两耳无所闻，目赤，胸中满而烦者，……"（264条）等，这些条文都指出风为阳邪，易化热化火等特征。故早在《内经》就有"风为百病之长"的论述。太阳中风可用桂枝汤治疗，是因为其病属肌表之证。桂枝汤的主要作用是辛温而解肌祛风，桂枝汤中有桂枝、生姜等辛温药，然仅有这两味辛温的药物就能全盘肯定本方绝不能用于风热（或有邪热）之证是不对的。从大青龙汤方分析中可看出，其证为伤寒兼内有郁热，该方中不仅有桂枝、生姜，而且有麻黄相伍，如此辛温相配，无疑是为了散表邪，但因其配以石膏，故能解表又能清内热。据此推之，阳明病兼有太阳表证能否用桂枝汤？仲景虽未明言，但是有一点可以肯定，不论是风寒或是风寒兼邪热的表证，其解表必定用辛温之药物，因为只有辛温才具强有力的发表功用。这一点，从临床实践完全可以得到佐证。

从临床实际看，凡外感病初就诊的患者，几乎都有外邪在表的症状，都有不同程度的发热恶寒、身体疼痛、头痛、无汗或汗出不畅，舌红或微红苔薄，脉浮等。如果延至几天就诊，甚还可见表现为阳明病的大汗出、口渴、发热较甚，脉浮等症状，此时大便或正常、或数日大便干结等。若是外感十数日以后就诊，每每由于经历他医治疗，病情未必明显改善，症状表现更为复杂，可能表现为《伤寒论》所谓的坏病、逆证等。尽管如此，也可以常常见到身热形寒，或每日定时发作寒热等表郁不解之证。此时，非辛温解表而不能为。事实表明，无论是感受何种邪气，其初期的表现几乎都相似，即都有恶风寒发热之症，理应以辛温之法治之。这一点，从温病学家吴鞠通《温病条辨》以辛温解表的桂枝汤作为开篇的第一方即可印证。第四条曰："太阳风温、温热、温疫、冬温，初起恶风寒者，桂枝汤主之，但热不恶寒而渴者，辛凉平剂银翘散主之。"吴氏主张用桂枝汤于风温、温热等初起之证，无非取其辛温能解肌发表之功。即使如辛凉解表的银翘散，吴鞠通称之为辛凉平剂，方中也用了荆芥、豆豉等辛温之品。银翘散用于治疗风热表证，临证常因表闭较重，而见无汗或少汗伴明显恶寒者，故用药需有较强开泄之力。辛凉药物发散之力逊于辛温之药，故本方在大剂辛凉散风热之中，配以辛温之荆芥、淡豆豉，旨在增强宣透表邪和疏风清热之力。

所以对于外感热病的治疗，当遵《内经》"发表不远热，攻里不远寒"的主要原则。中医认为正气属阳，邪气属阴。当外感热病初期，正气尚未受损，仍属于"少火"；外邪虽乘"少火"之疲弱而侵袭，但也只是停留于表。治疗以损阴益阳为本。损阴，即祛除邪气；益阳，即扶助少火。祛除邪气，宜用辛散；扶助少火，益以温通。临床遇感冒初起之症当主以辛温，亦即"发表不远热"之意。后世温病学说的形成、确立和发展，正是基于这种辨证理念和治病思路。[3]有理由说明，桂枝汤作为辛温解表之剂，无论用在风寒或风寒兼夹邪热乃至风温、温热之初都是可以应用的。柯韵伯有"桂枝汤不专为太阳用"的说法，诚如此也。

2.《伤寒论》中太阳阳明相兼用桂枝汤的思路

（1）用桂枝汤为权宜之法

先从原文44条说起。原文云"太阳病，外证未解，不可下也，下之为逆，欲解外者，宜桂枝汤"。单纯的太阳病，表证未解，必当解表，不可妄用攻下，这是常理。以本条原文"不可下也，下之为逆"一句推之，本条除了具有发热恶寒等表证之外，仍当有"腹满不大便"等可下之征，也就是说本条实表证兼里实，强调目前尚"不可下"是示人明辨其表里之孰重孰轻。有阳明里实又有表证，不用攻里而用桂枝汤，基于两个方面考虑：①原文序为44条，按原文布局，44条当属太阳伤寒的内容，考虑到之前应使用了麻黄汤发汗治疗，纵使目前太阳伤寒表证未解，为避免汗多伤津而加重里实，亦不能再用麻黄汤，而应用桂枝汤。从42条、45条、57条等原文分析，就可以佐证这个问题。如42条"太阳病，外证未解，脉浮弱者，当以汗解，宜桂枝汤"。"外证未解"应指太阳伤寒证，但本条辨证关键在"脉浮弱"，脉浮弱当为营阴不足，故不再用麻黄汤而用桂枝汤。45条"太阳病，先发汗不解，而复下之，脉浮者不愈。浮为在外，而反下之，故令不愈。今脉浮，故在外，当须解外则愈，宜桂枝汤"。本条为太阳伤寒而经汗下，正气已经受损，今脉象仍浮，虽伤寒表证未尽，但亦不能再峻汗，故宜用桂枝汤。57条为太阳伤寒发汗后，半日许复烦，为余邪未尽，复感外邪，其脉浮数为病在表，可更发汗，但却不能再用麻黄汤，只宜桂枝汤。②本条虽兼有阳明里证，但并未言里证急重，按表里先后缓急的治则，只宜用桂枝汤。这与前文所述的"先与""后与"的治法思路是一致的。

与以上思路相一致的尚有原文234条。原文云："阳明病，脉迟，汗出多，微恶寒者，表未解也，可发汗，宜桂枝汤。"众所周知，阳明病有实热与虚寒，以中风中寒划分。本条之阳明病究属虚属实，诸家有不同看法。关键在于对"脉迟"的理解，阳明病脉迟，论中涉及有3条原文，一是195条"阳明病，脉迟，食难用饱，饱则微烦头眩，必小便难，此欲作谷疸"。此为阳明中寒，中焦阳气不足，寒湿内阻，欲作谷疸，此脉迟必迟而无力。二是208条"阳明病，脉迟，虽汗出，不恶寒者，其身必重，短气、腹满而喘，有潮热者，此外欲解，可攻里也"。此"脉迟"与汗出不恶寒，身重，短气，腹满而喘，潮热等症并见，故属阳明重证之实热内壅，腑气不通，脉道阻滞所致，此脉迟当迟而有力。三是本条（234条），将本条与208条相比较就不难看出，此为脉迟汗出多而微恶寒，这是由于风邪滞表，是脉浮缓之变局，并非阳明中寒不能食之脉迟。而208条脉迟，虽汗出不恶寒，证属表邪已完全入里化热成实，故可攻下。234条当属太阳病初传阳明而表证未解，证以表为主，所以用桂枝汤解表。汪苓友云"此条言阳明病，非胃家实之证，乃太阳病初传阳明，经中有风邪也。脉迟者，太阳中风缓脉之所变，传至阳明，邪将入里，故脉变迟。……治宜桂枝汤以解肌发汗，以其病从太阳经来，故仍从太阳经例治之"。（《伤寒论辨证广注·辨阳明病脉证并治法》）汪氏之说可参。按此分析，本证用桂枝汤是按表里先后治法原则，先以辛温解表，待表解后，若阳明未愈，再考虑治从阳明。

（2）用桂枝汤"发表不远热"

《伤寒论》表证兼里热，仲景却"发表不远热"，仍用辛温的桂枝汤，而不采用辛凉之法，如原文240条亦为"发表不远热"之明证，原文曰"病人烦热，汗出则解，又如疟状，日晡所发热者，属阳明也。脉实者，宜下之；脉浮虚者，宜发汗。下之与大承气汤，发汗宜桂枝汤"。对于本条的理解，历代医家有认为是阳明病未全入腑而又兼表之说，若按是说，则桂枝汤用之为表里先后之法，如张璐玉说"然虽已入阳明，尚恐未离太阳，故必重辨其脉，脉实者，方为阳明腑证，宜下之。若脉浮而虚者，仍是阳明而兼太阳经证，更宜汗而不宜下矣"。（《伤寒缵论·阳明病下篇》）但亦有医家提出若投桂技汤则犯"桂枝下咽，阳盛则毙"之戒。其实，本条开头则有"病人烦热"一症，此症可以用桂枝汤为其解表发汗，亦可以用承气汤下之。也就是说"病人烦热"是两者的共症，但若以桂枝汤发表，则其脉应为浮虚，而用承气汤则其脉当为实，并当伴日晡所发潮热等症。病人既烦热，若为表证，则应为表证兼内热烦躁，按理应同大青龙汤证相提并论，但仲景并不考虑用大青龙之辛温与寒凉并用，而径用桂枝汤之辛温，从治法用药的思路上看，仍为"发表不远热"。

3.寒热之用辛温对后世寒温学派的影响

自《伤寒论》创制麻黄汤、桂枝汤作为辛温解表的代表方剂之后，辛温解表用于外感疾病的治疗已成常规。从以上分析就不难看出，《伤寒论》治疗外感，始终不离辛温。由于当时温病还未从伤寒体系中分化出来，因此汉唐以来对外感表证的治疗，皆以《伤寒论》为准绳，习用辛温，或寒温不分，解表方剂以辛温辛凉并施者为多，众医不免难脱寒温不分之藩篱。但另一面又启迪了寒温分治学派的产生，例如宋代韩祗和、朱肱等，提出了寒温分治之法，对《伤寒论》有所发展，但亦未完全跳出辛温药同时用于风寒风热的条框。例如韩氏在其所著《伤寒微旨论》中提出表证有："邪气在表，阴气独有余，可投消阴助阳发表药治之"（即风寒外感）和"邪气在表，阳气独有余，可投消阳助阴药以解表"（即风热外感）两类，同时他也把治表药物分为"发表药"和"解表药"两类，所谓："发表药者，桂枝、麻黄、荆芥、枣、葱、当归、附子、干姜之类是也"，此类药当为辛温发汗显著；"解表药者，石膏、甘草、芍药、生姜、豆豉、薄荷、柴胡、葛根之类是也"。从韩氏之分类看，尽管已分出寒热，但不难看出辛凉中亦有生姜等辛温之药。朱肱也提出麻黄汤、桂枝汤等辛温发表方剂治疗外感病必须灵活运用，某些病（指温病）应用寒凉清热等药。他说："桂枝汤自西北二方居人，四时行之无不应验。自江淮间，唯冬及春初可行，自春末及夏至以前，桂枝证可加黄芩半两，夏至后有桂枝证，可加知母一两，石膏二两，或加升麻半两。若病人素虚寒者，正用古方，不在加减也。"当然，朱氏之说使临床分用辛温辛凉更趋合理化，更切合于临床实际。

以上可以看出，韩朱二氏从《伤寒论》的单以辛温或辛温辛凉同用开始走向寒温分治，为以后寒温学派的形成，起到了承先启后的作用。尽管如此，辛温发汗的习惯，还是一直沿用到金元时期。金元四大家之一刘完素，可谓开了温热学派反对张仲景用辛温发汗的先河。刘完素说："余自制'双解'、'通圣'辛凉之剂，不遵仲景法桂枝、麻黄发表之药，非余自炫，理在其中矣。故此一时，彼一时。奈五运六气有所更，世态居民有所变。天以常火，人以常动，动则属阳，静则属阴，内外皆扰，故不可峻用辛温大热之剂。"刘氏的这些见解是对温病学形成的极大促进，不仅为后世治疗温病以寒凉清热为主打下了基础，亦为改革解表法迈出了关键的一步。但从其倡用"辛凉、甘寒解表"之法以治热病所用"辛凉之剂"来看，亦并不完全等同于后世温热学家的桑菊、银翘之类处方，而是苦寒、甘寒与辛温药配伍，例如防风通圣散一方，就既有苦寒的大黄、栀子、黄芩、连翘，又有辛温的防风、麻黄、荆芥，还有甘寒的石膏、滑石等。元代王好古的"九味羌活汤"，亦以羌活、防风、白芷、苍术、川芎等辛温药物与苦寒的黄芩、甘寒的生地黄相伍。辛温解表药与清热解毒药配伍，既可散肌表之风寒湿邪，又可清解里热。这些医家的制方用药可谓独具匠心，旨在提高药物发表之力，究其理由，还是非辛温之力不足以发表，辛温发表之力终比辛凉更强。单从这一点看，与仲景用药法则是一脉相承的。

【结论】

阳明病兼表证用桂枝汤治疗的问题，应该一分为二。若为阳明实证热证而兼表，用桂枝汤为"发表不远热"，仲景用桂枝汤的思路是取其辛温发表力强，外邪更易得解；再就是太阳伤寒用了麻黄汤发汗之后，如表证还在而兼里实，不宜再用麻黄汤，而只能用桂枝汤。其次是阳明实热兼太阳表证用桂枝汤是阳明热证未甚，而太阳表证为主，此当先解表，这与仲景的表里先后治法思路相一致。仲景用药偏于辛温，是在寒温未形成派别之前，这种用药方法由于有其偏颇一面，故对后世寒温分治学派产生影响。

【启示】

《伤寒论》阳明病兼表证用桂枝汤这一治法思路，可以启迪后学，桂枝汤虽辛温解散，其作用的部位在肌表，虽有阳明之热，也不能因有热而废辛温不用。论中大青龙汤证为表寒兼内热，辛温与石膏寒凉并用，是表里同治；阳明病兼表证之用桂枝汤，体现了先表后里之治，后世在治疗外感疾病过程中，亦有"以温治温"之法，古今医家治疗温病初起应用辛温者亦不乏其人。目前，临床上对外感热病初起除传统应用辛凉解表药之外，常配伍辛温解表药以散表邪，临床用这样的方法治疗确能取得较好的治疗效果，即使对于外感高热不退的病证，辛温解表药与清热解毒药相合应用，疗效也很显著，这也说明辛温药在解散表邪方面的作用当强于辛凉，这不能说与仲景用药的思路无关。邹文俊[4]等指出，应该看到，对表证的治疗，促使腠理毛窍开泄以使邪有外达外透之机，始终是一个重要的治疗原则。事实上，从张仲景《伤寒论》之辛温解表到清代温病学之辛凉解表的盛行，辛散透邪的方法是贯穿始终的。只是就其辛散发汗透邪之力量强弱而言，辛温之品远较辛凉之品为强。因此，辛散尤其是辛温发汗透邪的作用，非寒凉清热解毒药或辛凉之品所能替代。并且，解表方中辛散或辛温发散药物的使用，还可防其寒凉郁闭，凉遏闭邪之弊。

（六）麻黄连轺赤小豆汤是否兼以解表

【问题】

麻黄连轺赤小豆汤见于《伤寒论》262条，条文曰"伤寒瘀热在里，身必黄，麻黄连轺赤小豆汤主之"。历来《伤寒论》诸版教材多按"湿热发黄兼表"论之。因其方内有麻黄、杏仁、生姜、大枣等，故推断此方证必兼表邪。如南京中医学院主编的《伤寒论译释》释为："本条是外有寒邪，内有湿热，郁蕴不解的发黄证治，从方剂的作用来理解，必有一系列的表证存在，如头痛身痒恶寒无汗等。"因而断为"本证偏表无疑"。究竟本方证是否兼有表邪？条文中只言"瘀热在里"，瘀热在里与表证有无必然的联系？用此方能否兼有解表作用？仲景用本方是清利湿热抑或同时解散表邪？这几个问题必须从发黄病的机理、治黄方剂的组成及作用异同，尤其是对麻黄的药与用进行分析，才能解其症结。

【分析】

1.262条属湿热发黄，未必有表邪

如前所述，有注家认为条文"伤寒，瘀热在里，身必黄，麻黄连轺赤小豆汤主之"是风寒外束、内有湿热。言其兼表者，无非是认为该方为麻黄汤之加减方，方中麻黄、杏仁、生姜有解表发汗之功。事实上从原文字里行间，并未看出有任何表邪的症状。首先，伤寒应为广义，广义伤寒就不一定是风寒或风热。262条的辨证着眼点应当是"瘀热在里"，由于瘀热在里导致发黄，这是病变的关键所在。若与本条之前的236条相比较，就不难看出，两者同中有异，236条指出"阳明病，发热汗出者，此为热越，不能发黄也；但头汗出，身无汗，剂颈而还，小便不利，渴饮水浆者，此为瘀热在里，身必发黄，茵陈蒿汤主之"。这里的瘀热在里的"瘀"当同"郁"意，实则指湿热内蕴，言其"湿"，是因为本证继而出现"身必黄"，身黄必为湿热郁蒸无疑。原文124条蓄血证也有"瘀热在里"之说，均指的是病邪蕴结在里，并无在表之理。仅从以上两条发黄的条文看，同是"瘀热在里"，汗不得外越，加之小便不利，湿邪内停，热郁于内，热与湿相结，故必发身黄，其机理完全一样。236条方后云服汤药后"一宿腹减"，说明其主症中原应有"腹满"，为湿热闭结阳明后，肠胃气机被阻，腑气不通而出现腹胀满，大便不畅或便秘等，故茵陈蒿汤用大黄之苦寒泻下阳明热实，这是与262条不同之处。同为湿热发黄，一用茵陈蒿汤，而另一则用麻黄连轺赤小豆汤，这是退黄祛湿的途径不同，与表邪的有无是无关的。仲景设此二方皆为退黄，但用药治法不一。麻黄连轺赤小豆汤重在使黄从汗出，使湿热之邪通过发汗而祛。而茵陈蒿汤意在使邪从二便出，以退其黄。

2.用麻黄旨在从表求治其湿

如上所述，262条确实属湿热发黄证，用麻黄连轺赤小豆汤主之，目的十分明确，那就

是开表透热散湿退黄。麻黄连轺赤小豆汤因用麻黄而以之名方，若仅从方中麻黄配以生姜、杏仁的作用看，则为辛温发汗，散邪解表，这一点毋庸置疑。但发汗则不一定为散表邪，但若把本方证断为兼有表证才用麻黄发汗，那就值得商榷了。众所周知，中医治黄之法，可根据其寒热虚实的不同而采用不同的治法，发汗、利水、通下都是常法。具体运用要视其病因及发病情况而定。原则是治黄必予出路，不能闭门留寇。《伤寒论》中论述的发黄就有湿热发黄、寒湿发黄、瘀血发黄、火邪发黄等；《金匮要略》中还将黄疸区分为"黄疸"、"谷疸"、"女劳疸"、"酒疸"、"黑疸"等，提出"诸病黄家，但利其小便，假令脉浮，当以汗解之"，"热在里，当下之"等方法。很显然，"利小便"、"以汗解之"、"当下之"等都是治黄的主要方法。仲景谓"黄家所得，从湿得之"，故治疗都应使湿邪有其去路，麻黄连轺赤小豆汤实则发汗祛湿之法。发汗即所以去湿，因为汗出能使湿从皮肤透达于外，而且发汗可宣肺通调水道，促进水液代谢，宣肺与利水每相辅相成。因肺为水之上源，其外合皮毛，肺气得宣则水气能降，湿邪得除。再就是发汗能使肺气宣畅，全身气机运行调畅，从而促进肝的疏泄和胆汁的排泄，有利于退黄。《医宗金鉴》对麻黄连轺赤小豆汤证的注解谓："湿热发黄，无表里证，热盛者清之，小便不利者利之，表实者汗之，里实者下之，皆无非为病求去路也，用麻黄以开其表，使黄从外而散……"。其实，本段注解就很明确地指出了本方"汗之""无非为病求去路也"，有注家刻意将本方发汗一定和"解表邪"联系在一起，未免牵强。"仔细分析，就会发现上注'无表里证'之'表'，与'用麻黄汤以开其表'之'表'，其概念实质不同。前者专指外感表证，后者泛言从表求治。从表求治，就不专指外感表证，凡里证（包括阳黄证）可从表解者均可适用这一治则，自然均可视为麻黄（或麻黄汤）的适应证。同时，麻黄汤虽属汗剂，但具体运用中，亦非专指太阳表证，也可开表透热散湿主治阳黄里证。即《金鉴》所言'使黄从外而散'。当然，并不是说麻黄连轺赤小豆汤在临床上不能治阳黄确兼表证者，但于此证、此方、此药，未能阐明麻黄启上源、降水湿、开毛窍、散湿热的治黄药理，则未免淡化经旨，曲解原义。"[5] 由此分析可知，在湿热发黄的治法中，瘀热在里，用茵陈蒿汤为清里使邪从下而消，栀子柏皮汤专清解里热为主，而麻黄连轺赤小豆汤则为"开鬼门"，使湿邪从表而散，三者均能达到清利湿热而退黄之目的。

3. 麻黄并非专为解表邪

麻黄味辛微苦，其性温散，归肺、膀胱经。具解表发汗、宣肺平喘和利水消肿之功。凡《中药学》无一例外都把麻黄作解表药，并置于解表药之首。故凡提到麻黄，总把它同发汗解表联系在一起。甚至有麻黄之方（如麻杏甘石汤）亦被列入解表剂中，"足见难脱麻黄表药之藩篱"[5]。其实仅以《伤寒论》14首用麻黄的方剂分析就可知，这些方中的麻黄也都不尽为解表而设。其中如麻杏甘石汤、麻黄升麻汤、麻黄连轺赤小豆汤中的麻黄，其作用就不在于解表邪。麻黄连轺赤小豆汤之麻黄虽亦发汗，但只是为退黄祛湿而非解表邪，如前所述。

原文云"发汗后，不可更行桂枝汤，汗出而喘，无大热者，可与麻黄杏仁甘草石膏汤"。本证为太阳病误治后邪热闭肺之证。临床证见身热、汗出而喘、咳嗽、口渴、苔黄脉数等。太阳病发汗后，汗出而喘，与麻黄汤证的无汗而喘有别，若无汗而喘，则当用汗法，今外无大热，说明邪热壅滞于里，又汗出而喘，是为热邪闭肺无疑。原文之"不可更行桂枝汤"一句，已经否定了此方证非属太阳表证。"所以麻黄于此方只能是：配合杏仁宣降相成以调气平喘，配合石膏宣清相合以透达肺热，平喘与散热才是此方麻黄之用。当然，仅就药物而言，更动一下麻、石药量的配伍（甚至不更动），此方也可用于解表，但本方主治与本方可治，这是有区别的两种涵义。所以不究原文、原证、原方本义，因药（麻黄）而将此方视作解表剂，则属概念性错误"[5]。更何况麻杏甘石汤中麻黄与倍重于它的石膏相伍，实际已变辛温为辛凉，有效地削弱了麻黄的发汗解表之力。"麻黄升麻汤则提示麻黄尚可发越胸中郁阳。尽管方后注中称'汗出愈'，但因此证非表，所以'汗出'是麻黄、升麻、桂枝宣发升达阳气使然。这就证明：麻黄于此证此方，只可称发越阳气，不可言发汗解表。我们可以作个比较：麻黄升麻汤证非表、无汗，服药后'汗出'，这绝非麻黄发汗之功；麻杏甘石汤证非表、汗出，而麻黄又更非发汗之用，这正反强烈的对比，不是很耐人寻味吗？"[5]《伤寒论》用麻黄的方剂，并非悉为解表而设。麻黄有多种功效而临可用于多种不同病证，不拘执一，它既非表证之专药，亦非无汗之专药。

【结论】

《伤寒论》麻黄连轺赤小豆汤为瘀热在里的发黄而设，从治黄的角度看，本方是通过发汗而起到祛湿退黄之目的。不能因为本方有麻黄就断之为本证必兼表邪，方中麻黄、生姜、杏仁固然能发汗散邪，但发汗是为散里之湿邪，使湿从汗而去。故本方之麻黄未必为解表而设，本证也不一定兼有表邪。麻黄可用于多种病证，它既非表证之专药，亦非无汗之专药。若凡方中有麻黄，就臆断其证必有表邪是片面的。当然，临证确有湿热发黄而兼有表邪之证，而麻黄连轺赤小豆汤仍不失为治湿热兼表之良方，这已为广泛的临床实践所证明。

【启示】

中医治黄，必从湿入手，无论寒湿发黄或湿热发黄，湿去则黄退。祛湿之法，给湿以出路最为重要，绝不能闭门留寇。在《内经》中有"开鬼门、洁净府"之原则，《伤寒论》五苓散方后注云："多饮暖水汗出愈"，麻黄连轺赤小豆汤之麻黄发汗，《金匮要略》之越婢汤，以及古人早已提出的提壶揭盖法，均揭示了发汗或利小便法以及它们之间的相互协同作用。麻黄一药，味辛性温散，能开泄腠理，疏达皮毛，可散邪于外，又可宣肺而通调水道，利水于下，使湿从小便而去，肺得宣降，玄府得通，表里通达，湿有去路，麻黄在麻黄连轺赤小豆汤中扮演的角色，确实令人寻味。

（七）"面合色赤"、"心下痞硬"不可下的思考

【问题】

阳明病 205 条指出"阳明病，心下硬满者，不可攻之。攻之利遂不止者死，利止者愈。"206 条云"阳明病，面合色赤，不可攻之。必发热，色黄者，小便不利也"。诸教材及众医家多把这两条原文中的"面合色赤"和"心下硬满"作为不可下的辨证关键，不可下是因为：①阳明病面赤（即满面通红）为热邪充斥于阳明经脉，热郁不宣而熏蒸于上，病尚在"经"阶段而未结聚于肠腑，故不可下；②心下硬满是言心下为胃脘部，虽为阳明病之"腑"，但病位偏高，并未见疼痛拒按等症，故不能下。表面看来，不可下只因邪热的部位偏上，但从深层分析，却反映了阳明病从邪热充斥于经到邪实结聚于肠腑，存在着邪势的动态

发展趋势和方向的问题，由于邪势发展的方式及侵入部位的深浅不同，决定了其治法上的先后缓急，再加之阳明病热证与实证之兼夹证候以及证候间可动态转化，患者燥热程度、就诊迟早、津液耗损等诸多因素的差异，提出"不可下"或"可下"等原则。

【分析】

1."充斥"与"结聚"是阳明病病机之关键

按现行教材，阳明病分为热证、实证两大证候类型。过去亦有按经证、腑证分者。阳明病之病机为"胃家实"，即胃肠燥热炽盛。其燥热表现形式决定其证候类型。若燥热表现为"充斥"状态，则发为阳明热证；若燥热与肠中糟粕互结而表现为"结聚"状态，则发为阳明实证。同样，若燥热与血相搏、与湿互郁，则分别可变发为阳明血热证和阳明湿热证。就阳明热证与实证而言，其共性病机为：胃肠燥热炽盛。根本区别是：胃肠燥热之表现形式不同，即"充斥"与"结聚"。虽充斥与结聚形式各异，但均源于胃肠燥热[6]。病机是决定治法的前提，换言之，"充斥"既为阳明热证阶段，故"不可下"，只能用清法；"结聚"为阳明实证阶段，可下而用下法。

按阳明病的发病规律，阳明病可由表入里，也可为本经自受，亦有由太阴病转属，其病情的发展总按一定的趋势，由表至里，由轻转重，本题之"面合色赤"的病机关键是因邪热所聚的位置仍充斥在"经"，而不在腑，"心下痞硬"虽邪涉胃脘，但却结聚不甚，病位在上，故均不可攻下。

2."不可下"，是因"充斥"与"结聚"共存

对于阳明病热证与实证而言，燥热之"充斥"与"结聚"是相对的，而非绝对的。所谓燥热"充斥"，仅是以"充斥"为主而已，不能排除其内在"结聚"之存在；同样，燥热"结聚"，也仅是以"结聚"为主，同样不能排除其"充斥"的存在。因此，"充斥"与"结聚"，常可互见[6]。阳明病有热证实证两大证候类型，而两大证型之间的界线从理论上看，有的很清楚，但有的就不一定很分明。当"充斥"与"结聚"同时存在时，则需分清孰轻孰重，孰主孰次，然后决定治法，不应贸然攻下，以防它变。

清法之一的白虎汤证，应是最具典型的邪热"充斥"于阳明经的证候，但亦存在热证与实证兼夹的问题，如219条："三阳合病，腹满、身重，难以转侧，口不仁、面垢、谵语、遗尿。发汗，则谵语；下之，则额上生汗、手足逆冷；若自汗出者，白虎汤主之。"不难看出，此处燥热也处于"结聚"和"充斥"并存状态。"身重，难以转侧，口不仁、面垢"反映燥热之"充斥"；"腹满"提示燥热与糟粕之"结聚"。本证既燥热充斥又有肠腑结聚，为何不考虑攻下？详细析之，条文言"若自汗出者，白虎汤主之"，说明本条之汗出占主要地位，故治疗只宜用白虎汤而不能用承气汤。

如前所述，燥热处于"结聚"和"充斥"并存状态，以何为主，当须辨析。第206条："阳明病，面合色赤，不可攻之。必发热，色黄者，小便不利也。"既云"不可攻之"则可推知有可下之证，不可攻之亦说明邪热未结聚深实，因为"面合色赤"尚属邪热怫郁于阳明经脉，不能透达于外而上蒸于面（足阳明经起于面部），邪热"充斥"较为突出，虽"结聚"于腑却未全成实，故不可攻下。若妄用攻下，必损伤脾胃而致水湿内停，小便不利，加上误下后"充斥"于经表的无形燥热不得宣透，合湿则为阳黄。

3．"不可下"，是邪热"结聚"未全在肠腑

六经病的发病机制、发病趋向一般由表入里，由浅入深。阳明病的形成，随其来路不同而异。如原文所云有太阳阳明、有少阳阳明、有正阳阳明或三阴病转属等。但化热化燥之病，最终归属阳明，所谓"万物所归，无所复传"也。同时由于《伤寒论》本身有"太阳阳明合病"、"阳明少阳合病"、"太阳阳明并病"的情况，说明阳明病燥热邪气从轻到重、从"充斥"到"结聚"的过程中，有从外到内、从上到下，最终才到达"结聚"的重证阶段，曰可攻之。再则有涉及它经、与它经同时存在的可能。邪势发展趋向的渐进性、共存性，是决定疾病是否可攻的关键。例如原文36条之太阳与阳明合病，发热恶寒无汗，喘而胸满，即使有大便秘结，但尚未出现潮热，腹满硬痛等症者，故曰不可下，当侧重解表，宜麻黄汤。220条曰："二阳并病，太阳证罢，但发潮热，手足漐漐汗出，大便难而谵语者，下之则愈，宜大承气汤。"本条可用大承气汤下之，是因太阳证已罢，邪热全"结聚"在阳明之腑，致手足汗出、大便难、潮热、谵语等燥热结实，故能下。165条云"伤寒发热，汗出不解，心中痞硬，呕吐而下利者，大柴胡汤主之"。此为少阳郁火与阳明燥热同时并见，从六经表里的层次看，邪热未全达于阳明之里，可停留于少阳，表现为阳明少阳并病，此时治疗可否用攻下之法，还要考虑两个因素，一是与少阳证并见，二是病仍有心中痞硬，故仲景用大柴胡汤治之。

原文205条指出"阳明病，心下硬满者，不可攻之。攻之利遂不止者死，利止者愈。"这里不可攻下的主要原因是"心下硬满"，燥热结聚的部位在胃脘部，而不是在大肠。本条之燥热所结，部位十分明确，即在心下，而不在腹部。心下痞满或心下硬满，只谓有邪结，但不一定为实邪，亦可能为无形邪热，《伤寒论》中"心下痞硬"，"心中痞硬"，"心下硬满"，"心下硬"等，可由多种原因引起，例如脾胃升降失常，气机痞塞；或为饮邪停聚；或为邪热内结，气机不得通降；或为少阳枢机不利，气机阻滞等等。虽原因不同，但其病变部位却都是在胃脘部。既在心下，必无可攻之理。

4．热证实证之动态转化及治法思考

（1）"充斥"与"结聚"的转化关键在津液。阳明病之热证以身热、多汗、恶热、口渴多饮为主症，若患者多饮而胃肠津液得以及时补充或津液尚未明显偏渗，则可使"充斥"状态相对维持，于就诊时仍表现为以"充斥"为主的热证。反之，由于多汗或小便数或津液无以持续补充，则易使内环境发生显著变化，使燥热与糟粕结聚，发生以"结聚"为主要病机的实证。213条："阳明病，其人多汗，以津液外出，胃中燥，大便必硬，硬则谵语，小承气汤主之……"就是"多汗→津伤→胃燥→便硬→谵语"的邪势发展趋势经过的几个阶段，燥热由"充斥"向"结聚"的转变，津伤在其中为主导因素，今已形成以大便硬为主症的阳明实证，故当以"小承气汤主之"。假若未发生转变，恐仍当以白虎汤或白虎加人参汤主之。假设，燥热若处于"充斥"与"结聚"并存、并重状态，则恐与221条所言病机、证候类似。以上所述，不论是合病并病，也不论其为热证实证并存，或疾病由太阴转出阳明，凡热邪发展到"结聚"于阳明肠腑而不得不用下法的，都历经津伤的过程，这也是其病势由轻转重动态转化的条件。

（2）阳明热证实证兼夹的治法思考。为阐明其动态辨证之具体问题，可将此动态过程视

为三个相对静止证型。即热证初转之偏热型、热证转实之并重型、热证转实之偏实型[6]。
(具体参见第二章第四节有关"阳明病经热证与腑实证的兼夹、转化与治疗"内容)

【结论】

阳明病从邪热充斥于经到邪实结聚于肠腑，存在着邪势的动态发展趋势和方向的问题，阳明病一般分为热证、实证两大证候类型，而这两大证型的病机关键是邪势的"充斥"与"结聚"，由于邪势发展的方式及侵入部位的深浅不同，决定了其治法上的先后缓急，再加之阳明病热证与实证之兼夹证候以及证候间可动态转化、患者燥热程度、就诊迟早、津液耗损等诸多差异因素，《伤寒论》有些原文提到的"面合色赤"或"心下痞硬"等断为"不可下"或诸"可攻下"之证，就是对以上诸因素的综合分析所得出的结论。

【启示】

阳明病邪热之势由"充斥"到"结聚"，临床上可出现多种形式的并存或兼夹；"面合色赤"、"心下硬满"不可下，是因为邪热未全聚在腑，这种情况，临床也可有其它表现形式，例如"汗多"、"身热"、"烦渴"等，临证不可不晓。

（八）"伤寒呕多，不可攻之"的思考

【问题】

原文204条："伤寒呕多，虽有阳明证，不可攻之。"教材大多列于阳明下法禁例，而对于不可攻之的原因，多从"呕多"二字寻求，因呕吐属胃的症状，胃位居中焦，虽有阳明证，呕多乃主要表现，呕的病机以向上为主，下法自不适用，故曰"不可攻之"。此说并无不妥之处，并广为医家所接受。如尤在泾说："阳明虽有可下之例，然必表证全无，而热结在肠中者，方可攻之。若呕多者，邪在膈也……故皆不可攻之。"（《伤寒贯珠集·阳明篇下》）如上文所述，阳明病是否可下，关键是邪势的"充斥"与"结聚"的孰多孰少，完全由邪势发展的方式及侵入部位的深浅不同而决定。然而对本条文"伤寒呕多"的思考，大多注重在"呕多"一症而忽视了"伤寒"二字的理解。"呕多"的前提是"伤寒"，《伤寒论》涉及"伤寒"二字的原文有98处。其内涵既有广义、狭义的不同，又有泛指、特指的区别；既有专论病证者，又有兼论证候转变者。其不同层面的内涵，仅以广、狭区分，恐难明经旨。故对"伤寒呕多，不可攻之"的思考，应注重在"伤寒"的内涵理解，才能领会仲景原意。

【分析】

1.常规认识：呕多攻下是违逆病势

呕吐一症，在《伤寒论》中可见于多种病证。可谓六经病皆有呕吐。太阳伤寒第3条原文有"呕逆"，太阳中风第12条原文有"干呕"，均是外邪袭表，肺失宣降，影响于胃，胃气不降而呕。呕吐频繁的尚见于少阳病的"心烦喜呕"，为胆热横逆，干犯于胃。三阴病之呕吐则多为阳气不足，浊阴上逆于胃而作呕。阳明病有热证、实证，204条原文谓"伤寒呕多，不可攻之"，当推知本证应为实证，实证则当有可攻下之表现，如腹满、便秘、心烦、谵语、呕吐等。现突出了"呕多"，从"多"字可知本证应以呕吐为主要表现。上文所论，阳明燥热之邪势已不在"充斥"阶段，而是在"结聚"阶段，只是结聚的重心有偏胃和偏肠的不同而已。若偏于肠腑，自当可攻下；今以呕多为主，其病偏胃无疑。从病机上讲，呕为

邪势向上，若用攻下则为逆其病势，是不当用之法。若呕多为少阳病的"心烦喜呕"，则更不能用攻下，只可和解少阳，用小柴胡汤。张璐玉曰："呕多为邪在上焦，纵有阳明证，戒不可攻，攻之必邪气乘内犯也。设有少阳证兼见，亦当从和解例，断不可行攻下法也。"（《伤寒缵论·阳明上篇》）总之，单从呕吐一症而言，其病机向上，病位在上，无论寒热虚实，都不能用攻下之法。

2．"伤寒"二字，当识其广狭涵义

由于《伤寒论》所涉"伤寒"的条文甚多，到目前为止，医家大多将伤寒的涵义分为广义和狭义两种，分别解释为"一切外感疾病的总称"和"感受寒邪，感而即发的外感病"。其实，"伤寒"的涵义除了广义的概念所包括的范围极广而被众医家所公认外，对于狭义的伤寒在论中所指，其涵义却各不相同。（详参绪论）例如本条（204条）之"伤寒呕多"，除了"呕多"外，伤寒是广义还是狭义？因为呕多的前提是"伤寒"，如果不把"伤寒"二字作前提的真实涵义分析透彻，就有可能落于断章取义的窠臼。

3．"伤寒呕多"不可下，当究"伤寒"之义

原文204条"伤寒呕多"之"伤寒"，当属广义，具体应指外感病的病情发展阶段。所谓发展阶段，是外感疾病由表已发展到里，形成"结聚"。"结聚"阶段本应可下，从原文"不可攻之"推断也应有可下之证。按以上伤寒涵义分析推之，不可下的原因既考虑到"呕多"，也应考虑到"伤寒"。就本条原文而言，"伤寒"有两种情况是不可下的：一是以"伤寒"冠首，未言病史，以下只论目前突出症"呕多"及"有阳明证"（应为腹满、便秘、心烦等），说明从原来的"伤寒"已发展到了目前证候，虽已无表证，但里之"结聚"又以"呕多"为主，故云不可攻之；二是可能为阳明少阳并病，因少阳可见"心烦喜呕"，喜呕即谓呕恶频多，如此"伤寒"当指少阳病，也就是说，有少阳病的呕多，又有阳明里实证，这也是邪势证型间的动态转化或并存现象。正如上文所分析165条"伤寒发热，汗出不解，心中痞硬，呕吐而下利者，大柴胡汤主之"，此为少阳郁火与阳明燥热同时并见，此时治疗可否用攻下之法，还要考虑二因素，首先是与少阳证并见，再则是病仍有心中痞硬。204条与165条相比，前者是因"呕多"不可攻，后者是"心中痞硬"不可攻，原因都是邪热与糟粕尚未尽结在肠腑，有"不可攻"之病机存在。两者若病势发展到完全"结聚"于肠腑，又岂有不可攻之理？

【结论】

伤寒呕多，虽有阳明证，不可攻之。学者多从"呕多"二字寻求其不可下之原因和阐发其机理，因呕吐属胃，病机以向上为主，下法自不适用，故曰"不可攻之"。然而，"伤寒"的涵义很多，除了传统的广义狭义以外，还有泛指、特指的区别；既有专论病证者，又有兼论证候转变者。此处"伤寒"是指具备阳明腑实证之"伤寒"，由于"呕多"而不可下。

【启示】

从"伤寒呕多"不可攻之这一层面出发，不仅要探求其"呕多"不可下的机理，更重要的是要从其冠以"伤寒"二字的内在涵义去探析此病证的发展变化规律，从而为决定治则治法提供依据，本条原文如此，其它类似问题也当如此。对于《伤寒论》的治法思考，不能胶柱鼓瑟，以至于陷入"人云亦云"的泥潭。

思考题

1．对《伤寒论》治法的思辨有何临床意义？

2．通过本节的学习，你如何理解治法上的"常法"与"变法"？

3．通过对"'利小便实大便'的得与失"的学习，请你对赤石脂禹余粮汤是治标还是治本进行分析。

4．通过分析阳明兼表证用桂枝汤，如何理解"发表不远热"？

（黄家诏，李志庸）

参考文献

［1］畅达．对中医临床思维方法的思考［J］．山西中医．2005；21（1）：43．

［2］张喜奎，彭斌．试论《伤寒论》太阳中风的阳热属性［J］．中国医药学报，2000；15（4）：9

［3］陈津生．试析《温病条辨》以桂枝汤开篇的意义．［J］上海中医药杂志，2001；（4）：45

［4］邹文俊，雷载权，张廷模．解表用药规律探讨［J］．成都中医药大学学报，2001；24（1）：7．

［5］姜建国．伤寒思辨．济南：山东大学出版社，1995：222～223

［6］张国骏．论阳明病热证与实证之兼夹与转化［J］．山东中医杂志，2004；23（4）：195～196

第三节　方药思考与辨析

《伤寒杂病论》是中医方剂学形成的标志性著作，张仲景勤求古训、博采众方，并结合自己丰富的临床经验，搜集、创制了许多行之有效的方剂，其组方严谨，方中蕴法、立法有据，遣药精当，有的放矢，化裁有制，加减有方，为后世医家立法组方树立了典范，故被誉为"方书之祖"。其方剂的配伍与药物的运用颇具独到的思维特征，兹分别讨论如下。

一、《伤寒论》方的药对配伍

（一）《伤寒论》药对配伍的基本理论

药对配伍是方剂配伍理论中的重要内容，是由单味中药向复方发展的重要环节。中医方剂的配伍理论，经历了药性（包括性味、归经、功效等）理论、药对配伍理论、方剂配伍理论阶段，从感性认识经过理性思维，发展到相对较高的概念与理论水平。药对是联系药物与方剂的桥梁，药物治病，在由单方向复方的嬗变过程中，药对的出现起到了重大作用。一般而言，一个组方严谨、方义明确、疗效可靠的方剂，往往包含若干个药对，故药对既无药性之相对单一，又无方理之相对复杂；既是单味药的深入发展，又是方剂的起始开端。其内核部分配伍，起到了联接中药与方剂的桥梁作用。

1．"药对"概念

何谓"药对"？"药对"又称"对药"，对者，犹言双，俗谓"两两相配，成双成对"。因此，就一般而言，"药对"是由两味药配对的药物组合。但在具体表述上则又有不同的内涵。

对药又称药对，系用相互依赖、相互制约，以增强疗效的两味药组方治病。对药中的"对"即辩证法中相互依赖、相互制约的实践，非相生相克之谓。

所谓"药对"，简单地说，即两味中药的配伍应用，它是中药的配伍中的最小单位，是两味中药的有机结合。所谓有机结合，即不是任意两味药物的凑合，而是以中医药基本理论为原则，以针对一定的证候特点所采取相应的治法为前提，着重结合中药本身的性能及功用，选择性地将两味中药进行组合配对。因此，药对的组成涉及到中医药理论的各个方面。

作为"药对"当具有以下几方面的要素：①药对或对药，是由二味或二味以上（以二味为主）药物组成；②这二味药物必须是按照一定的规律或用药原则进行的组合；③这种组合必须是能够提高疗效，减少毒副作用；④这种药对组合是临床常用的、固定的药物配伍形式。

药对与方剂属于不同范畴的两个问题。它们的不同点，首先在于药对是由两味中药所组成；方剂则可由一至多味中药所组成。其次，药对有自己的特定组成、作用与应用规律，它介于中药与方剂之间而起着桥梁作用；方剂的组方原则是"君、臣、佐、使"，并且应有特定的剂型、剂量和用法。药对与由两味药组成的方剂虽然在形式上有一致性，但在使用上则不同，药对可以在不同的方剂中出现，而且有不同的功用。药对和方剂也有着不可分割的联系。

2．"药对"的组成原则

"药对"作为方剂组成的基本单元、核心，或精华之所在，不能看成仅是二味药的简单组合，更不是信手开具两味药拼揍在一起，而必须遵循一定的原则。这样才能相互促进，或相反相成，或相辅相成，增强药物功效，减少副作用，最终达到满意的治疗效果。

（1）要符合中医学基本理论

"药对"的组成离不开治法理论，任何药对都不可脱离治法而独立存在。在这方面，仲景《伤寒杂病论》早就作出了示范，例如汗法中的麻黄汤用麻黄与桂枝配对，吐法中的瓜蒂散用瓜蒂和豆豉配对，下法中的大承气汤用大黄与芒硝配对，和法中的小柴胡汤用柴胡与黄芩配对，温法中的四逆汤用附子与干姜配对，清法中的白虎汤用石膏与知母配对，……所有这些，都是在治法的指导下进行的。所以说药对与治法关系密切，药对的组成是离不开治法理论的指导。

药对的组合更要符合中药理论，《神农本草经》指出："药有单行者，有相须者，有相使者，有相畏者，有相恶者，有相反者，有相杀者，凡此七情，合和视之。当用相须相使者良，勿用相恶相反者。若有毒宜制，可用相畏相杀也，不而勿用也。"这就是中医方剂药物配伍中必须要遵循的基本原则，也是药对组合中必须遵循的原则。

（2）要经得起实践检验

"药对"是在漫长的医疗实践中总结出来的最佳药物组合，仲景所创立的很多著名药对都是经过临床的反复实践的检验，所以历久而不衰。药对的配伍是以中医理论为基础的，离开了中医理论的指导，药对将失去针对性而无效，而一首理法方药严谨的方剂往往有好的药对在其中。如含桂枝、芍药被誉为群方之冠的桂枝汤，因其配伍严谨，组方缜密，用药精巧，方证对应，疗效卓宏，至今仍在临床上广泛应用。药对组成的目的旨在临床应用，所以其组合必须要经得起临床的检验。

3. 药对组成的方式

药对的组合与方剂一样，必须既严谨，又灵活，要有一定的"法度"，仲景药对的组合，或寒热同用，或刚柔相济，或攻补兼施，或散敛并投，或升降并同，配伍精至，相行不悖。不仅使药物各尽其能，以互相监制，各药尽用其利而互制其弊。归纳仲景药对的组合大致可分为两大类：一类是相辅相成的配伍，组成这类配伍的药物，其性味、功能、趋向基本相同，有互相协同的作用，如麻黄配桂枝、大黄配枳实等；一类是相反相成的配伍，组成这类配伍的药物，其性质、功能、趋向完全相反，以互相制约，达到治疗疾病的目的。归纳药对组合的形式，主要有：七情配对、性味配对及特性配对。

（1）七情配对

①相须配对：即两种性能功效相似药物的配对，可以明显增强原有疗效。性味、归经相同，如十枣汤中之甘遂、芫花、大戟即是相须为用。也可以性同而味异，如白虎汤中的石膏与知母，其性皆寒，而味则一辛一苦，二药伍用可以增强清泻肺胃邪热的作用。

②相使配对：即两种性能功效有某种共性药物的配对，这两种药物常有主次之分，一般以一种药物为主，另一种药物为辅，可以提高主要药物的疗效。如麻黄汤中的麻黄与杏仁配对，麻黄发汗解表，宣肺平喘，杏仁可以辅麻黄以降逆平喘。

③相畏配对：即一种药物的毒性反应及副作用能被另一种药物消除或减轻的药物配对。如黄芩加半夏生姜汤中生姜与半夏的配对，生姜既助半夏降逆止呕，更能解半夏之毒，以减除半夏的副作用。

④相杀配对：即一种药物能消除、减轻另一种药物的毒性或副作用的配对。如十枣汤中甘遂与大枣配对，用大枣重在缓甘遂之毒性，且有顾胃气之功。

⑤相反配对：即两种药物合用能产生明显毒性反应或副作用的配对。如《金匮要略》中甘遂半夏汤中的甘遂与甘草配对，十八反中谓甘遂反甘草，二药相伍正是相反相成，利用二药相反对抗，产生激荡之力而除疾。

（2）性味配对

①寒热配对：即两种药性截然相反的药物配对。这类药物配对通常适宜于寒热错杂之证。如栀子干姜汤中栀子、干姜相伍，一寒一热，清上温中，各显其能。也有利用寒热之性的互相牵制，使药对的寒热之性趋于平和，甚至达到某一性的统一。如麻黄杏仁甘草石膏汤中的麻黄与石膏相伍，麻黄辛温宣散，石膏辛寒清热，在此一取其用，一取其性，性用相藉，以成辛凉之剂。

②辛甘配对：即一种味辛（或辛甘）药物与另一种味甘（或辛甘）药物的配对。这类药

对起着辛甘扶阳或辛甘发散的作用。如桂枝汤中的桂枝与甘草配对即属辛甘相配。

③辛苦配对：即一种味辛（或辛苦）药物与另一种味苦（或苦辛）药物的配对，这类药对具有辛开苦降（或苦辛通降）、开通气机、调和肝脾（胃）、调理脾胃的作用。如栀子豉汤中的栀子与豆豉相伍、半夏泻心汤中姜夏与芩连相伍，即属辛苦配对，以达辛开苦降之用。

④辛酸配对：即一种味辛药物与另一种味酸（或涩）药物的配对，因辛能散，酸能收，故辛酸配对又与"敛散配对"意义相近。这类药对一方面收敛正气，一方面解散邪气，适宜于正虚邪恋的复杂病情。如小青龙汤中的五味子与干姜或细辛的配对，即属辛酸相伍。

⑤酸甘配对：即一种酸味药物与另一种味甘药物的配对，这里的味酸药物大多指具有养阴敛阳作用的药物，甘味药物多指具有甘润滋养作用的一类药物。这类药对具有益阴敛阳、补虚生津等作用，通常称之为"酸甘化阴"，芍药甘草汤之芍药与甘草配对即是其例。

（3）特性配对

①气血配对：即一种气分药与另一种血分药的配对，这类药对主要是针对气血俱病这一证候特点而组成的。如当归四逆汤中的当归与桂枝相伍，当归入血分，桂枝入气分，当归可补血行血，桂枝以温经通脉，用此二药为主，配合它药治疗手足厥寒，脉细欲绝之证，以收养血通脉、温经散寒之功。此外，这类药对组成中还有以气分药引血分药入气，或以血分药引气分药入血的特点。

②补泻配对：即一种以祛邪为主的药物与另一种以扶助正气为主的药物的配对，它适用于虚实夹杂一类证候，起着扶正祛邪、双管齐下的作用。如厚朴生姜半夏甘草人参汤中的人参与厚朴的配对，用人参益脾，厚朴除满，消补兼施，实亦补泻配对之例。

③动静配对：即一种动性（如发表、通阳、行气、行血）药物和另一种静性（如收敛、止呕、纯补无散）药物的配对，它使动中有静，静中有动，动而不过，静而不凝，起着调畅气血营卫的作用。前气血配对中的当归与桂枝，既是气血配对，也是动静配对。

④升降配对：即一种升浮药物与另一种沉降药物的配对，这类药对主要利用两药的一升一降作用，来达到调畅气机的作用，包括升降肺气、升清降浊、升水降火等。如麻黄汤中的麻黄与杏仁配对，麻黄宣肺气，杏仁降肺气，一宣（升）一降，即是升降相配。

⑤刚柔配对：主要是指一种秉性刚烈药物与另一种秉性柔润药物的配对，这类药对起着刚柔相济、相互协调的作用。如桂枝汤中的桂枝配芍药，一阴一阳，一刚一柔，其调和营卫，实即刚柔配对。另外，麻子仁丸中的大黄配麻仁，虽皆有通便之用，但大黄性猛寓刚，麻仁性缓寓柔。

⑥润燥配对：主要指一种辛香苦燥药物与另一种阴柔滋润药物的配对，这类药对通常以某一种药物为主，另一种药物为辅，为痰湿内停和阴液损伤的复杂病情所设。如竹叶石膏汤中半夏与麦冬的配对，半夏之燥配麦冬之润，可达燥不伤津，滋不恋邪之效，润燥配对，相得益彰。

⑦调和配对：即一种有一定毒性或烈性的药物与另一种具有一般性缓和毒性、烈性和作用的药物的配对，这类药对中常含有甘味药，其特点为除可缓和另一药物的毒性、烈性作用外，尚有一定的顾护胃气的作用。如十枣汤中用大枣和甘遂等药的配对，大枣之用即是调和。

⑧阴阳配对：即一味理阴药与一味理阳药配对，以达调整阴阳之用，以用于阴阳失调之证。如桂枝去芍药加蜀漆牡蛎龙骨逆汤、柴胡加龙骨牡蛎汤中的桂枝与龙骨相伍，龙骨之纯阴，借桂枝之清阳，飞引入经，收敛浮阳。

⑨引经配对：通常指一种引经药物与另一种不入某经或不单入某经的药物配对，可引导药物直达病所，从而发挥就有的作用。如小柴胡汤中的柴胡配黄芩，黄芩得柴胡之引而入少阳，与之相伍以和解少阳。

4．药对的基本作用

药物通过合理的有机组合而形式药对，就可使药物之产生相互促进、相互依赖，或相互制约，进而产生"增效减毒"的作用，甚或产生新的功效。概括起来，主要有：

（1）协同作用：所谓协同作用，即指"药对"所产生的直接增强某一功效的作用，通常为具有同一功效药物的配对，这在相须、相使配对中表现得尤为突出。如白虎汤中石膏配知母，使清热之作用大大增强；麻黄汤中的麻黄与桂枝，协同发汗解表。另外，和解药如柴胡与黄芩、柴胡与枳实、芍药与甘草；理气药中枳实与厚朴；利湿药中茯苓与泽泻、滑石与甘草；祛痰药中半夏与陈皮；止咳药中麻黄与杏仁等，都有协同之用。

（2）相辅作用：是指药对所产生的间接促进、资助某一功效发挥的作用，通常为两种药物在某一功效上有一致性，或一种药物与另一种药物具有内在联系性的配对，这一作用可体现在相须、相使配对中，如龙骨与牡蛎，二药功效并不尽同，但配对后，牡蛎可辅助龙骨收敛固涩，龙骨又可辅助牡蛎平肝潜阳。

（3）相制作用：指配对后药物间产生的制约作用，可以是一药对另一药的单向监制，也可以是二药之间的相互制约，多表现为其中一种药物对另一种药物的毒性、烈性或副作用的缓和或消除。多出现在相畏、相杀的配对中。或是一定特性的缓和或调和，此则多表现在寒热、调和、刚柔等配对中。如半夏与生姜相畏配对，生姜不但可以减除半夏的毒性，同时可以增强其降逆止呕作用；调胃承气汤中大黄与甘草，或芒硝与甘草，甘草能缓和大黄、芒硝通下的作用。

（4）调节作用：指利用两种药物的性能、功用或治法特点上的性质相对，所起的针对某一病证的双向性调节作用。多表现在由寒热、升降、动静、气血、敛散及补泻等配对中，这类药对都不同程度地发挥着这种作用。如栀子干姜汤中栀子与干姜，一寒一热，寒则清热，温则散寒，起着调节寒热的作用。

（5）引经作用：指配对后一药能引导另一药直达病所，从而发挥选择性治疗效果的作用，这在引经配对中表现得最为明显。另外，在其它不同方式的配对药对中，虽然两药均非确定的引经药，但因在某一归经方面的一致性，配对后也可产生协同并入某经，从而发挥出直达病所的作用。如白头翁汤中黄连与黄柏，黄连入心、肝、胃、大肠经；黄柏入肾、膀胱、大肠经。二药相须合用，可直清大肠之热，用治湿热下利。

5．影响药对基本作用的因素

（1）药物之功能，随配伍而拓展

随着药物不同的配伍使用，其功能得以延伸、拓展，充分发挥其治疗作用。邹澍在《本经疏证》中曾谓桂枝："其用之道有六：曰和营，曰通阳，曰利水，曰下气，曰行瘀，曰补中。其功之最大，施之最广，无如桂枝汤，则和营其首功也。"然其所以能和营、通阳、利水、下气、行瘀、补中，正是通过其与有关药物配伍而实现的，在桂枝汤中与芍药相伍以和营；其通阳作用旨在与甘草相伍。

陈亦人在《伤寒论求是》中说："茯苓桂枝白术甘草汤、茯苓甘草汤与茯苓桂枝甘草大枣汤等三方，均用茯苓桂枝甘草，因而均具有温阳利水的作用。所不同的，苓桂术甘汤伍以白术，旨在运脾化饮，主治心下逆满，气上冲胸，起则头眩，脉沉紧的脾虚夹饮证；茯苓甘草汤伍以生姜，旨在温胃散水，主治厥而心下悸，不渴的胃虚饮停证；苓桂甘枣汤伍以大枣，旨在培土制水，主治脐下悸，欲作奔豚证。"这同样也说明了对药随着配伍的变化，其临床治疗作用也会发生变化。

（2）剂量的多寡，功用随之而变

《伤寒论》药量之秘，尤为深邃，其对药使用也随着剂量的变化而产生不同的功效，更有谓"剂量有别，主治各异"。四逆汤和通脉四逆汤，其药物组成是相同的，其所异者在附子与干姜的用量上。附子配伍干姜，就一般来说，附子大辛大热，干姜辛热，二者配伍有协同作用，即干姜能加强附子的温热作用。附子温补肾与命门之火，干姜温化肺脾之寒饮痰湿，在这方面二者有互补作用。这是言其常。但其用量一但发生变化，其功效也就随之而变。四逆汤中干姜一两半、附子一枚（生用，去皮，破八片），功能回阳救逆，治阳虚阴盛之证，而通脉四逆汤中干姜三两、附子大者一枚（生用，去皮，破八片），其功能破阴回阳、通达内外，治阴虚阴盛、虚阳被格于外之证。

（3）对药的功用，因整体而变化

方剂是一个整体，对药在其中只是一个方面，其效用受整体功能的约束，所以同样的对药在不同的方剂中可能会有不同效用，切不可套用一个模式，而必须根据具体方剂而分析其效用。以桂枝、甘草相伍为例，桂枝辛甘温，气薄升散，能温通经脉；甘草甘平，能益气，有内守之功，使桂枝不致于走散。桂甘相配，有"辛甘发散为阳"之意，既可温通阳气，又可以温振阳气，使通中有补。这是就一般情况而言，但在不同的方剂中可能就会有不同的作用。桂枝汤、麻黄汤中的桂枝、甘草宣通卫阳，主要作用于体表；桂枝附子汤、甘草附子汤中的桂枝、甘草温通经络，主要作用于肌肉关节；小青龙汤中的桂枝、甘草宣通肺气，温化肺中痰饮；苓桂术甘汤中桂枝、甘草主要作用于脾；茯苓甘草汤中的桂枝、甘草主要作用于胃；小建中汤中的桂枝、甘草主要作用于中焦，取其温振阳气，故称建中；桂枝加桂汤中的桂枝、甘草主要作用于肾；桃核承气汤中的桂枝、甘草主要作用于血脉、胞宫；炙甘草汤与桂甘龙牡汤的桂枝、甘草主要作用于心。

（4）药对功效，因药物的炮制而变化

药物经不同炮制方法，会发生多种多样的变化，尤其是加用不同辅料后炮制的药物，往往在其性味、归经、趋向、毒性及功效等方面发生不同程度的改变，这种改变必然会对药对的基本作用产生不同程度的影响。如甘草生用则清热，炙用则补中，治疗咽痛的桔梗汤桔梗与甘草配对则要求生甘草，否则就不能达清热利咽的作用。同样，理中汤中人参与甘草配对则要求炙甘草，否则就不能产生补益温中的作用。

同一药对中的同一药物由于采用了不同炮制方法，可使该药对的基本作用及功效发生改变。如龙骨与牡蛎，生用则长于潜阳，煅用则长于收敛。

（5）不同的煎煮法，取效亦不同

煎煮法与服法是治疗过程中的重要环节，《伤寒论》中对于煎煮法有明确之要求，如桂枝人参汤要求先煮理中，后入桂枝，以取表里同治之功，其桂枝与人参相伍则一走表、一走里，各建其功，但如桂枝与理中同煎，则又是另一番境地。

6.“药对”在方剂配伍中的意义与地位

（1）“对药”是方剂配伍中药物组合的最基本单位

方剂是由药物组成的，方剂中除单行者外，其药物之间通过配伍组合，则会起到相须、相使、相畏、相恶、相杀、相反等不同作用。药对常常作为一个完整的配对形式出现在各种方剂中，是重要的组方单元。

“药对”的功能主宰着方剂的功能：在解表的方剂中，麻黄汤包含有麻黄、桂枝以辛温解表，有开腠理散寒邪的功效，此药对通过药物配伍，演绎为小青龙汤、大青龙汤等，仍保留其疏散之功，虽也有清除里邪之效，但其主要功效仍受麻黄、桂枝所主宰。和解方小柴胡汤中柴胡、黄芩主宰着柴胡类方剂的功效；回阳救逆的附子、干姜主宰着姜附剂的功效。

（2）数个药对联合应用

运用对药组方是《伤寒论》用药的特点之一，除“药对方”外，还有一些由药对与药对组合而成方者，例如桂枝汤就是由桂枝甘草与芍药甘草这两个药对所组成，桂枝汤可分解为桂枝甘草汤与芍药甘草汤，反之，两方合剂加入姜枣，即是桂枝汤。桂枝甘草汤功能温阳，芍药甘草汤功能益阴，姜枣能内调脾胃而外和营卫，于是就更有助于理解桂枝汤的配伍意义。半夏泻心汤实际上是由三组药物组合而成，即苦泻的黄连、黄芩，辛开的干姜、半夏，补中的人参、甘草、大枣，特别是黄连、黄芩与干姜、半夏相伍，就变成了苦泻辛开之剂了，加上补中的参、草、枣，主治中虚热结之痞证，其类方生姜泻心汤、甘草泻心汤同样具有这个特点。

（3）药对配入方剂中的应用

药对在《伤寒论》中常常作为一个完整的配对形式出现在方剂之中。综观《伤寒论》具有代表性的 8 种类方，虽然各方在原文中都有各自的适应病证，但同类方剂也必然存在着共同的主治功能和基本药对。如半夏、生姜、甘草三泻心汤皆治脾胃虚弱，寒热错杂所致的呕利之痞。半夏泻心汤以痞满而呕，肠鸣下利为主；生姜泻心汤兼有水饮食滞，以心下痞，干噫食臭，腹中雷鸣下利为主；而甘草泻心汤则因反复误下，脾胃虚弱较甚，以痞利俱甚，谷不化，干呕心烦不得安为主。此三方均由黄芩、黄连、半夏、人参、甘草、大枣、干姜（生姜）组成，其中有黄芩与半夏、黄连与半夏、半夏与干姜（生姜）、人参与甘草四个药对，这是以上三方的基本药物组成，也是其发挥基本药效的主要成分。

将药对配入方剂中应用，既可以作为某一方剂的主要部分，也可作为方剂的次要部分，还可作为方剂的联合部分。

①作为方剂的主要部分，“药对”是方剂的核心。在由单味药向复方的演变过程中，药对起到了重要作用，增强了药物的作用及疗效，扩大了药物的治疗范围，奠定了方剂组成的

基础，进而成为药物及方剂两门学科的核心内容。如小柴胡汤中的柴胡与黄芩、麻黄汤中麻黄与桂枝、白虎汤中的石膏与知母、四逆汤中的附子与干姜等。

②作为方剂的次要部分。药对在方剂的组成中，也有些是起辅助作用，即处于次要的地位。如桂枝汤中的生姜与大枣，生姜、大枣在桂枝汤中虽不如桂枝、芍药重要，但却起到了加强和辅助桂枝、芍药调和营卫的作用。

③作为方剂的联合部分，如旋覆代赭汤中，旋覆花、代赭石、半夏降逆化痰，人参、甘草益气和胃，加入具有辛散甘守、升清降浊及调和脾胃作用的生姜、大枣，使两类不同的药物衔接起来，更好地发挥出降逆和胃的作用。

④"药对"往往是方剂的画龙点睛所在。药对与方剂一脉相承，密不可分，多数方剂都有药对配伍其中，药对可以说是方剂的精华所在，它像一条红线把不同的病机、不同功用、不同主治的方剂联系在一起，使中医的辨证论治、异病同治、药物归经理论更具特色。因此，恰当的药对配伍，能取得事半功倍的治疗效果，能大大提高方剂的临床疗效。

⑤"药对"体现了方剂的整体疗效。药对直接组成方剂。如温中复阳的甘草干姜汤、酸甘化阴的芍药甘草汤、急救回阳的干姜附子汤、清宣郁热的栀子豉汤等，均是由药对直接组成方剂，因此，这些药对的功效即整个方剂的功效。

（4）"药对"切合病机。药对是仲景在病皆与方相应的原则指导下，创造出的一种具有独特、稳定疗效的、特定的药物组配形式。由于药对具备了《伤寒论》方剂基本主治功能和疗效，揭示了有关药对与适应证，或某些特定病证与有关药对之间的稳定联系。因此，深刻理解和掌握仲景《伤寒论》药对的配伍规律及特点，把握住其方剂组成的基本药对，就能更好地继承和发扬仲景方剂配伍理论和经验。

在药对的应用上必须紧扣病机，仲景方中有很多典型的药对，如：在气血不足中，根据气为血帅，血为气母，二者阴阳互根，阴阳相生的理论，常以治疗气血阴阳不足的药对。如：气虚人参、白术（理中丸）；血虚当归、芍药（当归四逆汤）；阴虚百合、地黄（百合地黄汤）；阳虚附子、干姜（干姜附子汤、四逆汤）；对于脏腑功能偏盛偏衰，就运用治疗脏腑功能盛衰的药对。如：脾气不振用人参、黄芪；清胆热用柴胡、黄芩（小柴胡汤）；清胃热用石膏、知母（白虎汤）；清肺热用石膏（麻杏石甘汤）；清肠热用黄芩、黄连（葛根芩连汤）；中焦寒湿用干姜、生姜（生姜泻心汤）；等等。

（5）药对体现治法。有人说中医治法中八法及许多具体治法，在药对组成中都有所体现。如：桂枝甘草汤中的桂枝与甘草为辛甘通阳法、甘草干姜汤中的甘草与干姜为甘温扶阳法；芍药甘草汤中芍药与甘草为甘寒润阴法；大黄黄连泻心汤中的大黄与黄连为苦寒清热法（亦为降下法）；干姜附子汤干姜与附子为回阳救逆法；栀子豉汤中栀子与豆豉为宣郁透热法；赤石脂禹余粮汤中的赤石脂与禹余粮为涩滑固脱法；瓜蒂散中的瓜蒂与赤小豆及豆豉为涌吐法；栀子干姜汤中的栀子与干姜则为寒热兼施、辛开苦降并用法等，这些药对均能体现其具体的治法，药对与治法紧密联系在一起。

（6）药对可以执简驭繁，避免堆砌药味，杂乱无章之虞。由于药对是方剂的核心，是精华所在，是在中医药理论的指导下形成，能够体现治法，所以运用药对组成的必然是配伍精当，组方严谨，药少效宏。

(二)《伤寒论》药对配伍的模式

仲景组方，从整体观念出发，处处体现了对立统一的规律，既有原则性，又有灵活性，充分体现了仲景在药物配伍相反相成的思维方法，其在药对组合上也同样具有这一特点。其模式主要有：

1.寒热并用 从疾病属性论治，有谓"热者寒之，寒者热之"，然对于寒热错杂之病证，单热之则有益火之弊，纯寒之又有损阳之虞。果是则需要以功能、性味相反之药物组方，使其清则热去而不过寒，温则寒却而不过热，互相牵制，促使机体重新达到相对平衡状态。

(1)解表清里：大青龙汤是治疗风寒表实而兼里热烦躁证之主方，既有风寒外束，又见里热烦躁。风寒表实非辛温不能散其寒，里之郁热非寒凉不能清其热，是时仲景用辛温之麻黄伍辛甘寒之石膏，使风寒得麻黄之辛温发汗而外解，郁热得石膏之辛甘寒而内解。

(2)和解少阳：小柴胡汤是和解少阳的主方，其组方也是寒热并用。柴胡苦辛微寒，具有轻清升散、宣透疏解的特点，既能透达少阳之邪从外而散，又能疏泄气机之郁滞；黄芩苦寒泄降，以清泄少阳胆热；柴胡之升散，得黄芩之泄降，能使邪热外透内清。生姜、半夏辛温降逆止呕，人参、甘草、大枣甘温益气扶正。其寒热苦辛甘并用，和解表里，疏利三焦，通达上下，宣通内外，运转枢机。

(3)辛开苦降：半夏泻心汤是仲景治疗中虚热结而胃气壅滞之痞证，是方寒热苦辛甘温并用，以成辛开苦泄之剂。方中以芩连之苦寒，泻无形之邪热；干姜、半夏性热温中，味辛开结散痞。更用参、草、枣甘温补中益气以资中虚，且可防芩连苦寒伤阳和姜夏辛热伤阴。全方芩连苦寒清热泄降，姜夏辛温温中开结，参草枣甘温益气补虚，总之，是方寒热互用，辛开苦降。

(4)清上温下：太阳病误下，脾胃受损而中焦虚寒，同时因误下而致外邪乘虚内陷而热扰胸膈，以成上焦有热而中焦有寒之证。上焦有热，故见身热不去而微烦，中焦有寒，原文虽未明言，从临床推测，则当见腹满腹痛或食少便溏等症。仲景治以栀子干姜汤，以栀子苦寒泄热以清上焦，干姜辛温祛寒以温脾阳。邪热去则烦止，中阳复则脾健，如此寒温并用，相反相成。此外，黄连汤亦属寒热相伍而治上热下寒之证，以黄连伍干姜。

(5)旨在反佐：《素问·至真要大论》有"微者逆之，甚者从之"之说，即疾病严重时往往会出现寒热或虚实之真假，或出现格拒现象，是时可于温热剂中少加寒凉之品，或于寒凉剂中少加温热之属，以消除寒热之格拒，如白通加猪胆汁汤、通脉四逆加猪胆汁汤。《伤寒论》说："少阴病，下利，脉微者，与白通汤。利不止，厥逆无脉，干呕烦者，白通加猪胆汁汤主之……"(315条)等。

(6)舍性存用：在有些处方中，其药物组成虽有寒热之异，而其则非治寒热之证，如仲景麻黄杏仁甘草石膏汤，是方辛温之麻黄与辛寒之石膏相伍，而主治之证则为邪热壅肺而肺气不宣之证，方中麻黄用四两而石膏用半斤，是时旨在用麻黄以宣肺平喘，而非其辛温发汗，可见此麻黄之用实是"舍性存用"之法。麻黄辛温，宣肺平喘，石膏辛甘大寒，清泄肺胃之热以生津，二药相伍，取麻黄以宣肺，用石膏以泄热，石膏倍于麻黄，不失为辛凉之剂，麻黄得石膏，则宣肺平喘而不助热，石膏得麻黄，清解肺热而不凉遏。

（7）扶阳益阴：仲景扶阳益阴之方有芍药甘草附子汤、炙甘草汤等，其组方也是寒热相伍，用甘寒之品以益阴，用辛热之药以扶阳，从而达到阴阳或气血并补，适用于阴阳或气血两虚之证。芍药甘草附子汤，芍药苦而微寒，附子辛而大热，甘草甘温，三药合用，扶阳益阴。

2．散收相伍

散和收是两种相反的治疗方法，散即发散，宣散，一般味多辛香，具有宣肺解表，行气解郁等功能，是针对外感疾病邪气在表而设；收即收敛、收涩，具有收涩固脱等功能，是为固护正气、津液而设。前者易伤正，后者易留邪，二者相伍为用，则可取长补短，使散不伤正，收不滞邪。如桂枝汤，为太阳病风邪袭表，卫强营弱，营卫不和而设，方中桂枝辛温，驱风解表为君药，芍药苦酸和营敛阴为臣药，二者一散一收，发表中有敛汗之意，和营中有济卫之功，另有生姜助桂枝以散表邪，大枣助白芍以和营阴，其为佐药，炙甘草调和诸药为使，诸药相合，使微微欲似汗出，表邪得解，营卫和调。

3．升降合宜

升是上升，降是下行。升者升其清阳，降是降其浊阴。升清降浊是脏腑的正常生理功能。气机的升降出入运动是人体生命活动的根本保证，气机的升降是对立统一的矛盾运动。升降出入有序，则人体健康。反之，脏腑升降功能失调，会出现清阳下陷，浊阴上泛，上下移位，阴阳乖乱的局面。在治疗上就应当利用药物升降之性，来纠正脏腑的升降失调，如果升降混淆，清浊不分，清气下陷与浊阴上泛同时存在，便应当把升浮药与沉降药配伍在一起，使升者当升，降者当降，这种配伍方法就叫"升降合宜"。如栀子配豆豉，栀子味苦引热下行，豆豉轻浮上行解郁，两药一升一降，对于郁热留扰胸膈所致的虚烦不眠等证，最为合拍。

仲景重视人体气机的调节，如治疗胃虚痰阻噫气不除的旋覆代赭汤，用旋覆花、代赭石、半夏、生姜理气化痰以降浊，复用人参、炙甘草、大枣健脾养胃以升清，诸药合用，降中有升，升中有降，升降相因，阴阳并调，使清升浊降，气机调畅，诸症悉除。

4．虚实攻补兼施

"虚者补之，实者泻之"，然虚实夹杂之证，补正有实实之咎，祛邪有虚虚之误，治疗时就必须注意扶正与祛邪的辩证关系，仲景根据邪正消长的程度，决定"扶正以祛邪"、"祛邪以扶正"的治疗原则，将其攻补作用相反的药物有机地配伍，使其补不助邪、攻不伤正。

综上所述，药对是仲景在病证与方相应的原则指导下，创造出的一种具有独特、稳定疗效的、特定的药物组配形式。由于药对具备了《伤寒论》方剂基本主治功能和疗效，揭示了有关药对与适应证，或某些特定病证与有关药对之间的稳定联系。因此，深刻理解和掌握仲景《伤寒论》药对的配伍规律及特点，把握住其方剂组成的基本药对，就能更好地继承和发扬仲景方剂配伍理论和经验，在临床诊治疾病过程中驾轻就熟，执简驭繁。

（三）《伤寒论》方配伍中"药对"的应用举要

药对在《伤寒论》方中比比皆是，张仲景许多著名的方剂，都有应用药对的情况，归纳《伤寒论》方配伍中"药对"的应用，主要有以下几种类型：

1. 以"药对"成方

"药对"成方首可见之于《内经》，其治疗失眠的半夏秫米汤就是有半夏和秫米组成。在《伤寒论》中"药对"成方者也不少，刘家骅称《伤寒论》中有"'药对'方10首"，这10首"'药对'方"是以"药对"成方，即所谓"药对方"，亦称"对药方"。对药方，是专指两味中药组成的方剂，与通常所说的药对不同，对药方是可以单独使用的方剂，而药对主要是方剂中两味药的配伍。《伤寒论》药对方有：桂枝甘草汤、甘草干姜汤、芍药甘草汤、大黄黄连泻心汤、干姜附子汤、栀子豉汤、栀子干姜汤、赤石脂禹余粮汤、桔梗汤、猪胆汁方等。因为这些方剂是由药对直接组成方剂，所以说药对体现了方剂的整体功能与作用。

（1）桂枝甘草汤由桂枝、甘草二药组成。"发汗过多，其人叉手自冒心，心下悸欲得按者，桂枝甘草汤主之。"（64条）此心阳虚而用桂枝甘草汤主之，是知此方有温通补益心阳之用。桂枝辛甘温，入心通阳；甘草甘温，以滋心液。二药合用，辛甘化阳，以补心阳为主。

（2）甘草干姜汤由甘草和干姜二药组成，为辛甘温中复阳方。甘草干姜汤，出于《伤寒论》，用治误汗后厥逆、咽中干、烦躁吐逆等证。方中甘草炙用，补中益气。干姜大辛大热，守而不走，回阳温中，二药合用，辛甘合阳，重在复温脾胃之阳。

（3）芍药甘草汤由芍药和甘草二药组成。用以治阴虚而脚挛急。芍药酸苦微寒，益阴养血；甘草甘温，补中缓急。二药相伍，酸甘化阴，能益阴复液。

（4）大黄黄连泻心汤由大黄与黄连二药组成。用于治疗胃热气滞之痞证。大黄苦寒，有推陈致新，清热通便，荡涤肠胃之功；黄连苦寒，可清心胃火热而厚肠胃。然本证为无形邪热痞于心下，并无有形之实邪，故取清热荡实之药，另辟煎服方法，达到清热消痞之功。

（5）干姜附子汤由干姜、附子二药组成。用治肾阳乍虚之烦躁证，干姜辛热，附子辛甘大热，二者配伍有协同作用，温补肾阳，干姜辛温补中土之阳，生附子辛热，急复少阴之阳，是火与土俱暖，以复阳气之根基。二者配伍，急救回阳之力最著。凡阳气骤虚，阴寒气盛者宜之。顿服尽，是取药力集中，以复阳气于顷刻，驱阴寒为乌有。

（6）栀子豉汤由栀子、豆豉二药组成。用以治热扰胸膈之虚烦不得眠，栀子苦寒，豆豉苦辛性平，二药配伍，轻苦微辛，功能清宣郁热而除烦。

（7）栀子干姜汤由栀子、干姜二药组成。用以治上热中寒之证。栀子苦寒，干姜辛热，二药合用，寒、热各显其能，以达清上温中之用。栀子干姜汤是苦寒与辛热并用，以治寒热错杂之证，药与证丝丝入扣，这种寒热并行不悖的组方用药法则，对临床治疗错杂复杂的寒热病证时很有指导意义。

（8）赤石脂禹余粮汤由赤石脂、禹余粮二药组成。用以治脾肾阳虚之下利而滑脱不禁者。赤石脂甘温酸涩，重镇固脱，涩肠止血、止利；禹余粮甘平无毒，敛涩固下，能治赤白下利。二药合用，共奏收涩止利固脱之功，为治下元不固，滑脱不禁之主方。

（9）桔梗汤由甘草、桔梗二药组成。用以治客热咽痛。生甘草清热解毒，桔梗宣肺开结，二药合用，治客热之咽痛，为后世治咽痛之祖方。方中重用甘草清热解毒，泻其少阴之热；配以桔梗宣肺泄热，祛痰排脓。两药合用，共奏清热解毒、宣肺排脓的功效。

（10）猪胆汁方由猪胆汁、法醋二药组成。用此方外导通便。猪胆汁苦寒清热，加入法醋，则涌泻为阴，以此灌肠通便，适用于津伤便秘而有热者。

2.以"药对"名方

以"药对"名方除部分属于"药对方"外，还有一些属于该方的主要药物，或称之为该方的核心，是该方主要功能的代表，如旋覆代赭汤中旋覆花和代赭石即是组成该方的主要成分，也反映了其降逆除痞的功能所在。这一类的组方药对有：

（1）桂枝附子汤中的桂枝与附子。"伤寒八九日，风湿相搏，身体疼烦，不能自转侧，不呕，不渴，脉浮虚而涩者，桂枝附子汤主之……"（174条）。证属表阳虚而风湿相搏，用桂枝附子汤以温经助阳祛风胜湿。附子温经回阳，桂枝与附子相伍以祛风湿，方中重用桂枝祛风，辅以附子温经助阳，是为表阳虚风湿胜者而设。

（2）茯苓甘草汤的茯苓与甘草。茯苓气味甘平，能补能泻，健脾、淡渗利湿及安神是其主要功能，炙甘草甘温和中，此与茯苓相伍，重在健脾利水，是以方中另伍以桂枝、生姜，其成温胃散水之功，治胃阳虚而水气内停者。

（3）桂枝麻黄各半汤的桂枝与麻黄。桂枝与麻黄的配伍实出于麻黄汤，此之"桂枝麻黄各半汤"实是指桂枝汤与麻黄汤的合方，是以讨论桂枝伍麻黄（或麻黄伍桂枝）应从麻黄汤开始。麻黄汤为发汗峻剂，主治恶寒无汗之风寒表实证，麻黄和桂枝是发汗解表的最佳药对。风寒表实，毛窍闭塞，肺气不宣，肌表之营卫皆郁，该方首取辛温发散，归经入肺的麻黄以发汗散寒，宣肺达卫，复用辛甘而温，归经心肝的桂枝以温经散寒，透达营阴。麻黄与桂枝组对而用，使卫气外发，营阴通透，则汗液易出而有峻汗之效。

然而，这里的桂枝麻黄各半汤，桂枝是指桂枝汤，麻黄是指麻黄汤，因风寒之邪郁表，且时日较久，证属微邪郁表，即风寒郁表之轻证，治当发汗，但又不可用麻黄汤峻汗，桂枝汤又不胜任，是时仲景灵活变通，取桂枝汤与麻黄汤合方，并小其剂，各取三分之一量，取小发其汗以解表。

（4）麻黄升麻汤中的麻黄与升麻。麻黄、升麻为麻黄升麻汤之君药，旨在发越郁阳。麻黄辛温发汗解表，升麻主升主散，最能升发阳气，二者相伍，有协同作用，有发越郁阳之用。

（5）柴胡桂枝汤中的柴胡与桂枝。"伤寒六七日，发热微恶寒，支节烦疼，微呕，心下支结，外证未去者，柴胡桂枝汤主之。"（146条）柴胡桂枝汤为小柴胡汤与桂枝汤之合方，柴胡为小柴胡汤之主药，清轻善升，透邪泄热作用较著，为透泄少阳之要药；桂枝为桂枝汤之主药，性散主行，能开腠理、祛风寒，为治太阳之主药。二药相伍，具有太、少二阳并治，解表退热之功。

（6）栀子厚朴汤中的栀子与厚朴。栀子苦寒，清宣郁热以除烦，厚朴苦辛偏温，下气除满，二药同用，有清宣郁热，行气除满之用；枳实苦而微寒，破气除满，共成清宣郁热，利气消满之剂。

（7）栀子柏皮汤中的栀子与黄柏。栀子苦寒，能清泻三焦火热，祛湿解毒；黄柏苦寒，能清热燥湿。二药相伍，苦寒清热泄湿，用于湿热郁蒸之发黄而属热重于湿者。

（8）黄连阿胶汤中的黄连与阿胶。黄连清热燥湿，泻火解毒；阿胶补血止血，育阴润燥。黄连苦寒，以泻为主；阿胶甘平，以补为要。二药相合为用，一清一补，一泻一补，养阴清热，安眠、止利。

（9）桂枝人参汤中桂枝与人参。桂枝辛甘而温，既可走表散寒祛风，又能走里而温经通阳。桂枝得人参，大气周流，气血足而百骸理；人参得桂枝，通行内外，补营阴而益卫阳。治太阳病外证未除，而数下之，遂协热而利，利下不止，心下痞硬，表里不解者，则为汗补两法。

（10）甘草附子汤中的甘草与附子。附子大辛大热，温阳散寒，重用更能除湿镇痛，其伍以甘草，并以甘草命名者，旨在缓附子之性。甘草与附子同用，一则助附子以除温，一则使其缓行，更有利于祛邪。

（11）旋覆代赭汤中的旋覆花与代赭石。旋覆花消痰平喘，降逆止呕，宣肺利水；代赭石平肝泻热，镇逆降气，凉血止血。二药配伍，共奏镇逆降压、镇静止痛、下气平喘、化痰消痞之功。

（12）牡蛎泽泻散中的牡蛎与泽泻。牡蛎软坚行水，泽泻淡渗利水。钱天来说："牡蛎咸而走肾，得柴胡方能去胁下硬，同渗利则下走水道。泽泻利水入肾，泻膀胱之火，为渗湿之要药。"是以二药合用，以增强利水消肿之功。

（13）竹叶石膏汤中竹叶与石膏。石膏辛甘大寒，主清气分之热，竹叶甘淡寒，清心而除烦。二药相使配对，辛寒与甘寒合用，清热之力较石膏、知母相伍为弱，然除烦之力较佳。宜用于热病后期余热未尽而见热势不甚、心烦不眠、舌干少苔等证的治疗。

3. 以"药对"复合名方

以药对迭加或其中寓有多个药对交叉组合而为方名，此药对实即该方剂的核心部分。此类药对组方有：

（1）茯苓桂枝白术甘草汤：涵有茯苓白术、桂枝甘草、白术甘草、茯苓桂枝、茯苓甘草等药对。

（2）茯苓桂枝甘草大枣汤：本方即苓桂术甘汤去白术加大枣而成，同样涵有茯苓桂枝、桂枝甘草之药对，另有甘草和大枣之组合。

（3）桂枝甘草龙骨牡蛎汤。桂枝甘草龙骨牡蛎汤即桂枝甘草汤加龙骨、牡蛎而成，由桂枝、甘草与龙骨、牡蛎两个药对组成，桂枝、甘草相伍已见之于桂枝甘草汤中。

（4）麻黄杏仁甘草石膏汤。本方药虽四味，但涵有麻黄杏仁、麻黄石膏、石膏杏仁、石膏甘草等多个药对。

（5）麻黄细辛附子汤：方中涵有麻黄与细辛、附子与细辛、麻黄与附子等药对。

（6）柴胡桂枝干姜汤：方中有柴胡与桂枝、桂枝与干姜等药对。

（7）葛根黄芩黄连汤：方中有葛根与黄芩、葛根与黄连及黄芩与黄连等药对。

（8）芍药甘草附子汤：此则寓有芍药与甘草、附子与甘草二个药对。

4. 其它

《伤寒论》中除上述药对外，还有很多药对一直被后世医家所沿用，如：

（1）人参配附子：人参、附子相伍，见于附子汤、四逆加人参汤、茯苓四逆汤等，有温壮和益阴和阳之用。人参甘平，大补元气，补脾益肺，生津，安神；附子辛热，回阳救逆，温肾助阳，祛寒止痛。人参以补气强心为主，附子以助阳强心为要。二药伍用，相互促进，温阳益气，强心救逆，调节机体免疫功能。

（2）人参配甘草：人参与甘草相伍见于厚朴生姜半夏甘草人参汤、理中汤、四逆加人参汤等方。人参乃建中之要药，人参伍甘草，甘温补脾，温脾健脾，使脾胃之气健运，气旺则阳生，中阳得复，阳气布达，阴寒驱散，浊阴下降，清阳升腾，则诸证可除。

（3）干姜配黄连：干姜、黄连配对见于半夏泻心汤、黄连汤等方。干姜辛热，具宣散之性，能通经脉，散寒邪，消痰燥湿，和降胃气，这些作用可概括为辛开；黄连大苦大寒，具沉降之性，通泻心火，凉血热，除烦躁，止呕吐，治吞酸，这些作用可概括为苦降；二者配合为辛开苦降法，属相反相成，主要作用于脾胃。

仲景著作中，有干姜、黄连这一药对的方剂共六方，其中半夏泻心汤、甘草泻心汤、生姜泻心汤、黄连汤和干姜黄连黄芩人参汤，5个方剂的基本性质相似，都用于治疗病在脾胃，寒热错杂，气机升降紊乱，虚实夹杂的证候。另乌梅丸中也有干姜、黄连，这是用于安蛔的，因为蛔虫得辛则伏，得苦则下。

（4）大黄配厚朴：大黄、厚朴配对见于大、小承气汤及麻子仁丸等方。大黄苦寒泻下，消导宿食积滞，厚朴辛开行气散满，两药相合可使胃肠宿食积滞速去，中焦气机调畅。

（5）大黄配麻仁：大黄配麻仁见于麻子仁丸。大黄苦寒攻下，荡涤积热；麻仁甘平润肠通便，合用一攻一润，大便则通。

（6）大黄配茵陈：大黄、茵陈配对见于茵陈蒿汤。大黄苦寒清热，利胆通腑，活血行瘀，茵陈苦寒功能清热利湿，利胆退黄，是治疗黄疸要药。两药相合，清热除湿，利胆退黄力强。

泻清相伍，导泻湿热以退黄。大黄逐瘀泻热，清降泻下，与清热利湿退黄之茵陈配伍使用，可使湿热从二便分消。

（7）大黄配甘遂：大黄直走下行，斩关夺门，与攻逐水饮之甘遂同用，更助其攻逐之力，而能速去胸腹留饮痰癖，止胸腹胀满疼痛。此属"通下攻逐相辅，荡涤实痰留饮"之法。《伤寒论》之大陷胸汤以此复加芒硝，主水热聚结胸胁之"心下痛，按之石硬"的大结胸证。

（8）大黄配桃仁：大黄能破血祛瘀，尤善祛下焦瘀血蓄积；桃仁破血散瘀，润燥滑肠。大黄与桃仁配伍，属泻下祛瘀相协，以达推陈致新，破血祛瘀之目的，攻逐下焦瘀血。《伤寒论》桃核承气汤中以此又辅以芒硝、桂枝、甘草，逐瘀泻热，治"少腹急结"之蓄血证。

（9）大黄配黄芩：此见于附子泻心汤。以泻代清，除上中实热火邪。大黄既泻下攻积，又泻火清热，其清泻之性于胸胃蓄热尤为适宜。仲景《伤寒论》附子泻心汤中与黄连同用，清胃中邪热而泄痞气，主"心下痞"之由于热者。此所用大黄，目的在于以泻代清。大黄黄芩均苦寒，一者泻下，一者清降，配伍应用则更能提高其泻火清热之功。

（10）大黄配甘草：大黄、甘草配伍成对，见于缓下之剂的调胃承气汤。大黄具有通便泻热，解毒疗疮、活血祛瘀及清胃降逆等多种作用。此处用大黄旨在通便泻热；甘草甘平，既能和中缓急，调和药性，又能泻火解毒，此用旨在缓和。二药合用，可助其功而杜其弊，使泻下之力缓和，故称之为缓下。

（11）大黄配附子：大黄与附子伍用，见于附子泻心汤。大黄苦寒泻热，附子大辛大热温阳，一寒一热，并行不悖，各建其功，诚如尤在泾所说："……则寒热异其性，生熟异其气，药虽同行，而功则各奏，乃先圣之妙用。"

（12）五味子配细辛：此见于小青龙汤。细辛宣肺散邪，温肺化饮，五味子收敛肺气。二药伍用，以细辛之辛散，制五味子之酸收；五味子之酸收，又制细辛之辛散，二药参合，一散一敛，一开一阖，相互制约，相互促进，止咳平喘甚妙。

（13）五味子配干姜：此见于小青龙汤。五味子酸涩收敛，善敛肺气而滋肾水；干姜辛散温通，逐寒邪而发表温经，燥脾湿而止呕消痰。五味子以酸涩收敛为主；干姜以辛散温开为要。二药参合，一收一散，一开一阖，一走一守，互制其短，而展其长，敛不碍邪，散不伤正，利肺气、平喘逆、化痰饮，止咳嗽甚妙。

（14）石膏配知母：石膏甘辛大寒，气轻发散，善清上中焦之热；知母苦寒滋润，使邪从下泄，能泻三焦之火。二药相配，在清热功能上有协同、互补作用，且可使热邪无可容之地，对全身气分邪热的治疗功能更加全面。知母甘苦而寒，质润多液，既升又降，上能清肺热，中能清胃火，下能泻相火；生石膏甘辛而淡，体重而降，气升又浮，其性大寒，善清肺胃之热，又偏走气分，以清气分实热证。二药伍用，相互促进，清泄肺、胃实热之力增强。

（15）石膏配粳米：石膏伍粳米始见于白虎汤，石膏，辛能解肌，甘能缓热，大寒而兼辛甘，则能除大热。粳米甘平无毒，能健脾养胃，固护胃气，与石膏相伍，可防石膏过寒而戕伤胃气，祛邪而不伤正，泻火而不伤土，具有一定的调和胃气的作用。竹叶石膏汤中亦有此药对，其意相同。

（16）白术配干姜：白术与干姜配伍成对，始见于理中丸（汤），为温健脾阳而除寒湿之品。白术与干姜同用，善除脾家寒湿，又治脾寒不能统血之证。脾性恶湿，脾虚则湿盛，湿为阴霾之邪，易损脾阳而生内寒。白术味苦而甘，其气芳烈，本纯阳之性，最能燥湿健脾。干姜辛苦而热，善温脾胃之阳，也去中焦寒湿。二者相使为用，共奏温中健脾、散寒除湿之功，用于脾阳不足、寒湿困中之口淡而粘、呕吐泄泻、舌苔白腻之证，颇为切合。

（17）半夏配麦冬：此见于竹叶石膏汤。半夏燥湿祛痰降逆，麦冬凉润生津，一燥一润，一温一清，如此，辛温宣开与甘寒养阴并用，可潜虚火，降逆气，而成滋阴降逆之剂。

（18）半夏配细辛：此见于小青龙汤。半夏辛温而燥，善于化饮降逆，细辛辛温，温肺化饮兼解表邪。二者合用，温肺化饮降逆之功增强。

（19）半夏配黄芩：此见于半夏泻心汤等方。半夏辛温，黄芩苦寒，两者相伍，辛开苦降，主要用于中焦寒热错杂或湿热互结者，如半夏泻心汤和黄芩加半夏生姜汤。重用半夏，取其味辛能通能开，辅以黄芩，取其味苦能泄能降。苦辛兼施，则泄中有开，通而能降，共收通阳散结，宣畅气机，恢复中焦斡旋气机之功。

（20）半夏配栝蒌：半夏辛温，化痰开结，栝蒌凉润涤痰，甘寒清泄而散结，两相配伍，栝蒌可助半夏荡涤痰实，又能制其辛燥之性，以成涤痰开结之用。能开能降，助阳化湿，以达涤痰开结之目的。如小陷胸汤治疗痰热互结于心下之小结胸证，栝蒌薤白半夏汤通阳散结涤痰治疗胸痹，不得卧，心痛彻背者。然其二方，前者属痰热，故伍以黄连，后者属寒痰浊饮，故伍以薤白、白酒辛温通阳。

（21）芍药配当归：芍药味酸而滋，补血敛阴，当归甘温而润，补血养血。二药伍用，养血柔阴，方如当归四逆汤、当归芍药散。

（22）芍药配白术：此药对见于真武汤、附子汤等方，其用重在健脾化湿。芍药酸寒，柔肝和阴，为肝家要药，解挛急疼痛之佳品。白术甘温，健脾化湿，为健脾燥湿之要药，治湿盛腰痛之佳品。两药都可利水化湿，芍药是调理肝气以利水，白术乃健脾运土以燥湿。两药相配，既协调肝脾使肝气柔畅，脾气健运，利水化湿，也有相反相成之意，使白术不燥，芍药不敛。

（23）地黄配阿胶：此见于炙甘草汤。地黄味甘微苦性寒，有养血清热和滋阴补肾的作用；阿胶甘平，有补血、滋阴、润肺、止血之用。二药配合，滋阴养血之用加强，阿胶助地黄以补。

（24）当归配桂枝：当归主入血分，味甘而质重，专能补血，气轻而味辛，又可行血，故血虚者能用，血瘀者亦能用。桂枝主入气分，辛甘而气厚，气厚则助热，味辛则通阳，甘则补虚，故阳遏者能用，阳虚者亦能用。二药合用，为气血配对，内涵动静二用之意。其补中有行，行中有补，既可补血温经，又可通阳行血，为血虚寒凝者所宜。盖脉者血之府，血盈则脉畅，血虚则脉滞；又血得热则行，得寒则凝，故用当归可补血行血，桂枝以温经通脉，使血虚寒凝诸症悉除。《伤寒论》当归四逆汤中，用此二药为主，配合它药治疗手足厥寒，脉细欲绝之证，以收养血通脉、温经散寒之功。

（25）吴茱萸配人参：吴茱萸与人参相伍成对始见于吴茱萸汤。吴茱萸辛苦而温燥，入肝、脾胃经，暖肝开郁、温脾燥湿、降逆止痛等功用；人参补虚之上品，甘温补气。二药同用，温中寓补，功专散寒补虚，既可温肝，又可暖脾，更有温降肝胃之用，可用于治疗胃中虚寒之"食谷欲呕"和肝寒犯胃之"干呕吐涎沫"，或肝寒上犯之巅顶疼痛；也可用于肝胃虚寒之吐利、厥逆。

（26）附子配白术：附子与白术相伍出于真武汤、附子汤、桂枝附子去桂加白术汤、甘草附子汤，因其为方中主药，故后世称之为"术附剂"。术附相伍，功专温肾阳、除寒湿、止痹痛。附子与白术相配伍，名术附汤，是临床常用的温肾健脾之剂。附子辛热，温散之力较强，不仅能回阳救逆，且可温肾暖脾、散寒除湿。白术苦温燥湿，甘温益脾。脾司运化喜燥而恶湿，得阳始运。二药合用，相使配对，用附子暖其水脏、益火之源，补火生土，用白术温脾燥湿、运其土脏，温阳散寒力增强，并有脾肾兼治作用。故凡肾阳不足、脾阳亦虚，或脾虚寒盛、水湿内停之证，均可选用。

（27）附子配芍药：附子大辛大热，入于气分，走而不守；芍药酸敛性寒，入于血分，有补虚和营，缓急止痛之功。二药伍用，一气一血，一肾一肝，一刚一柔，一燥一润，一走一守，刚柔相济，燮理阴阳，相互制约，相互促进，调气血、理气机、调寒温、理虚实、散恶血、破坚积，开痹止痛之力益彰。

（28）附子配黄连：附子、黄连伍用，出自张仲景《伤寒论》乌梅丸。附子辛温大热，其性走而不守，上能助心以通脉，中可温脾阳以散寒止痛，下可补肾阳以益火；黄连苦寒，上清心火，中清胃火，泻热燥湿。附子以补为主，黄连以泻为要。二药伍用，一寒一热，一补一泻，相互制约，相互为用，辛开苦降，温阳助清解，泻火护心阳之妙。

（29）枳实配厚朴：枳实能疏气结，主治胸胁痞坚；厚朴辛温而苦，能消痰下气，主治胸腹胀满。枳实、厚朴同用，可治宿食停滞，胸腹痞满。

（30）茯苓配泽泻：此为仲景常用的利水渗湿药对，见于五苓散、猪苓汤。茯苓得泽泻，利水除湿之功倍增，泽泻得茯苓，利水而无伤脾气，二药合用，可使中焦得运，水道通调，水湿之邪得解。

（31）茯苓配猪苓：此药对见于五苓散、猪苓汤。二者皆为淡渗利湿之品，但茯苓可补可泻，利中有补；猪苓则利水力强而无补益之功，两者相伍，可治水湿内停的各种病证。

（32）桂枝配芍药：桂枝辛甘温属阳，善通阳气，能升能散，以入气分为主，兼入血分；芍药苦平，微酸微寒属阴，善和营益阴，能收能敛，平抑肝阳，利水气，主入血分，兼入气分。桂枝与芍药相配，相反相成，对人体的营卫、气血、阴阳起调节作用。具体地说，主要有：

桂枝通卫阳以解肌；芍药和营阴，治寒热而敛汗，这是调和营卫的功能，以桂枝汤为代表。桂枝温通阳气以推动血脉之运行；芍药养血、益阴、缓急，制肝气之横逆，这是调和气血的功能，以桂枝新加汤为代表。

桂枝（肉桂）温振阳气，益火之源；芍药能益肝脾真阴，滋润肝脾，柔肝缓急，这是调整阴阳的功能。小建中汤及桂枝加龙牡汤中的桂、芍相配，起调整阴阳的作用。

（33）桂枝配附子：桂枝与附子药性颇多相似之处，二者配伍之后，在温阳、散寒、止痛、救逆等方面均起协同作用。

在仲景著作中，桂附相配的方剂可分三类：一是温振阳气，如桂枝加附子汤之治漏汗不止。二是温通经络，散寒止痛，如桂枝附子汤、甘草附子汤与桂枝芍药知母汤，治风寒湿痹；三是温补肾阳，如肾气丸之治虚劳腰痛，少腹拘急，小便不利。

（34）柴胡配黄芩：柴胡气质轻清，味苦最薄，性微寒，主升散，善疏散少阳；黄芩苦寒，气味较重，善清肝胆之热。两者相伍，共奏和解少阳，疏肝解郁、清肝利胆、和解枢机之功。构成柴胡剂中最有代表意义的药对。柴胡是解热药，与黄芩配伍，适用于往来寒热，口苦，脉弦数的证候。

（35）柴胡配芍药：柴胡性辛散而主入气分，疏泄肝气又善和肝气；芍药滋养肝血善补肝体。二药相伍，疏柔相济，阴阳结合，体用兼顾，以芍药之柔以制柴胡过于辛散，不致疏泄太过而耗伤肝阴；芍药得柴胡之疏泄，补肝体阴血又不致郁遏肝气，是治肝气郁结、阴血俱虚之常用药对，方如四逆散。

（36）麻黄配石膏：辛温微苦的麻黄与辛甘大寒的石膏相配，寒温不同，属于相反相成。用石膏监制麻黄之温，而充分发挥麻黄的宣散作用，故可用于肺有痰热或全身各处水湿与热相结合者。麻黄石膏相配的方剂在仲景著作中有 10 首。其中最典型的是麻黄杏仁甘草石膏汤用于清宣肺热，越婢汤用于水气病化热。大青龙汤、小青龙加石膏汤、厚朴麻黄汤与桂枝二越婢一汤均以麻桂辛温为主，配少量石膏为辅，与麻杏甘石汤的配伍法有别。

（顾武军）

二、药物运用的思考与辨析

（一）用药的基本规律

《伤寒论》载方 113 首，用药 92 味。以其用药精当，配伍严谨，化裁灵活，功效卓著，而被后世誉为"经方之祖"，视之为规矩准绳。制方遣药是《伤寒论》辨证论治的主要组成部分，具有丰富的内容及内在的规律。仲景以辨证为基础，善于抓主症病机，确定主方。既重视药物的主治功能，更注意药物经过配伍组合后的协同作用，同时，对药物的加减化裁以及药物的炮制、煎煮方法等均有精详的论述[1]。

1．根据主症　制定主方

辨证论治原则，为临证思维之规范。根据主症制定主方，是《伤寒论》用药的基本原则。证是"的"，方乃"矢"，辨证则是论治的基础、遣方用药之依据。《伤寒论》六经病证一般皆有明确的主症，所谓主症是指某一证候中最具有特征性的脉症，反映病证之本质，因而具有重要的辨证价值。刘渡舟认为主症"是辨证的核心，只有先抓定主症，才能突出辨证的重点"。主症在六经中各有纲目，如太阳病的脉浮、头项强痛而恶寒；阳明病的身热自汗出，不恶寒反恶热……等等。

《伤寒论》六经病证候各不相同，仲景善于抓其主症，察因审机，制定相应之主治方药，使方证一体，证治相应。证是方的基础，方是证的归宿，有一证必有一方，故论中之证候，皆有相应的主方，如太阳伤寒表实证的麻黄汤，中风表虚证的桂枝汤；阳明里热实证的白虎汤、承气汤；少阳病的小柴胡汤、黄芩汤；太阴病的理中汤；少阴病的四逆汤；厥阴病的乌梅丸等。方随证出，法寓方中，方以药成，病药合拍，丝丝入扣，示人以规矩。

综观《伤寒论》六经病各有主症、主脉、主方，各证主方皆有其主药。所谓"主药"，是指方中针对主症病机起主要作用的药物，主导全方的主治方向。主药有一味药者，有两味或三、四味药物以配对形式出现者。太阳中风，桂枝与白芍，温阳益阴，解肌祛风，调和营卫；太阳伤寒，麻黄与桂枝，辛温发汗，解表散寒；阳明热证，石膏与知母，辛寒甘润，泻火滋燥；阳明实证，大黄与芒硝，攻下里实，通腑泄热；少阳胆胃热郁，柴胡与黄芩，轻清宣达，疏解郁热；太阴脾寒，白术与干姜，温中健脾，散寒除湿；少阴虚寒，附子与干姜，温补脾肾，回阳救逆；厥阴病寒热错杂，黄连、黄柏与附子、桂枝、干姜、蜀椒，阴阳互济，寒热并施，清上温下等。

2．药物配伍　法度谨严

机体阴阳的偏盛偏衰主要通过药物纠正和调节，组方遣药是辨证论治的重要环节之一。"药有个性之特长，方有合群之妙用"。药物的巧妙配合，能增强其作用以发挥更好的疗效，并能产生新的作用而扩大其治疗范围，能减少或消除毒副作用以免损伤正气。

《神农本草经》指出："药有阴阳配合……有单行者，有相须者，有相使者，有相畏者，有相恶者，有相反者，有相杀者。凡此七情，合而视之，当用相须相使者良，勿用相恶相反者。若有毒宜制，可用相畏相杀者，不尔，勿合用也。"这些原则在仲景处方用药中得到了充分地体现。

（1）相须为用

功效和性味基本相同的药物配伍使用，可增强作用，提高疗效。如麻黄微苦辛温，开腠发汗，解表祛邪；桂枝辛甘温，温经通阳，解肌祛风。麻黄、桂枝合用则辛温发汗之力增，鼓舞正气祛邪外达，是为麻黄汤之主药，而成开腠发汗第一方。石膏辛甘大寒，善能清热泻火、除烦止渴；知母苦寒而润，长于泻火滋燥；石膏、知母相伍，善清阳明独胜之热而保胃津，而为白虎汤之主药。竹叶石膏汤用石膏与甘淡寒、清热除烦之淡竹叶及甘寒养阴的麦冬相伍，则共奏清热养阴除烦之功。茵陈蒿汤中茵陈苦寒，清热利湿，疏利肝胆以退黄；大黄味苦性寒，走而不守，功善推陈致新，通腑利胆，泻热解毒；栀子苦寒，清利三焦、凉血解毒；三味合用则通利湿浊、解毒退黄之力增，令瘀热、湿浊自前后分消。若大黄配伍苦咸大寒之芒硝，得其软坚润燥、清热泻下之助，则荡涤实热阻结之力更强，是为承气汤的主药。余如附子配干姜、猪苓配茯苓、黄连伍黄芩等皆属此类。

（2）相使为用

功用和性味不同，但有较密切关系的药物在一定条件下配合使用可以各扬其长，互相促进，提高疗效。

人体是以脏腑为中心的有机整体，阴阳互根，脏腑相关，气血相生。仲景善于利用其在生理病理上的相互依存、相互制约和相互促进关系，从不同角度针对特定的证候运用药物以产生协同作用。

阳加于阴是为汗，汗出必赖阳气之鼓动，故解表药常配以温阳药，以增强发汗达邪于外之力。卫阳被遏者，以桂枝协助麻黄辛温通阳，发汗解表；元阳虚衰者，以附子配麻黄温阳发汗。气与阳同类，均是生命动力，益气药与温阳药同用则相得益彰，如人参配干姜，人参大补元气，增强五脏功能，干姜温中散寒，擅扶脾胃阳气，合用则健脾益气，温运中阳之力尤著，故为主治太阴病虚寒证之理中丸的主药。行气药能宣通气机，与泻下药合用，可增强其攻逐有形实邪之力，如大承气汤以枳实厚朴配伍硝黄，峻下热结，若去枳朴而加甘草，则微和胃气，缓下热结。泻火药配养阴药，泻火可以护阴，滋阴利于清火，并防止燥热伤阴之弊，如芩连伍阿胶芍药，用以治疗阴虚火旺，心肾不交之心烦不得卧。

（3）相反相成

性味功用相反的药物在一定的条件下配伍使用，可以相互制约，相互补充，防止副作用，产生新的治疗作用或增强治疗效果。

①寒热并用：此类用法在论中表现最为典型的如干姜配黄连，干姜大辛大热，善温脾胃之阳，黄连大苦大寒，有下降和清热之功，二药配合，辛开苦降，辛开散结除痞助脾阳之升，苦降镇逆行气助胃气之降，以恢复气机升降之常，寒以清热，热以散寒，除寒热之错杂，常用于和解之剂，如三泻心汤，半夏泻心汤中半夏、干姜辛开以散寒，黄连黄芩苦泄以清热，参、草、枣补益中气、健运脾胃，治疗寒热互结于中焦之痞证；生姜泻心汤兼见胁下有水气，故加生姜以增辛散化饮之力；甘草泻心汤证，以其中气更虚而痞利俱甚，故在辛开苦降基础上加强补中之力以利气机之调畅。

对于里热壅盛，肺失宣肃者，以麻黄配石膏。石膏辛甘大寒，大清气分炽热，麻黄辛温开腠，宣肺平喘。石膏因其质重性寒，峻清里热，味辛色白入肺，具辛散之性亦可透热于外，得麻黄之助则宣肺散热力增；麻黄得石膏则变辛温发汗为辛凉发散，宣肺平喘之功尤著。

尤在泾说："肺之中邪，非麻黄杏仁不能发，而寒热之郁非石膏不能除"（《伤寒贯珠集》）。故此二味为大青龙汤、麻杏甘石汤、桂枝二越婢一汤之主药。大青龙汤证之病机为阳气怫郁不得越，故重用麻黄达六两，增强发散之力，使寒得麻黄辛热而散，并防石膏之大寒沉降伤阳，热得石膏之甘寒而解。麻杏甘石汤证病变重心为肺热壅盛，故麻黄石膏并重，桂枝二越婢一汤证因表证轻微，郁热不甚，故两者用量均轻。

用于上热下寒者，如附子泻心汤证，以大黄、黄芩、黄连配附子，其配伍之精义，正如舒驰远所说："三黄略浸即绞去滓，上行泻下行补，泻取轻而补取重，制度之妙，全在神明运用之中，是必阳热结于上，阴寒结于下用之，乃为的对。"诚为透彻。

寒热并用还可用于阴盛格阳之证，即在大热之剂内反佐以苦寒之品，以防阴寒与阳药格拒及辛热刚燥太过损伤阴精。如生附子配猪胆汁，附子辛甘大热有毒，生用则辛热燥烈之性尤著，善破沉寒痼冷回垂绝之元阳，既防刚燥之弊，又滋将竭之阴，二者为白通加猪胆汁汤之主药，主治下利不止，厥逆无脉，干呕烦之证。

②刚柔相济：指辛温刚燥之剂与阴腻之品合用，如附子配芍药，则温阳而不伤阴，益阴而不碍阳，故附子汤、桂枝加附子汤、芍药甘草附子汤，以及真武汤中皆用此二药。张璐玉解释真武汤说："此方本治少阴病水饮内结，所以首推术附，兼茯苓、生姜，运脾渗湿为要务，此人所易明也。至用芍药之微旨，非圣人不能。盖此证虽曰少阴本病，而实缘水饮内结，所以腹痛自利，四肢疼重，而小便反不利也。若极虚极寒，则小便必清白无禁矣，安有反不利之理哉！则知其人不但真阳不足，真阴亦已素亏，若不用芍药固护其阴，岂能胜附子之雄烈乎！……芍药与附子并用，其温经护荣之法与保阴回阳不殊（《伤寒绪论》）。"余如桂枝汤用芍药，葛根汤用葛根、芍药等均寓此义。

半夏配麦冬则变其辛热燥烈之性为辛散通利，麦冬亦得发挥其养阴生津之长而无滋腻之弊。如竹叶石膏汤，于大队清热养阴药中配以半夏，借其辛散之力调补药之滞，以和中降逆。

③散敛合用：半夏、干姜、细辛配五味子，为仲景治疗寒痰喘咳所常用。干姜大辛大热，合细辛、半夏温散寒饮，细辛辛散宣肺止咳喘。三药合用，以温散寒饮见长，但有耗散肺气之弊，故配以五味子酸甘微温，收敛肺气。四药散收并用既增强止咳平喘之力，又发散不伤正，收敛不留邪。桂枝与芍药，桂枝辛温发散通阳，解肌祛风以调卫；芍药味酸微寒，敛阴以和营。二者配合则一散一收，等量为用则收散之力相当，于发汗中有敛汗之力，于收敛中有发散之性；于调卫中有和营之旨，于和营中有调卫之功。故止汗不留邪，发汗不伤正。此为桂枝汤主药，主治伤寒表虚及一切营卫不和证。乌梅丸以乌梅与桂枝细辛合用，既温散脏寒，又收涩固脱，故治蛔厥，又治久痢。

④升降相因：在同一方剂中升浮与沉降之药同用所体现出的相反相成的配伍规律，是指导立方选药的一个重要原则。而使其相互作用、协同取效，用药时着眼于整体，谨守病机，而不囿于一症一药之性，使全方能同时顾及病变中的邪正关系、病势病位等因素而调畅气机。如半夏泻心汤治痞证，以芩连之苦降与干姜之辛开启动呆滞的中焦气机，再以人参健脾

以升清阳，半夏降浊以和胃气，脾升胃降恢复则痞硬自消。论中麻黄、杏仁相配，宣降并用，散邪而降气亦属本法。

⑤阴阳并补：常用于阴阳俱虚之证。如炙甘草汤之炙甘草、人参、桂枝，辛甘化阳以补心阳益心气，生地、麦冬、阿胶滋阴生血以充脉养心，阳药得阴助则生化才有物质基础，阴药得阳助则生化才有动力，二者相互为用，共收阳生阴长之效。

附子配人参，附子温经以回阳，人参益气以救阴，合用既增强回阳救逆、益气固脱之力，亦增强滋阴之力，用以治疗阳微欲脱、阴竭脉不出或亡阳脱阴之危证，如茯苓四逆汤、四逆加人参汤，皆为阴阳并补之方。

⑥缓急有制：指以甘味之药与攻邪之峻药合用，缓和其药性以免损伤正气，或使其缓缓发挥作用以延长药效。此法既可护正又能增强疗效而为仲景所常用，113方中，甘草占70方，大枣占40方。

发表剂中用甘草，既补中气以益汗源，又缓其药性以防过汗伤正，故麻黄汤、桂枝汤均用甘草。甘草附子汤，以甘草配附子、白术、桂枝治疗风湿流注关节。

又如甘草配大黄芒硝，缓硝黄攻逐推荡之性，以缓下之法而使胃气调和，故名调胃承气汤。

3．加减化裁　灵活变通

病有主症，治有主方，仲景据证以立方，故每一证候，有一相对应的主方。方药配伍极其严谨，具有一定的规范性。但由于疾病的发展、变化，在主症的基础上，往往出现某些兼证、变证，仲景常在主方基础上随证加减，柯韵伯说："仲景立方精而不杂，其中以六方为主，诸方从而加减焉。"往往是一味药的变动，主治功效即显著不同。主方是定法，变通是活法，活法的运用充分体现了《伤寒论》用药的灵活性。唐容川谓："仲景凡以某方为主者，皆有加减出入，世谓经方不可加减，皆读书未化之故，须知仲景亦常有加减之方，明明示人加减之法，要在会通其理，然后可议加减。"

（1）主药不变的加减

用于主症不变，次要症状或兼见症状发生变化的病情，随证加入与之相适应的药物或减去不相宜的药物，方剂的功用主治未发生根本的变化。

如太阳中风兼项背强几几者，以桂枝汤加葛根（桂枝加葛根汤）升津舒筋；太阳中风兼喘者，治以桂枝汤加厚朴、杏子（桂枝加厚朴杏子汤）降气以平喘；热郁胸膈，虚烦不得眠，主以栀子豉汤，若兼少气者，加甘草，兼呕者加生姜；太阳与少阳合病自下利，主以黄芩汤，若呕者加半夏、生姜降逆和胃以止呕；

里寒外热，阴盛格阳之通脉四逆汤证，由于体质差异，可出现种种兼证，故于方后注中指出"面色赤者，加葱九茎。腹中痛者，去葱，加芍药二两。呕者，加生姜二两。咽痛者，去芍药，加桔梗一两。利止脉不出者，去桔梗，加人参二两"（第317条）。其用药之旨，陈修园说："面赤者，虚阳上泛也，加葱白引阳气以下行；腹中痛者，脾络不和也，去葱，加芍药以通脾络；呕者，胃气逆也，加生姜以宣逆气；咽痛者，少阴循经上逆也，去芍药之苦泄，加桔梗之升提；利止脉不出者，谷气内虚，脉无所秉生，去桔梗，加人参以生脉。"可谓简练明晰，各种加减均不离主方破阴回阳、通脉救逆之作用。

　　《伤寒论》中药物的加减主要是辨证用药，相同兼症若病机不同，则所用药物亦异，充分体现了治病求本的辨证精神。如，同是口渴，理中汤中重用白术以运脾生津，小青龙汤则去半夏加瓜蒌根清热生津，小柴胡汤则重用人参去半夏，加栝蒌根以益气清热生津。又如，同是腹痛，理中汤重用人参益气以行滞，四逆散则加附子通阳散郁，小柴胡汤则去黄芩加芍药制肝和脾。

　　（2）主药变化的加减

　　药物加减涉及方剂主药，引起功用主治的变化而适宜于新的病证。此类加减的药物都在方剂中起主要作用，减去主药或主药之一，加上的药物取代主药或主药之一，其结果随着主症主治的改变而产生新的方剂，它们一般与原方仍有较密切的关系。有时迳以原方之名加减命名，如桂枝汤中加入炮附子一味，即易解肌祛风之剂为温阳固表之方，主治汗出过多，阴阳两伤之证，陈修园谓"方中取附子以固少阴之阳，固阳即所以止汗，止汗即所以救液"（《伤寒论浅注》）。可见，附子亦为主药。若桂枝去芍药加附子，则滋阴和阳之剂变为辛温纯阳之方，正如柯韵伯所说"桂枝汤阳中有阴，去芍药之酸寒，则阴气流行而邪自不结，即扶阳之剂矣。若微恶寒，则阴气凝聚，恐姜桂之力不能散，必加附子之辛热，仲景于桂枝汤一加一减遂成三法"（《伤寒来苏集》）。

　　麻黄汤中加入石膏以清热生津，姜枣以调和营卫，倍用麻黄和甘草，分别增强发表及和中之力，则变辛温发汗之剂为解表清里的大青龙汤，含麻黄汤、桂枝汤、越婢汤三方而起综合作用。

　　若于麻黄汤内去桂枝加入石膏，使麻黄与桂枝配以辛温助阳开腠发汗变为麻黄与石膏相伍以发越郁阳，清宣内热，变辛温发汗之剂为辛凉清热之方。由于变换的均是主药，使方剂的功用发生了根本的变化。

　　（3）剂量的加减变化

　　方剂药量的变化与其功用主治有密切关系，《伤寒论》用药十分讲究剂量的变化，主要包括量依证定和因人定量两个方面。

　　①量依证定

　　证是立法组方的依据，也是用药剂量的依据，通过调整剂量，可增强对个体治疗的针对性，使之更切合病情。

　　麻黄在麻黄汤中为主药，用量达三两，比桂枝多一两，二者相配奏开腠发汗、祛风散寒之效，治疗卫阳被遏，营阴郁滞之伤寒表实证。若表气闭实，无汗而邪气不得泄越，渐次化热而烦躁者，则用大青龙汤，方中麻黄用量比麻黄汤加倍，配桂枝开腠理散表寒，配石膏以发越在里之郁热。

　　若太阳病日久未解，邪郁于表，当需发汗而不胜麻黄汤之峻汗，日久正虚，宜用桂枝汤。虑其开腠表散之力不足，宜桂枝麻黄各半汤，麻黄用量仅一两，桂枝用量一两十六铢，扶正透邪，小发其汗。若正虚邪微，表证未解，则病情较上证更轻，故采用桂枝二麻黄一汤，以和其营卫略佐疏表，麻黄之用量仅十六铢，为大青龙汤中麻黄用量的1/9。

　　又如石膏之用量，在白虎汤、白虎加人参汤中用至一斤，且加知母六两，阳明里热炽盛，非此不能熄燎原之火，用于治疗大热、大渴、大汗、脉洪大之证。麻杏甘石汤中石膏用半斤，且无凉药相助，因其仅是肺热壅盛，热势较上证为轻，故用量亦减。桂枝二越婢一汤石膏只用二十四铢，麻黄升麻汤中仅用六铢，为白虎汤石膏用量的约 1/60，足见仲景掌握剂量之精细严格。

②量因人定

药证虽相应，还当根据患者禀赋之强弱，阴阳之偏胜，年龄之长幼，性别之男女以斟酌剂量。如，同是四逆汤证，体强耐药者附子易大者，干姜用量加倍，同是通脉四逆汤证，药量也有轻重之别。

十枣汤之甘遂、大戟、芫花为末，强人服一钱匕，羸人服半钱匕。白散方后嘱强人半钱匕，羸者减之，皆宗此义。体弱者脏腑功能皆弱而不胜毒，妇人则有产、乳、孕之变，用药当十分谨慎，虽说有故无陨，有病则病当之，也当注意切勿药过病所，以免损伤正气，或变生它证。如桂枝附子汤等治风湿方之方后注"附子三枚，恐多也。虚弱家及产妇，宜减服之"（第 174 条）。

4. 量比不同　功效各异

论中方剂组成之药物相同，但由于剂量比例不同，以致功用主治不同，方名亦因之变化。若仅执用药而忽视用量，则不能尽识仲景设方之妙义。

桂枝汤乃滋阴和阳、调和营卫、解肌发表之总方，桂枝辛温发散通阳，芍药酸苦益阴和营，二药等量（三两），温阳益阴，调和营卫，主治伤寒中风表虚及营卫不和诸证。原方桂枝增加至五两，即成桂枝加桂汤，治疗汗多损伤心阳，阳虚阴乘，寒气上冲之奔豚，桂枝重用则温通心阳，平冲降逆。

桂枝去芍药加附子汤和桂枝附子汤，均由桂枝、甘草、生姜、大枣和炮附子组成，但因桂枝、附子之剂量有别，其功用主治也不同。前者因误下损伤胸阳，故去阴柔碍阳之芍药，加附子以振奋阳气，合为纯阳温通之剂，治疗下后阳虚阴寒阻滞之脉促胸满、脉微恶寒证，用桂枝三两、炮附子一枚以温阳散寒。后者为风寒湿相搏，风邪在表，以桂枝甘草之辛甘以散之，故加桂枝至四两，湿邪在经，逐以附子之辛热，故加附子至三枚，共奏温经祛风、化湿止痛之功。

四逆汤与通脉四逆汤均由附子、干姜、炙甘草组成，两方附子用量大小不同，所以病证轻重有异。四逆汤由附子一枚、干姜一两半、炙甘草二两组成，强人可用大附子一枚、干姜三两，主治阳虚阴盛之四肢厥逆，恶寒蜷卧，下利清谷，呕吐腹痛，脉沉迟或微细之证。通脉四逆汤用生附子大者一枚、干姜三两（强人可四两）、炙甘草二两组成，主治里寒极盛，逼阳于外，手足厥逆，下利清谷，身反不恶寒，面赤，脉微欲绝之证，阴盛阳衰程度比四逆汤证更为严重，故加大干姜、附子用量，以破阴回阳，通阳复脉，故名通脉四逆汤。

桂枝麻黄各半汤与桂枝二麻黄一汤，皆为麻黄汤与桂枝汤的合方，两方用药完全相同，由于药物用量比例不同，则其主治证候有所差异。桂枝麻黄各半汤用麻黄汤与桂枝汤原方的各三分之一剂量，用桂枝一两十六铢，麻黄、生姜、芍药、甘草各一两，杏仁二十四枚，大枣四枚；而桂枝二麻黄一汤用桂枝一两十七铢，芍药、生姜各一两六铢，麻黄十六铢，杏仁十六个，甘草一两二铢，大枣五枚。前者麻黄、桂枝用量比例是 3:5，且分量远较麻黄汤（麻黄三两、桂枝二两）为轻，其解表发汗作用明显减弱，属发汗轻剂，用以治疗太阳表郁之轻证。而桂枝二麻黄一汤为桂枝汤与麻黄汤按 2:1 比例组方。与桂枝麻黄各半汤药味虽同，但分量更轻，桂枝汤取原方剂量 5/12，麻黄汤取原方剂量 2/9，方中麻黄十六铢、桂枝一两十七铢，麻、桂之比约为 2:5，其发汗作用更进一步减弱，是为微汗之剂，用于表郁日久、邪微正亦微者。

半夏泻心汤与甘草泻心汤均由半夏、黄芩、干姜、黄连、大枣、人参、甘草组成，但半夏泻心汤中甘草用三两，甘草泻心汤中甘草用四两，余相同。两方均治疗痞利证，前者所治之痞是因寒热错杂所致，见痰涎阻中而呕逆者，故用辛开苦降，阴阳并调，以消痞满助中焦健运，是治疗心下痞的基本方。后者重用甘草取其补虚之意，适用于多次误下，中气受伤明显，心下痞而脾胃虚较重、痞利俱甚之证，故加重甘草以和中益气。

5. 药物煎服 各有法度

药物煎煮、服法及药后护理，是临床治疗的重要环节，与疗效有密切关系。辨证施治过程中，辨证准确，用药精当，固属重要，但若不能如法煎服，则达不到预期的效果，甚或引起副作用。仲景不仅十分重视辨证，务求审证精确，对所处方药皆明示煎服方法及护理，对与治疗有关的每一个环节，都十分重视，对中医临床具有重要的现实指导意义。

（1）煎药法：方药的煎煮方法是否得当，直接影响药效的发挥。徐灵胎云"煎药之法，最宜深讲，药之效不效，全在乎此"，又云"方药虽中病，若煎法失其度，其药必不效"（《医学源流论》）。

①煎药溶媒

水作溶媒　用水作溶媒煎煮药物是仲景最常用的方法。将全部药物浸于水中加热煎煮，煎药用水量的多少，根据药物的用量、性质、煎煮要求和病情的需要、服药方法及服药量等而定。

一般药味较多者，或有毒性而又非急救用药者，或因方中有药物需要先煎或久煎者，用水量较多，以便久煎或多次分服。如麻黄升麻汤用水一斗，大、小柴胡汤用水一斗二升。半夏有毒，一般水洗入方后，煎煮用水量较大：如大、小柴胡汤用水一斗二升，半夏泻心汤等十方用水一斗，小陷胸汤药虽 3 味，亦用水六升。麻黄汤、葛根汤类方中麻、葛需先煎，故一般用水量在九升～一斗二升之间。蜀漆"有毒"，宜先煎、久煎去其悍烈之腥味，杀其毒，故桂枝去芍药加蜀漆龙骨牡蛎救逆汤用水达一斗二升。有些方药需久煎以取其醇厚之性，用水也较多，如附子汤、真武汤、当归四逆汤等均用水八升，桂枝新加汤用水一斗二升，而炙甘草汤酒水合用竟达十五升之多。

药味少或质重吸水少、或病情急需尽快煎服或顿服者用水量较少，如桂枝甘草汤、甘草干姜汤、芍药甘草汤、四逆加人参汤、通脉四逆汤等，均用水三升，煮取一升或一升二合；大陷胸丸以水二升、蜜二合，煮取一升顿服。

特殊溶媒　论中除了常规所用水溶媒外，还有一些特殊的煎煮溶媒。①潦水：乃地面流动之雨水，"甘平无毒，煎调脾胃，去湿热之药"。故麻黄连轺赤小豆汤以煎药，取其味薄不助湿气而除湿热；②清浆水：其性凉善走，能调中宣气，通关开胃，解烦渴化滞物。枳实栀子豉汤以清浆水七升，空煮取四升，纳枳实、栀子，取其性凉走泄以增强泄热除烦、消痞和中之效。③甘澜水：《本经疏证》云："急流水置于大盆内，以勺扬之，水上有珠子相逐，取用之，名曰甘澜水。"苓桂甘枣汤用之煎药，取其降下之性以治奔豚欲作。④水酒混合煎药：如炙甘草汤用酒七升、水八升；当归四逆加吴茱萸生姜汤以酒水各六升等，皆取酒之甘苦、辛温，通血脉行药势。

它如大陷胸丸煮服时调入白蜜，以缓和峻药急下之势，使药力缓缓而行，以搜逐壅积于高位之水热，并能和中解毒，使祛邪而不伤正。

②煎煮时间

药物煎煮时间的长短，与药物的性质、主治病证的性质、服用方法及用量等密切相关。一般有毒药物、补益药物宜久煎，一为减其毒副作用，一为取其醇厚之性。表散清宣及品质疏松或易于溶解的药物，则不宜久煎，以免有效成分丢失。病情急者，则因迅速取用而不宜久煎。

《伤寒论》药物的煎煮时间常以"以水×升，煮取×升"的形式表示，即以溶媒消耗量为标准。一般情况下，需要煎去溶媒的大半或三分之二以上，最多者煎煮去水量达4/5，如炙甘草汤（酒七升、水八升共十五升，煮取三升）、大承气汤（一斗煮取二升）等。半夏、附子、蜀漆等"毒药"及麻黄、葛根等一般煎煮时间均较长，消水量亦大，旨在减毒或增效。大黄黄连泻心汤，则不用煎煮，改以麻沸汤浸渍须臾，去滓取汁，取其轻扬之性，去其沉降之味，以求轻清上扬，清泄中上焦之邪热，以消痞满。

③先煎

药物是否先煮，与药物特性、方药配伍及病情三者密切相关。《伤寒论》中有六药先煮。其意义大致有二。其一：去除药物某些副作用或悍烈之性。如凡用麻黄（共14方）无论作为主药"先煮，减二升"，还是作为辅佐药"先煮一二沸"，方后注皆云"去上沫"。杨仓良《毒药本草》认为麻黄入汤剂"去其水上浮沫，并可降低其毒性"，意概如此；蜀漆一药，《别录》云"有毒"，故除"洗去腥"外，取先煎以进一步去其悍烈之腥味或减少其毒性。其二：先煎者一般是方中主药，先煎可使药物有效成分充分溶出以提高药效。如苓桂甘枣汤之茯苓、葛根汤类方之葛根、茵陈蒿汤之茵陈、小陷胸汤之瓜蒌、麻黄汤之麻黄等。其中茯苓、葛根有效成分较难溶出，尤宜先煎。

另外，栀子豉汤之栀子，大承气汤之枳、朴，虽然标明"先煮"，但其意义与上述不同，其之所以先煮，是因方中其它药物不宜久煎，需要后下的缘故。

④后入

《伤寒论》中对一般方中不宜久煎之药皆采取后入，然其意义有所不同。①取煎煮时间短，以免久煎致有效成分丧失：如桂枝人参汤中桂枝后下，意为不失其辛温透散解肌之力；大黄后下，一则取其"生者气锐"，以增强泻下攻滞之力，三承气汤唯大承气汤大黄后下，则是明证；二则取其气薄以治中，轻清之"气"以宣上，如柴胡加龙骨牡蛎汤，后下大黄"更煮一二沸"，与大黄黄连泻心汤"麻沸汤"浸渍意义相同。②某些易于溶化的药物，取后下、或去滓后同煎，既利于保持其药性，又可防止其影响它药有效成分溶出：如大承气汤、调胃承气汤均于去滓后，纳芒硝，更上微火一二沸，旨在保存芒硝咸寒润下之性；栀子豉汤类方中豆豉后下，是因豆豉质地疏松易脱落，久煮易使药液成糊状，从而会影响其它药物有效成分溶出，故除了"绵裹"外，尚需后下。③某些药物为保存其性味，不宜入汤煎，采用

"去滓"后纳入法：如阿胶在诸方中皆"去滓，纳胶烊尽"；鸡子黄用"去滓"、"小冷"后纳入法；桃花汤中赤石脂一半入煎，一半"去滓"后，"纳赤石脂末方寸匕"，取其直接黏附于肠中，增强收涩止利之效。

（2）服药法

①服药次数：《伤寒论》方药服法多种多样，服药次数有顿服、日再服、日三服、日三四夜二服与频服等不同，要根据病变性质、病情轻重缓急和服后的反应，灵活运用。

三次服：即所谓"日三服"。"日三服"是《伤寒论》中最常用的服法，约占50%以上，适用范围广泛，一般病势不急、病情不甚重者。如麻黄汤及其类方、桂枝汤类方、柴胡汤类方、小建中汤、真武汤、诸泻心汤等。一般分为早、中、晚三次服，利于药力均衡起效。

两次服：分两次服有两种情况，一曰"日再服"，一曰"分温再服"，两者有所不同。前者多用于病程较长、病情较重、正气虚损之证，如四逆汤、白通汤、白通加猪胆汁汤、通脉四逆汤、四逆加人参汤、通脉四逆加猪胆汁汤等，以其病邪深痼，顿服不足以去其邪且药力保持时间短，三服则嫌药力分散，故分两次服以保证药力相对集中，持续发挥作用；"分温再服"多用于病情重、病势急者，且多用在正邪剧争之际，需药后密切观察病情变化，随时调整服药次数及用量者。意在"中病即止"，防止过剂伤正。如小承气汤"分温再服，初服汤，当更衣，不尔，尽饮之，若更衣，勿服之"；柴胡加芒硝汤"分温再服，不解，更作"；大陷胸汤"得快利，止后服"。

顿服：病骤势急者，多"顿服"，集中药力，以求速效。如干姜附子汤、桂枝甘草汤、大陷胸丸、瓜蒂散等。至于桂枝麻黄各半汤用顿服法，是因其表郁日久，邪微证轻，可一药而愈。

昼夜频服：扶正药不可求速效，除回阳救逆者，多缓剂逐步取效。如埋中丸取"温服之，日三四，夜二服"，为昼夜服药次数最多者。盖因其治疗脾胃虚寒，既是补药，又为丸剂，是以采取昼夜多次频服，间隔时间短以保证药力，发挥持续药效。

不定时服药：多用于解表剂。因邪气在表，病情轻浅，大多能一药汗出而表散之，续服与否及服药次数根据药后变化而定，如桂枝汤、麻黄汤等即是。一般以微似汗出为佳。若一服汗出病瘥，则停后服；若不汗，再服；又不汗，可缩短服药间隔，半日内服尽一剂；若病重者，可服至二三剂，总以汗出邪解为度。

②服药时间：服药时间有平旦服、先其时服、先食服、昼夜服等。

平旦服：如十枣汤，治疗水饮阴邪为患，平旦天之阳气渐旺，人身之阳气渐长，可助药力抗邪。

先其时服：即在病情发作前服药。如论中第54条营卫不和的"时发热自汗出"，用"先其时发汗"，使药力在营卫失和之前发挥作用。

先其食服：即空腹服药。如乌梅丸、桃核承气汤。乌梅丸主治厥阴病寒热错杂之久利及蛔厥证，饭前服，药力直达胃肠，利于安蛔；后者主治下焦瘀热互结，病位在下，空腹服，利于药力直达病所，以速取效。

昼夜服：指在白天服药的基础上，增加夜间服药。如黄芩汤、黄芩加半夏汤、桂枝人参汤、均为"煮取三升，去滓，温服一升，日再夜一服"；黄连汤为昼三夜二服，理中丸为日

三四、夜二服。昼夜服药使体内药力持续，利于祛邪，发挥更好的疗效。

（二）《伤寒论》用药思维举要

1．关于麻黄的药与用问题

【问题】

麻黄味辛、微苦，性温。《伤寒论》中以之为主药的麻黄汤由麻黄、桂枝、杏仁、甘草组成，功专发汗解表，宣肺平喘，主治太阳伤寒头身疼痛、恶寒、发热、无汗而喘之表实证。后世多认为麻黄为解表发汗之峻药，麻黄汤乃峻汗之剂，以至于有"夏月不得用麻黄"、"有汗不得用麻黄"之戒，更有对凡是用麻黄的方剂主治功效俱从解表论之者。因此，对于麻黄是否为峻汗之药，有汗能否用麻黄，麻黄是否功专解表等问题，有必要作进一步探讨[2]。

【分析】

麻黄一药，《本经》谓其"主中风、伤寒头痛，温疟。发表出汗，去邪热气，止嗽上气，除寒热，破癥坚积聚。"《伤寒论》中使用麻黄者共有13方，其中除麻杏石甘汤、麻黄连轺赤小豆汤及麻黄升麻汤外，大多数方药为发汗解表祛邪而设，如麻黄汤、葛根汤及葛根加半夏汤、大青龙汤等。由于其代表方麻黄汤开表发汗逐邪之力峻猛，加之有（大青龙汤）"若脉微弱，汗出恶风者，不可服之"（38条）之戒，因而后世有人据此提出"有汗不得用麻黄"，如朱肱《伤寒类证活人书》云："麻黄汤、桂枝汤二者均为解散正分阴阳，不可不慎也。仲景所谓无汗不得服桂枝，有汗不得服麻黄，常须识此，勿令误也。"自此以降，附和此说者甚众，如明·李中梓《本草通玄》谓麻黄"为发表第一药，惟当冬令在表真有寒邪者，始为相宜"；明·贾所学《药品化义》称麻黄"发汗解表，莫过于此……元气虚及劳人感寒或表虚者，断不可用。若误用之，自汗不止，筋惕肉瞤，为亡阳症"等。显然，诸家所指桂枝、麻黄乃桂枝汤、麻黄汤之谓也。"有汗不得用麻黄"之说，实指麻黄汤而言，不可与单味麻黄相混。

对于麻黄峻汗，古今医家亦不乏持异议者。如明·张景岳《本草正》曾说："今见后人多有畏之为毒药而不敢用，又有谓夏月不宜用麻黄者，皆不达。虽在李氏有云，若过发汗则汗多亡阳，若自汗表虚之人，用之则脱人之气，是皆过用及误用而然"。近世张山雷《本草正义》曰："仲景麻黄汤之专主太阳病寒伤营者，以麻黄与桂枝并行，乃为散寒之用，若不与桂枝同行，即不专主散寒发汗矣……不知麻黄发汗，必热服温覆，乃始得汗，不加温覆，并不作汗，此则治验以来，凿凿可据者。……何况轻扬之性，一过无余，亦必不能大汗频仍，留恋药力，酿为巨患"。《伤寒论译释》及尚公序、李佺等人均持此说。李佺更通过对麻黄汤等发汗开腠方的配伍及其服法护理的分析，认为单味麻黄常规用量发汗作用并不峻猛，但若用量超常，如大青龙汤中麻黄用至六两（按汉时与现代剂量的折算方法，约合93克），则开腠发汗之力峻猛，用之不当则有过汗伤阳之弊，因此才有38条之使用禁忌。由此可见，药物剂量大小、相互配伍及药后护理，对药效都会产生直接的影响。

由于认为麻黄为发汗峻药，"有汗不得用麻黄"，后世常以有无汗出作为能否运用麻黄的主要依据。然而仲景并未将汗出作为麻黄的应用禁忌，中风表虚有汗不得用麻黄汤，但不等于有汗不得用麻黄。仲景根据病情，通过不同配伍，有汗者亦可用之，《伤寒论》63 条和162 条所论麻黄杏仁甘草石膏汤证即为汗出而用麻黄的典型例证。汗下后，汗出而喘，身无大热，又不恶寒，是邪已不在太阳之表，汗出而不恶热，知邪亦未入阳明之里，而是邪热壅肺所致，肺热蒸迫津液由毛窍出则汗，邪热壅盛，肺失宣降则喘，故"不可更行桂枝汤"。仲景遵从《素问·六元正纪大论》"火郁发之"的治疗原则，治以麻杏甘石汤。方中用麻黄发越肺中郁热，配以石膏则清宣肺热之功独擅，麻黄配杏仁宣降肺气以定喘。里热清，肺气降，则喘汗自平。方中麻黄虽用至四两，由于一无桂枝等温散药物相助，二无热服温覆助汗措施，三有石膏甘寒挟制，虽然重用却不令人大汗，虽为汗出病证，却无过汗之虞。所以，张山雷评曰："麻黄轻清上浮，专主肺郁，宣泄气机，是为外感第一要药。虽曰解表，实为开肺，虽曰散寒，实为泄邪，风寒固得之而外散，即温热亦无不赖以宣通。"（《本草正义》）

尽管麻杏甘石汤主治太阳病汗下后"汗出而喘"，证属邪热壅肺、肺失宣肃，但由于方中用麻黄的缘故，后世注家也有从解表而论之者，如方有执谓："以伤寒之表犹在，故用麻黄以发之"（《伤寒论条辨·辨太阳病脉证并治中》）。清代温病学家吴鞠通则将此方与桑菊饮、银翘散并列，称为"辛凉重剂"，迳归之于辛凉解表剂中。受此影响，全国统编教材《方剂学》（1~7 版）俱将此方列入"解表剂"中，足见其难脱麻黄为表药之藩篱。姜建国认为若仅就药物而言，更动一下麻黄、石膏药量的配伍（甚至不更动），此方也可用于解表。但本方主治与可治，是有区别的两种内涵。指出其不究原文、原证、原方本义，因药（麻黄）而将此方视作解表剂，属概念性错误。李时珍对此早有驳正："麻黄乃肺经专药……（麻杏甘石汤）乃泄肺肃肺之剂，非麻黄汤及大青龙汤之汗也。世俗不晓，惑于《活人书》及陶节庵之说，但见一味麻黄，即以为汗剂，畏而避之。"李时珍舍表从肺论麻黄之治，可谓不凡，而"但见一味麻黄即以为汗剂"，真乃一针见血，一语中的。麻黄虽是发汗解表之要药，但并非专主于表。

麻黄连轺赤小豆汤主治"瘀热在里"之阳黄证，同样由于方用麻黄，且以之名方，于是历代注家皆谓此证"阳黄兼表"，近期出版的《中医药学高级丛书·伤寒论》亦遵此说，并引《医宗金鉴》之注解"湿热发黄，无表里证，热盛者清之，小便不利者利之，表实者汗之，里实者下之，皆无非为邪求去路也，用麻黄汤以开其表，使黄从外而散……"为佐证。仔细分析，就会发现上注"无表里证"之"表"，与"用麻黄汤开其表"之"表"，其概念的实质不同。前者专指风寒外感表实证，后者泛言从表求治。诚如程郊倩所谓"此由瘀热未深，只从表一边开其郁滞，而散热除湿，佐以获效"（《伤寒论后条辨·阳明篇》）。从表求治，并非专指外感表证，凡里证（包括阳黄证）可以从表而解者均可适用这一原则，自然均可视为麻黄（汤）的适应症。由此可见，麻黄汤虽属汗剂，但具体运用中，非专主于太阳表证，亦可借其宣肺开表、透热散湿，主治阳黄里证，即《金鉴》所言"使黄从外而散。"当然，并不是说麻黄连轺赤小豆汤在临床上不能治阳黄兼表证者，但于此证、此方、此药，未能阐明麻黄启上源、降水湿、开毛窍、散湿热的治黄药理，则未免淡化经旨，曲解原文。本方与茵陈蒿汤、栀子柏皮汤对比，实质上又指出了治湿热阳黄的另一途径，即从表、从下分消湿热。

本条若与《金匮要略·水气病脉证并治》联系起来分析，则其运用麻黄的意义更加清晰明了。仲景指出："诸有水者，腰以下肿，当利小便；腰以上肿，当发汗乃愈。"该篇载治水方十首，用麻黄者达六首，如越婢汤及越婢加术汤、杏子汤、甘草麻黄汤、麻黄附子汤和桂枝去芍药加麻黄细辛附子汤等，既用于风水（在表），亦用于皮水、正水及气分病（皆为里水）。其所谓"发汗"，旨在发散偏上、近表之水气，是仲景秉承《内经》因势利导、就近祛邪外达治疗思想的具体体现。诸方皆用麻黄，盖因其既能宣散水湿、发越郁热，又可宣降肺气、通调水道、利水除湿。一药而收"开鬼门、洁净府"之双效，诚乃一箭双雕之妙用也。

　　麻黄升麻汤主治表证大下，致邪热陷肺，正伤脾寒证。方中重用麻黄发越肺经郁火，与石膏相伍，清泄肺热，有越婢汤之意。全方以发越内陷之阳为主，药后汗出热除，郁阳得伸，是以方后曰"汗出愈"。

【结论】

　　麻黄药用历史悠久，是发汗解表之要药，但并非峻汗之药，峻猛发汗之说是由于将麻黄汤、葛根汤等方剂的发汗效果与麻黄的发汗效果等同看待所致。麻黄亦非治表证之专药，其功用是多方面的，通过不同的配伍，发挥不同的药用效应。凡病不论有无表证，有无汗出，只要能使病邪从表消散者，皆可以用之，不可拘执。

【启示】

　　药有个性之特长，方有合群之妙用。药物配伍有相协相制之妙。诚如陆渊雷《伤寒论今释》所谓"方药之用，因其配合而异，岂拘一味之宜异乎"？另外，药物剂量大小及药物服法、护理，对药物功效均会产生直接的影响，每一环节都不容忽视。

2. 关于桂枝的药与用问题

【问题】

　　关于桂枝是发汗药，还是止汗药？从古至今，一直存在认识上的分歧。

【分析】

　　桂枝"止汗"说，缘于《伤寒论》中桂枝汤主治太阳中风证[3]。由于太阳中风证多见"自汗出"，由此推论桂枝汤乃"止汗"之剂，桂枝是桂枝汤的主药，自然是止汗之药。更有甚者，有医家认为桂枝非但止汗，还能监制麻黄发汗。如方有执曰："麻黄汤中用桂枝，何也？曰：麻黄者，突阵擒敌之大将也，桂枝者，运筹帷幄之参军也，故委之以麻黄，必胜之算也，监之以桂枝，节制之妙也"（《伤寒论条辨》）。喻嘉言、吴谦等皆持此说。问题在于：麻黄与桂枝同属辛温之品，一个峻汗，另一个却止汗，逻辑何在？桂枝二麻黄一汤，桂枝的用量远远超过麻黄，此方究竟是发汗方还是止汗方？李东垣虽然否认桂枝汤是发汗之方，但却不否认桂枝是发汗解表之药，李氏曾说"气之薄者，桂枝也……气薄则发泄，桂枝上行而发表"。

　　肯定桂枝止汗（敛汗），其思维只围于表面现象而未及本质。试问：桂枝味辛性温，如何能收汗？太阳中风证自汗出，其病理机制是因风寒外袭而致营卫不和，桂枝汤乃为"营卫不和"而设。方中桂枝温阳助卫、发汗以散肌表之邪，芍药补益阴气，与桂枝相须为用以和调营卫，佐以生姜协桂枝辛散透邪，甘草、大枣助芍药益阴和营。表邪随汗外散，则营卫和调，"自汗"随之而愈，即"药汗出"而"邪汗"止。显然，"止汗"基于邪解，桂枝乃方中辛温发汗、解肌祛邪之主药。所以，元·王好古《汤液本草》指出："汗多用桂枝者，以之调和营卫，则邪从汗出而汗自止，非桂枝能闭汗孔也。"

否定桂枝发汗，除上述因素外，还与名家影响有关。如清·邹澍《本经疏证》云（桂枝）"其用之道有六：曰和营、曰通阳、曰利水、曰下气、曰行瘀、曰补中"，惟独不提发汗。此语为后世医家所尊崇，广为引用。其实，仔细分析一下，存在问题。首先是不分药与用，不分主与次，面面俱到，未及本质。桂枝六种"用之道"，"通阳"才是其本质，至于其它则大多是"通阳"作用下的间接效应，属药物之"用"的范畴。另外，邹澍还认为"其功之最大，施之最广，无如桂枝汤，则和营其首功也。""和营"之功，就桂枝汤而言，与苦泄益阴的芍药相比，桂枝主在调卫，芍药才是和营。

或问：桂枝甘草汤主治发汗过多的心悸证，若桂枝为发汗药，此证由过汗伤阳所致，却复以汗法治之，其理何在？这里同样涉及桂枝的"药"与"用"问题。药，指药物本身固有的功能；用，指药物临证的具体配伍运用。中医临证用药，"用"的学问远远大于"药"的学问。这是因为"药"是定规的，"用"却是活泛的，而中医临证用药几乎全在这"活"字上。桂枝就其性味功效而言属发汗解表药，但并非凡用桂枝即为发汗解表。药与用、药与方的概念不尽相同，不可混淆。桂枝甘草汤证心悸，发汗过多是病因，心阳虚是病机，病由外感转为内伤。外无表证，桂枝的辛散解肌功能即成无的之矢，而其温通心阳的功能就会充分发挥，所以，桂枝于此方功在温通心阳。可见，这里还蕴涵着一种药物与病的关系问题。

【结论】

综上所述，关于桂枝"止汗"，是由于受思维定势的影响导致逻辑概念的混淆。桂枝汤温阳益阴、发汗解肌、调和营卫。表邪去，营卫和则汗自止。桂枝是发汗解表之要药，但桂枝并非专于解表，临床每随其配伍不同而发挥不同功效。

【启示】

讨论桂枝的发汗与止汗，当分清药与用的关系，以及药与方、药与病的关系，当抓住桂枝辛温宣通卫阳的本质。否则，在讨论中势必形成各有所本、互难信服、无休无止的争论局面。

3. 关于"无汗不得用桂枝"

【问题】

"无汗不得用桂枝（汤）"乃是后世针对《伤寒论》桂枝汤证治归纳总结出的运用桂枝汤的一般原则，意在说明桂枝（汤）与麻黄（汤）的区别所在。此说影响深远，为伤寒学者广为接受。然而桂枝汤并非专为太阳中风证而设，《伤寒论》亦有多处运用桂枝汤而无"自汗出"者。其机理何在，值得关注、探讨[4]。

【分析】

"无汗不得用桂枝"源自《伤寒论》第十六条"……桂枝本为解肌，若其人脉浮紧，发热汗不出者，不可与之也"。此处"桂枝"代指"桂枝汤"。太阳病邪自外侵而发，但由于感邪轻重及患者体质强弱差异，可见发热、恶寒、无汗、脉浮紧的伤寒表实证与发热、汗出、恶风（寒）、脉浮缓的中风表虚证两种不同证候类型。"无汗"是表气闭实，"自汗出"乃腠理不密。前者治以麻黄汤，后者治以桂枝汤。由此可见，有无汗出是太阳表实证与中风表虚证的鉴别要点之一，也是运用麻、桂二方的重要依据。两者证治各异，不可混淆。因而仲景郑重告诫：太阳伤寒表实无汗者，不可妄投桂枝汤。盖因桂枝汤不同于麻黄汤开腠发汗，而是通过温阳益阴、发汗解肌、和调营卫，其发汗之力不足以祛散在表闭实之寒邪。若误用之，非但不能峻汗祛邪，反有助邪化热之弊端。提示汗法解表，既不可太过，也不能不及。药轻病重，发汗不彻，邪气稽留，易生变证，第185条所述即是明证。此乃仲景临床宝贵经验之总结，确当牢记不忘。

论中对于"病常自汗出"与"病人脏无它病，时发热自汗出而不愈"等"卫气不共荣气谐和"之内伤"自汗出"证，均用桂枝汤温阳益阴、发汗以和营卫，营卫和则汗自止。可见，桂枝汤非专为太阳中风证而设，其不仅可用于太阳中风证，也可用于杂病治疗，但凡营卫不和者，皆可用之。

仲景在论述营卫不和自汗证治的同时，还列举了多种桂枝汤的适应症，如第42、44、45及57四条所述之证等。第42条"太阳病，外证未解，脉浮弱，当以汗解，宜桂枝汤。""太阳病，外证未解"，当指太阳表证如发热、恶寒、头痛、脉浮等仍在，从治以桂枝汤来看，可知证属风寒在表，治当辛温解表。若无汗、脉浮紧，乃表实之证，当用麻黄汤发汗解表。今"脉浮弱"，则无论其有汗、无汗，均宜桂枝汤"汗解"之。若汗出、脉浮弱，属风寒袭表，营卫不和，乃桂枝汤之正治；若无汗，脉浮弱，则示正气不足，不耐麻黄之峻汗，而用桂枝汤发汗解肌，此乃桂枝汤的权宜之用。第44、45两条则因表邪未解而误用下法，不仅表邪未除，反而诛伐无过，徒伤正气。此时，虽表证仍在，但因正气受伤，故无论有无汗出，皆宜用桂枝汤解外。第57条谓"伤寒发汗已，半日许复烦，脉浮数者，可发汗，宜桂枝汤"。太阳伤寒，治以辛温发汗，是药证相符，故汗出而病解。今病解不久又见发热、恶寒、头痛、脉浮数，是谓"复烦"，究其原因，或为余邪未尽而复聚，或因汗后调护不当，复感外邪。但不论何种原因，只要表证再见，则仍当从表论治，故曰"可发汗"。既谓发汗，何以不辨其有汗、无汗而用桂枝汤？盖因本证见于汗后不久，腠理业已开泄，因麻黄峻汗，恐其过汗伤正，或酿生它变，故而用桂枝汤解肌祛风，调和营卫。又如第276条"太阴病，脉浮者，可发汗，宜桂枝汤。"既冠以"太阴病"，当属脾阳不足，其脉当缓弱，今脉不缓弱反浮，表明里虚不甚，且病势向外。从"可发汗"当知，本证除脉浮外，当伴发热恶寒、四肢疼痛等证。脾阳不足，复感风寒，自然不宜峻汗之麻黄汤，而宜桂枝汤内调脾胃，外和营卫。第387条"吐利止而身痛不休者，当消息和解其外，宜桂枝汤小和之。"此霍乱吐利止后的里和而表未解证。因其阳气大伤，津液未复，阴阳俱虚，故亦不宜峻汗，以免阳气更伤，变证再起。权宜而用桂枝汤，既不温覆、也不啜热粥，旨在小和其表，惟恐过汗矣。同时桂枝汤尚能温阳益阴，调理脾胃以助脾胃升降之机的恢复。本证与第276条之用桂枝汤，皆有表里兼顾之妙，足见仲景辨证用药之灵巧精当。

以上诸证均有表不解，但由于脉弱、曾经汗下、素体阳虚、病后阴阳未复等，不宜用麻黄汤峻汗，是以无论其有汗无汗，皆宜用桂枝汤。可见，表证"自汗出"并非桂枝汤唯一的辨证眼目，正气不足、营卫失和，才是辨证的关键。

【结论】

桂枝汤虽是治疗太阳中风表虚证之主方，但桂枝汤并不限于治太阳中风证。桂枝汤既可治疗中风寒热、自汗出证，亦可治疗杂病营卫不和的"时发热自汗出"及"常自汗出"。同时，对于太阳病表邪不解，正气不足而不宜麻黄汤峻汗者，无论其有汗无汗，皆可用桂枝汤发汗解肌，和调营卫，兼调脾胃以助生化。营卫不和而"汗出"，固当用桂枝汤，但表证无汗者亦可用之。正气不足、营卫失和，乃运用桂枝汤的辨证关键。

【启示】

仲景运用桂枝汤，除了对临床脉症进行分析外，对患者素体体质、发病过程及治疗经过等都十分重视，全面综合分析、判断，不拘泥于"汗"之有无，足见其辨证用药既有原则性，又具灵活性，对今之临床颇具启发与指导意义。

4. 关于芍药的酸敛与苦泄

【问题】

仲景《伤寒论》中芍药的运用较为广泛，运用频率仅次于甘草、桂枝、大枣、生姜四药，达33方次之多。关于芍药在经方中的应用及配伍，历代医家均从不同的角度作过探讨。但对芍药的酸敛与苦泄，有无止汗功能等问题，一直存在歧义，有必要进一步探讨[5]。

【分析】

谓芍药能"止汗"，缘于配伍芍药的桂枝汤能治疗"自汗"。如《医宗金鉴》云："芍药酸寒，酸能收敛，寒走营阴，桂枝君芍药，是于发汗中寓敛汗之旨。"近现代医家崇此说者甚众。关于芍药能否"止汗"，通过对桂枝汤证"自汗出"的病理机制及芍药在桂枝汤中作用的分析，即可找到答案。

桂枝汤主治太阳中风证，证见发热、恶风（寒）、自汗出、脉浮缓。名之为"中风"，是因其证有"汗出"、"脉缓"等符合风性开泄特征的脉症。对于"发热"、"汗出"，仲景既言"太阳中风，阳浮而阴弱，阳浮者，热自发，阴弱者，汗自出"（12条），又谓"太阳病，发热汗出者，此为荣弱卫强，故使汗出"（95条）。意即由于外感风寒之邪，卫气浮盛于表以抗邪，邪正交争则"发热"；卫气抗邪，不能顾护营阴，营阴失于内守而外泄则"汗自出"。"汗出"由风寒外袭，营卫不和所致，桂枝汤乃为"营卫不和"而设。方中桂枝温阳助卫、发汗以散肌表之邪，芍药补益阴气，与桂枝相须为用以和调营卫，佐以生姜协桂枝辛散透邪，甘草、大枣助芍药益阴和营。表邪随汗外散，则营卫和调，"自汗"随之而愈，即"药汗出"而"邪汗"止。显然，"止汗"基于邪解，而方中祛邪主药乃桂枝而非芍药，"止汗"实为桂枝汤发汗散邪、和调营卫的结果。所以，清·邹澎说：（桂枝汤）"……得微似有汗，诸证遂止。此实和营布阳之功，断非酸收止汗之谓也（《本经疏证》）。"

辨证论治是中医的特色与灵魂，对自汗出证亦当辨证审因而治之。自汗证大致有肺卫不固与营卫不和两种类型，两者病理机制不同，治疗原则各异。肺卫不固者，治当收涩固表以止汗；而营卫不和者，则应主以"调和营卫"而非收涩固表为治，更不可一见"汗出"即言"酸收"以止之。退而言之，即使收涩止汗，也未必定要"酸收"，更别说用芍药，历代不少止汗名方如玉屏风散、牡蛎散、当归六黄汤等，无一首方剂是以"酸"收敛止汗，更非以芍药为主药，便是佐证。

芍药，首载于《五十二病方》，详述其药用功效者，始见于《神农本草经》。《本经》将芍药列于"中品"，谓其"味苦，平，治邪气腹痛，除血痹，破坚积，寒热疝瘕，止痛，利小便，益气"。《吴普本草》言芍药："神农：苦。桐君：甘，无毒。岐伯：咸。李氏：小寒。雷公：酸"。此后，关于芍药"味酸"说始得以流行。如《别录》谓其"味酸、微寒，有小毒。"所以，成无己《注解伤寒论》在解释桂枝汤时，于芍药之后标明"味苦酸"，并引《内经》"风淫所胜，平以辛，佐以苦甘，以甘缓之，以酸收之"作注，云："是以桂枝为主，芍药甘草为佐也"。仲景《伤寒论》乃东汉末年之作，其所用芍药，当与《本经》所载一致，即味苦而不酸。其功用非但不主收敛，反以苦泄为主，以其"除"、"破"、"利"均是"泄"的功能的具体体现。所谓"益气"，是指"益营阴之气"，因芍药入营血，所以桂枝汤中用芍药以"益阴和营"。

《伤寒论》33首用芍药方中，除桂枝汤、桂枝新加汤、小建中汤、麻子仁丸、当归四逆汤、黄连阿胶汤等方体现出补益营阴的功能外，余者大多以"泄"为主。如大柴胡汤的苦泄开结、通泄实邪，桂枝去桂加茯苓白术汤及真武汤的苦泄散结、通利水邪且无伤阴之弊；黄芩汤的苦泄去滞、通达脾络；四逆散的苦泄疏达、通阳导滞；桂枝加芍药汤的苦泄破滞、通络止痛等。尤其芍药"主邪气腹痛"，也是仲景随证加减用药的规律。如小柴胡汤、通脉四逆汤、三物白散的加减法中，皆为"腹中痛，加芍药"。腹痛是脾络不通，气血瘀滞，即不通则痛之谓。以芍药入血分，性苦泄以"通"，达到通则不痛之治疗目的。倘若芍药味酸而收敛，何以能治络脉凝敛不通的"腹中痛"？

《内经》谓"酸入肝"，或问：芍药不酸，何以归经于肝，且为养肝柔肝之要药？盖芍药入肝经，擅治肝病，非因其"酸"，而是由于芍药属血分之药，又善通达肝络。肝主藏血，且主筋脉。因此，芍药成为治疗肝病之要药。所谓"酸入肝"是五味归属五脏，指酸味药大多善入肝经，并非凡入归肝经之药皆味酸。从肝体阴而用阳的特性而言，治疗肝病，运用既能苦泄疏达，又能补益肝血之药，最为适宜。所以，《伤寒论》四逆散以之养阴柔肝、协柴胡条达肝气，后世诸多疏肝名方，如逍遥散、柴胡疏肝散中所用血分药，亦多用芍药、当归、川芎而非熟地、首乌、枸杞。芍药柔肝疏肝，用于治肝病，具有体用兼顾之妙。

【结论】

桂枝汤用芍药，意在益阴和营，所谓"止汗"乃桂枝汤发汗解肌、调和营卫之结果。《本经》载芍药"味苦、平"而不酸，《伤寒论》用芍药主要取其"补"与"泄"两途。

【启示】

谓芍药"味酸"而酸敛止汗，混淆了太阳中风证与内伤自汗的病理本质，混淆了"营卫不和"与"表气不固"的原则区别，也忽视了芍药在桂枝汤及其证治中的真正作用，并由此造成了药与治、方与证脱节、辨证思维不清、病理概念混淆，当详辨之。

5. 杏仁的药与用问题

【问题】

杏仁一药，历来被视为止咳平喘的主要药物。《伤寒论》麻黄汤以其所主之风寒表实证可见"无汗而喘"，故被视作"解表发汗，宣肺平喘"之剂，方中杏仁之用多谓为"喘"而设。然而，"喘"之一症，并非伤寒表实证的主要症状，倘若伤寒表实而无"喘"，麻黄汤能否用之？此外，论中麻黄连轺赤小豆汤、大陷胸丸、麻子仁丸等方所主之证既非风寒表实，更不见"喘"，其用杏仁意义何在？种种疑问，皆当辨析之[6]。

【分析】

综观《伤寒论》麻黄汤证治诸原文，提到"喘"者仅3处，即第35、235条"无汗而喘"、第36条"喘而胸满"，其余6条皆未见"喘"，可见"喘"之一症，并非麻黄汤证主要的或必见的症状，对于麻黄汤，无论"喘"之与否，只要临床辨证属于太阳病风寒束表、卫闭营郁之表实，即可用之，麻黄汤之用杏仁，所治并非只在于"平喘"。

杏仁味苦、甘，性微温，入肺与大肠二经。其主治功效始载于《神农本草经》："主咳逆上气，雷鸣，喉痹，下气，产乳，金疮，寒气奔豚"。后世对杏仁的功能作用多有阐发，如《医学启源》谓其："气薄味厚，浊而沉降，……入手太阴经"；《药性切用》云："杏仁入肺而疏肺降气，解邪化痰，为咳逆胸满之药"；王好古认为"麻黄汤……并用杏仁者，为其利气、泻肺、解肌也"；张隐庵言"配杏仁以利肺气而通毛窍（《本草崇原》）"等。综上可知，气薄味厚、苦泄沉降、疏利肺气，乃杏仁主要功用之所在。邹澍说："麻黄杏仁并用，盖麻黄主开散，其力悉在毛窍，非藉杏仁伸其血络中气，则其行反濡缓而有所伤。则可谓麻黄之于杏仁，犹桂枝之于芍药"（《本经疏证》）。邹氏将麻黄与杏仁相伍视作"犹桂枝之于芍药"，可谓要言不烦。麻黄汤中麻黄与桂枝是相须而协力，麻黄与杏仁则是相反而相成。麻黄味辛，宣肺主升散；杏仁味苦，肃肺主降下。麻杏配伍，一宣一降，主调肺气。肺主皮毛，通卫气，风寒之邪侵袭肺卫而为病，麻黄宣卫开表发汗，必借肺气之宣降出入有常。此诚为麻黄汤主治伤寒表实，无论"喘"否的重要机制之所在。大青龙汤、桂枝麻黄各半汤、桂枝二麻黄一汤等之用麻杏，意概如此，充分体现了辨证论治、治病求本的治疗学思想。

此外，论中麻、杏合用者尚有麻杏甘石汤与麻黄连轺赤小豆汤两方。前者乃麻黄汤以石膏易桂枝而成，主治肺热壅盛"汗出而喘，无大热"证。尤在泾谓之曰："以麻黄杏仁之辛而入肺者，利肺气，散邪气；甘草之甘平，石膏之甘辛而寒者，益肺气，除热气……盖肺中之邪，非麻黄杏仁不能发，而郁结之热，非石膏不能清"（《伤寒贯珠集》）。后者用于治疗湿热内蕴之黄疸，方中麻黄、杏仁、生姜合用，不仅宣发肺气散湿透热，并可降泄肺气通利水道，利湿热从小便而出。热去湿除，黄疸自退。

它如治水热互结之结胸证病位偏上的大陷胸丸，方用杏仁协葶苈子通降肺气，气降则水降，使水热之邪自前后分消；脾约证大便硬用杏仁，降肺气以应大肠，宣津液以润大便，上下通达，腑气自畅。既提示脏腑相应之机，又体现下病上取之治，且寓示气机升降之理。

【结论】

《伤寒论》之杏仁具有解表、平喘、利水、通便等多种功用，而其种种功用，无不与其气薄味厚、苦泄沉降、疏利肺气密切相关。麻黄汤杏仁之用旨在降肺气，是以伤寒表实无论其"喘"之与否，皆可用之。其利水、通便既提示脏腑相应之机，又体现下病上取之治，且寓示气机升降之理。一味杏仁，一旦用活，奥义无穷矣。

【启示】

论中杏仁主治虽有四种，但无不与其气薄味厚、苦泄沉降、疏利肺气密切相关。掌握这一基本特征，便可用活杏仁。此用药思维之体现，杏仁如此，其它药用也即如此。

6. 辨《伤寒论》大柴胡汤大黄之有无

【问题】

《伤寒论》大柴胡汤方中无大黄，《金匮玉函经》大柴胡汤有大黄二两，但方后注中有"一方无大黄，若不加不得名大柴胡汤也"16字，其后的《千金要方》、《千金翼方》以及《肘后备急方》、《外台秘要》等书均载有相同文字。宋·林亿等人在校订《伤寒论》时，也于方后注中云："一方加大黄二两，若不加，恐不为大柴胡汤。"关于《伤寒论》大柴胡汤方中究竟有无大黄，历来认识不一。诸家各有所据，莫衷一是，迄今仍存有争议。

【分析】

据证立法，制方遣药，是《伤寒论》辨证论治的基本原则。证是"的"，方乃"矢"，辨证是论治的基础、遣方用药之依据。考《伤寒论》中大柴胡汤凡见者三：即第103条"呕不止，心下急，郁郁微烦者，为未解也，与大柴胡汤下之则愈"；136条"伤寒十余日，热结在里，复往来寒热者，与大柴胡汤……"；165条"伤寒发热，汗出不解，心下痞硬，呕吐而下利者，大柴胡汤主之"。对于大柴胡汤是否有大黄，其所主治为何证，历代医家多根据原文从不同角度进行分析阐释。成无己《注解伤寒论》谓大柴胡证"呕不止，郁郁微烦"、"呕吐而下利，心下痞硬"是"里热已甚，结于胃中"、"里实也"，并于《伤寒明理论》中指出"以大黄有将军之号，而功专荡涤，不加大黄，恐难攻下，必应以大黄为使也"，从而将大黄纳入大柴胡汤，用以逐邪热。自此以降，大柴胡汤有大黄说从之者甚众。如陆渊雷《伤寒论今释》谓"呕不止而心下急，郁郁微烦，是小柴胡之嘿嘿不欲饮食已进一步。盖少阳未解，胃家已实，特未至大承气证之大实痛耳。少阳未解，则不可与承气，胃家已实，又不得不下，所以有取乎大柴胡也……经文明言下之，若无大黄，何以下心下之急乎。"舒驰远《舒氏伤寒集注》云："热结在里，必大便闭结……而复往来寒热，大柴胡可用。"刘渡舟[7]也说"原方无大黄，考原文有'下之则愈'语，当以有大黄为是"。但也有持相反意见，否认大柴胡汤有大黄者。如柯韵伯《伤寒来苏集》指出："此方是治三焦无形之热邪，非治胃腑有形之实邪也……条中并不言及大便硬，而又有下利症，仲景不用大黄之意晓然。"王旭高《退思集类方歌注》则称："此小柴胡、四逆散二方合用者也。除去人参、甘草者，盖热邪已结在里，不可更实其脾也。……此下气分无形之热结，故不用大黄"，并于方歌中云"大柴胡汤芩夏芍，枳实姜枣共煎尝，表有寒热里热结，痞硬微烦呕利良。或有加入大黄者，表里兼攻便秘将。"等等。

综观上述诸家之见，尽管各有所据，但对于大柴胡汤是否有大黄，除根据原文"下之"而断其当有大黄者外，多数均以原文所述大柴胡汤证是否兼有阳明里实为依据，认为兼里实者则当用大黄，仿佛大黄是阳明里实之专药。显然，混淆了大黄与诸承气汤方的关系。《伤寒论》诸承气汤诚为阳明腑实而设，大黄确是承气汤方之主药，但其决非阳明腑实之专药。盖大黄一药，苦寒沉降，走而不守，《神农本草经》称其能"下瘀血，血闭，寒热，破癥瘕积聚，留饮宿食，荡涤肠胃，推陈致新，通利水谷，调中化食，安和五脏。"《伤寒论》中用大黄者共15方，有形实邪结滞者用之，无形邪热壅盛者亦用之。如治心下热痞的大黄黄连泻心汤与治湿热发黄的茵陈蒿汤，其大黄之用即为泻邪热而畅气机。所以许叔微《伤寒发微论》云："大黄虽为将军，然荡涤蕴热，推陈致新，在伤寒乃为要药，但欲用之当耳。"顾武军[8]则从临床实际出发，认为"大柴胡汤证从'呕不止，心下急，郁郁微烦"分析，仲景未言大便硬，其主要病机确是胆胃热郁气滞较甚而使然。验之于临床，用大柴胡汤治疗胆道疾患，也不以大便秘结为辨证眼目，而大黄既可通腑，更能泻热。"姜建国等[9]指出："少阳为病，疏泄失职，胆胃不和，邪气内结，最易致胃腑的病症，呕不止、心下急，正是胆气犯胃的表现，用枳实行气导滞，用大黄泻热破结，正适合少阳胆火郁结重证之治。"诚如陈修园《伤寒论浅注》所说"与大柴胡汤下之，下其邪气，而不攻其大便。"

至于"热结在里"，并不能等同于热结阳明肠腑，《伤寒论》第168条谓"热结在里"，治以白虎加人参汤即是明证。而将大柴胡汤证之"下利"作阳明里实"热结旁流"解者，显然是受大黄为承气汤主药思维的影响使然。要知，"热结旁流"乃指阳明腑实证的重证，下利清水色黑臭秽，口干燥，腹满痛按之坚硬有块，其病情重笃，治宜大承气汤急下存阴，决非大柴胡汤所能胜任。观大柴胡汤，若不加大黄，则为四逆散、黄芩汤之合方去甘草，二方所治之证皆可见下利，黄芩汤所治之下利是少阳邪热内迫大肠所致，四逆散所治之下利是肝气不舒，木邪乘土所致，而大柴胡汤所治之下利伴"心中痞硬，呕吐"，是少阳之邪热壅盛，内迫阳明，升降失常使然。故陈亦人[10]谓"本证的下利，必然是利下不畅，色黄赤而气极臭。"陈氏之见，对理解大柴胡汤病机特点及其辨证运用颇有启发与指导意义。

【结论】

《伤寒论》大柴胡汤当以有大黄为是，其证乃少阳邪热犯胃，胆胃热郁气滞较甚所致，所以用大柴胡汤通腑泻热、和解枢机。方中大黄之用，旨在通下以泻少阳之郁热，而非攻下阳明腑实之燥结。

【启示】

对于药物的运用，要在契合病机、药证相应。大黄一药，运用十分广泛，切不可拘泥执凿、思维简单化，将其与承气汤方混为一谈。

7. 半夏药法说略

【问题】

半夏为中医临床常用药物之一，具有燥湿化痰、降逆止呕、消痞散结之功效。以其味辛性温、有毒，当今临床多主张内服宜用炮制品，对于生半夏则畏如虎狼，严格限制使用。然而仲景方中半夏不仅生用，而且大多内服。无论外感内伤、寒热虚实，皆可用之。古今之殊，犹若天壤，其缘由何在？

【分析】

半夏药用历史悠久，《灵枢·邪客篇》即载有半夏秫米汤，用于治疗"目不瞑，不卧"。《神农本草经》始载其功效主治，列为下品，但书中未记载炮制方法。将半夏广泛用于临床则始自仲景，《伤寒论》载方113首，用半夏者共18方，且皆为生用、内服。关于半夏之毒性仲景早有认识，然而却未见后世所谓"戟人咽喉"、"生令人吐"等半夏中毒症状之记载。仲景之所以能广用半夏而就利避害，全在其药法之妙用。

1. 配伍减毒 仲景用生半夏常与姜相配伍，《伤寒论》用半夏18方中配姜者14首（其中5首用干姜）。陶弘景《本草经集注》称"（生姜）杀半夏、莨菪毒"，（半夏）"畏生姜、干姜"，指出半夏"有毒，用之必须生姜，此是取其所畏，以相制耳"。同时，半夏与生姜性味相同，均具辛温行散、下气降逆之功。两药配伍，相须为用，增强和胃止呕之效。半夏生用配之以姜，相制相协，乃一箭双雕之妙用也。

2. 水洗半夏　综观《伤寒论》所用半夏18方，无一例外皆注明半夏"洗"后入药。从"洗"字反证其所用为生半夏，制半夏久洗久泡，泥沙早去，何须煎时再洗。《金匮玉函经》云：(半夏)"汤洗十数度，令水清滑尽，洗不熟有毒也。"显然，生半夏反复水洗，旨在洗净粘滑，去除或减少其毒性。水洗即后世所谓水制法，属中药炮制方法之一。

3. 入汤久煎　煎煮是中药汤剂提取有效成分的基本方法，也是降低药物毒性最简便的方法。仲景诸方均未明确指出煎药时间，但都以药物煎煮过程中水的消耗量来控制煎药时间长短。仲景的煎煮减毒法有先煎、久煎和另煎的不同。用半夏方多采取久煎，一般水洗入方后，煎煮用水量较大，但凡半夏用量达半升以上者，用水量多不少于一斗，如大、小柴胡汤用水一斗二升，半夏泻心汤等十方用水一斗，小陷胸汤药仅3味，用水亦达六升。通常煮取药液约为用水量的1/3至1/4，但《金匮要略》中小半夏汤(半夏一升、生姜半升)则"以水七升，煮取一升半"，煎取的仅为用水量的1/5。而大、小柴胡汤及半夏、生姜、甘草诸泻心汤等则要求"煮取六升，去滓，再煮，取三升"。如此久煎，或去滓再煎，旨在减轻半夏之毒性，并使药性和合、药效增强。

4. 散剂煮服　仲景用散剂一般均以白饮和服，但对半夏组方的散剂却要求煎煮后服用。如《伤寒论》中半夏散及汤方(半夏、桂枝、甘草)方后云"以水一升，煎七沸，纳散两方寸匕，更煮三沸，下火，令小冷，稍稍含咽之"；《金匮要略》中半夏干姜散方后则要求"上二味，杵为散，取方寸匕，浆水一升半，煎取七合，顿服之"。仲景用半夏组方多入汤煎，而为散剂则需煎后服用，其理何在？诚如《伤寒论》半夏散及汤方后所云"半夏有毒，不当散服"。足证通过水煮可除去或减少半夏之毒性。

仲景用生半夏除"汤洗"外，并未经特殊炮制处理，及至宋代，各种医书才对半夏入药内服有"去其毒"的要求。但后世用生半夏者仍不乏其人，如《保命集》载"治湿痰，咳嗽，脉缓，面黄，肢体沉重，嗜卧不收，腹胀而食不消化。南星、半夏(俱汤洗)各一两，白术一两半。上为末，糊为丸，如桐子大，每服五七十丸，生姜汤下。"《圣济总录》载"治阴黄，小便色不变，欲自利，腹满而喘者哕。半夏(汤洗七遍，去滑，焙)一两、人参二两、葛根二两。上三味锉如麻豆，每服四钱匕，以水一盏，加生姜(切)半分，煮取七分。去滓，不计时候，温服"等。

当代名医大家对半夏生用亦多有独到见解，如：朱良春[11]认为"生半夏久煎，则生者变熟，何害之有"，并将其用于治疗多种疑难杂证，临床未见不良反应。姜春华[12]则认为经过炮制"均使半夏失却药性，成为淡而无味，有名无实的药物"，主张恢复仲景半夏生用之本来面目，并善用生半夏起沉疴、疗痼疾。颜德馨[13]亦认为，生、熟半夏虽然一字之差，但疗效相差甚大，半夏炮制后毒性虽去，但其药力亦大为减弱，轻证初病或可取效，但重病痼疾则力有未逮，疑难杂证用生半夏(先煎30min)常能收到意想不到的疗效。赵付芝[14]等应用生半夏、生胆南星为主，治疗失去手术或放疗机会的晚期食管癌。临床使用时，将生半夏、生胆南星先煎2h，再混同其它药物煮沸后，文火煎煮20min，服后未出现中毒反应，且疗效优于制半夏和制胆南星。

关于生半夏之毒性，历代文献记载有"戟人咽喉"、"生令人吐"等。半夏含 β - 谷甾醇及其葡萄糖甙、黑尿酸及天门冬氨酸、精氨酸、β - 氨基酸，另含胆碱、微量挥发油、原儿茶醛等[15]。其有毒成分为胆碱、高龙胆酸、草酸钾、原儿茶醛等[16]，毒性作用是刺激口腔、咽喉、消化道粘膜，引起局部烧灼感，甚至局部水肿。可见，生半夏之毒，乃指其"戟人咽喉"之局部刺激作用，而非全身之毒[17]。吴皓等[18]研究发现，姜汁煮生半夏能明显降低其对动物的刺激性和毒性，减毒作用与矾制半夏相似。现代药理学急性毒性与亚急性毒性试验研究结果显示，半夏生药煎剂毒性不明显，与对照组相比，小鼠外观、体重等方面均未见明显差别，小鼠心、肝、脾、肾及肠等脏器的解剖及病理切片检测，均未见药物毒性所致的病理变化，因此认为，加热对生半夏有解毒作用[19]。赵典刚等对半夏进行"熟"法炮制，即取净半夏，置高压锅内，加入 2.5 倍水量，以摄氏 115℃、80kPa 压力加热 120min，冷却后取出，以口尝无麻辣感为度。经实验研究比较发现，半夏加热熟制后，其毒性、刺激性及有效药性与清半夏、姜半夏、法半夏等并无明显差异，同样能降低毒性、刺激性[20]。

【结论】

仲景生用半夏，"汤洗"后直接入煎剂，经加热久煮，确可去除其毒性。同时，通过半夏与生姜的巧妙配合，不仅减少、消除毒副作用，并能增强药效。可见半夏生用，只要配伍运用得当，讲究煎煮，即能化害而为利。

【启示】

既重视药物的巧妙配伍，亦重视诸如药物煎服方法及护理等与治疗有关的每一环节，是仲景治疗学的重要特色之一，对当今中医临床具有重要的现实指导意义。

（黄金玲，姜建国）

参考文献

[1] 姜建国. 伤寒思辩. 第 1 版. 济南：山东大学出版社，1995：240～256

[2] 姜建国. 伤寒思辩. 第 1 版. 济南：山东大学出版社，1995：222～225

[3] 姜建国. 伤寒思辩. 第 1 版. 济南：山东大学出版社，1995：213～216

[4] 姜建国. 伤寒思辩. 第 1 版. 济南：山东大学出版社，1995：233～236

[5] 姜建国. 伤寒思辩. 第 1 版. 济南：山东大学出版社，1995：226～230

[6] 姜建国. 伤寒思辩. 第 1 版. 济南：山东大学出版社，1995：216～219

[7] 刘渡舟. 伤寒论讲解 [M]. 第 1 版，北京：光明日报出版社，1987：211，217

[8] 顾武军.《伤寒论》少阳病篇评述（2）[J]. 南京中医药大学学报，2003；19（1）：1

[9] 姜建国，李树沛. 伤寒析疑 [M]. 第 1 版，北京：科学技术文献出版社，1999：310

[10] 陈亦人. 伤寒论译释 [M]. 第 3 版. 上海：上海科学技术出版社，1992：707

[11] 刘强等. 名老中医 [M]. 科学技术文献出版社重庆分社，1985：135

[12] 董其圣，姜光华. 姜春华用峻药 [J]. 上海中医药杂志，1997；(3)：32～3

[13] 颜新. 颜德馨教授用毒性药物的经验举隅 [J]. 辽宁中医杂志，1998；25（2）：

53~54

[14] 赵付芝，匡建民，钟华. 生半夏生胆南星为主治疗食管癌 [J]. 山东中医杂志，1999；18（12）：546

[15] 国家中医药管理局《中华本草》编委会. 中华本草 [M]. 第1版. 上海：上海科学技术出版社. 1997：515

[16] 李仪奎. 中药药理学 [M]. 第1版. 北京：中国中医药科技出版社，1992：69~72

[17] 王延彰. 毒剧中药古今用 [M]. 第1版. 北京：中国中医药科技出版社，1991：12

[18] 吴皓，蔡宝昌，史小良，等. 半夏姜制对动物刺激性及毒性的影响 [J]. 中国中药杂志，1993；18（7）：408~410.

[19] 中医研究院中药研究所药理室、生药室炮制组. 半夏炮制的毒性研究 [J]. 新医药杂志，1997；（7）：38~40

[20] 赵典刚，郝桂兰，王振海，等. 半夏熟法炮制品与药典法炮制品药理作用比较的实验研究 [J]. 中国中医药科技，2001；8（6）：366~368

第四章

《伤寒论》思维方法的临证运用

　　《伤寒论》中一个基本的思维观是常变思维观，常变思维观作为《伤寒论》六经辨证的基本思维方法之一，体现在《伤寒论》的病、脉、证、治诸方面，渗透于每段条文、每个方证、每个方剂之中，可谓无所不在。常之思维示人以规矩，变之思维示人以圆活，在中医临证中具有很高的指导意义，成为中医辨证论治的基本思维方法之一。

第一节　《伤寒论》常变思维观的临证运用

　　《伤寒论》的常变思维方法，奠定了中医临证的基本思维方法，对后世的影响甚大，成为中医辨证论治之主导思维，将这种方法运用于临床，是中医辨证论治的重要实践内容。

一、《伤寒论》常变思维观的临床意义

　　《伤寒论》的常变思维观表现在六经病的病、脉、证、治等各个方面。如从六经发病而言，有常有变，与感邪的性质和轻重、邪气侵袭的部位以及患者的体质状况密切相关。一般而言，邪气侵袭三阳经，或素体阳盛者感受外邪，其发病由于阳气的亢奋而多表现有发热，若感受寒邪则见恶寒，感受热邪则不恶寒；若邪气侵袭或传变到三阴经，或素体阳虚感受外邪，其发病由于阴气的充盛而多表现为不发热而恶寒。《伤寒论》第7条所谓"病有发热恶寒者，发于阳也；无热恶寒者，发于阴也"，即是讲的六经发病之常理。然有常亦有变，三阳经感受邪气，亦有太阳伤寒的"或未发热"现象（3条），这是因为感受寒邪较重，卫阳郁遏，或体质素弱，卫阳不能及时达表抗邪所致；同样，三阴经感受邪气，亦有少阴病"反发热"表现（301条），这是因为虽病发少阴，但邪气侵袭少阴经之初，阳气可有短暂的郁遏，从一"反"字可知其为少阴病之变理。

　　常与变的思维观表现在脉症上，在《伤寒论》中论述最多。既有一证见一脉之常，又有一证见多脉或一脉见多证之变。如太阳病见脉浮（伤寒脉浮紧、中风脉浮缓）、阳明病见脉大、少阳病见脉弦、太阴病见脉弱、少阴病见脉微细或脉沉、厥阴病见脉细欲绝或脉不至等，皆为之常。然而，此一般规律又不可机械而论，常中往往有变。如浮脉，是太阳表证主脉，但是浮脉不尽主表证，有风温证的"脉阴阳俱浮"（6条），主邪热充斥内外；有阳旦证的"寸口脉浮而大"（30条），主阴阳两虚而受风邪；有"太阳病，十日以去，脉浮细而嗜卧"（37条），主外邪已解；有肝乘脾证的"寸口脉浮而紧"（108条），主肝热内盛；有结胸证的"寸脉浮关脉沉"（128条）、"脉浮"（140条），主阳热之邪在上；有脏结证的"寸脉

浮，关脉小细沉紧"（129 条），主脏虚阳衰；有小结胸证的"脉浮滑"，主痰热互结，有热痞证的"其脉关上浮"（154 条），主邪热结聚胃脘；有瓜蒂散证的"寸脉微浮"（166 条），主痰邪停阻上焦；有白虎汤证的"脉浮滑"（176 条），主里热充斥于外；有阳明病的"脉浮而紧"（201 条、221 条），主邪在阳明之经；有太阴病的"脉浮而缓"（278 条），主太阴病邪轻或向愈；有猪苓汤证的"脉浮"（223 条），主水热互结；有津伤便结的"脉浮而芤"（246 条），主阴虚阳盛；有脾约证的"趺阳脉浮而涩"（247 条），主胃中有热；有三阳合病的"脉浮大，上关上"（268 条），主邪热盛于里；有少阴中风的"脉阳微阴浮"（290 条）、厥阴中风的"脉微浮"（327 条），主病情向愈；有厥阴下利的"寸脉反浮数"（363 条），主阳复太过等，此皆为浮脉主病之变。再如桂枝汤证，见"发热，汗出，恶风，脉缓"（2 条）者，为其常。而见太阳病误下后"其气上冲"（15 条）、太阳病初服桂枝汤后"反烦不解"（24 条）、伤寒发汗后"半日许复烦"（57 条）及内伤杂病之"常自汗出"（53 条）或"时发热自汗出"（54 条）等，则为其变。这就告诉我们，临床所见，既有一定之规，又有千变万化，临证时，当知常达变，仔细审慎，脉症互参，甚至或舍脉从症，或舍症从脉，总以适事为度。

病有常变，证有常变，其治亦有常变。《伤寒论》治法中，八法具备，并皆有其主方，如汗法之麻黄汤、吐法之瓜蒂散、下法之承气汤、和法之小柴胡汤、温法之理中汤、清法之白虎汤、消法之抵当汤、补法之小建中汤等，此为治之常法。而常法中又有若干变法，太阳病治用汗法，为治之常，但根据外邪性质、轻重及病人体质之不同，《伤寒论》分别创制麻黄汤以峻汗、桂枝汤以缓汗、桂枝麻黄各半汤以小汗、桂枝二麻黄一汤以微汗等汗之变法及方剂。再如阳明实证用下法为治之常，而又有大承气汤之峻下、小承气汤之缓下、调胃承气汤之和下、麻子仁丸之润下等下之变法。此皆示人证变则治亦变，治变方亦变，临证治病既要有一定之规，又要有灵活变化。做到辨证求因，审因论治，证治相合，方证相对，如此方不致误。

二、临证运用病案例举分析

《伤寒论》奠定了中医辨证论治的基础，其常变思维观对后世临床正确使用经方具有很大的指导意义。本节中兹选定《伤寒论》中有代表性的方剂，通过对后世名家运用的验案分析，以明运用《伤寒论》常变思维观于临床之理。

（一）常法辨治验案分析

1．桂枝汤治汗出偏沮

【病案】孙某，男，39 岁。患病为左半身经常出汗，而右半身则反无汗，界限分明，余无不适。脉缓而略浮，舌苔薄白。此左右阴阳气血不相协和，此应调和阴阳，令气血和则愈，宜桂枝汤：桂枝 9g，白芍 9g，生姜 9g，大枣 12 枚，炙甘草 6g，3 剂。服药后啜热粥，得微汗而愈。（刘渡舟．经方临证指南．天津科学技术出版社，1993）

【分析】《素问·阴阳应象大论》云："左右者，阴阳之道路也"。营卫阴阳于周身循环往复，周而复始。本案汗出偏沮，乃营卫不和，阴阳失调之例证。如不及时治疗，则营卫相悖，阴阳不维，就可能导致半身不遂之"偏枯"证。《素问·生气通天论》所谓"汗出偏沮，使人偏枯"，即为此意。桂枝汤调和营卫，发汗而又止汗。因桂枝汤证因"营弱卫强"而发，"以卫气不共荣气谐和故尔"。营阴内弱，不济卫阳，则"卫气不和"，失于"温分肉，充皮肤，肥腠理，司开合"之功，于是汗出、恶寒、脉缓弱诸症迭现，用桂枝汤以尽调和营卫之能事。方中桂枝辛温，通阳助卫；芍药酸寒，益阴敛营。且桂得芍之酸而不过散，芍得桂之辛而不阴凝；生姜辛散，佐桂枝守外；大枣甘缓，助芍药济内；甘草甘平，走卫而温，入营而滋，调和诸药。是方酸辛合用，寒温一统，刚柔相济，发汗中寓敛汗之意，和营中有调卫之功。俾营卫一和，则肌腠解利，于是外邪得"汗"而解，汗出因"和"而止。对此《汤液本草》如是说："用桂枝发其汗，此乃调其营气则卫气自和，风气无所容，遂自汗而解，非桂枝能开腠发其汗也。汗多用桂枝者，以之调和营卫，则邪从汗出而汗止，非桂枝能闭汗孔也。"

【启示】此案昭示桂枝汤调和营卫，即是调和阴阳，张介宾在《类经》中注释说："人身不过表里，表里不过阴阳，阴阳即营卫，营卫即气血。"桂枝汤调和营卫，是以调理阴阳为本。本方内含桂枝甘草汤，以辛甘化阳；又有芍药甘草汤，而酸甘化阴。阴阳和则表里、营卫皆和。

2. 桂枝加芍药生姜各一两人参三两新加汤治头身剧痛

【病案】郝某某，女，40岁。因患血吸虫病，正值药后疗效，身体未复，又复感外邪，头身疼痛，恶寒发热。经服APC，又重被而卧，汗出如雨，药后恶寒发热稍减，而头身疼痛加剧，如锥似刺，辗转不宁，呻吟不止，入夜更甚，后至粒米不思，昼夜难眠。曾服西药镇痛剂未能缓解，又服中药桂枝加葛根汤，疼痛依然，而来我处求治。诊其脉，沉迟而细，见其症，颈项活动自如，无恶心呕吐。寻思良久，缘患者身染血吸虫，近用锑剂治疗，大伤正气，后复感外邪，过汗伤阴，经脉失其濡养，脉证相符，证属气阴不足，营血两伤，急投新加汤（即桂枝加芍药生姜各一两人参三两新加汤——编者注），1剂疼痛大减，已能安睡。2剂疼痛已止，饮食如常，诸症消失。（瞿连禄. 新中医. 1980；增刊一：42）

【分析】虚人发汗，伤津损液，经脉失濡。桂枝加葛根汤虽有津亏不润之证机，但程度较轻，且其脉浮缓，项背拘急，与桂枝加芍药生姜各一两人参三两新加汤证之脉沉迟，头身剧痛大异，故用之不应。头身疼痛，为太阳病之常见症状，一般经发汗后，病随汗解，则身痛随之而愈。而本案头身痛，汗后不但不减，反而加剧，则非表证，乃发汗太过，损伤营气，筋脉失养所致，以脉迟等为辨。《伤寒论》说："脉浮紧者，法当身疼痛，宜以汗解之。假令尺中迟者，不可发汗，何以知然？以营气不足，血少故也。"（50条）桂枝新加汤是在桂枝汤调和营卫基础上，加重芍药剂量以养营血，加人参以气阴双补。妙在加重生姜一味，乃倍其辛散之力而走于外，令全方之益气养血作用达于体表，补而不滞，以利药物尽快发挥作用。

【启示】本方用于营血不足之虚痛，凡发汗后，或妇人产后、流产后、或行经后，营血不足而身疼痛，脉沉迟无力者，不论有无表证，皆可使用之。方中生姜一味的使用确属巧妙，是张仲景治周身皮表之疾病的常用配伍方法，如《金匮要略》中的黄芪桂枝五物汤，用于治疗身体麻木不仁的"血痹"证，在其它药皆用三两的情况下，生姜独用六两，也是为利于药物走表尽快发挥疗效，故有"增效剂"的作用。后世治疗身表之病也多仿此，如王清任的"身痛逐瘀汤"中用羌活一味，意即将活血化瘀药引向体表，以尽快铲除肌表之瘀血。

3．麻黄汤治伤寒表实证

【病案】刘某某，男，50 岁。隆冬季节，因工作需要出差外行，途中不慎感受风寒之邪，当晚即发高烧，体温达 39.8℃，恶寒甚重，虽覆两床棉被，仍洒淅恶寒，发抖，周身关节无一不痛，无汗，皮肤滚烫而咳嗽不止。视其舌苔薄白，切其脉浮紧有力，此乃太阳伤寒表实之证。治宜辛温发汗，解表散寒。用麻黄汤：麻黄 9g，桂枝 6g，杏仁 12g，炙甘草 3g，1 剂。嘱先煮麻黄，去上沫。服药后，温覆衣被，须臾，通身汗出而解。（陈明．刘渡舟临证验案精选．学苑出版社，1996）

【分析】麻黄汤为发汗之峻剂，用之不当，易生它变，不少临床医生畏惧麻、桂，不敢投用。一见发热，便认为是温热之证，滥用辛凉之品，反令表寒闭郁，久久不解，或致久咳不已，或致低烧不退，或致咽喉不利等，不一而足。盖表实证之发热，乃由卫阳闭郁，正邪交争所致，故发热必伴有恶寒。这与温热病的发热不恶寒，并伴有口渴伤津之候，有其本质的区别。风寒郁闭卫阳，故直须辛温发汗，寒随汗出，卫气一通，则发热自退，即《内经》所谓"体若燔炭，汗出而散"也。

【启示】使用麻黄汤时，应注意以下两点：一是麻黄的剂量应大于桂枝、甘草，否则将起不到发汗解表的作用。尤在泾云："桂枝、甘草，虽曰佐之，实以监之。"说明桂枝、甘草有监制麻黄发汗的作用。所以若麻黄量小，桂、甘量大，则失去其发汗解表之意义；二是应先煎煮麻黄，去上沫，以免服后使人发生心烦。

4．葛根汤治痉病

【病案】章某某，男性，74 岁，本市服装四厂退休技师，1985 年 11 月 9 日初诊。患者于同年 7 月底行"前列腺摘除术"后外感发热，经用中西药后寒热退，同时出现双下肢痿软酸痛，行走须人搀扶，双侧颈项牵强疼痛，在外院用中西药两月余，下肢症渐好转，颈项诸症却有增无减。症见，身体瘦癯，头项左倾，两侧颈项和后枕部僵硬麻木，牵强疼痛，转侧时疼痛益剧，头似不在脖子上，二便自调。舌质淡红，苔薄白，脉细弦。观前医处方多为羌、防一类祛风湿止痛或通络养血之品，然患者颈项诸症实属仲圣所谓"强几几"也，其太阳经证已跃然眼前，遂处以《伤寒论》葛根汤原方：葛根 40g，生麻黄 10g，桂枝 10g，赤白芍各 30g，生甘草 10g，生姜 3g，大枣 12 枚。2 剂。嘱药后稍加被覆以取小汗。二诊：患者头颈已复端正，精神振奋，谓当日药后略有汗出，颈项部隐感热辣，诸症明显减轻，颈项大松，如失重负。次日药后并无汗出，颈项症豁然若失，转侧自如，稍感头晕，病既愈，未再处方。一月后门诊遇之，谓一切良好。（方承康．葛根汤治验．江西中医药，1989；1：35）

【分析】患者术后外感，服药后寒热虽解，然风寒之邪仍留连于太阳经脉，致太阳经脉不利，气血因之滞行不畅，引起颈项部诸症，虽无寒热，太阳经输证显然存在。该患者年高体弱，适逢术后，不可谓不虚，然考虑诸症迁延数月，几成痼疾，若不以麻桂通力开发腠理之闭塞，经输之邪恐难外逸，另观其脉症不虚，况是方中除麻、桂峻药外，更有芍药敛阴和营，葛根的升津，加之甘草的缓急，遂放胆用之，药证相对，故一剂知，二剂已。

【启示】治疗风寒所致项背拘急证，宜祛邪和升津并施，一味祛邪或升津，均非所宜，故使用本方葛根量宜大，以发散祛邪与升津舒筋兼顾。

5. 大青龙汤治夏季伤寒

【病案】邓某，男。身体素壮，时值夏令酷热，晚间当门而卧，迎风纳凉，午夜梦酣，渐转凉爽，夜深觉寒而醒，入室裹毯再寝。俄尔寒热大作，热多寒少，头痛如劈，百节如被杖，壮热无汗，渐至烦躁不安，目赤，口干，气急而喘。脉洪大而浮紧。此夏气伤寒已化烦躁之大青龙证，为书大青龙一方治之。生麻黄12g，川桂枝12g，生石膏120g，杏仁泥12g，炙甘草9g，生姜9g，鲜竹叶15g。服昨方，汗出甚畅，湿及衣被，约半小时，渐渐汗少，高热已退，诸症爽然若失。又为处一清理余邪之方，兼通大便，其病果瘥。（余瀛鳌. 江苏中医，1959；5：16）

【分析】身体素壮，感寒无汗，热无宣泄之路，渐至烦躁目赤，口干气喘。此外寒内热，不汗出而烦躁证备，投大青龙汤果中。

【启示】大青龙汤为外寒内热，且表里俱实而设，得汗后应中病即止，改用清理余邪之方，以防伤正。至于麻黄和石膏的用量比例，可据病情酌定。

6. 小青龙汤治咳喘

【病案】柴某某，男，53岁，1994年12月3日就诊。患咳喘十余年，冬重夏轻，经过许多大医院均诊为"慢性支气管炎"，选用中西药治疗而效果不显。就诊时，患者气喘憋闷，耸肩提肚，咳吐稀白之痰，每到夜晚则加重，不能平卧，晨起则吐痰盈杯盈碗，背部恶寒。视其面色黧黑，舌苔水滑，切其脉弦，寸有滑象。断为寒饮内伏，上射于肺之证，为疏小青龙汤：麻黄9g，桂枝10g，干姜9g，五味子9g，细辛6g，半夏14g，白芍9g，炙甘草10g。服7剂咳喘大减，吐痰减少，夜能卧寐，胸中觉畅，后以《金匮》桂苓五味甘草汤加杏、夏、姜正邪并顾之法治疗而愈。（陈明. 刘渡舟临证验案精选. 学苑出版社，1996）

【分析】本案咳喘吐痰，痰色清稀，背部恶寒，舌苔水滑，为寒饮内扰于肺，肺失宣降所致，与小青龙汤证机相符，服本方则使寒邪饮去，肺气通畅而咳喘自平。刘渡舟教授指出，临床运用本方要抓住几个关键环节：（1）辨气色：寒饮为阴邪，易伤阳气，胸中阳气不温，使荣卫行涩，不能上华于面，患者可见面色黧黑，称为"水色"；或见两目周围有黑圈环绕，称为"水环"；或见头额、鼻柱、两颊、下巴的皮里肉外之处出现黑斑，称为"水斑。"（2）辨咳喘：或咳重而喘轻，或喘重而咳轻，或咳喘并重，甚则倚息不能平卧，每至夜晚加重。（3）辨痰涎：肺寒津冷，阳虚津凝，成痰为饮，其痰涎色白质稀；或形如泡沫，落地为水，或吐痰为蛋清状，触舌觉冷。（4）辨舌象：肺寒气冷，水饮凝滞不化，故舌苔多见水滑，舌质一般变化不大，但若阳气受损时，则可见舌质淡嫩，舌体胖大。（5）辨脉象：寒饮之邪，其脉多见弦象，因弦主饮病；如果是表寒里饮，则脉多为浮弦或见浮紧；若病久入深，寒饮内伏，其脉则多见沉。（6）辨兼证：水饮内停，往往随气机运行而变动不居，出现许多兼证，如水寒阻气，则兼噎；水寒犯胃，则兼呕；水寒滞下，则兼小便不利；水寒流溢四肢，则兼肿；若外寒不解，太阳气郁，则兼发热、头痛等症。以上六个辨证环节，是正确使用小青龙汤的客观标准，但六个环节不必悉具，符合其中一两个主症者，即可使用小青龙汤。

【启示】临床使用小青龙汤当抓住"寒饮"之病机，则用之无错。

7. 栀子豉汤治心烦

【病案】袁某，男，24 岁。患伤寒恶寒，发热，头痛，无汗，予麻黄汤一剂，不增减药味，服后汗出即瘥。历大半日许，患者即感心烦，渐渐增剧，自言心中似有万虑纠缠，意难摒弃，有时闷乱不堪，神若无主，辗转床褥，不得安眠，其妻仓惶，恐生恶变，乃复迎余，同往诊视。见其神情急躁，面容怫郁。脉微浮带数，两寸尤显，舌尖红，苔白，身无寒热，以手按其胸腹，柔软而无所苦，询其病情，曰：心乱如麻，言难表述。余曰无妨，此余热扰乱心神之候。乃书栀子豉汤一剂：栀子 9g，淡豆豉 9g。先煎栀子，后纳豆豉。一服烦稍安，再服病若失。（陈明．伤寒名医验案精选．学苑出版社，1998）

【分析】伤寒发汗后出现心烦，可有两种情况，一种是表邪仍不解，表证仍在，可改用桂枝汤调和营卫之法，如《伤寒论》第 57 条："伤寒发汗，已解，半日许复烦，脉浮数者，可更发汗，宜桂枝汤"；另一种是汗后邪去，表证已解但有余热留扰胸膈，则用栀子豉汤以清热除烦。本案汗后心烦，而身无寒热，舌尖发红，邪气入里化热之象，则属于后一种，故用栀子豉汤取效。

【启示】汗后心烦，当辨表里、寒热。若汗后心烦不甚，或仍寒热不除，舌淡，脉或有浮象者，为表邪不除，可用桂枝汤等继续解表；若汗后心烦渐剧，见舌红苔黄，或舌红绛少苔，脉数或脉细数者，则为邪气传里，化热扰乱气血。其治轻则用栀子豉汤，重则用白虎汤。热入营血者，则分别使用清营汤或犀角地黄汤。

8. 麻黄杏仁甘草石膏汤治高热咳喘

【病案】丘某，患肺炎，高热不退，咳嗽频剧，呼吸喘促，胸膈疼痛，痰中夹有浅褐色血液，间有谵妄如见鬼状，请我及某医师会诊。患者体温 40℃，脉象洪大。我拟给与麻杏甘石汤，某医师不大同意。他认为痰中夹血，难胜麻黄辛散，主张注射青霉素兼进白虎汤。我说，此证注射青霉素固未尝不可，但用之少量无效，用大量则病家负担不起（时在 20 世纪 50 年代中期——编者注）。至于用白虎汤似嫌太早，因白虎汤清热见长，而平喘止咳之功则不若麻杏甘石汤。此证高热喘促，是热邪迫肺；痰中夹血，血色带褐，胸膈疼痛，均系内热壅盛肺气闭塞之故。正宜麻黄、杏仁宣肺气，疏肺邪，石膏清里热，甘草和中缓急。经过商讨，遂决定用本方：石膏 72g，麻黄 9g，杏仁 9g，甘草 6g，水煎，分三次服，每隔一小时服一次。服 1 剂后，症状减约十之七八。后分别用蒌贝温胆汤、生脉散合泻白散 2 剂，恢复健康。（俞长荣．伤寒论汇要分析．福建科学技术出版社，1984）

【分析】高热不退，脉象洪大，虽似白虎汤证，但患者突出表现有咳嗽频剧，呼吸喘促，胸膈疼痛，又不见大汗和口渴，仍为内热郁闭于肺之病机，断用麻杏甘石汤而取卓效。若误用白虎，非但喘不能平，且会导致热遏不散，而变证诸端。

【启示】外寒入里，有渐趋化热之势，此于《伤寒论》一些证型的排列转换中可窥探出此规律。外感风寒初起，伤寒表实，用麻黄汤治之，以发散风寒之邪；待邪气渐趋入里有化热之象而热尚不重者，则用大青龙汤以解表清里；病情进一步发展，则里热渐盛，而外寒渐不明显，化热之邪气也逐渐伤及脏腑，多首先从上焦肺开始，这就形成了麻黄杏仁甘草石膏汤证，此时以肺热壅盛为主，而外寒或有或无，但毕竟未至阳明气分大热之时，故仍用麻黄以宣肺散邪；待病邪完全入里化热，到达阳明气分，则形成热势鸱张的白虎汤证，此时病人多见有热、渴、汗、烦、脉大等症，则麻黄断不可使用，当用石膏、知母以辛寒清热为宜。

9. 桂枝甘草汤治心悸痛

【病案】林某，男，39岁，1960年8月10日就诊。自诉：心悸而痛喜按，服许多止痛药罔效，大小便正常，时有自汗出。诊其六脉微缓，苔白滑。断为虚痛，用桂枝甘草汤：桂枝18g，甘草9g，顿服。服后痛即消失。（胡梦先. 福建中医药，1964；5：封三）

【分析】凡痛，拒按属实，喜按属虚，又心悸汗出，显为心阳亏虚，络脉失煦疼痛，用桂枝甘草汤顿服，单刀直入，以振奋离宫之阳，药少力专，果一投而中。

【分析】桂枝甘草汤为恢复心阳之祖方，凡属心阳亏虚之证，无论悸、痛或闷，俱可运用之。

10. 桂枝加桂汤治奔豚

老友娄某某的爱人，年七十，患呕吐，腹痛一年余，于1973年4月16日远道来京就诊。询其病状，云腹痛有发作性，先呕吐，即于小腹结成瘕块而作痛，块渐大，痛亦渐剧，同时气从小腹上冲至心下，苦闷欲死。既而冲气渐降，痛渐减，块亦渐小，终至痛止块消如常人。此中医之奔豚气。患者因其女暴亡，悲哀过甚，情志经久不舒而得此证，予仲景桂枝加桂汤：

桂枝15g，白芍9g，炙甘草6g，生姜9g，大枣4枚，水煎温服，每日1剂。共服上方14剂，奔豚气大为减轻，腹中作响，仍有一次呕吐。依原方加半夏9g，茯苓9g，以和胃蠲饮，嘱服10剂。药后，时有心下微作冲痛，头亦痛，大便涩，左关脉弦，与理中汤加肉桂、吴茱萸，数剂而愈。（中医研究院. 岳美中医案集. 人民卫生出版社，1978）

【分析】奔豚，为"气从少腹上冲心"（117条），《金匮要略》云："奔豚病，从少腹起，上冲咽喉，发作欲死，复还止，皆从惊恐得之。"本案其女暴亡，悲哀忧思过甚，致发心脾阳虚，火不下达，下寒上逆。因下焦寒气有或聚或散之时，所以少腹瘕块有或隐或现之候。心阳虚损，下寒上逆，则气从少腹上冲心。与桂枝加桂汤温阳降逆，正中病机，果有神效。

【启示】桂枝加桂汤为《伤寒论》治奔豚之首选方，此方可上补心阳之虚，下降阴寒之气，诚如陈修园所说："用桂枝加桂，使桂枝得尽其量，上能保少阴之火脏，下能温少阴之水脏，一物而两扼其要也。"

11. 小建中汤治腹痛

【病案】李妇，38岁。产后失血过多，又加天气严寒，而腹中疼痛，痛时自觉肚皮向里抽动。此时，必须用热物温暖，方能缓解。切其脉弦细，视其舌淡嫩，苔薄。辨为血虚而不养肝，肝急而刑脾，脾主腹，是以拘急疼痛，而遇寒更甚。为疏：桂枝10g，白芍30g，炙甘草6g，生姜9g，大枣7枚，当归10g，饴糖40g（烊化）。此方服3剂，而腹痛不发。转方用双和饮气血两补收功。（刘渡舟. 新编伤寒论类方. 山西人民出版社，1984）

【分析】本案为典型的虚寒腹痛，由血虚不能养肝，肝急刑脾所致，以腹中急痛，喜温喜按，脉弦而细为特征。小建中汤在补益脾胃之中兼能平肝胆之气，又能缓解筋脉之拘急，用于本案正中其机。据刘渡舟教授经验，治疗脾气虚弱，肝胆气急腹痛，可先服小建中汤，然后再用小柴胡汤去黄芩加芍药，效果更佳。

【启示】此案实践了《伤寒论》100条"伤寒，阳脉涩，阴脉弦，法当腹中急痛，先与小建中汤；不差者，小柴胡汤主之。"

12．炙甘草汤治脉结代心动悸

【病案】一人年五十余，中气本弱。至元庚辰，六月中病伤寒八九日。医见其热甚，以凉剂下之，又食梨三四枚，痛伤脾胃，四肢冷，时昏聩。罗诊之，其脉动而中止，有时自还，乃结脉也。心亦悸动，色变青黄，精神减少，目不欲开，倦卧恶人语，以炙甘草汤治之。成无己云：补可去弱，人参大枣之甘，以补不足之气；桂枝生姜之辛，以益正气；五脏痿弱，荣卫涸流，湿剂所以润之，故用麻仁、阿胶、麦门冬、地黄之甘，润经养血，复脉通心是也。加桂枝、人参急扶正气，生地黄减半，恐伤阳气。锉一两剂服之，不效。罗再思脉病对，莫非药陈腐而不效乎？再于市铺选尝气味厚者，再煎服之，其病减半，再服而愈。（江瓘．名医类案．人民卫生出版社，1957）

【分析】第以中气素亏，又误用泻剂，"痛伤脾胃"，后天乏源，无阳以宣其气，更无阴以养其心，此脉结代，心动悸所由来也。方用人参、大枣之甘，以补不足之气；桂枝、生姜之辛，以行不及之阳；麻、胶、麦、地之润，以养已亏之阴；尤重在炙草一味，主持胃气以资心脉之本源。方得补土生火，滋阴复脉之功，切中本案，力宏效卓。

【启示】土为火之子，子虚盗母气，临床最易见心脾两虚之候，补土生火法为其常用。

13．桃仁承气汤治如狂

【病案】李某，年二十余。先患外感，诸医杂治，证屡变，医者却走。其人不远数十里踵门求诊。审视面色微黄，少腹满胀，身无寒热，坐片刻即怒目注人，手拳紧握，伸张如欲击人状，有倾即止，嗣复如初。脉沉涩，舌苔黄暗，底面露鲜红色。诊毕，主人促疏方，并询病因，答曰：病已入血，前医但知用气分药，宜其不效。《内经》言："血在上善忘，血在下如狂。"此证即《伤寒论》"热结膀胱，其人如狂也。"当用桃核承气汤，即疏方授之。一剂知，二剂已。嗣以逍遥散加丹、栀、生地调理而安。（陈明．伤寒名医验案精选．学苑出版社，1998）

【分析】病起外感，但经"诸医杂治"，表证已罢，邪陷于里，故身无寒热，但见少腹满胀，其人如狂，舌暗红，脉觉沉，此下焦蓄血证俱备。遵大论"热结膀胱，其人如狂，血自下，下者愈"及"外解已，但少腹急结者，乃可攻之"之旨，当用桃核承气汤下之。本案辨证准确，用药果敢，故"一剂知，二剂已"。

【启示】运用桃核承气汤当抓住"瘀热"病机，临床以少腹满胀、精神异常、舌涩脉数为特征。

14．小陷胸汤治胃脘痛

【病案】孙某某，女，58岁。胃脘作痛，按之则痛甚，其疼痛之处向外鼓起一包，大如鸡卵，濡软不硬。患者恐为癌变，急到医院作X光钡餐透视，因需排队等候，心急如火，乃请中医治疗。切其脉弦滑有力，舌苔白中带滑。问其饮食、二便，皆为正常。辨为痰热内凝，脉络瘀滞之证。为疏小陷胸汤：糖栝楼30g，黄连9g，半夏10g。共服3剂，大便解下许多黄色粘液，胃脘之痛立止，鼓起之包遂消，病愈。（陈明．刘渡舟临证验案精选．学苑出版社，1996）

【分析】刘渡舟教授认为，（1）栝楼实在本方起主要作用，其量宜大，并且先煎；（2）服本方后，大便泻下黄色粘涎，乃是痰涎下出的现象；（3）本方可用于治疗急性胃炎、渗出性胸膜炎、支气管肺炎等属痰热凝结者。若兼见少阳证胸胁苦满者，可与小柴胡汤合方，效如桴鼓。

【启示】总为痰热为患，方宜使用本方。

15. 半夏泻心汤治呕利痞

【病案】张某某，男，素嗜酒。1969 年发现呕吐、心下痞闷，大便每日两三次而不成形。经多方治疗，效不显。其脉弦滑，舌苔白，辨为酒湿伤胃，郁而生痰，痰浊为邪，胃气复虚，影响升降之机，则上见呕吐，中见痞满，下见腹泻。治以和胃降逆、去痰消痞为主。拟方：半夏 12g，干姜 6g，黄芩 6g，黄连 6g，党参 9g，炙甘草 9g，大枣 7 枚。服 1 剂，大便泻下白色胶涎甚多，呕吐十去其七。又服 1 剂，则痞利皆减。凡 4 剂痊愈。（刘渡舟. 新编伤寒论类方. 山西人民出版社，1984）

【分析】本案辨证时抓住心下痞而确定为泻心汤证；根据恶心呕吐及有嗜酒酿痰的病史而确立为痰气痞，所以服用半夏泻心汤后从大便泻出许多白色痰涎而愈。可见古人所谓半夏泻心汤治疗"痰气痞"这一说法并非虚妄。

【启示】"痰气"是运用半夏泻心汤的一个主要病理特征，痰气痞的特点是：中见心下痞满不舒，上见呕恶痰涎，下见大便泻利。舌苔白腻，脉多见滑。

16. 生姜泻心汤治水饮食滞痞

【病案】胡某某，男性。患慢性胃炎，自觉心下有膨闷感，经年累月当饱食后嗳生食气，所谓"干噫食臭"；腹中常有走注之雷鸣声，形体瘦削，面少光泽。认为是胃机能衰弱，食物停滞，腐败产气，增大容积，所谓"心下痞硬"；胃中停水不去，有时下走肠间，所谓"腹中雷鸣"。以上种种见症，都符合仲景生姜泻心汤证，因疏方予之：生姜 12g，炙甘草 9g，党参 9g，干姜 3g，黄芩 9g，黄连 3g（忌用大量），半夏 9g，大枣 4 枚（掰）。以水 8 盅，煎至 4 盅，去渣再煎，取 3 盅，分 2 次温服。服一周后，所有症状基本消失，唯食欲不振，投以加味六君子汤，胃纳见佳。（中医研究院. 岳美中医案集. 人民卫生出版社，1978）

【分析】腹中雷鸣者，水饮下走肠间；干噫食臭者，饮食积滞胃脘。水饮、食滞结聚中焦，阻塞气机升降，而见心下痞硬。切合生姜泻心汤之证机，疏之即应。

【启示】运用生姜泻心汤治痞证，除注意脾胃升降紊乱，寒热错杂的病机外，当抓住水饮和食滞的特点，方可获捷效。

17. 白虎汤治热厥

【病案】吕某某，男，48 岁。初秋患外感，发烧不止，体温高达 39.8℃，到本村医务室注射"安基比林"等退烧剂，旋退旋升。四五日后，发热增至 40℃，大渴引饮，时有汗出，而手足却反厥冷。舌绛苔黄，脉滑而大。此乃阳明热盛于内，格阴于外，阴阳不相顺接的"热厥"之证。治当辛寒清热，生津止渴，以使阴阳之气互相顺接而不发生格拒。急疏白虎汤：生石膏 30g，知母 9g，炙甘草 6g，粳米一大撮。仅服 2 剂，即热厥回而病愈。（陈明. 刘渡舟临证验案精选. 学苑出版社，1996）

【分析】本案为热厥证，其特点是发热在前，手足厥冷在后，为阳热郁遏于气分，阳气不能外达所致。"热深厥亦深，热微厥亦微"。治宜寒因寒用，用白虎汤直清阳明里热，郁散阳布，其厥自回。

【启示】 为《伤寒论》350条"伤寒，脉滑而厥者，里有热，白虎汤主之"的典型运用，属《内经》"寒因寒用"之反治法的治疗范畴。

18．白虎加人参汤治产后发热

【病案】 玉锡村林某妻，产后三日，发热不退，口渴，烦躁不安。前医认为"败血攻心"症，以生化汤加减治疗，反增气急，谵语，自汗出。病后二日（即产后五日）请我诊治。患者脉洪大而数，舌质红绛而燥。我与人参白虎汤。处方：生石膏一两二钱，知母三钱，潞党参一两，炙甘草二钱。嘱以粳米四两用水三大碗煮至微熟为度，取米汤三杯入上药，煎成一杯；剩余米汤留作次煎用（次煎两杯煎一杯），日服两次。时值隆冬季节，病家见方中有石膏，颇为疑惧。盖乡人虽不识药性，但石膏大寒则为群众所共知，且俗例"产后宜温不宜凉"，所以犹豫不敢服用。后经我解释，说明产后食温乃一般治法，如有特殊情况，则不受此拘限。古人治产后病，亦有用攻下或寒凉者（按指《金匮》用大承气汤以及竹茹、石膏之类）。可见产后不拒寒凉，有古训可资参考。现病者高热，口渴，烦躁，汗出，脉洪数，舌质红绛燥，是因热甚劫津，故前医用生化汤加减，症状反而增剧，便是明证。此证此时，急须清里热，救津液，用人参白虎汤乃依证施药。方中虽用石膏一两余，尚非极量，且先煮粳米作汤，可以扶脾胃养阴液；重用潞党参，能保护元气不致过伤，纵使无效，决不至贻害。病家听后，才半信半疑而去。服一剂后，症状大减，次日按照原方再服一剂而愈。（俞长荣.伤寒论汇要分析.福建科学技术出版社，1984）

【分析】《伤寒论》白虎加人参汤方后注云："此方立夏后，立秋前乃可服。立秋后不可服，正月二月三月尚凛冷，亦不可与服之，与之则呕利而腹痛，诸亡血家亦不可与。"虽如此，然临证中决定用何方，当根据病情而施，不能受季节所拘。本案患者虽值隆冬季节产后，然表现有高热，口渴，烦躁，汗出，脉洪数，舌质红绛而燥，白虎加人参汤证备，又误用生化汤辛温之剂，则更加津伤化燥，故俞氏用白虎加人参汤而不迟疑，显示大家之临证胆识也。

【启示】 有是证，便用是药，《内经》所谓"有故无殒，亦无殒也"，贵在辨证而论治。

19．猪苓汤治热淋

【病案】 高某某，女性。患慢性肾盂肾炎，因体质较弱，抗病机能减退，长期反复发作，经久治不愈。发作时有高热，头痛，腰酸，腰痛，食欲不振，尿意窘迫、排尿少、有不快与疼痛感。尿检查：混有脓球，上皮细胞，红、白细胞等。尿培养：有大肠杆菌。中医诊断：属淋病范畴。此为湿热侵及下焦。治宜清利下焦湿热，选张仲景《伤寒论》猪苓汤。猪苓12g，茯苓12g，滑石12g，泽泻18g，阿胶9g（烊化兑服）。水煎服6剂后，诸症即消失。（中医研究院．岳美中医案集．人民卫生出版社，1978）

【分析】 本案"体质较弱"，恐肾虚于先，"久治不愈"，乃邪恋于内。综观诸症，而为肾阴虚膀胱湿热也，阴虚加湿热，胶柱鼓瑟，故"长期反复发作"，惟与猪苓汤滋阴清利湿热，两不相误，果六剂获愈。

【启示】 湿热挟阴虚，是使用猪苓汤的主要病机特征，在慢性泌尿系感染等疾病中非常多见。

20. 大承气汤治阳明腑实

【病案】一武弁李姓，在宣化作警。伤寒五六日矣。镇无医，抵郡召予。予诊视之曰：脉洪大而长，大便不通，身热无汗，此阳明证也，须下，病家曰：病者年逾七十，恐不可下。予曰：热邪毒气并留于阳明，况阳明经络多血少气，不问老壮，当下，不尔，别请医占。主病者曰：审可下，一听所治。予以大承气汤。半日，殊未知。诊其病，察其证，宛然在。予曰：药曾尽否？主者曰：恐气弱不禁，但服其半耳。予曰：再作一服，亲视饮之。不半时间，索溺器，先下燥粪十数枚，次溏泄一行，秽不可近，未离已中汗矣，濈然周身。一时顷，汗止身凉，诸苦遂除。次日予自镇归，病人索补剂：予曰：服大承气汤得差，不宜服补剂，补则热仍复，自此但食粥，旬日可也。故予治此疾，终身止大承气，服而愈，未有若此之捷。（许叔微. 伤寒九十论. 人民卫生出版社，1993）

【分析】老壮者，形气也；寒热者，病邪也。脏有热毒，虽衰年亦可下；脏有寒邪，虽壮年亦可温，要之与病相当耳。失此，是致速毙也。

【启示】下之不拘老幼，补之不厌青壮，但当以证为凭。

21. 小柴胡汤治少阳病胁痛

【病案】董齐贤病伤寒数日，两胁挟脐痛不可忍，或作奔豚治。予视之曰：非也。少阳胆经，循胁入耳，邪在此经，故病心烦，喜呕，渴，往来寒热，默不能食，胸胁满闷，少阳证也。始太阳传入此经，故有是证。仲景云：太阳病不解，传入少阳，胁下满，干呕者，小柴胡汤主之。二投而痛止，续得汗解。（许叔微. 伤寒九十论. 人民卫生出版社，1993）

【分析】本案少阳病兼太阳证，而少阳诸证悉俱，当和解少阳为法，使之续得汗解。

【启示】太阳病不愈而传入少阳者，临床较多见，小柴胡汤为首选，如表证明显者，则当柴胡桂枝汤治之。

22. 柴胡桂枝汤治肩背痛

【病案】于某某，男，43岁，1993年11月29日初诊。左侧肩背疼痛酸胀，左臂不能抬举，身体不可转侧，痛甚之时难以行走，服西药"强痛定"可暂止痛片刻，旋即痛又发作，查心电图无异常，某医院诊为"肩周炎"，病人异常痛苦。诊时自诉胸胁发满，口苦，时叹息，纳谷不香，有时汗出，背部发紧，二便尚调。视舌质淡，舌苔薄白，切其脉弦。辨为太阳少阳两经之气郁滞不通，不通则痛也。治当并去太少两经之邪，和少阳，调营卫。方选柴胡桂枝汤加片姜黄：柴胡16g，黄芩10g，半夏10g，生姜10g，党参8g，炙甘草8g，桂枝12g，白芍12g，大枣12g，片姜黄12g。服3剂，背痛大减，手举自如，身转灵活，胸胁舒畅。续服3剂，诸症霍然而痊。（陈明. 刘渡舟临证验案精选. 学苑出版社，1996）

【分析】刘渡舟教授认为，治疗肩背痛当抓住太阳、少阳、督脉三经。肩部为少阳经，背部为太阳经、督脉。久痛入络者，其血必结，可加片姜黄、桃仁、红花、川芎等药活血通络止痛。若背病连及腰部，头身困重而苔白腻，妇女兼见白带量多者，常用羌活胜湿汤而取效。

【启示】无论病在表里、脏腑、经络，凡属太、少合病者，均宜使用柴胡桂枝汤。

23．大柴胡汤治少阳阳明合病

【病案】羽流蒋尊病，其初心烦喜呕，往来寒热。医初以小柴胡汤与之，不除。予诊之曰：脉洪大而实，热结在里，小柴胡汤安能除也？仲景云：伤寒十余日，热结在里，复往来寒热者，与大柴胡汤。二服而病除。（许叔微．伤寒九十论．人民卫生出版社，1993）

【分析】心烦喜呕，往来寒热，柴胡证俱，惟热结在里，乃大柴胡证之独兼也。何以知有热结在里，以脉洪大而实故知也。脉洪而实，必有宿食，不用大黄，则病不能除，此用小柴胡不应而大柴胡不爽之故也。

【启示】此大、小柴胡汤临证运用之主要区别。"有柴胡证，但见一证便是"，必查他症之有无。病在少阳，极易兼夹或阳明或太阳，不可不知。

24．四逆汤治阴盛阳亡证

【病案】苏某妻，三十余岁。月经期中不慎冲水，夜间忽发寒战，继即沉沉而睡，人事不省，脉微细欲绝，手足厥逆。当即针人中及十宣穴出血，血色紫黯难以挤出。针时能呼痛，并一度苏醒，但不久仍呼呼入睡。此因阴寒太盛，阳气大衰，气血凝滞之故。急当温经散寒挽扶阳气。拟大剂四逆汤一方。处方：炮附子24g，北干姜12g，炙甘草12g，水煎服，每半小时灌服1次。病者家属问：此证如此严重，为何将药分作四次，而不一次服下使其速愈？我说：正因其症状严重，才取"重剂缓服"办法。其目的为使药力相继，缓缓振奋其阳气而驱散阴寒。譬如春临大地，冰雪自然溶解。如果一剂顿服，恐有"脉暴出"之变，譬如突然烈日当空，冰雪骤解，反致弥漫成灾。家属信服。服全剂未完，果然四肢转温，脉回，清醒如初。（俞长荣．伤寒论汇要分析．福建科学技术出版社，1984）

【分析】经期冲水，寒中少阴，阴寒大盛于内，非四逆汤之温不足以驱阴霾。然服药之法，犹当考虑，本案分四次温服，缓缓给与，则使药力绵绵，阳气续生。此法值得临床效仿。

【启示】辨证固然重要，然药物服法亦是疗效的关键，临床不可轻视。此案实践了《伤寒论》315条"服汤，脉暴出者死，微续者生"的理论，临证治疗阴盛阳衰下利之候，尤当注意防止阴竭阳脱之发生。

25．通脉四逆加猪胆汁汤治吐泻

【病案】周某，年届弱冠，大吐大泻之后，汗出如珠，厥冷转筋，干呕频频，面色如土，肌肉消削，眼眶凹陷，气息奄奄。脉象将绝，此败象毕露。处方：炮附子30g，干姜150g，炙甘草18g。一边煎药，一边灌猪胆汁，幸胆汁纳入不久，干呕渐止，药水频投，徐徐入胃矣。是晚再诊：手足略温，汗止，惟险证尚在。处方：炮附子60g，川干姜45g，炙甘草18g，高丽参9g。急煎继续投药。翌日：其家人来说："昨晚服药后呻吟辗转，渴饮，请先生为之清热。"观其意嫌昨日姜附太多也。吾见病人虽有烦躁，但能诉出所苦，神志渐佳，诊其脉亦渐显露，凡此皆阳气复振机转，其人口渴，心烦不耐，腓肌硬痛等证出现，原系大吐大泻之后，阴液耗伤过甚，无以濡养脏腑肌肉所致。阴病见阳证则生，且云今早有小便一次，俱佳兆也。照上方加茯苓15g，并以好酒用力擦其硬痛处。两剂烦躁去，诸症悉减，再两剂，神情气爽，能起床矣！后用健脾胃，阴阳两补诸法，佐以食物调养数日复原。（许小逊．广东医学，1963；2：235）

【分析】吐泻之后，阳虚至极，阴津不继，而见尿冷转筋，脉微欲绝诸症。治当回阳救逆，然又虑阴寒太盛，恐对辛热之品拒而不受，故加猪胆汁以反佐之，引阳入阴。服药后病人出现渴饮，乃阴退阳复之象，但又有烦躁一症，故加茯苓，即成茯苓四逆汤而除烦躁。法施有序，其效立竿见影。

【启示】对大吐大泻、汗出不止等津液亡竭之证，其治当急在挽阳，而非救阴，乃"有形之血不能速生，无形之气所当急固"也。陆渊雷说的好，"津伤而阳不亡者，其津自能再生，阳亡而津不伤者，其津亦无后继。是以良工治病，不患津之伤，而患阳之亡。"临证谨记。

26．真武汤治水肿

【病案】赵某某，女，40岁，于1984年4月3日初诊。初患病时，因头面四肢肿，恶寒发热，服西药治疗周余，未见疗效而用中药治疗三周仍未见效，病日加重而来就诊。察颜面苍白，舌质淡胖，苔薄白而滑润，面浮身肿，腰以下为甚，按之凹陷不起，胸闷气短，腰冷痛酸重，四肢不温，畏寒神疲，溺清白而少，口渴不欲饮，脉沉细无力。此乃真阳衰极，土不制水所致。药用附子25g，白术25g，茯苓25g，白芍20g，干姜20g，肉桂7.5g，水煎300毫升，每次100毫升，日3次服。上药连服3剂，浮肿消退大半，查其舌体渐小，四肢微温，溺量增多，脉虽沉但较前有力。此乃虚焰渐退，正气渐复之佳象。按上方去附子、肉桂，加干姜15g，连服6剂而愈。（吕大用．运用真武汤一得．中医函授通讯．1987，3：42）

【分析】肾主水，为胃之关。肾气从阳则开，从阴则阖。阳过盛则关门大开，水直下而为消；阴过盛则关门常阖，水不通而为肿。盖火能生土，土能制水，故温阳化气，实乃治阴水浮肿之要法。本案病久不愈，又见畏寒神疲，四肢不温，舌胖苔滑，脉沉无力等阴盛阳衰，土不制水之象，故治以真武汤益火回阳，化气行水。

【启示】真武汤为温阳化气行水之祖方，凡阳虚水停之证，俱可用之。

27．真武汤治振颤

【病案】郑某某，女，64岁，1983年2月5日诊。六年来双下肢节律性发作振颤，久治不效。初起时约半年发作一次，近来发作加剧，每半月即发作一次。颤抖时间短则数十秒、长则几分钟。就诊时病员恰好发病，身坐椅上，双腿上下振颤不已，足跟叩击地面咚咚直响，不能自制，约1分钟乃止。筋脉拘紧，肢体麻木，难于行步。舌胖大有齿痕，脉沉。观其所服方药，不外大小活络丸、羚角钩藤汤、地黄饮子之辈。窃思《伤寒论》有真武汤治"振振欲擗地"之训，乃试投真武汤温阳化气、行水通络。处方：白附片、白术各15g，茯苓、白芍、生姜各30g，苡仁50g，桂枝12g，2剂，水煎服。3月7日二诊：云服上方后，至今已一月未发。效不更方，仍投上方2剂。尔后病人未来诊治，半年后偶一见之，云服完药后即未再发。随访至今，未再发作。（陈明．伤寒名医验案精选．学苑出版社，1998）

【分析】《素问·至真要大论》云："诸风掉眩，皆属于肝"。盖水能生木，水旺则木茂，水少则木枯，水淫则木浸。本案脾肾阳虚，水气内停，水邪淫则浸木，入于经则振振身摇。真武汤温以化气，气化则阳通，阳通则水行，水行则经利，经利则振颤自止矣。

【启示】此案以明肝肾乙癸同源之另一内涵，肾水能生肝木、涵肝木，但水盛亦能浸木，同样可导致动风之候。《伤寒论》第82条真武汤证所谓"头眩，身瞤动，振振欲擗地"即是肾水盛浸肝木之动风证候，故真武汤被广泛用于中风证而有水气内停者。

28．吴茱萸汤治胃脘痛

【病案】 某女，32岁。主诉胃脘疼痛，多吐涎水而心烦。舌质淡嫩，苔水滑，脉弦无力。初以为胃中有寒而心阳不足，投以桂枝甘草汤加木香、砂仁，无效。再询其证，有烦躁夜甚，涌吐清涎绵绵不绝，且头额作痛。辨为肝胃虚寒挟饮。吴茱萸9g，生姜15g，党参12g，大枣12枚。服3剂后，诸症皆消。(刘渡舟．经方临证指南．天津科技出版社，1993)

【分析】 胃脘疼痛而见呕吐清涎，舌淡嫩，苔水滑，脉弦无力，肝胃虚寒挟饮之征，此用吴茱萸汤治疗有较好疗效。本案辨证还须注意一个证候特征，就是烦躁夜甚，这是阳虚阴盛，阴阳相争的表现。夜半阴气盛极，寒邪得阴气之助而肆虐；同时，阳气生于夜半，阳气生与阴寒交争，故烦躁于夜半子时加甚。《伤寒论》云："厥阴病欲解时，从丑至卯上。"从另外个角度揭示厥阴气旺之时，必然能与邪气抗争的现象。

【启示】 吴茱萸汤证在《伤寒论》中凡三见：阳明病篇、少阴病篇和厥阴病篇，发病途径尽管不同，但其基本病机是一致的，即胃中虚寒。掌握于此，即可有效地使用吴茱萸汤。

29．黄连阿胶汤治不寐

【病案】 李某某，男，49岁。患失眠已两年，西医按神经衰弱治疗，曾服多种镇静安眠药物，收效不显，自诉：入夜则心烦神乱，辗转反侧，不能成寐。烦甚时必须立即跑到空旷无人之地大声喊叫，方觉舒畅。询问其病由，素喜深夜工作，疲劳至极时，为提神醒脑起见，常饮浓厚咖啡，习惯成自然，致入夜则精神兴奋不能成寐，昼则头目昏沉，萎靡不振。视其舌光红无苔，舌尖宛如草莓之状红艳，格外醒目，切其脉弦细而数。脉症合参，此乃火旺水亏，心肾不交所致。治法当以下滋肾水，上清心火，令其坎离交济、心肾相交。黄连12g，黄芩6g，阿胶10g(烊化)，白芍12g，鸡子黄2g。此方服至3剂，便能安然入睡，心神烦乱不发，续服3剂，不寐之疾从此而愈。(陈明．刘渡舟临证验案精选．学苑出版社，1996)

【分析】 失眠，《内经》谓之"不寐"、"不得卧"。成因有痰火上扰者；有营卫阴阳不调者；有心脾气血两虚者；有心肾水火不交者。本案至夜则心神烦乱，难以入寐，乃心火不下交于肾而独炎于上。陈士铎《辨证录》云："夜不能寐者，乃心不交于肾也……心原属火，过于热则火炎于上而不能下交于肾。"思虑过度，暗耗心阴，致使心火翕然而动，不能下交于肾，阳用过极，则肾水难以上济于心。又饮咖啡，助火伤阴，使火愈亢，阴愈亏。观其舌尖赤如草莓，舌光红无苔，脉细而数，一派火盛水亏之象，辨为心肾不交之证。故用黄连阿胶汤以滋阴降火，交通心肾而愈。

【启示】 此案治疗即《难经》"泻南补北"大法之实践，凡肾水亏于下，心火亢于上之心肾不交证，用之即效。

30．四逆散治热厥腹痛

【病案】 陈某某，男，35岁。开始发冷发热，头疼身痛，自以为感冒风寒，自服中草药后，症状稍减，继则腹痛肢厥，嗜卧懒言，症状逐渐加剧，邀余诊治。诊脉微细欲绝，重按有点细数。但欲寐，四肢厥冷至肘膝，大便溏而色青，小便短赤，面赤，当脐腹痛，阵发性发作，痛剧时满床打滚，痛止时则闭目僵卧，呼之不应，如欲寐之状。每小时发作五六次，不欲衣被，也不欲汤水。前医认为少阴寒证，投真武汤加川椒，服后无变化。余沉思良久，不敢下药，又重按病人脐部，见其面色有痛苦状，问之不答。综合以上脉症，诊为热邪内陷，热厥腹痛。拟四逆散倍芍加葱：柴胡9g，白芍18g，枳壳9g，甘草4.5g，鲜葱头3枚。水煎服。复诊：上方服后痛减，脉起肢温，面赤消，便溏止，小便通。病人自诉脐部仍胀痛，似有一物堵塞，诊脉细，重按有力。为热结在里，处以大柴胡汤。服后大便通，胀痛如失。（高德. 伤寒论方医案选编. 湖南科学技术出版社，1981）

【分析】 腹痛、肢厥、便溏、但欲寐、脉微细，颇似寒证，但虽形寒却不欲衣被，脉象重按细数，乃真热假寒也。《伤寒论》云："病人身大寒，反不欲近衣者，寒在皮肤，热在骨髓也。"（11条）本案所现，乃阳气郁遏于里，不达于外所致，四逆散通利少阴之枢，畅达阳郁。俾气机畅利，阳气布护周身，则腹痛、肢厥等寒证自愈。

【启示】 阳郁不达，治多从肝，以其肝木条达、疏泄气机故。后世疏肝诸方，如柴胡疏肝散、逍遥散等，俱是从本方发展变化而来。

31. 乌梅丸治胆道蛔虫

【病案】 刘某某，女，50岁，1983年3月18日入院。患者曾有"蛔厥吐蛔史"，每因多食油腻之物则突发有上腹部疼痛。此次发病，因食奶油夹心饼干后约十余分钟突发右上腹部剧烈疼痛，门诊以胆囊炎、胆石症收住院。自述有胁下及胃脘部疼痛难忍，其痛剧时如顶如钻，且痛往右肩背部放散，伴恶心呕吐，痛剧时腹部拒按，痛缓时触诊腹部平软。入院后经禁食、电针、阿托品、654-2、普鲁本辛、杜冷丁等解痉镇痛法治疗四十八小时，疼痛仍昼夜不减，痛作更剧频。查白血球总数6,300，中性74%，血淀粉酶153单位，尿淀粉酶384单位，B型超声肝胆未见异常图象，故胆石、胰腺炎之诊断可除外。痛发剧时诊脉乍大乍小，手足冷，冷汗出，舌质淡，黄薄润苔，诊为"蛔厥"（胆道蛔虫病）。拟温脏安蛔法，方用乌梅汤：乌梅15g，桂枝10g，细辛5g，炒川椒5g，黄连10g，黄柏10g，干姜10g，党参12g，当归10g，制附片12g（先煎一小时），川楝12g，槟榔片12g，使君肉9g，急煎，日2剂，分4次温服。服药后第二日疼痛已缓，仍日2剂，服依前法。第三日上午，大便解出死虫一条，疼痛完全缓解。投以疏肝理气，健脾和胃之剂善后。（龚志贤. 乌梅丸的临床应用. 山东中医杂志，1984，6：38）

【分析】 本案为胃热肠寒，蛔虫上窜胆道所致之蛔厥证。治以温脏安蛔之剂，投以乌梅汤加杀虫之川楝、槟榔、使君肉等品，待虫退出胆道则其病立缓，厥逆自回。

【启示】 蛔虫"得酸则安，得辛则伏，得苦则泄"，故乌梅丸用乌梅之酸，桂枝、川椒、细辛、附子、干姜之辛，黄连、黄柏之苦组剂，是杀灭蛔虫之基本方剂。此外，联系原文338条，乌梅丸尚"主久利"凡证属上热下寒之寒热错杂者，均当考虑使用本方。

32. 白头翁汤治痢疾

【病案】 李某某，男，46岁，因发热、腹泻而入院。自述于入院前二天起发热（38℃），当日大便五六次，至晚腹泻加剧，几至不能离开厕所，大便量少，有红白冻，伴腹痛及里急后重，入院前一天大便次数达五、六十次，发病后食欲减退，无呕吐。体检：体温41℃，脉搏138次/分，神志清，心、肺正常，血压120/70毫米汞柱，右侧扁桃腺肿大，腹软，肝脾未触及，下腹部有压痛。化验：血、尿常规无特殊，大便红血球＋＋＋，白血球＋＋＋＋，当日大便培养：检出副痢疾费氏志贺氏菌。入院后即给白头翁汤：白头翁 30g，黄连 6g，黄柏 9g，秦皮 9g。体温至次日即降至正常，大便红白冻于服药后第二天消失，腹泻腹痛，里急后重，腹部压痛，均于服药第三天后消失，共服白头翁汤 6 剂，以后大便连续培养 2 次，均为阴性，七天后痊愈。（陈明．伤寒名医验案精选．学苑出版社，1998）

【分析】本案为厥阴热利，除下利脓血，里急后重外，还当有腹痛、发热、口渴、舌红、苔黄等。其病机为湿热之邪郁遏不解，损伤肠道络脉，影响肝气疏泄，使气机窒塞。其病位在肠，而病本在肝，故用白头翁汤治疗。血虚者，可加阿胶、甘草。

【启示】白头翁汤为治热性下利的有效方剂，现常用于治疗急、慢性细菌性痢疾、阿米巴痢疾等病而见有热毒内盛，下利脓血证候者。

33. 理中丸治太阴虚寒

【病案】曹生初病伤寒，六七日，腹满而吐，食不下，身温，手足热，自利，腹中痛，呕，恶心。医者谓之阳多，尚疑其手足热，恐热蓄于胃中吐呕，或见吐利而为霍乱，请予诊。其脉细而沉。质之曰：太阴证也。太阴之为病，腹满而吐，食不下，自利益甚，时腹自痛。予止以理中丸，用仲景云"如鸡子黄大"。昼夜投五六枚。继以五积散，数日愈。（许叔微．伤寒九十论．人民卫生出版社，1993）

【分析】本案脉症，一派太阴虚寒之象。至于"手足热"，是手足不冷之意，即"手足自温"也。说明本证还未发展至少阴阳衰阴盛之四肢厥冷，仅为太阴虚寒之证，故用理中丸理中焦之阳而愈。

【启示】理中丸在《伤寒论》中虽为治寒霍乱而设，实为治太阴虚寒之主方。本方有丸、汤之分，若用蜜丸，适于慢性脾胃虚寒证；若用汤剂，适于寒邪直中太阴，病情较急者，故以求速效。需注意的是，今之临床应用丸剂之法，并未遵仲景之法而收效欠佳，当引起重视。

34. 竹叶石膏汤治低热不退

【病案】张某某，男，71 岁，1994 年 5 月 4 日初诊。因高血压心脏病，服进口扩张血管药过量，至午后低热不退，体温徘徊在 37.5～38℃ 之间，口中干渴，频频饮水不解，短气乏力，气逆欲吐，汗出。不思饮食，头之前额与两侧疼痛。舌红绛少苔，脉来细数。辨证属于阳明气阴两虚，虚热上扰之证。治当补气阴，清虚热，方用竹叶石膏汤。竹叶 12g，生石膏 40g，麦冬 30g，党参 15g，炙甘草 10g，半夏 12g，粳米 20g。服 5 剂则热退，体温正常，渴止而不呕，胃开而欲食。惟余心烦少寐未去，上方加黄连 8g，阿胶 10g 以滋阴降火。又服 7 剂，诸症得安。（陈明．刘渡舟临证验案精选．学苑出版社，1996）

【分析】本案发热于午后，伴见口渴欲饮，短气乏力，不思饮食，舌红绛少苔，脉来细数，属于"阳明气津两伤"无疑。胃虚有热其气上逆，故见气逆欲吐。正与竹叶石膏汤证机相合，用之即效。

【启示】在热病过程中有气阴两伤，见身热有汗不退、发热、烦渴、呕吐、虚烦不眠、舌红少苔、脉虚数者，使用本方皆有较好疗效。

（二）变法辨治验案分析

1. 桂枝汤治无汗

【病案】侣某，男，9 岁，1985 年 7 月 5 日初诊。其母代诉：患儿自幼未有汗出，每至暑月则全身皮肤发红，干燥，瘙痒，经常抓被皮肤结血痂，痛苦难忍，曾多次到当地医院求治，诊为植物神经功能紊乱，服用谷维素等药不效。刻诊：全身皮肤发红、干燥，四肢、胸腹部见有条状血痂及出血痕迹，呼吸气粗，时烦躁，口鼻干燥，舌质淡红，苔薄白，脉浮数。患儿呈现一派热象，然审证求因，此非内有实热，乃营卫不调，汗液不得宣泄之故。治以调和营卫，开发腠理，处以桂枝汤：桂枝 5g，白芍 5g，甘草 5g，生姜 3 片，大枣 5 枚。水煎服，5 剂。服药后，唯腋下略有汗液泌出，肌肤较前感舒服柔和。因患儿服用汤药困难，改用桂枝、白芍、甘草各等分，共研极细末，装入空心胶囊，每日两次，每次 10g，用生姜、大枣煎汁送下，服用二十日，患儿遍身絷絷汗出，诸症皆除，如同常人，随访三个月未有复发。（孙百善. 山东中医杂志，1989；5：45）

【分析】本案无汗，自幼即见，并无外感风寒之病史，又无恶寒、脉浮紧之见，知非营卫郁滞之风寒表实证，仍为"荣弱卫强"之桂枝证也。营气内弱，不济卫阳，则卫气不营，滞于玄府而逞其"卫强"之势。荣气内弱，汗孔闭塞，则见无汗；卫气"外强"，郁于腠理，而见皮肤发红、搔痒、甚则渗血结痂、烦躁、脉浮数一派热象。但此与烦渴引饮，溲赤便结之实热内存毕竟不同本质，切勿苦寒直折，衰败营卫，又忌麻黄洞开腠理，损伤营卫。只宜桂枝汤发汗解肌，济营畅卫。待营卫相济，各司其职，则汗出肌利，烦热自除。诚信桂枝汤发汗之功寓于解肌与调和营卫之中也。

【启示】桂枝汤无汗能发，有汗能止，以其能调和营卫也，《伤寒论》谓此为"解肌"。临证中，无汗也好，汗多也罢。只要证属营卫失和，诸可仿此法施治。

2. 麻黄汤治癃闭

【病案】一农村九岁幼女，某晚与姐姐看完电影回家，途中急欲撒尿，因周围无厕，解于路旁，未等撒完，突见有人走来，惊吓之余，小水骤闭，点滴难出。急去医院，服利尿剂及诱导排尿均无效。翌晨，患儿小腹胀急，尿意频频，但小便点滴不畅，无奈欲行导尿术，患者家属要求中医治疗，适逢余在此搞"社教"，应邀往诊。症状如上，舌象正常，脉来浮大。病缘惊吓之余，肺气郁闭，上窍闭塞致下窍不通。正宜提壶揭盖，开宣肺气，启上闸以开支流，疏麻黄汤原方：麻黄 9g，杏仁 12g，桂枝 6g，炙甘草 3g。1 剂，水煎即服。嘱服药时继续使用诱导法。1 帖啜尽，小便即通。继服 2 剂，小便通畅如初。（陈明. 论肺主治节及其临床意义. 中国医药学报，2000；2：16）

【分析】此证为肺气郁闭，通调水道失常所致。肺调节水液的方式为通调人体内、外两大水道系统，因此，在病理情况下，当分辨病道之主次。若肺失于宣散，通调外水道系统作用失常，水液不得外达，腠理闭塞，可致无汗或皮肤水肿等症；若肺失于肃降，水液不能下输膀胱，除能导致水液潴留外，还可出现小便短少或不利。因此，对肺通调水道失常之疾病，可治肺以利水，后世谓之"提壶揭盖"法。

【启示】使用麻黄汤要抓住两个病机，一是风寒外袭，营卫凝闭；二是肺气郁闭，宣降失常。故本方不仅为治疗太阳伤寒表实证而设，实可广泛用于肺气郁闭之证，于本案可窥探其理。

3．麻黄汤治遗尿

【病案】一女性患者，35岁。一次重感冒后，遗有尿频、尿急，逐渐发展为遗尿，迭用补肾固涩之品，病无起色。现症：白天尿意频急，入厕稍迟则尿湿衣裤，夜晚常有遗尿，时有恶寒、咳嗽，咳嗽剧烈及大笑时尿液自出，平时很少出汗，炎夏季节亦是如此。晨起眼睑微肿，脉来浮象。鉴于补肾固涩罔效，结合脉症，拟从宣肺利水治之，用麻黄汤原方：麻黄9g，杏仁12g，桂枝6g，炙甘草3g。3剂，每日1剂。3剂服完，遍体津津汗出，眼睑浮肿消失，小便遂正常，随访一年未见复发。（陈明．论肺主治节及其临床意义．中国医药学报2000；2：16）

【分析】小便不禁或频数，责之于肾虚者众，每以温补收涩为治。但本案起于感冒之后，恶寒、无汗、咳嗽，脉浮，并无肾虚之象，乃肺气郁闭，失于宣降，通调水道失职所致，与上案小便不通病机相同，故均用麻黄汤提壶揭盖而愈。

【启示】肺气郁闭，通调水道失常，既可致小便不通而癃闭，亦可致小便不禁而遗尿，病症虽相反，而病机则相同，故均用开宣肺气之法，异病同治之理。

4．葛根汤治胃脘痛

【病案】杜某某，男，69岁，1982年9月29日初诊。胃病已30多年，近7、8年加剧，经常隐隐作痛，项背强，上肢有时发麻，全身发紧，易感冒。曾善饮酒，但近七八年来已戒除。三年前曾作X线钡餐透视，诊断为慢性胃炎。苔薄白，脉浮紧。中医诊断：胃痛。辨证：表邪不解，内迫阳明。治则：表里双解。葛根15g，麻黄9g，桂枝6g，白芍6g，生姜6g，甘草6g，大枣3枚，6剂，水煎服。服药后诸症状消失，春节期间曾多次饮酒，也未出现胃痛。（刘景祺．经方验，1987：9）

【分析】胃脘疼痛，隐隐而作，不呕不利，乃阳明经气郁滞也；项背强急，全身发紧，上肢发麻，脉象浮紧，乃太阳之邪不散也。太阳阳明合病，表邪内迫，符合葛根汤证之病机，故以葛根汤双解之则愈。

【启示】表证下利，为太阳之邪内迫手阳明大肠；表证兼胃痛、呕恶等，为太阳之邪内迫足阳明胃。总为太阳与阳明合病，而病偏于太阳，葛根汤为其治疗主方，且葛根须重用，以其并入太阳、阳明故。

5．大青龙汤治崩漏

【病案】曾某，女，41岁。经期不定已近一稔，每月二三次不等，时多时少，多则盈盆迭碗，势若堤崩，少则点滴如漏。面色苍白无华，饮食无味，心悸疲乏，时而烦甚，恶寒发热无汗。脉浮紧，右关脉数，舌淡尖赤，舌苔薄白。据其脉症，疏大青龙汤原方一剂，嘱密切观察其变。隔日复诊云：温服头煎药1小时许，周身汗出而顿爽。次日服二煎温覆则无汗。现寒热已除，血亦得止。惟疲乏心悸依旧，随处归脾汤善后。半年后因他病来诊，云体虚已复八九、崩漏未作。（蒋元茂．四川中医，1983；3：56）

【分析】一般而论，"夺血者无汗，夺汗者无血"（《灵枢·营卫生会篇》），"亡血家不可发汗"（87条），"衄家不可发汗"（86条）。但在临证时，亦须知常达变。本案虽崩漏日久，但正气尚支，其证确具外寒内热，无汗而烦躁之大青龙证，有是证便用是方，果敢不疑，方可取效。况仲景也有血证用汗法之例，如《伤寒论》55 条"伤寒脉浮紧，不发汗，因致衄者，麻黄汤主之"。《灵枢·热病》篇更有"汗不出，呕下血者死"、"咳而血，汗不出，出不至足者死"的明训。所以病因不同，治法有异，并无绝对之禁忌，要在辨证求因，审因论治。然运用本方，应抓住外寒内热之特征，且正气可支者，否则，亦不可孟浪轻投。

【启示】 本案"崩漏"为表郁极甚不得汗解，邪夺血分之路而出，亦可看作是"红汗"的一种，只是崩漏之后，邪仍不得解，又有内热烦躁，是用大青龙汤发之。无内热烦躁者，可用麻黄汤。

6. 麻黄杏仁甘草石膏汤治水肿

【病案】 李某某，男，35 岁。主诉：患水肿已三个月。开始因感冒风寒，咳嗽气喘，骨节痛，恶风寒，小便减少，逐渐全身浮肿。现仍恶风，不渴，尿少，全身骨节痛，难于转侧，胸满气急，汗多，经常湿透衣裳。检查：体温 38℃，呼吸 40 次/分，苔白，脉浮缓。呈慢性病容，全身浮肿，渍渍有汗，肾区无叩击痛，心律齐、无杂音，肺部有湿性罗音。此病先喘后肿，责当在肺，今医不宣肺，徒知投利尿之品，于事当无济。……法当开腠理，导水速行。遂用麻杏甘石汤合越婢汤去姜、枣加姜皮与服。麻黄 15g，杏仁 15g，甘草 6g，石膏 24g，生姜皮 9g，3 剂。服药后汗出更多，小便亦多。第二日汗减少，小便仍通利。体温 36.8℃，呼吸正常，肿胀全消，喘平汗止，罗音消失，能下床慢行。惟全身乏力，消瘦。遂处以调和脾胃，增进饮食之品，又半月而安。(傅叔明. 辽宁中医杂志，1979；6：22)

【分析】 本案水肿由外感引发，先喘后肿，又小便不利而汗多，乃肺不能通调水道，膀胱气化不利，水无出路，反从汗孔退出，此水肿兼见"汗出而喘无大热者"，必用麻杏甘石汤宣通肺气，开发腠理，俾肺腠一宣，则水道自通，而小水自行。此"提壶揭盖"之法也。

【启示】 此"肺通调水道"理论之临证实践。

7. 葛根黄芩黄连汤治痿证

【病案】 赵某，女，28 岁，1980 年 9 月 1 日上午劳动时突然腹泻，泻下急迫，日十余次。伴发热口渴，小便短黄，肛门灼热。本村医生给予黄连素片、扑热息痛等药，治疗三日后泻止热退。1980 年 9 月 4 日凌晨起床感觉下肢软弱不用，不能站立，由其丈夫用小车推来就诊，进诊室时需他人架起双肩，双腿拖拉在地。检查：神疲倦怠，面色萎黄，双下肢肌肉松懈，感觉消失，皮肤发凉，舌苔黄腻而厚，脉滑数。此湿热壅遏阳明，津液不濡筋脉。治拟清热燥湿，升提清阳。选葛根芩连汤：葛根 30g，黄芩 10g，黄连 10g，炙甘草 6g。水煎早晚分服，忌油腻辛辣。服 1 剂腹痛较重，下肢知其痛痒；2 剂腹不痛，能步行；3 剂如常人。为巩固疗效，再服 3 剂。后几日，患者喜眉登门致谢，体健如初。(刘昌建. 黑龙江中医药，1988；4：7)

【分析】 本案属痿证范畴，脉症相参，由湿热困阻脾胃所致。湿困脾胃，不行津液于四肢，筋骨肌肉皆无气以生，故痿而不用。治以葛根芩连汤清利阳明湿热，兼升阳明清气。湿热一去，则四肢筋脉和利，而痿证自愈。

【启示】 《内经》"治痿独取阳明"之旨，可于此案中体会。

8. 桂枝甘草汤治癫痫

【病案】李某，女，21岁，1983年8月17日初诊。其母代诉：年前与母吵嘴而病，开始郁郁寡欢，不欲多言，后寐多不醒，呼之不应，或昏昏欲睡，或语无伦次，时轻时重。多次求医诊治，屡用理气泻下之品，病无起色，迁延至今。见患者发育正常，面容呆板，两手交叉护胸，问其故，但言心中害怕，耳中如物阻塞，脉浮大，舌淡苔白。病为癫疾，证属心阳虚损。处方：桂枝45g，甘草20g。2剂，水煎服。服1剂，精神好转。2剂而嗜睡除，言语增，病情稳定，心悸、耳塞消失，自云如梦一场。效不更方，继服2剂，彻愈。（李自召.桂枝甘草汤习用一得.国医论坛，1986；3：51）

【分析】癫疾属阴，非阳药不化。本案原为肝郁，怎奈屡经泻下，心阳必伤。证见叉手按胸，心悸耳聋，乃桂枝甘草汤证无疑。然沉疴久病，又非重剂而不能起，故倍增药量，功专力宏，单刀直入，效如桴鼓。经方之妙，莫过于此矣。

【启示】心藏神，除需心之阴血的滋养，更需心中阳气的温煦，《素问·生气通天论》所谓"阳气者，精则养神"之理，不可不察。

9. 桂枝加桂汤治食后嗜睡

【病案】邓某某，女，18岁，1987年2月6日诊。从1986年7月起，无明显诱因出现食后倦怠思睡，渐至出现食后嗜睡，每次非睡半小时以上不可，醒后又如常人，经某医院治疗，效果不显。伴有头晕目眩，面色苍白，神倦乏力，四肢不温，时或发热，自汗，舌苔白而微腻，舌淡红，脉濡缓。处拟桂枝加桂汤：桂枝15g，白芍10g，炙甘草6g，生姜10g，大枣5枚，3剂，日1剂，水煎服。服药后仅伏案20分钟即醒，再予原方5剂，服后能坚持食后不睡，但仍有食后困倦思睡，又服8剂，诸症消失。随访一年，未见复发。（谢富.桂枝甘草汤治愈发作性睡病.四川中医，1993；5：36）

【分析】人之寤寐与卫气的运行和阳气的盛衰密切相关，《灵枢·大惑论》云："夫卫气者，昼日常行于阳，夜行于阴，故阳气尽则卧，阴气尽则寤。"本案嗜睡发作于食后，醒后一如常人，乃食后多寐也。其因与脾阳不足影响了卫气运行有关，何以言之？以头晕目眩，面色苍白，神疲乏力，四肢不温，自汗，舌淡苔白故知也。故以桂枝加桂汤振奋阳气，调和营卫而愈。

【启示】卫气运行紊乱可致睡眠失常，理见《灵枢·营卫生会》篇，用桂枝汤类，如桂枝汤、桂枝甘草汤、桂枝甘草龙骨牡蛎汤、桂枝加龙骨牡蛎汤、桂枝加桂汤等，有较好疗效。

10. 茯苓桂枝白术甘草汤治便秘

【病案】陈某某，女，52岁。大便秘结，五六日一行，坚如羊屎。伴有口干渴，但又不能饮，自觉有气上冲，头晕，心悸，胸满，每到夜间则上冲之势更甚，而头目眩晕亦更甚，周身有轻度浮肿，小便短少不利，面部虚浮，目下色青，舌胖色淡，苔水滑。此心脾阳虚，水饮上乘，津液不行之证。治以温通阳气，伐水降冲。处方：茯苓30g，桂枝9g，白术6g，炙甘草6g。服2剂，头晕心悸及冲气均减，反映了水饮得温则化。乃于上方加肉桂3g，泽泻12g，助阳消阴，利水行液。又服2剂，口干去，大便自下，精神转佳，冲气进一步好转。转方五苓散与真武汤合方，取其助阳消阴，淡渗利水，以行津液。（周凤梧医案.山东中医，1984；（1）：1）

【分析】本案便秘伴心下逆满，气上冲胸，起则头眩，小便不利，舌胖苔滑，乃心脾阳虚，水气内停所致。水气不化，津液不布，则上而口渴，下而便秘。治当从本以温阳化饮，待阳复饮化，津液布达，则便秘自行，口渴自除，此化阴霾为甘露之法也。若误用攻下，则势必雪谷冰川，谷道不行矣。

【启示】津亏肠燥，固可致便秘。而水饮不化，津液不得布达于肠，亦可致便秘。前者治当滋阴润燥，阴充肠润则便秘可除；而后者治必化饮布津，待水饮化则津自均布，而后肠燥便秘自除。

11．五苓散治失音

【病案】碧某，女，1987 年 10 月 26 日就诊。病失音四个多月，已到了不能言语的程度，而由其家人代诉病情。曾服用大量滋阴清热之品及西药，均未获效。患者音哑无声，咽喉憋塞，口渴欲饮，头目眩晕。问其大便尚调，惟排溺不利，色白而不黄。切其脉沉，视其舌则淡嫩，苔水而滑。治须温阳下气，上利咽喉，伐水消阴，下利小便，方用五苓散为最宜。茯苓 30g，猪苓 15g，泽泻 16g，白术 10g，桂枝 10g。服药 5 剂。咽喉憋闷大减，多年小便不解症状亦除。惟有鼻塞为甚，嗅觉不敏，于上方加麻黄 5g，续服 3 剂，病愈。从此未见复发。(马志才．刘渡舟教授临床治疗经验点滴．北京中医学院学报，1989，3：20)

【分析】此水气不化，津液不行，阳气不能温煦，阴气上蔽咽喉之证。夫津液者，可滋润官窍，今水蓄而不化津，则有凝必有缺，是以咽干、口渴欲饮、小便不利迭现。水为阴邪，头为诸阳之会，阴水上凌，则头目眩晕。舌脉之象，亦皆为阴凝不化之证。前医不识，见有咽干口渴，以为肺胃津液不足，妄投甘寒滋柔之品，反助阴伐阳，使水凝不去。须用五苓散温阳化气，上利咽喉，下通小便，待水化津布而病愈。

【启示】津凝不化，致局部见类阴虚征象，此当细察舌脉，不可孟浪从事，径投滋阴之法。

12．小陷胸汤治失眠

【病案】高某，男，42 岁，1984 年 5 月 23 日就诊。失眠半年余，睡前服安定、利眠宁等药，方能入睡。刻诊：胸闷头重，心烦口苦，目眩，纳差，便干，舌苔黄腻，脉滑数。此属中运不健，痰热内扰所致。治以清泄痰热，养心安神。方用小陷胸汤加枣仁 10g、菖蒲 4g、远志 8g、大黄 6g（后下），水煎服。3 剂睡眠好转，不服安定等药亦能入睡，便通纳增，余症悉减。再诊原方去大黄，继服 5 剂痊愈。(张宗如．小陷胸汤临床运用．吉林中医药，1989，6：32)

【分析】本案失眠，乃痰热内扰所致。《张氏医通》云，"脉滑数有力不眠者，中有宿滞痰水。"凡饮食不节，或脾胃虚弱，均可导致宿食停滞，酿成痰热，壅遏于中。若痰热上扰则失眠，《内经》所谓"胃不和则卧不安"也。治宜用小陷胸汤清泄胃中痰热，加菖蒲、枣仁、远志等以化痰宁心安神。药证契合，故获良效。

【启示】凡痰热结聚之证，俱可使用小陷胸汤，并非必痰热结胸方可用之。

13．大黄黄连泻心汤治眩晕

【病案】王某，男，41 岁。患高血压病多年，久服复方降压片、降压灵等药，血压一直未能控制，近日因生气而血压上升至 190/130mmHg。自述：头目晕眩，如坐舟车，而且心烦急躁特甚，有时彻夜不眠，且口渴欲凉饮，舌红苔黄糙老，脉弦滑数而有力。病情加重后曾多方服药未效。索取前方观之，尽为平肝、熄风、潜阳之剂。思之良久，断为阳亢火盛动风之证，乃处大黄黄连泻心汤：大黄9g，黄连9g，黄芩9g，水煎煮令服3剂。服后大便溏泄，但心烦减轻，且能入睡。继服2剂，诸症皆轻，血压降至150/110mmHg。（陈宝明．刘渡舟教授活用大黄黄连泻心汤．北京中医学院学报1987；3：34）

【分析】高血压眩晕，多属阳亢风动之候，今人常以平肝潜阳熄风法治之，虽能奏效一时，但终不能获其痊愈。刘渡舟教授认为心主血属火，肝藏血属木，心火盛则肝火旺，肝火旺则阳亢而风动。治疗与其平肝熄风，莫如清泻血中之火热，火热得清，则阳平风灭。故对阳亢风动之眩晕证，但见阳盛化热之症状，即用本方每取卓效。

【启示】运用大黄黄连泻心汤不惟见痞证，当抓住火热内盛之病机，可用于一切火热壅盛之证。

14. 半夏泻心汤治便秘

【病案】刘某，男，9个月。半年来大便秘结，状如羊屎，每周需蜂蜜一斤，常用开塞路灌肠方能大便。吾投半夏泻心汤，一生不解，问之："半夏泻心汤治下利，此无疑，何以能治便秘？"吾曰："按其脘部甚满甚胀，其舌淡而润，其苔白而厚，乃胃不降，脾不升也。若不明升降之理而用攻剂，则脾气愈损，其胀益甚，当与半夏泻心汤调其气机升降。"药尽7剂，大便已不燥结，每日一行。（曹英信．半夏泻心汤临床运用举隅．陕西中医，1985；12：546）。

【分析】泄泻乃脾升不足为主，便秘属胃降不及之甚。当升不升，该降不降，均系升降失调所致。本方治便秘，其意在于调气机，运脾胃，使脾气（阳）得运，脾津（阴）充盈，阴阳协调，气足津充，则便自润。曹老先生告诫：凡遇便秘要详辨细思，求其根源，不可急于攻下。实属经验之谈。

【启示】无论泄泻或便秘，掌握"脾胃升降紊乱，寒热错杂于中"之病机，即可使用半夏泻心汤。

15. 甘草泻心汤治不射精

【病案】崔某某，男，24岁，初诊日期，1988年10月11日。患者结婚二年余，从无射精现象，至今不育，现证头昏心烦，失眠多梦，精神紧张，口苦咽干，交不射精，却也疲软，梦遗频繁。舌淡红苔薄黄，脉象细数。此为心火亢盛，相火离位之证。治宜清心降火、交泰阴阳。药用：黄连9g，黄芩12g，党参12g，干姜9g，生甘草15g，半夏10g，大枣6枚。5剂，并嘱以轻松情志，放下包袱。5付后患者云阴茎交后可软，但仍未射精，继服5剂，患者兴奋异常，云已射精一次。原方加玄参30g，麦冬12g，继服7剂以善其后。（荆棘．男科运用甘草泻心汤的体会．河南中医，1990；5：12）

【分析】心肾不交，离火虽存，而坎水不应，故交而不射。又见心烦不寐，舌红脉细数。治从中焦，乃交泰阴阳之特法也。盖水火不济之证，用交心肾法而不效者，多因脾土中不顺接也。用甘草泻心汤厚土健中，升水降火，令坎离相交，水火既济而愈。

【启示】在心肾相交过程中，脾胃升降作用至关重要。故临床治疗心肾不交之证，当注意恢复脾胃之升降功能。

16. 白虎汤治磋牙

【病案】林某，男，24 岁。于 5 岁时出现磋牙，经当地医院以"驱蛔灵"药品治之而愈，并大便排出蛔虫。7 岁时磋牙发作，但服用驱蛔灵无效，大便未见蛔虫排出，粪检亦未找到寄生虫卵。迭经多方治疗，磋牙始终未获一效。一晃 17 年，至 1987 年 10 月来诊时，患者形瘦面垢，磋牙频剧，声音响亮，上下齿比常人短 3/5，齿坚未落。平时口渴多饮，手足心时有汗出，二便正常，纳可。粪检未见虫卵。舌红苔薄黄，脉弦滑。余思此病者既非虫积为患，又无肾虚之象，当属阳明经热上蒸使然。盖手阳明大肠经入下齿，足阳明胃经入上齿也。治当白虎汤清阳明热邪。处方：生石膏 15g（先煎），知母 10g，生甘草 5g，粳米 1撮。药进 5 剂，磋牙明显减轻。再服 5 剂，磋牙停止。病者自配 5 剂以巩固，未再复发。（周屹红. 白虎汤治愈顽固性磋牙. 江苏中医，1990；4：38）

【分析】足阳明胃经"入上齿中"，手阳明大肠"入下齿中"。热郁阳明，循经上炎，则齿磋不安。径用白虎汤以清彻阳明经热。辨证准确，用药得当，获效当在情理之中。

【启示】白虎汤除阳明经热，效捷力宏。

17. 猪苓汤治阳明蓄血

【病案】瓜镇候公遴，深秋患伤寒，始自以为疟，饮食如常，寒热渐甚，至七日方迎余至，则阳明证矣，服药五日，渐变神昏谵语，胸腹满痛，舌干不饮水，小便清长，转为蓄血证。进用桃仁承气汤下黑血碗许，即热退神清。次日忽小便不通，犹有点滴可出，用五苓散不效，乃太阳药也。病者素清癯，年近六十，脉细而涩，此蓄血暴下，阴气必虚，经曰："无阴则阳无以化"。原病阳明蓄血，仍用阳明之猪苓汤，汤中阿胶是滋阴血者也。猪苓汤加桂枝、芍药。一剂，小便如涌泉矣。（张世浚. 伤寒论六经病证治撮要. 陕西科学技术出版社，1985）

【分析】阳明蓄血，治用下法，本为正治。然下之太过，蓄血陡跌，阴气必虚，阳无阴助，无力气化，而致小便癃闭，反用五苓散温而通之，则阳气欲鼓，而阴不和之，虽鼓而无力也，故小便不惟不得通，反碍阴津复原，续见脉细而涩，阴虚之象更显。惟宜猪苓汤滋而行之，待阴来复，则气自化，水自行也。难怪赵羽皇评述道："仲景制猪苓汤，以行阳明、少阴二经水热，然其旨全在益阴，不专利水。"确为独到之论。

【启示】脏腑之化气行水功能，不惟阳气独主，亦有阴津主之。

18. 小承气汤治脱肛

【病案】李某，女，8 岁，1991 年 8 月 3 日初诊。其父代诉：患儿自 1990 年患痢疾后，大便经常不通畅，排便时直肠脱出肛外，近 7 天因感冒咳嗽而加重，行走时肛门亦脱出。微烦，小便数，午后潮热，口渴，大便秘，脘腹痞满。观其形体壮实，询知嗜食辛辣煎炒食物。面赤唇红，肛门脱出、红肿，舌红、苔黄，脉实有力。证属气滞腑实型，治宜降气通便。方用小承气汤加减：枳壳 10g，槟榔、大黄（后下）各 8g，厚朴 5g。水煎服。3 剂后，大便通畅，脱肛减轻，原方去大黄，再进 10 剂后，脱肛痊愈。嘱其忌食热性食物，保持大便通畅。随访半年，未见复发。（刘和章. 小承气汤新用. 新中医，1993；2：44）

【分析】脱肛见证，并非全为气虚下陷。因于腑实热壅，络伤气滞者，亦可见之。其证必有便秘而无泄泻，必形实而无神疲，必脘腹胀满而无小腹下坠，必舌红苔黄脉实而无舌淡苔薄脉虚弱。治宜通下腑实，方可使肠道气机通畅，而肛脱自回。

【启示】临证贵在辨证论治，且忌一见脱肛既谓中气下陷。本案治疗属"通因通用"法范畴。

19. 大承气汤治小儿遗尿

【病案】患儿，女，8岁4个月，于1987年8月2日初诊。二年来睡中遗尿，一夜三四次，甚则五六次，每因腹胀便秘而遗尿加重，曾服缩泉丸及桑螵蛸散数十帖，治疗罔效。平素小便臊臭，色黄量少，大便干燥，三四日一行，面赤唇红，舌苔薄黄，脉滑数。证属里热炽盛，大肠腑气失畅，肺气失宣，以致膀胱气化失职。拟方通腑缩泉，大承气汤加味治之。处方：厚朴10g，枳实10g，生大黄8g（后下），芒硝6g（冲服），桑螵蛸10g，益智仁10g，炙甘草6g。服药一帖，大便畅通，解稀大便五六次，小便气味明显改善，色亦转清，当天夜间遗尿减至二次，原方继进一帖，遗尿已止。转投益气养阴剂，以善其后，随访半年，遗尿未作。（秦亮. 大承气汤儿科新用. 天津中医，1989；5：45）

【分析】肺"通调水道，下输膀胱"，与大肠相表里。本案遗尿由于膀胱气化失司，气化失司由于肺通调水道失职，通调水道失职由于肺气宣降失常，宣降失常由于腑气不通，腑气不通由于大肠燥热结聚，层层相因，屈曲成疾。其辨识眼目是：遗尿每因腹胀便秘而加重。故治以通腑为主，兼用缩泉之药，前后同治，此"间者并行"之法也。

【启示】与上案同理，亦属"通因通用"法运用范畴。

20. 麻子仁丸治癃闭

【病案】杨某某，男，83岁，1987年8月11日诊。患者近一年来小便量少点滴而出。7月份曾在本院治疗，诊断为"前列腺肥大"、"尿潴留"，留置导尿一周出院。近日来少腹胀满，小便点滴不通，咽干，烦渴欲饮，大便秘结，少腹按之疼痛，舌质红，苔薄，脉细弦。诊断为"癃闭"，辨证为膀胱湿热，肺热壅盛，以麻仁丸，一次服9g，一天服2次，开水冲服。连续服二个月，症状消失，随访半年，未见复发。（周玉英. 四川中医，1989；9：28）

【分析】麻仁丸润肠以开肺气，提壶揭盖，令小水下通。本方本治大便秘，小便数，但本案虽为癃闭，其病机则为肠失润而肺失宣，故宜麻仁丸治之。

【启示】足见临证辨病机之重要。

21. 小柴胡汤治顽固性失眠

【病案】节某某，女，52岁，1989年3月18日就诊。述因惊吓染患失眠二十余年，始为入寐困难，闻步履、门响、人语等声扰辄醒，醒后不能再寐，家人倍蹑手足而行，莫敢触冒，每日睡眠不足四个小时，甚者彻夜不眠，良医数更，中西药并进、针灸按摩、气功保健、土单验方、求神拜佛遍施，终无一效。近几年尤为严重，连日不眠，甚则月余，终日苦不堪言。但精神状况尚可，饮食如故，仍能坚持工作，旁无它症。谈叙间，随取往日病例处方一大厚迭，余逐观之，率多按养血安神论治，镇心安神、养阴清热、涤痰清心、活血化瘀、消食和胃者亦复不少。余聆视病情，也感茫然，讶为顽症。殚思再三，忽悟失眠一症，病因虽繁，但总属阴阳失调，阳不交阴。治疗也当着眼于此。奈苦无良方，辗转思维，蓦然忆及小柴胡汤正是调和阴阳之方，不妨一试，乃疾疏方：柴胡15g，半夏、黄芩、人参、炙甘草各10g，生姜5片，大枣5枚。嘱令千里流水煎之。患者对治愈早已懊丧，今又见药简量轻，平淡无奇，直摇头长叹。余释其病理，言此方乃医圣先师调和阴阳之祖方，心诚则灵。千里流水煎药，乃为奇处，《本草纲目》云："流水者，以大而江河，小而溪间，皆流水也。其外动而性静，其质柔而气刚，主治……阳盛阴虚，目不能瞑。"患者将信将疑取药而去。不意翌日来告，昨天服药，当夜即安然入睡，一觉竟10个小时，醒后精神疲惫，仍有睡意。既效不更，仍宗前方，6剂诸症竟悄然而去。余为之获效速捷而惊讶，恐其病久疗效不固，嘱再进3剂，以收全功。一年后追访，安然无恙。（任宏程．小柴胡汤治顽固性失眠机理浅析．国医论坛，1990；4：44）

【分析】《类证治裁》云："阳气自动而静，则寐；阴气自静而动，则寤。不寐者，病在阳不交阴也。"阳护于外，阴守于内，通过少阳枢机运转而阴阳交配。今病在少阳枢机不运，乃使表里开合无度，气血运行紊乱而阳气不交于阴。小柴胡汤为转运少阳枢机之专方，正切本案之病机，是获卓功。至于嘱患者取千里流水以煎，恐除取其药用外，还意在鼓舞患者勇气，调动体内有利因素，以祛病抗邪。对顽固性疾病，此法有可取之处。

【启示】阴阳的交感和升降出入平衡是保持睡眠的重要条件。因此，治疗顽固性失眠证，要注意调理人体的阴阳，使其得以顺利升降出入。小柴胡汤是调理阴阳、使人体气机升降出入归于平衡的最具代表性方剂。

22．小柴胡汤治久咳

【病案】孙某某，女，47岁，1970年来诊。从小咳嗽至今，历40年，每年秋末发作，冬季较甚，夏季自愈。在发作期间，昼轻夜重，甚则难以入眠，痰多而稀，喉咙发痒，其神色形态无明显病容。窃思此病已数十年，患者服药较多，不见效果，一般治咳之剂均已用过，若不另想方药恐难取效。忆起陈修园《医学实在易》治咳论中有云："胸中支饮咳源头，方外奇方勿漫求，更有小柴加减法，通调津液治优优"，考虑用此方较为合适。遂欣然疏方，以观其效。柴胡9g，半夏9g，黄芩9g，党参9g，五味子9g，甘草6g，生姜9g，大枣4枚，水煎服。服上方1剂即能安然入睡，服4剂后咳嗽已去大半，继服数剂而咳止。（张磊．河南中医学院学报，1979；3：1）

【分析】本案所治，非读大书之人难以为之，堪为当今疑难杂症治疗之楷模也，值得诸同道细细玩味。

【启示】治久咳不已，注意通调气机，小柴胡汤为其首选。

23．大柴胡汤治吐血

【病案】黄相群，性急躁，年虽知命，犹有少年豪气。先年曾患吐血，经三十年未发。1946年因境遇不佳，心胸不舒，肝气郁滞，面鲜喜容。昨晨忽大吐，多紫黑瘀块，半日后尚不时零星而出，自煅发炭钱许，用童便冲服，血遂止。但觉胸膈胀满，中有腥气，午后发潮热，迁延半月未治，迄至恶化，始延族兄某诊之，多日未效，病转增，乃来诊治。按脉弦数，舌苔黄厚，胸胁痞满，频有呕意，口苦不欲食，大便数日一行。处以大柴胡汤开郁清热，加花蕊石（煅研冲服）清瘀，降香调气。首服2剂无异状，3剂便血数次，间有瘀块，潮热始退，胸膈舒，口中腥气减。此宜解郁和肝，清理余热，改投丹栀逍遥散加茜草、丹参，再5剂诸症渐平。后用滋血开胃药调养康复。（赵守真．治验回忆录．人民卫生出版社，1962）

【分析】患者素性急而肝火旺盛，境遇不遂而气血凝滞，郁久而溃，故吐血而胸胁满闷。夫气为血帅，血依气行，故《证治汇补》云"治血必先调气，气顺则血行"。而气郁多责之于肝，又患者血虽不吐，但胸满气腥，午后潮热，系血分瘀热，故治以大柴胡汤清热调肝。以其调肝则气顺，清热而瘀行，瘀行则病已。

【启示】气郁急而化热，易迫血妄行，是出血证的一个重要原因。而治疗此热，不可苦寒直清，宜"火郁发之"，以疏通条达气机为要。大柴胡汤为疏通气机之峻剂，多用于气机郁结之重者。

24．柴胡桂枝干姜汤治眩晕

【病案】衡某，女，65岁，1987年6月4日就诊。自述：眩晕已有数年之久，时轻时重，甚则必平卧，缓则虽可坐立，但步履维艰。伴恶寒、无汗、面赤、胸闷、烦躁、纳呆、失眠、乏力等证。舌略红，苔薄白，舌心少苔，脉弦细数。予柴胡桂枝干姜汤合甘麦大枣汤，3剂。6月7日复诊：前方不效，诸症如故。再详审诸症，仍应用柴胡桂枝干姜汤，并遵原方之量：柴胡25g，桂枝10g，干姜10g，花粉12g，黄芩10g，牡蛎5g，炙甘草6g，3剂。该方仅服1剂，眩晕即止。3剂毕，纳增，眠好，精神转佳，行走自如，惟微觉胸闷。继与原方，连服10余剂，以为善后。（陈津生．柴胡桂枝干姜汤应用举隅．内蒙古中医药，1989；2：28）

【分析】日人矢数道明《汉方辨证治疗学》认为，柴胡桂枝干姜汤属"气水剂"，可治疗各种气水失调之证。本案眩晕即是气水失调之主要症状。临床上此类眩晕多有精神因素刺激，或处于更年期，柴胡桂枝干姜汤具有调和阴阳，解郁散饮之功，对这类眩晕有较好疗效。

【启示】本方可用于气水失调、寒热错杂之各种疾病，不惟治眩晕所独用。

25．柴胡加龙骨牡蛎汤治阳痿

【病案】陈某某，男，41岁。频繁遗精七八年，针刺治疗后，非但遗精不减，且发现阳痿，前后服龟灵集、三肾丸及温肾壮阳之品达三百多剂无效。近来年，亦感头晕心悸，烦躁易怒，口苦咽干，舌苔薄白，脉沉弦而缓。综其脉症，诊为三焦气滞，寒湿不化，心肾不交，命火失养之疾，乃拟柴胡加龙骨牡蛎汤理三焦，化寒湿，交心肾。柴胡6g，半夏9g，甘草6g，川军3g，黄芩9g，党参9g，桂枝12g，生姜3片，大枣5枚，生龙骨15g，牡蛎15g。服药3剂，阳痿好转，继进20剂诸症均愈。（朱进忠．柴胡加龙骨牡蛎汤的临床应用．北京中医学院学报，1983；4：29）

【分析】阳痿多责之于命门火衰，温补下元乃医者常用之法。然本案病情复杂，为三焦气滞，寒热夹杂，心肾不交。用本方在于疏通三焦，寒热并治，心肾并调。所以治疗本病必须详审病因以论治。

【启示】于本案中要认识到柴胡加龙骨牡蛎汤可用于三焦气滞、寒热错杂、心肾不交之证。

26．四逆汤治便秘

【病案】郝某，男，35岁。患便闭10个多月，初因头目眩晕，曾多次服用黄连、川军等泻火药，眩晕未愈，渐至食少便难，形衰体羸，每隔十数日大便一次，燥屎停滞，便时十分困难，便后气促神疲，辗转疼痛，半日始安，又经过多种通便治疗，如：川军、芒硝之类，但是愈通愈涩，以致不起。患者面色青黑，目小而陷，舌黑不燥，脉沉而伏，身冷嗜睡，腹胀不痛。根据脉症分析，系寒盛阴凝、脾胃冷结，肠道既乏津液之滋润，亦无推送之能力，其根本原因为太阴之土与少阴之水无阴以化，水谷之气无阳以运；而最苦之头眩，亦为阴盛格阳之征，参阅以前用药经过，拟不再用通降之品，单以回阳方剂鼓动蒸发，以温通启闭，用四逆汤3剂后，感觉大便稍松，服至10剂，食多神健，眩晕亦愈，后以金匮肾气丸继服，诸疾尽去而安。（王与贤．上海中医药杂志，1964；6：41）

【分析】 便秘既久，迭进苦寒通下，不但愈通愈涩，且徒伤阳气，而反见面色青黑，身冷嗜睡，脉沉而伏等症，显系脾肾阳虚之冷秘，故用四逆汤温脾肾阳气而获愈。

【启示】 肠道固需阴津之滋润，方可行舟；然犹需阳气之推动，才能舟行。治便秘切记不可泥于津亏肠燥，其阳虚无力推动舟行者，临床亦复常见。

27．真武汤治肠痈

【病案】 邓某某，女，31岁，1985年3月初诊。七年来时常小腹部疼痛，其痛隐隐不休，有时呈剧烈疼痛。近来，发作频繁，痛无休止，注射青、链霉素不效，遂求中医诊疗。患者自述小腹痛已有2月未止，遇冷则痛重，得温痛缓，身沉乏力，有时恶心，但不吐，饮食不馨。患者神志清，面苍白。按其小腹濡软，麦氏点压痛明显，反跳痛呈弱阳性。舌质正常，苔白滑，脉沉紧。病慢性肠痈，乃寒湿客于阑门，脉络痹阻所致，投真武汤温阳化湿、活络通痹。处方：附子20g，白术30g，赤芍45g，茯苓45g，生姜45g。以水1600毫升，煎至600毫升，分三次服。服3剂后小腹痛去其大半，恶心已止，纳可。麦氏点稍有压痛，无反跳痛。守原方继服5剂而告痊愈。（毕明义．真武汤临床运用举隅．中医杂志，1986；6：46）

【分析】 少腹属下焦，肝、肾、大肠同主。若下焦阳气不足，水湿不得输布排泄，痹阻于阑门，寒水与瘀浊相结，遂发肠痈。取真武汤温阳化湿，行水破结，以除肠痈。

【启示】 本案诸症诚为阳虚水湿内盛之候，真武汤正为的对之方。若为热毒未尽，阳气不行之里虚夹热性肠痈，则非本方所宜，可选薏苡附子败酱散加味。

28．真武汤治头痛如劈

【病案】 唐某某，男，57岁。患者原是八路军某连指战员，抗战时与敌英勇奋战，不幸头顶被砍伤，当即昏迷，经抬往战地医院抢救，三天后才复苏，尔后留有脑震荡后遗证。每疲劳或感冒即发作，整个头部犹如刀劈般疼痛，双目难以睁开，卧床烦躁，呻吟不休。当病发时，均需住院治疗月余始逐渐缓解。患者于1961年病复发，即住某医院，治疗罔效，自动出院，请中医诊治，服中药二十余剂，病势反为增剧，邀我往诊。症见患者面壁侧卧，畏光，身不敢动，稍动则头痛剧烈，面色黯淡，双目红肿，血丝夺睛，尤以右目牵引脑部疼痛为甚，舌苔黄腻而润滑，口不渴，小便短，脉象沉细。参阅前医方药，均系滋阴养肝、补血、熄风安神之剂，如"杞菊地黄丸"、"归芍地黄丸"、"一贯煎"等加减，所加用过的药物如钩藤、石决明、女贞、蔓荆、桑叶、僵虫、天麻、羚羊角等，似无可厚非。然结合脉症及所服用方药反应来看，当属阳虚气滞，升降失职，处以真武汤加细辛，以温肾阳、祛风止痛。方药：黄附片30g（开水先煎一小时），茯苓15g，白芍12g，白术10g，生姜15g，细辛

3g。嘱服 1 剂。翌日复诊头痛减半，目能睁。续服 1 剂，头痛已止，目赤肿渐退。因病程日久，阳虚气弱，细辛易为潞党参 30g（即真武汤合附子汤）以温经扶阳，固本御邪。守方治疗约一月，每服 1 剂，症状均有明显改善，总计服药 24 剂，精神焕发，食欲旺盛，病已痊愈。患者每感小恙均来门诊，观察至今（1978 年 8 月）已十七年，头痛未发。（来春茂．真武汤验案四则．云南中医学院学报，1979；1：43）

【分析】脉症合参，阳气虚寒无疑（舌苔虽黄腻，但润滑，亦见于阳虚之反映）。头为清阳之会，阳虚气寒，水气上逆，头窍失煦，脑络失养，则头痛如劈。正如《素问·五脏生成篇》所说："头痛巅疾，下虚上实，过则足少阴、巨阳，甚则入肾。"用真武汤以温阳化气，固本御邪，待阳回水化，清窍得煦，则头痛当愈。加细辛者，以入少阴，祛风止痛也。

【启示】凡阳虚水湿内盛，无论主症为何，均可使用真武汤。

29．附子汤治阴挺

【病案】朱某某，女，32 岁，1980 年 3 月 10 日初诊。患者自感小腹下坠，白带多，质稀薄，无臭味，已一年余。活动后病情往往加重，伴有小腹冰凉，腰酸，疲乏无力。西医诊断为子宫脱垂Ⅰ度，宫颈糜烂Ⅱ度。舌体胖，质淡白，苔薄白，脉沉迟。辨证为脾肾阳虚。方用附子汤治疗：附片 6g，白术 12g，白芍 9g，茯苓 9g，党参 6g。开水煎分二次服。3 剂。二诊：患者服上药后，自感白带减少，下坠感减轻，小腹冰凉有所好转。舌脉同上。仍用上方，继服 3 剂。三诊：患者又服 3 剂后，自感病情更为好转，白带已转正常，小腹转温，腰酸、乏力亦明显好转，惟活动后有小腹下坠之感。脉转为和缓有力。继用上方，再服 3 剂。四诊：患者服上方共 9 剂后，诸症消失，已能参加轻微劳动，小腹不再感觉下坠，舌脉亦转为正常。故令其停药观察，至今病未复发。（权依经．古方新用．甘肃人民出版社，1981）

【分析】少阴阳衰，无力系胞；太阴寒湿下注，则阴挺冷坠。用附子汤温少阴之阳而逐太阴寒湿，故数投而愈。

【启示】运用附子汤的病机关键是寒湿凝滞经脉，无论身痛或其它诸疾，只要符合这个病机即可使用。如本案为寒湿凝滞冲任之脉所致，故投之而效。

30．桃花汤治二便不通

【病案】曾某，女，42 岁，1978 年 4 月 5 日就诊。自诉 1977 年 10 月起，即作腹胀，少腹拘急，尿少而尿意频频，日排尿仅 100～200 毫升左右，住某医院内科治疗，因尿常规及各项生化、物理检查均未见异常而不能确诊，仅拟诊"少尿原因待查和内分泌机能紊乱"，而据尿少、尿意频频给予维生素类、双氢克尿塞、速尿等剂治疗。初服药后尿增至 1500～2000 毫升，腹胀随减，但纳食渐差，且停药诸症又发，再以前药治而难有起色。转中医治疗，以八正散、五苓散等利水剂出入，亦仅服药时症情好转，停药复如旧，病趋重笃，转省某医院治疗，全面检查亦未见异常。建议继续中医治疗，改济生肾气丸、滋肾通关丸等剂加减也仅取一时之效。数日后复旧状。经人介绍前来求诊：其人面色苍白，形体肥胖，口和纳呆，恶心欲呕，心烦易怒，少腹拘急，腹胀，尿少，尿意频频，尿色白浊，大便干，三四日一行，舌黯淡肥大，脉沉紧。此属脾肾阳气衰惫，枢机不运，气化无权。治宜温运脾肾阳气、枢转气机，方拟桃花汤：赤石脂 60g，干姜、粳米各 30g，清水煎至米熟烂为度，弃渣分昼三夜一温服。二日后大便通，小便利，色白浊，精神好转，寐安，纳食稍增，余症减轻。嘱再服 2 剂，煎服法同前。四日后，尿量增，膨胀、少腹拘急和心烦欲呕等症已除，面色转红润，纳增，舌体肥胖，苔净，脉沉紧，此中阳已运，肾气来复，原方再进。10 日后舌脉复如常人，小便正常，大便通畅，遂以调理脾肾之剂善后。（林上卿. 运用仲景桃花汤的体会. 中医杂志，1984；7：18）

【分析】脾阳不足，累及肾阳，不主二便，遂生"腹痛，小便不利，下利不止，便脓血"之证。其病位，除大肠外，尚应包括膀胱，概为下焦病变。在临床运用时，不能仅以赤石脂有一定收涩作用，断本方为固涩剂，而应认为是温里剂更切合，其中赤石脂、粳米补益脾土，干姜温中固肾，全方具有温运脾肾阳气，枢转中下焦气机之功。不仅用于便脓血一证，对临床表现为小便不利的腹胀、癃闭，用他药无效时投予桃花汤往往奏效。

【启示】从本案中我们可以看到脏腑气化功能的重要性，二便的排出，乃靠脏腑的气化功能，尤其是肾与膀胱的气化作用。二便不通用攻下通利法，固为常法，但属治标。其以恢复脏腑气化为目的，则为治本。当二便功能异常，日久不愈者，应重从气化论治。凡是脾肾虚寒，下焦阳气不固或气化不及之病，无论是二便不通或二便泄利，均可使用桃花汤治疗。

31. 黄连阿胶汤治下肢厥冷

【病案】李某某，男，43 岁。1978 年 10 月，在无明显诱因的情况下，自觉两下肢发冷，并逐渐向上发展至腰部，向下至足心，寒冷之状，如赤脚立于冰雪之中，寒冷透骨，并有下肢麻木，有时如虫行皮中状。以后寒冷又进一步发展至于两胁之间。伴有阳痿不举，小便淋沥。一年半来，曾在北京各大医院经中西医多方治疗均无效。视其双目有神，面色红润，舌质绛，脉弱略数。初按肝胆气郁，阳气不达之阳郁厥证论治，投四逆散加黄柏、知母无效。再诊时，询知有心烦寐少，多梦，身半以上汗出。此当属黄连阿胶汤证。黄连 9g，黄芩 3g，阿胶 9g，白芍 6g，鸡子黄 2 枚。服药 3 剂后，下肢寒冷麻木等明显减缓，心烦汗出等症也大有好转。上方加丹皮 6g，并同时服用知柏地黄丸而愈。（刘渡舟. 经方临证指南. 天津科技出版社，1993）

【分析】大凡火盛于上者，水虚于下，而易形成上下阴阳格拒，心肾不交之势。本案火气独在于上，故心烦不得眠而身半以上汗出；阳气不下达，故腰腿以下厥冷。然本证形成是以真阴不足为前提，所以又见面色红润，舌绛脉数。以黄连阿胶汤清上滋下，恰中病机。

【启示】此心肾不交之另一方面表现。始因肾水不足，不能上滋心火，令心火亢郁于上而不下温肾水，反使肾水寒凉，凝滞于下，更不能上交于心火，于是心火亢于上，肾水寒于下，而突出表现为肾水下寒，用黄连阿胶汤交通心肾后，则心火自能下降而温肾水，则下肢寒凉可除。此不治寒而寒自消，为中医辨病机之奥妙。

32. 四逆散治阳痿

【病案】李某某，男，32 岁。年龄虽壮，却患阳痿。自认为是肾虚，遍服各种补肾壮阳之药，久而无功。视其两目炯炯有神，体魄甚佳，而非虚怯之比。切其脉弦有力，视其舌苔白滑略厚。除阳痿外，兼见胸胁苦满，口苦，心烦，手足冰冷。细询患病之由，乃因内怀忧恚心情，久而不释，发生此病。肝胆气郁，抑而不伸，阳气受阻，《伤寒论》所谓"阳微结"也。气郁应疏之达之，而反服补阳壮火之品，则实其实，郁其郁，故使病不愈也。当疏肝胆之气郁，以通阳气之凝结。柴胡 16g，黄芩 10g，半夏 14g，生姜 8g，甘草 10g，白芍 15g，

枳实 12g，大枣 7 枚。仅服 3 剂而愈。（陈明．刘渡舟临证验案精选．学苑出版社，1996）

【分析】年壮阳痿，非因纵欲，便为情志之障。观其胸胁苦满，口苦，心烦，手足逆冷，切其脉弦有力，乃为阳郁不伸，气机不利之象。盖人遇忧恚愤怒之事，或所愿不遂，每致肝胆气郁，少阳枢机不利，阳气不得畅达。肝主筋，其经循阴器；肾藏志，为作强之官，技巧出焉。肝肾一体，乙癸同源，肝胆气郁，疏泄不利，阳气受阻，则使阳痿不举。王节斋说："少年阳痿，有因于失志者……苟志意不遂，则阳气不舒。阳气者，即真火也。譬诸极盛之火，置于密器之中，闭闷其气，不得发越，则立毙而寒矣。此非真火衰也，乃闷郁之故也。"故治此证，但宜舒郁，不宜用补，待"阳气舒而痿自起"。本案选用小柴胡汤与四逆散合方，盖欲疏通气机，开泄阳郁，必以斡旋枢机为要。阳经之枢机，在于少阳；阴经之枢机，在于少阴。小柴胡汤和解少阳之枢而利其气；四逆散通畅少阴之枢以达其阳。二方合用，使枢机一开，则气机利，阳气伸，火气达，而阳痿可愈。

【启示】阳痿不惟肾阳虚衰，而阳气郁遏亦询为常见。阳衰则壮阳治之，而阳郁则必疏达之。

33．乌梅丸治痛经

【病案】董某某，女，41 岁。痛经 10 年，月经干净后 10 天左右，即开始阴道、少腹牵拉样疼痛难忍，直到行经方渐缓解消失。然行经不利，有血块，少腹疼痛较甚，伴有嗳气，矢气，大便溏，心烦，失眠，恶热喜凉，精神困倦。近年来渐加重，曾服活血化瘀、疏肝解郁之剂亦未见效应。脉右沉细无力，左弦细，舌质稍暗，苔薄白，证属厥阴为病，寒热错杂，肝脾失调，气血不和。治宜调肝和脾，兼理气血，拟乌梅汤加味。处方：乌梅 10g，花椒 6g，干姜 6g，马尾连 9g，细辛 3g，黄柏 6g，制附片 4g，当归 9g，党参 9g，吴茱萸 5g，红糖为引，水煎服。服 2 剂，阴道少腹牵拉疼痛减轻，服 5 剂而消失，续服 7 剂经来潮时疼痛已微，嗳气、便溏有好转，继服乌梅丸调治而愈。（蒲辅周．乌梅丸的临床新用．中医杂志，1982；1：50）

【分析】痛经，凡阴道、少腹牵引疼痛者，其病与厥阴关系最为密切。因足厥阴之脉循股阴，入毛中，过阴器，抵小腹。据蒲老经验：若肝郁血虚者，选用逍遥散；血虚寒闭者，选用当归四逆汤，用之可有效；而对寒热错杂，气血失和者，选用乌梅丸则有较好疗效。

【启示】乌梅丸为治疗寒热错杂之代表方剂，掌握此，便可拓宽本方的应用范围。

34．当归四逆汤治头目不清

【病案】李某某，男，1966 年初夏初诊。自诉：头目不适，似痛非痛，有如物蒙，毫不清爽，已近一年。自带病历一厚本，菊花、天麻、钩藤、黄芩、决明、荆、防、羌、独等清热散风药物，几乎用遍，俱无效果。患者舌红苔少。考虑是血虚头痛，为拟四物汤加蔓荆子一方，3 剂。复诊：自述服上方第一剂后，曾经一阵头目清爽，但瞬间即逝。接服二、三剂，竟连一瞬的效果也没有了。仔细诊察，无意中发现，时近仲夏，患者两手却较一般人为凉。再细察脉搏也有细象。因想《伤寒论》中论厥症，肢冷脉细，为阳虚血少，属于当归四逆汤症。此患者舌红苔少，也是血少之证，论中虽未言及本方能治头痛，也不妨根据脉症试服一下。即给予本方原方 3 剂。三诊：果然症状基本消失。为了巩固疗效，又给予 3 剂。患者说，已能恢复工作。（李克绍．伤寒解惑论．山东人民出版社，1978）

【分析】本案辨证眼目是肢冷脉细，此阳虚血少证。阳虚血少，头目失荣，而不清爽，如物蒙裹，符合当归四逆汤血虚而寒的病机，故以之而取效。

【启示】再证辨证重在辨病机。血虚寒凝之病证，临床并非少见，多以手足欠温或逆冷脉细为诊断要点，掌握于此，临证便运用自如。

35．白头翁汤治痿证

【病案】刘某某，男，2岁半，1985年6月3日初诊。患儿病初高热，继而左下肢痿弱，不能任地。身热朝轻暮重，烦渴频饮，口角流涎，大便溏泄，小便短赤。舌质红，舌苔黄厚干，脉濡数带弦，指纹青紫滞细透达气关。乃属湿热伤筋，气血凝滞。法当清热化湿，生津养阴，舒筋通络。药用：白头翁8g，黄连2g，黄柏4.5g，秦皮6g，葛根6g，苡仁10g，沙参6g。5剂。加用电针，取穴：环跳、风市、阴陵泉、足三里、蠡沟、太溪。复诊患肢渐能活动且自行举起。接服5剂，诸恙俱退，惟患肢步履跛行。乃遵前方加牛膝5g、地龙3g。7剂后跛行好转，尚不能久走，而以滋补肝肾药图功。后随访，基本痊愈。（郭安生．江西中医药，1989；6：36）

【分析】《素问·生气通天论》曰："湿热不攘，大筋软短，小筋弛长，软短为拘，弛长为痿。"本案既属湿热伤筋，并有伤阴之象，故用白头翁汤清利湿热，加苡仁、沙参而通络养阴也。

【启示】湿热致痿，临证常见，《内经》不虚言也。有下利者，因兼伤阴，病情每发展迅速。白头翁汤清利湿热而止利，于此最为合拍。

36．理中汤治吐血

【病案】倪孝廉者，年逾四旬，素以灯窗之劳，伤及脾气，时有呕吐之证，过劳即发，常以理阴煎、温胃饮之属随饮即愈。一日于暑末时，因连日交际，致劳心脾，遂上冲吐血，下为泄血，俱大如手片，或紫或红，其多可畏，急以延策，而余适他往，复延一时名者云：此因劳而火起心脾，兼之暑气正旺，而二火相济所以致此。乃与犀角、地黄、童便、知母之属，药及两剂，其吐愈甚，脉益紧数，困惫垂危。彼医云：此其脉证俱逆，医无理，不可为也。其子惶惧复至恳余，因往视之，则形势俱剧，第以素契不可辞，乃用人参、熟地、干姜、甘草四味大剂与之，初服毫不为功，次服觉呕恶稍止，而脉中微有生意，乃复加附子、炮姜各三钱，人参、熟地各一两，白术四钱，炙甘草一钱，茯苓三钱，黄昏与服，竟得大睡，直至四鼓，复进之而呕止血亦止，遂大加温补调理，旬日而复，健如初。（张景岳．景岳全书．人民卫生出版社，1991）

【分析】吐血属阴虚阳盛者固多，阳虚挟寒者亦复不少。本例患者素体为脾阳不振，复因劳伤心脾，脾胃阳虚，气有不摄，"阳虚者阴必走"，以致吐血，故非犀、地、知母、童便所能合，故药及两剂，其吐愈甚，病情垂危，后改用理中汤温中健脾摄血而血止，可见临床辨证必须精当，否则祸如反掌。先贤丁甘仁，在其医案吐血门中亦有用本方加味治疗吐血验案。

【启示】阳虚失血，临证恒为常见，尤其是慢性失血者，以阳虚者为多，值得重视。

第二节　《伤寒论》误治原因分析及临床误治病案例举

《伤寒论》创立了系统完整的六经辨证体系，对外感疾病的发生、发展和辨证论治提出了切合实际的辨证纲领和具体的治疗措施，其治疗方法赅尽汗、吐、下、和、温、清、消、补八法，而常变思维观则体现于所述各法之中。为对比分析，举一反三，《伤寒论》还用大量的篇幅论述了因违背常变思维观原则所造成的误治，有关原文达 120 条之多，并对误治结果提出了补救措施与治疗方药，意在使人们能够很好地掌握中医临证的常与变的内在规律，做到知常达变，处变不惊。本节试对《伤寒论》中的误治原因、误治变证及补救治疗等进行分析，并引用有关病案以证，从而以更好地运用《伤寒论》的常变思维观于中医临证之中。

一、《伤寒论》误治原因分析

（一）太阳表证误下

太阳表证误下是《伤寒论》中最常见的误治原因，表证本应当汗，禁用下法，《伤寒论》明确指出："太阳病，外证未解，不可下也，下之为逆"（44 条）；"若太阳病证不罢者，不可下，下之为逆"（48 条）；"本发汗而复下之，此为逆也。若先发汗，治不为逆"（90 条）等。若误用下法，便会损伤正气，使病邪传里，造成许多变证。如"脉促胸满"（21 条），为下后胸阳不振；"利遂不止"、"喘而汗出"（34 条），为下后邪传大肠；"微喘"（43 条），为下后肺气上逆；"身重心悸"（49 条），为下后阳虚；"心下逆满，气上冲胸，起则头眩，脉沉紧"（67 条），为下后心脾阳虚，水饮内停；"心烦腹满，卧起不安"（79 条），"身热不去，微烦"（80 条），为下后邪热留扰胸腹，气机不利；"下利清谷不止，身疼痛"（91 条），为下后脾肾阳衰，而表邪不除；"不能食而胁下满痛，面目及身黄，颈项强，小便难"（98 条），为下后脾虚不运，寒湿内盛；"胸满烦惊，小便不利，谵语，一身尽重，不可转侧"（107 条），为下后邪气内陷，虚实夹杂，表里俱病；"膈内拒痛，胃中空虚，客气动膈，短气躁烦，心中懊恼，阳气内陷，心下因硬"的结胸证（131、134、137 条），为下后水热互结；"咽痛"、"两胁拘急"、"头痛未止"、"欲呕"、"协热利"、"下血"（140 条），则分别为下后邪入少阴、肝胆、胃等；若下而复下，则可致"其人下利日数十行，谷不化，腹中雷鸣，心下痞硬而满，干呕心烦不得安"之脾胃虚甚痞（158 条）；或见"协热而利，利下不止，心下痞硬"之表里皆寒证（163 条）；若太阳病下后见"腹满实痛"或"大实痛"者，则为邪入太阴，导致太阴脾家气血不和，血络瘀滞（279 条）。总之，误下后，邪气传里，变证多端，病变涉及脏腑经络、气血津液，且多为虚实兼夹、寒热错杂之证。

（二）太阳表证汗之不当

1. 表证过汗

太阳表证固当用汗法治之，然使用汗法应得当，以"遍身漐漐微似有汗者益佳，不可令如水流漓"，否则"病必不除"（12条）。发汗太过，不但损伤阴津，而且耗损阳气，呈现诸多虚损证候。如见汗"遂漏不止，其人恶风，小便难，四肢微急，难以屈伸"（20条），为汗后阴阳两虚；"大烦渴不解，脉洪大"（26条），为汗后气津两伤；"身疼痛，脉沉迟"（62条），为汗后营血亏虚，筋脉失养；"汗出而喘无大热"（63条），为汗后邪气入里化热，壅塞肺气；"其人叉手自冒心，心下悸，欲得按"（64条），为汗后心阳亏虚；若见"烦躁"（118条），甚至"亡阳必惊狂，卧起不安"（112条），则为过汗致心阳虚弱，神不守舍；若"其人脐下悸者，欲作奔豚"（65条），"气从少腹上冲心"者（117条），乃是过汗损伤心阳，坐镇无权，使下焦水气或寒气上冲所致；"腹胀满"（66条），为过汗损伤脾阳，脾虚不运；"恶寒"（68、70条）或"不恶寒，但热"（70条），为汗后损伤肾阳或化燥伤津，转为阳明；"若脉浮，小便不利，微热消渴"（71条），为大汗后，在表之邪随经入腑，障碍膀胱之气化，形成蓄水；"水药不得入口"（76条），为汗后胃虚吐逆；若"其人仍发热，心下悸，头眩，身瞤动，振振欲擗地"（82条），为过汗致少阴阳虚，水气内停；若火劫发汗后见"发黄"、"小便难"、"身体枯燥"、"头汗出，剂颈而还，腹满而喘，口干咽烂，或不大便"，甚则"谵语"、"手足躁扰，捻衣摸床"等，则为热灼津伤之重证；若"胃中不和，心下痞硬，干噫食臭，胁下有水气，腹中雷鸣，下利"者（157条），则为发汗太过，致寒热错杂，水饮食滞内停之痞证。综上所述，太阳病发汗太过，多致虚证，以心、脾、肾阳虚多见。

2. 表证汗之不及

表证当汗，汗之太过，固可损伤正气，使病邪传里，造成变证。而若汗之不及，同样会使病邪不去，或留于皮表不去而使表证久不得解，或入里传化而导致变证。如"二阳并病，太阳病初得病时，发其汗，汗先出不彻，因转属阳明"（48条），"本太阳初得病时，发其汗，汗先出不彻，因转属阳明"（185条），为发汗不彻，不仅太阳表证不解，而且阳气怫郁于表，外邪入里化热，呈现阳明里证，或导致太阳、阳明二阳合病。其临床表现为"续自微汗出，不恶寒"、"而反汗出濈濈然"等。

3. 汗法误用

太阳病根据邪气的性质和感邪的轻重不同，分别有太阳伤寒、太阳中风、太阳温病、太阳轻证之表现，其治虽皆可用汗法，但太阳伤寒宜辛温峻汗、太阳中风宜解肌缓汗、太阳温病宜辛凉解表（《伤寒论》中未出治法，后世温病学派补充之）、太阳轻证则宜小汗或微汗。若误用之，则同样会造成变证。如太阳温病误用辛温发汗，则会形成"身灼热……脉阴阳俱浮，自汗出，身重，多眠睡，鼻息必鼾，语言难出"的风温证（6条），为以温治温，热盛伤津所致。再者，凡是阴、阳、气、血不足者，如"咽喉干燥"者、"淋家"、"疮家"、"衄家"、"亡血家"、"汗家"、或"病人有寒者"，皆不可用辛温峻汗之法，否则，便会导致"便血"、"痉"、"直视不能眴，不得眠"、"寒栗而振"、"恍惚心乱，小便已阴疼"、"胃中冷，必吐蛔"等诸多阴伤阳衰之候。

（三）太阳表证误吐

吐法，为有形之邪停于上焦、胸膈、胃脘而设，太阳表证，禁用吐法，误用之，最易伤胃，招致病邪传里。如《伤寒论》120条说："太阳病，当恶寒发热，今自汗出，反不恶寒发热，关上脉细数者，以医吐之过也。一二日吐之者，腹中饥，口不能食；三四日吐之者，不喜糜粥，欲食冷食，朝食暮吐。以医吐之所致也，此为小逆"；121 条说："太阳病吐之，但太阳病当恶寒。今反不恶寒，不欲近衣，此为吐之内烦也。"皆为吐后损伤胃气，使胃中虚冷，或劫夺胃液，伤津化燥之候；甚至形成"腹胀满"的调胃承气汤证（249 条）。

（四）汗吐下数法合用致误

1. 太阳表证汗下失序致误

太阳表证发汗不当，再复用下法，或先下之不解，再复用下法，也是常见的误治原因，导致种种"坏病"的发生。如"头项强痛，翕翕发热，无汗，心下满微痛，小便不利"（28条），为汗后或下，水气内停郁于太阳经气；"小便不利"（59 条），为下后复汗，耗夺津液；"必振寒，脉微细"（60 条），为汗下后阴阳两伤；"昼日烦躁不得眠，夜而安静"（61 条），为下后复汗，致阳气暴虚，阴寒内盛；"虚烦不得眠，若剧者，必反复颠倒，心中懊憹"，或"少气"，或"呕"（76 条），为汗下后邪热扰于胸膈，中气受损，胃气上逆；若阻滞胸中气机者，则见"烦热胸中窒"（77 条）；"以此表里俱虚，其人因致冒"（93 条），为汗下失序，正虚邪留，上蒙清阳；"不大便五六日，舌上干燥而渴，日晡所小有潮热，从心下至少腹硬满而痛不可近"的结胸证（137 条），为误治后表邪内陷，水热互结于胸胁脘腹；若见"胸胁满微结，小便不利，渴而不呕，但头汗出，往来寒热，心烦"者（147 条），为汗后复下，使少阳枢机不利，三焦决渎失常；亦可形成"心下痞"证（153、164 条）。

2. 太阳表证汗吐下并作致误

如"伤寒吐下后，发汗，虚烦，脉甚微，八九日心下痞硬，胁下痛，气上冲咽喉，眩冒，经脉动惕者，久而成痿"（160 条），为汗吐下后，重伤津液，筋脉失于濡养所致；"伤寒发汗，若吐若下，解后，心下痞硬，噫气不除"（161 条），为汗吐下后胃虚痰阻。此皆为汗吐下数法并用致误之例。太阳表证吐下并作，邪气入里化热，还可致"热结在里，表里俱热，时时恶风，大渴，舌上干燥而烦，欲饮水数升"的阳明热盛，气津两伤证（168 条）；甚则导致"小便数，大便因硬"的小承气汤证（250 条）。

（五）少阳病误下、误汗

如少阳病误下，邪气入里化热，与水饮结聚，可致"心下满而硬痛"之结胸证，或见脾胃升降紊乱，寒热错杂中焦的"但满而不痛"的痞证（149 条）；少阳病误汗，伤津化燥，转属阳明，胃热上扰心神，而发"谵语"（265 条）。

（六）二阳、三阳合病、并病误下

太少合病而误下，则可"成结胸，心下硬，下利不止，水浆不入，其人心烦"（150条），为邪热内陷结聚，同时脾气因误下致虚而下陷所致；阳明里证，有实邪阻滞者，本可当下，若兼太阳表邪不解，伴有太阳、少阳症者，则不可下之，误下之可致表邪内陷，气机不运，而见"腹满小便难"（189 条）；若"伤寒呕多，虽有阳明证"亦"不可攻之"（204），此为少阳阳明兼病之故；若三阳合病，见"腹满身重，难以转侧，口不仁，面垢，谵语遗尿"（219 条），以阳明经热盛为主，其治既不可发汗，"发汗则谵语"更甚，以津伤阳明胃燥。亦不可下之太早，否则会致阴液下竭，阳无所附而见"额上生汗，手足逆冷"。

（七）阳明热证、里虚证误下

"阳明之为病，胃家实是也"（180 条），阳明多热证、实证，而寡虚证、寒证。其治热证当清，实证当泻，虚证当补，寒证当温，除阳明实证外，皆不可使用下法。"阳明病，面合色赤，不可攻之"（206 条），因"面合色赤"属阳明经热，当用清法，若误下之，则"必发热，色黄者，小便不利也"，从而导致阳明湿热证的形成；或致"心中懊侬，饥不能食，但头汗出"的热留胸膈证（228 条）；即使阳明有实邪阻滞，若病位偏结于上，见"心下硬满"，而非阳明腑实形成，亦不可攻下，否则可致正气虚脱而见"利遂不止"（205 条）。故阳明用下，当有可下之证，非大实大热结聚，断不可早用泻下。而对阳明虚寒之证，下法更属禁列，如"阳明病，不能食，攻其热必哕，所以然者，胃中虚冷故也"（194 条），"阳明病，脉迟，食难用饱"之"谷疸"，虽有腹满，亦不可攻下之，以防成太阴寒湿内盛之候。若是里虚寒而见"下利清谷"、"四肢厥冷"等症，误用发汗，轻则致阳虚不运而见"腹胀满"（364 条），重则可致元阳大伤，阴寒内盛，虚阳躁动，则"必动其血，未知从何道出，或从口鼻，或从目出"（294 条），导致"上厥下竭"证，每多预后不良。

（八）里实误汗

里实误汗，非但邪气不除，而且徒伤阴津，化燥成实，加剧病情。如"阳明病，本自汗出，医更重发汗"，则会导致"大便硬"，此"以亡津液，胃中干燥，故令大便硬"（203 条）；若"伤寒四五日，脉沉而喘满，沉为在里，而反发其汗"，则可因"津液越出"，使阳明燥热加重，而致"大便为难，表虚里实，久则谵语"（218 条）等。

二、误治病案例举

（一）辨证误案

1. 大结胸误为小结胸

【病案】金氏，女，80 岁。平素体胖气虚，且痰多湿盛。今因饮食不慎而诱发胸腹疼痛，西药治疗 2 周未见好转（用药不详），特邀中医诊治。患者胸腹疼痛，口渴，不思饮食，气喘短气，不能平卧，大便秘结。苔黄厚，脉迟有力。初诊认为证属痰热互结，用小陷胸汤。服药 3 剂，症状加重。再次诊察，病人疼痛从心下至少腹硬、拒按，且大便未动。此为水热互结之大结胸证，治用大陷胸汤加味：大黄 10g，芒硝 10g，甘遂 1g（冲），厚朴 10g，半夏 10g，栝楼 10g，甘草 6g。2 剂，诸症悉平。（赵秋菊，等. 大小结胸误治案. 黑龙江中医药，1997；5：33）

【分析】此案误在辨证。大结胸证是水热互结于胸胁，气机不通，心下硬满疼痛拒按，脉多沉紧或沉迟。小结胸证是痰热结于心下，疼痛仅见于心下位置，且不按不痛，脉多浮滑。临证当详辨之，辨证不准，则药用无效，甚至病情转剧，后果严重。

【启示】辨病位，是区别大、小结胸证的主要方面。《伤寒论》在 137、138 条等明确指出：大结胸证特点是"心下痛，按之石硬"，"从心下至少腹硬满而痛不可近"；小结胸证特点是"正在心下，按之则痛"。于此案可知《伤寒论》所言，诚为临床实践之总结。

2．盗汗非只阴虚

【病案】邓某某，女，65 岁。患者于 1985 年 9 月 24 日以"心悸"收入医院，辨证投以温胆汤化裁治之，心悸及伴随症明显好转。然约半月，卒见睡中汗出，醒时即止，尤以头面及胸颈部为甚，伴有恶寒、微热，口干口苦而不欲饮，胸胁胀满，呃逆阵作，纳食少进，舌苔薄白乏津，脉细数乏力。首辨阴虚火扰，热迫汗泄使然，故拟当归六黄汤加生龙牡、麻黄根，投药四剂罔效，后独取生脉饮以求敛肺止汗之意，非但于病无益，反见盗汗更剧，诸症无减，汗出湿衣，可拧下水，每夜须换内衣三次方至天明，汗后恶风，通宵达旦，辗转惧眠，痛苦难忍。如此持续已月余。细审患者脉症，乃久病正虚，卫阳不固，复感外邪，乃致太少合病所致。遂选用柴胡桂枝汤加减，解表和里，调和营卫。柴胡 9g，黄芩 9g，法夏 9g，党参 12g，炙甘草 9g，桂枝 6g，白芍 12g，神曲 18g，生姜 6g，红枣 7 枚。服药 2 剂，盗汗有减，寒热未作，续进原方 2 剂，盗汗甚微，腹胀、胸闷、心悸时作，呃逆不除，原方加苏梗 4.5g，栝楼皮 12g，枳壳 9g。3 付药后，汗止身爽，诸症悉除。（代立权．北京中医杂志，1987；3：52）

【分析】本案盗汗伴见恶寒微热，又口苦、胸满、不欲食，为太少合病，由邪侵半表半里，表里不和使然，初诊为"阴虚火扰"，乃辨证之误也。用柴胡桂枝汤太少同治，解表和里，以复人体上下升降，表里出入之机，营卫调和则汗止。

【启示】此案说明盗汗者非止阴虚一理，尤其是伤寒盗汗者。成无己《伤寒明理论》中对此病机阐发甚详，其云："伤寒盗汗者，非若杂病之虚，是由邪气在半表半里使然也。何者？若邪气一切在表，干于卫则自然汗出也，此则邪气侵行于里，外连于表邪，及睡则卫气行于里，乘表中阳气不至，津液得泄，故但睡而汗出，觉则气散于表而汗止矣"。

3．狂证亦有阴盛

【病案】昔诊一男，约 20 余岁，系一孀妇之独子，体质素弱。始因腹痛便秘而发热，医者诊为瘀热内滞，误以桃仁承气汤下之，便未通而病情反重，出现发狂奔走，言语错乱。延余诊视，脉沉迟无力，舌红津枯但不渴，微喜热饮而不多，气息喘促而短，有欲脱之势。据此断为阴证误下，逼阳暴脱之证，遂拟大剂回阳饮（即四逆汤加肉桂）与服。附片 130g，干姜 50g，上肉桂 13g（研末，泡水兑入），甘草 10g。服后，当天夜晚则鼻孔流血，大便亦下黑血，次日复诊则见脉微神衰，嗜卧懒言，神识已转清。其所以鼻衄及下黑血者，非服温热药所致，实由于桃仁承气汤误下后，致血脱成瘀，今得上方温运气血，既已离经败坏之血，不能再行归经，遂上行而下注。嘱照原方再服一剂。服后，衄血便血均未再出，口微燥，此系阳气已回，营阴尚虚，继以四逆汤加人参连进四剂而愈。方中加人参者，取其益气生津养阴以配阳也。（吴佩衡．吴佩衡医案．云南人民出版社，1979）

【分析】初病属阴寒冷结，但当温阳启闭可愈，而辨证不准，反用桃仁承气攻下瘀热，此误也，得汤致血脱阳亡，虚阳上奔而发狂。必以大剂四逆汤类温下元阳气而方能愈。加肉桂在于引火归原，使阳回神敛，气血畅运，则离经之败血夺路而出，之后，诸症若失。

【启示】本案属阴盛格阳、戴阳之证。误后救治中，反见出血，当辨其因。一见药后新症便随即停药，不误再误。必细审其因明其理而从容应对。

4.真寒假热当细审脉理

【病案】李东垣治冯氏子，年16。病伤寒，目赤而烦渴，脉七八至。医欲以承气下之，已煮药，而李适从外来，冯告之故，李切脉大骇曰：几杀此儿！《内经》有言，在脉诸数为热，诸迟为寒。今脉八九至，是热极也。殊不知《至真要大论》云：病有脉从而病反者何也？岐伯曰：脉至而从，按之不鼓，诸阳皆然。王注云：言病热而脉数，按之不动，乃寒盛格阳而致之，非热也。此传而为阴证矣。今持姜附来，吾当以热因寒用之法治之。药未就，而病者爪甲已青，顿服八两，汗渐出而愈。（江瓘．名医类案．人民卫生出版社，1957）

【分析】病热见脉数，按之不动，乃虚数也，属无胃气之脉类。虚阳飞越于外，假斥脉道所致，预后多不良。《素问·平人气象论》云："人一呼脉四动以上者曰死。"当急救回阳，尚有一线可生之机。本案幸遇大家辨证调治，否则，杀人无血耳！于此可见李氏学验至精，堪为后学之典范。

【启示】临床对一些寒极似火、热极似水之证，细审舌、脉，尤为重要。

（二）治疗误案

1.误用汗法案

（1）过汗亡阳一失案（误案）

【病案】1929年春假，随族人同舟由沪至屏风山。有雷某之子，年20岁，患病甚重。其父代诉："初因劳作往返，抵家热甚，遂用井水淋浴，拂晓即发寒热。年事方壮，不以为意，三天犹不退，虽经治仍日甚一日。"是时，其妻携扶出室，为之易衣，但病人云冷甚，坚拒去被，语声高亢，欲饮冷茶。又见患者虽萎顿，但面色缘缘正赤，目光炯炯有神，唇周燥焦破裂，上有血迹。问："衄乎？"其妻答："齿鼻均有血，前天才开始，量并不多。"试令张口，腥热之气喷人，龈间亦有血迹，舌质色红，苔灰白干燥。脉浮数，一息六至以上。按其胸腹，皮肤干燥，抚之热如炙，腹柔软，遍寻无痛处，脾可触及。小溲赤热，六天来大便共两次，色黄不黑。腹诊之顷，时时蜷缩，口亦为噤。问："曾出过汗否？"曰："病至今日，从未出汗，故乘热给药，希能出些汗把热退去，但吃药后只觉烦热难过，汗则丝毫没有。"余始以为大青龙汤证。然患者有衄之一症，是否血热？继思之：舌质不绛，神识不昏，未见斑疹，加以大渴喜冷饮，显然邪尚在气而未入血。既未入血，则致衄之由，仍系《伤寒论》所谓"剧者必衄"者"阳气重"。乃书案云：热为寒困，欲透未由，愈郁愈炽，阳气重故衄。大渴引饮喜冷，神清舌不绛，未涉营血分，犹可辛温透汗。盖表之严寒不解，里之炽热不除也，然气热已经弥漫，焦头烂额堪虞，势非略参辛凉不可。大青龙汤主之：麻黄六钱，桂枝二钱，生石膏八钱，杏仁五钱，甘草二钱。一剂。书毕，觉病情虽延一周，但正年壮，病机与方药无间，其效可必。乃嘱其父曰："服后能得汗，则热亦随之而退。"此时舟人催行，遂匆匆告别。不日束装返沪，亦未及过问其后果。

抵校，将所录脉案就教于陆师渊雷，讵料陆师阅后谓："病因大青龙汤证，但所用者，究系何方？从药量比例，或可云仿之大青龙，但所列药物则非，称之为麻杏甘石加桂枝，亦可称之为麻黄汤加石膏，诚非驴非马汤。"余谓："姜枣在本方非属必要，故舍而未用。"师对此语，大不为然，曰："仲景方不特药量之比严谨之至，即一药之取舍，效若天渊，《伤寒论》中此类例证，不胜枚举。"当时虽唯唯，然内心实不折服。遂又质之章师次公，并告之己意。章先生云："陆君之言诚然！余所欲知者，乃药后以何方继？"对曰："未也。"章师曰："对如此重病，投如此峻剂，而不预谋善后，安危难卜，非万全策。"陡闻此教顿觉冷水灌顶，虽欲知其果而不能。

暑假再返，遂偕造雷家。其父云："服药一煎，不久即出汗很多，怕冷怕热，口渴难过，病好了一大半，深夜服二煎，但汗不如白天之多，不过热未退清。家人以药贱却验，又赎一剂。服后，汗较昨天更多，且一直不止，热虽退清，但怕冷更甚，继而四肢亦冷，浑身如冰，四肢抽筋，依次神识昏迷，话也不能说，如此一昼夜，延至深夜而亡。"含泪唏嘘，惨不忍闻，余虽心为之碎，实无言可慰。(宋道援. 运用大青龙汤得失案析. 中医杂志，1981；8：24)

【分析】宋先生案后分析道："想此病之方，蒙章、陆两师鉴定，再征以第一煎后的表现，大青龙本系的对之方，可予肯定。当方证的对，而仍未免于死，非方药所杀，实用方者杀之也。病重如斯，方峻如斯，安危难卜，而余未亲自观察，一书了之。麻黄能使人汗，多汗亡阳，今量达六钱，并伴桂枝，能不防其大汗乎？况《伤寒论》汤后服法下，明明有"若复服汗出亡阳"之戒。而余视此文若不见，未预告汗后再服之害，致使汗后一服再服，大汗亡阳而毙。况本方即不再服，药重如此，也大有亡阳可能，故当预拟服后诸情及抢救方药。当时若预拟四逆辈授之，以备不虞，则即四肢冷脉绝也或可有救。而余计不出此，铸成大错，实由我之蒙昧所致矣。"案中所述治误，真实详备，实令我辈可鉴；宋老先生之坦诚直率，亦实令我辈可敬矣。

【启示】《伤寒论》"大青龙汤证"方后注告戒云："一服汗者，停后服。若复服，汗多亡阳遂虚，恶风烦躁，不得眠也。"临证当切记。

(2) 大汗亡阳

【病案】王某某，男，29岁，1952年10月12日入院。患者因慢性骨髓炎住院两月余，一日下午感怕冷、头痛，医者给予非那西汀0.2g、匹拉米洞0.2g，一次服下。约半小时许，大汗不止，恶风，尿急而无尿液，急邀中医会诊。检查：形体消瘦，面色萎黄，表情惶恐，全身大汗淋漓，四肢拘急，坐卧不宁，状甚危笃，脉沉微而数。诊为大汗亡阳，处方：桂枝10g，甘草6g，白芍10g，附子10g，生姜1片，大枣3枚。当即配药煎服，服1剂汗止而愈。(于鹄枕. 山东中医学院学报，1979；3：59)

【分析】虚人感冒，强发其汗，重损心肾之阳，致大汗淋漓、四肢拘急、脉沉而微，有阳亡之虞，急以桂枝加附子汤温阳固表，所幸一剂汗止。若不止，当以四逆汤收功。

【启示】《伤寒论》20条云："太阳病，发汗，遂漏不止，其人恶风，小便难，四肢微急，难以屈伸者，桂枝加附子汤主之。"本案则为切实之实践。

(3) 误汗致筋惕肉瞤

【病案】乡里市人姓京，鬻绳为业，谓之京绳子。其子年近三十，初得病，身微汗，脉弱，恶风。医者误以麻黄汤汗之，汗遂不止。发热、心痛、多惊悸，夜间不得眠卧，谵语不识人，筋惕肉瞤，振振动摇。医者以镇心熄风药治之。余视之曰：强汗之过也。仲景云：脉微弱，汗出恶风者，不可服青龙汤，服之则筋惕肉瞤，此为逆也。惟真武汤可收之……予三投而大病除。次以清心丸、竹叶汤解余毒，数日瘥。（许叔微. 伤寒九十论. 人民卫生出版社，1993）

【分析】发汗太过，损伤阳气，《素问·生气通天论》云；"阳气者，精则养神，柔则养筋。"今阳气虚不能温阳筋脉肌肉，同时筋脉受水气浸渍，而致筋惕肉瞤。病属阳虚水泛真武汤证之"身瞤动"，故用真武汤温阳利水而愈。

【启示】（1）汗多最易伤阳气；（2）筋脉除需阴血的滋养，还需阳气的温煦；（3）"筋惕肉瞤，振振动摇"为动风之兆，可由水气浸渍所致。盖水能涵木，亦能溃木。水旺则木茂，水亏则木枯，水浸则木淫，而动风由之而生。

（4）数汗误治一案

【病案】罗谦甫曰：齐大兄因感寒邪，头项强，身体痛，自用酒服灵砂丹四五粒，遂大汗出，汗后身轻。至夜前病复发，以前药复汗，其病不愈。复以通圣散发汗，病添身体沉重，足胫冷而恶寒，是日方命医。医者不究前治，又以五积散汗之，翌日身重如石，不能反侧，足胫如冰，冷及腰背，头汗如贯珠，出而不流，心胸燥热，烦乱不安，喜饮西瓜、梨、柿、冰水之物，常置左右，病至于此。命诊之，六脉如蛛丝，微微欲绝，乃以死决之。主家曰得汗多矣，焉能为害？若夫寒邪中人者，阳气不足之所致也，而感之有轻重，治之岂可失其宜哉。仲景云：阴盛阳虚，汗之则愈。汗者，助阳退阴之意也，且寒邪不能自汗，必得阳气泄乃能出也，今以时月论之，大法夏月宜汗，然亦以太过为戒，况冬三月闭藏之时，无扰乎阳，无泄皮肤，使气亟夺，为养藏之道也，逆之则少阴不藏，此冬气之应也。凡有触冒，宜微汗之，以平为期，邪退乃已。急当穿暖衣，居密室，服实表补卫气之剂，虽有寒邪，勿能为害，此从权之治也。今非其时，而发其汗，乃谓之逆，仲景有云：一逆尚引日，再逆促命期。今本伤而并汗，汗而复伤，伤而复汗，汗出数日，使气亟夺，卫气无守，阳泄于外，阴乘于内。故经云：独阳不生，独阴不长，不死何待？虽卢、扁不能治活也。是日至夜将半，项强，身体不仁，手足搐急，爪甲青而死矣。《金匮要略》云：不当汗而妄汗之，夺其津液，枯槁而死。今当汗之症，一过中亦绝其命，况不当汗而强汗者乎？（魏之琇. 续名医类案. 人民卫生出版社，1957）

【分析】不当汗而汗，固为误治；然当汗而过汗，亦为之逆。本案病在冬三月，又汗之复汗，竟达四次，是两戒皆违，致病人大汗，亡其少阴之阳而死。

【启示】此案进一步说明，汗乃心之液，不可妄发，否则祸患接踵，滥杀无辜矣。

2. 药量服用不足致误案

（1）清之不及案

【病案】江阴缪姓女，予族侄子良妇也。自江阴来上海，居小西门寓所。偶受风寒，恶风自汗，脉浮，两太阳穴痛，投以轻剂桂枝汤：桂枝二钱、芍药三钱、甘草一钱、生姜二片、大枣三枚。汗出，头痛差，寒热亦止。不料一日后，忽又发热，脉转大，身烦乱，因与白虎汤：生石膏八钱、知母五钱、生草三钱、粳米一撮。服后，病如故。次日，又服白虎汤。孰知身热更高，烦躁更甚，大渴引饮，汗出如浆。又增重药量为：石膏二两，知母一两，生草五钱，粳米二杯，并加鲜生地二两，天花粉一两，大、小蓟各五钱，丹皮五钱。令以大锅煎汁，口渴即饮。共饮三大碗，神志略清，头不痛，壮热退，并能自起大小便。尽剂后，烦躁亦安，口渴大减。翌日停服，至第三日，热又发，且加剧，周身骨节疼痛，思饮冰凉之品，夜中令其子取自来水饮之，尽一桶。因思此证乍发乍止，发则加剧，热又不退，证大可疑。适余子湘人在，曰：论证情，确系白虎，其势盛，则用药亦宜加重，第就白虎汤原方，加石膏至八两，余仍其旧。仍以大锅煎汁冷饮。服后，大汗如注，湿透衣襟，诸恙悉除，不复发。（曹颖甫．经方实验录．科学技术出版社，1979）

【分析】本案热、渴、汗、烦、脉大诸症俱备，乃白虎汤证无疑，然给予白虎汤而不效，非不对证，便为药轻。曹氏为伤寒大家，辨证不疑，责为药量过轻，清之不及也，乃逐渐加大白虎之量，至石膏八两，其热方彻，足见其"热结在里"之重。实际上，据汉代度量衡与今之度量衡之比换算，《伤寒论》"白虎汤"中用石膏一斤，按汉制一两约等于今制 15.625克计算，一斤（即十六两）石膏相当于今之 250g，曹氏案中石膏加用至八两（等于八十钱，相当于 250g），刚抵白虎汤之原方用量。于此可知，《伤寒论》方剂用量较科学严谨，临床使用不轻易更改为好。

【启示】除邪务尽，也是《伤寒论》的治疗原则之一，《伤寒论》中就有一汗不尽者再汗、一下不尽者再下的诸多例子，只是前提为辨证无误，方可如此。

（2）和之不及案

【病案】友人某，微寒发热，目眩，胸胁苦满，持续多日不愈。自诊为少阳病，亦服过小柴胡汤，但所用柴胡系毛柴胡、银柴胡，后才用北柴胡八分，渐加至一钱，连服数剂，证状仍然。自认为证属少阳无疑，何以用小柴胡汤无效？虽非大病，但缠绵多日，苦恼异常。一日召我商谈。我说：仲师创立小柴胡汤，柴胡用量几乎三倍于参、芩，汝用柴胡不及他药之半。贬君为佐，将如何发挥柴胡除寒热、解半表半里之邪之力？他问：柴胡须用多少？我说：三钱。他笑云：宁愿再苦几日，不愿冒此大险。我正色告云：汝以我为"追魂使者"耶？他默不言。后经劝强相加，始用北柴胡二钱，连服三剂而愈。（俞长荣．伤寒论汇要分析．福建科学技术出版社，1984）

【分析】小柴胡汤原方中柴胡是主药，一定要重用，尤其是治疗典型的少阳证，更是如此。《神农本草经》载：柴胡性苦平，主治肠胃中结气，饮食积聚，寒热邪气，推陈致新。《本经》所载推陈致新的药物仅有二味，一是大黄，从血分而言；一是柴胡，从气分而言，足以说明柴胡用途之广。当今临床一些人使用小柴胡汤效果不甚理想，而认为经方已过时，其实许多情况下是因为药量的使用不当所造成的。或不遵原方配伍比例，误将柴胡与他药等量；或惟恐"柴胡劫肝阴"，而不敢用足其量；或竟视柴胡而畏，而不敢动用毫厘。若此，焉能取效？方药剂量是历代医家经历无数次临床验证而确定的，今天我们若不经过反复实践就轻易否定，未免有些轻率。

【启示】在方剂配伍中重用君药的例子在《伤寒论》中很多，临证使用需认真对待，仔细研磨，反复实践，而后方能有悟。

3．药量比例失调致误案

（1）旋覆代赭汤重用赭石致误案

【病案】魏生诊治一妇女，噫气频作而心下痞闷，脉来弦溃，按之无力。辨为脾虚肝逆、痰气上攻之证。为疏：旋覆花 9g、党参 9g、半夏 9g、生姜 3 片、代赭石 30g、炙甘草 9g、大枣 3 枚。令服 3 剂，然效果不显，乃请余会诊。诊毕，视方辨证无误，乃将生姜剂量增至 15g，代赭石则减至 6g，嘱再服三剂，而病竟大减。魏生不解其故。余曰：仲景此方的剂量原来如此。因饮与气搏于心下，非重用生姜不能开散。代赭石能镇肝逆，使气下降，但用至 30 克则直驱下焦，反掣生姜、半夏之肘，而于中焦之痞则无功，故减其剂量则获效。可见经方之药量亦不可不讲求也。魏生称谢。（刘渡舟．新编伤寒论类方．山西人民出版社，1984）

【分析】旋覆代赭汤证为胃虚痰阻，虚气上逆，以"噫气不除"为临证特点。"噫气不除"，其义有二：一则噫气持续不断，频频发作；二则心下痞硬，不因噫气而减。本方既能补虚和胃化饮，又能降逆平肝。方中代赭石、旋覆花、生姜之剂量比例为 1:3:5；临床运用时不可妄加改动。本方被广泛用于治疗杂病之呕逆、呕眩、反胃之证。

【启示】处方用药除重视剂量外，还要注意药物之间的药量比例，除本方外，像桂枝汤中桂枝与芍药的比例为 1:1；麻黄汤中麻黄、桂枝、甘草的比例为 3:2:1；麻黄杏仁甘草石膏汤中麻黄与石膏的比例为 1:2 等，这类方剂在《伤寒论》中很多，都是前人在长期临床中所总结出的并经千百年来临床实践所证明了的经验，临证应当遵守。

（2）厚朴生姜半夏甘草人参汤比例不当致误案

【病案】一人患腹胀，一医处以厚朴生姜半夏甘草人参汤，服后腹胀依然，乃请陈慎吾老大夫高诊。陈老认为处方恰当，但剂量不适。原方不变，只将厚朴由 9g 增至 18g，党参、炙甘草由 9g 减至 3g，服后其胀立消。盖陈老增厚朴之量是在于消除胀满，减参草之量，是恐其助满碍中，颇洞仲景之旨，故服后霍然而愈。（陈明．伤寒名医验案精选．学苑出版社，1998）

【分析】厚朴生姜半夏甘草人参汤证乃脾虚不运，湿浊内生，阻碍气机所致，证属虚中夹实。其治法所立为"三补七消"之规，即重用厚朴、生姜、半夏，除满消胀；轻施甘草、人参，以补虚扶正。若比例不当，则胀多难消。

【启示】本案进一步说明了方剂药物之间的比例是临证取效的关键之一。

4．药物炮制不当致误案（乌梅丸治蛔厥无醋痛剧案）

【病案】韩某某，女，10 岁，学生。1992 年 10 月 2 日因持续性上腹钻痛，曾有吐蛔虫现象发生，每次发作数小时后即缓解，此次发作持续一天不解，伴有呕吐清水，烦躁不安。舌淡苔白，脉弦。诊为"蛔厥"，投乌梅丸方：乌梅、当归、川椒各 6g，干姜 4g，制附子、黄连、黄柏、桂枝、党参各 3g。2 剂，水煎服。服后疼痛反甚，烦躁加剧，嘱服米醋 30ml，服后 10 分钟痛止。后用上方加米醋 30ml 同煎，连服 3 剂，病愈。至今未复发。（袁晋河，等．误治病例 4 则分析．江西中医药，1996；3：38）

【分析】本案所现为"蛔厥"证无疑，用乌梅丸治疗亦属正治，然服后痛反剧、烦反增，究其因乌梅没用醋渍，《伤寒论》要求"以苦酒渍乌梅一宿"，医者不遵，故于病不应。后将方与米醋同煎，其效大捷。于此可见，经方药物之炮制亦不可不讲求也。

【启示】《伤寒论》中大到理法方药，小到药物炮制煎服，都要仔细学习研究，不可轻易擅自取舍。

思考题

1．举例说明常变思维观在《伤寒论》中的运用。
2．常变思维观对现今中医临证有何指导意义？
3．试总结《伤寒论》中所述误治的原因并阐明其临床意义。

（陈　明）

第五章
伤寒名家思维探究

　　《伤寒杂病论》约成书于东汉末年，由于历史原因，后该书散佚不全。晋·王叔和将伤寒部分整理成册，名为《伤寒论》，是一部奠定我国临床医学基础的名著。该书时隐时现，至唐·孙思邈晚年撰《千金翼方》，则《伤寒论》全书，大体载于卷九、卷十中。后经宋·林亿等加以校正，全书分为十卷，称为宋版本，而成注本则是指金·成无己的《注解伤寒论》。明、清两代，整理和注解《伤寒论》者日益增多，如方中行、王肯堂、张璐玉、张隐庵、钱天来、柯韵伯、尤在泾诸家，或循原书之旧而加以阐解，或本仲景故说而间附后世类方，或以法类证，或以方类证，仁智各异，对仲景学说有所昌明，注释发明者达数百余家。据不完全统计，已经出版刊印有关《伤寒论》研究性著作或注本达四百余种，其中注本又多于研究性著作。本章择选具有代表性的古今医家及其代表著作，如：许叔微与《伤寒九十论》、成无己与《伤寒明理论》、柯琴与《伤寒来苏集》、尤在泾与《伤寒贯珠集》、曹颖甫与《经方实验录》、李克绍与《伤寒解惑论》、刘渡舟与《伤寒临证指要》、陈亦人与《伤寒论求是》等，拟从学术成就、临证思维等方面加以阐述，以期对习用伤寒者，有所启示。兹分别介绍如下。

一、许叔微

【生平事迹】

　　许叔微，字知可，宋代著名医家，真州白沙（今江苏仪征）人，一说毗陵（今江苏武进）人，约生于公元1080年，卒于公元1154年。少时丧父，家道贫寒，笃志经史，曾举进士，官至集贤殿学士，故后世多以"许学士"称之。许氏归隐后潜心岐黄，钻研方书，精益求精，以"救物为心"，活人不可胜计。南宋建炎（1127～1130）年间，金兵攻破真州，疫病大流行，许叔微遍历里门，看病给药，救活十之八九。历任徽州、杭州教官，集贤院学士。

【学术成就】

　　许叔微著有《伤寒百证歌》、《伤寒发微论》、《伤寒九十论》、《普济本事方》等书。除医案专著《伤寒九十论》外，生平医案还散见于《普济本事方》及后世类编整理的《名医类案》与《续名医类案》中。《伤寒九十论》载案90则，其中经方医案61则，涉及经方36首，是我国现存最早的医案专著，在医案的发展史以及仲景学术的临床应用方面具有不可忽视的开创意义。《普济本事方》是许氏晚年所著的方书，载许氏医案54则，其中经方医案25则，其书多切身体会和临证经验，对伤寒和杂病的证治阐发则是其主要的学术思想。许氏注重辨证论治，详于理论阐述，每引仲景条文为论理依据，对于经典的理解以及临床对经方的应用均有较高的学术价值。

对伤寒证治的阐发，是许氏的学术重点。他推崇仲景学说，谓"论伤寒而不读仲景书，犹为儒而不有孔子六经也"，把《伤寒论》作为辨证论治的专书来学习、研究，并加以阐发，以有效地指导临床实践。同时他率先提出了"临证须以通变为要"的观点，如许氏在其《伤寒九十论·阳明密兑证》中说："然则伤寒大论相似，脉与证稍异，通变为要，仔细斟酌"。又如《类证普济本事方·心小肠脾胃病》中谓"信知用药要在变通也"。许氏临证治疗，强调以通变为要的特点贯彻于整个辨证论治之中，并且善取诸家所长，灵活化裁古方，遣方用药，别出新意，自成一派。

【临证思维】

1. 重视八纲辨证

自晋代以来，中医界偏重于搜残补缺、荟萃方药、注疏经论，宋代更盛行运气学说，而忽略辨证论治。因此许叔微深感辨证论治的重要，一改时风，在著述中反复强调辨证论治，所选医案多记有详细的辨证过程。如其在太阴证二十三，治曹生初一案中，辨为太阴证，方选理中丸，指出辨证不可只拘于阳证阴证，当根据阴阳的偏胜多寡详细分析，然后才可处方用药。许氏除应用《伤寒论》的六经辨证理论外，还将其与八纲辨证有机结合，尤其重视表里虚实的辨别。如伤寒表实证七十八，用麻黄汤治羽流案，论曰："大抵调治伤寒，先要明表里虚实，能明此四字，则仲景三百九十七法，可坐而定也。"认为证有表实、表虚、里实、里虚、表里俱实、表里俱虚之别，临证首当明辨，并把经方对应为："麻黄汤类，为表实而设也；桂枝汤类，为表虚而设也。里实，承气之类；里虚，四逆、理中之类。表里俱实，所谓阳盛阴虚，下之则愈也。表里俱虚，所谓阴盛阳虚，汗之则愈也。"这种以表里虚实统伤寒诸方，无疑是对仲景六经辨证的进一步完善。

许氏认为，《伤寒论》虽以三阴三阳分证，但是分析病情、决定治则的关键，还在于明辨阴阳、表里、寒热、虚实。其所著《伤寒百证歌》，以仲景《伤寒论》为主线，参考《素问》、《灵枢》等经典之论，旁及晋唐诸家，并引述宋人诸说，以歌诀形式着重阐述了伤寒辨证，虽无八纲之名，却有八纲之实。从而形成了许氏独特的八纲辨证体系。并明确指出八纲之中，尤以阴阳为总纲，若阴阳不辨，就不能进一步分辨表里、寒热、虚实。许氏指出，三阳为阳，而阳热之证以阳明为甚；三阴为阴，而阴寒之证以少阴为甚。正所谓《伤寒百证歌·伤寒病证总类歌》中"发热恶寒发于阳，无热恶寒自阴出；阳盛热多内外热，白虎相当并竹叶；阴盛寒湿脉沉弦，四逆理中最为捷；热邪入胃结成毒，大小承气宜疏泄"，从而说明阳、热、实的典型证是白虎、承气证，阴、寒、虚的典型证是四逆、理中证。这种以阴阳总括伤寒证候的方法，确能提要钩玄。表里是病位，亦是《伤寒论》辨证的基本内容之一，许氏则常结合阴阳、寒热、虚实而论。言其表，则"身热恶寒脉又浮，偏宜发汗更何求"；言其里，则有阴阳之别。在阳专指阳明腑证，在阴则总赅太阴、少阴、厥阴。故云："不恶寒兮反恶热，胃中干燥有潮热，手心腋下汗常润，小便如常大便结，腹满而喘或谵语，脉沉而滑里证决……三阴大约可温之，积证见时方发泄，太阴腹满或时痛，少阴口燥舌干渴……"皆为有根底之言。寒热、虚实是辨证的重要内容。它们与表里有着错综复杂的关系。寒热、虚实有表里之分；同样，表里也要分寒热、虚实。这些都是辨证时应当详审的。因此许氏进而分析说:"病人身热欲得衣,寒在骨髓热在肌";"病人身寒衣襁退,寒在皮肤热在髓";"脉浮而缓表中虚,有汗恶风膜里疏;浮紧而涩表却实,恶寒无汗体焚如。脉沉无力里虚证,四逆理中为对病;沉而有力紧且实,柴胡承气宜相应。"这样从临证实践的角度进行论述,十分方便后学者临床掌握。此外,临证时还有寒极似热、热极似寒、真寒假热、真热假寒之证,尤为难辨,毫厘之失,则生死反掌。而许氏认为,只要脉症合参便不难辨识。他说:"烦躁面赤身微热,脉至沉微阴作孽,阴证似阳医者疑,但以脉凭斯要诀。"又说:"小便赤色大便秘,其脉沉滑阳证是,四肢逆冷伏热深,阳证似阴当审谛。"学者若能举一反三,临证便能应对自如。

许氏强调八纲辨证的重要,但并不忽视六经分证的意义。在许氏的辨证体系中,六经分证也是一个组成部分。如他主张结合六经谈阳证与阴证。《伤寒九十论·太阴证》云:"盖仲景有三阴三阳,就一证中又有偏胜多寡,须是分明辨质,在何经络,方与证候相应,用药有准。且如太阴少阴,自阴证中,自有补泻,岂可止谓之三阴证乎。"事实上,八纲辨证能揭示六经辨证之实质,六经辨证也能丰富八纲辨证的内容,只要二者紧密结合,灵活应用,更能提高辨证论治的准确性。

2. 推崇仲景法治

许氏也十分推崇仲景法治,《伤寒九十论》61则经方医案,多是将临证所得脉症与《伤寒论》条文相对照,严格依照经文选用经方,很少有加减变化。谨遵经旨、原方应用是《伤寒九十论》应用经方的突出特点之一。如,用桂枝加厚朴杏子汤治一武弁案,病因惊吓后饱食解衣受寒而起,诸医以伤食、外感杂治数日,已经吐下,反致昏困喘息。许氏抓住其主症,合《伤寒论》43条"太阳病,下之微喘者,表未解也,桂枝加厚朴杏子汤主之。"原方用之,一服而愈。对于方药的运用,许氏亦有精当的论述。以《伤寒发微论》为例,全书22篇,对治则、方药等有关治疗的论述就占了大半。如论伤寒慎用丸药;论桂枝、麻黄、青龙用药之证;论桂枝汤用赤、白芍药不同;论桂枝、肉桂的区别使用;论大黄的运用;论风温、温疟的方药施治等均颇值后学研讨。

现举其对桂枝、麻黄、青龙三方证的阐述,以窥其独创见解。许氏认为,太阳中风的病机是"风伤卫,则风邪干阳气,阳气不固……表虚",故当以桂枝汤调和解肌;太阳伤寒的病机是"寒伤营,则邪干阴血",并犯及卫气,故治当以麻黄汤发汗解表;倘若中风见寒脉,伤寒见风脉,乃风寒两伤营卫,治当以青龙汤,但"必须形证谛当,然后可行"。其中,对病机的论述,始于王叔和;对方剂的分治,源于孙思邈。但许氏的高明之处,在于他把王、孙二家之说有机地联系起来,从而使伤寒太阳"三纲鼎立"之说得以彰明,对后世影响甚大。

3. 临证讲求通变

经长期揣摩并临证实践,许氏认为运用仲景经验,尤要灵活通变,方能应临证之万变。《伤寒九十论·夜间不眠证》中载:"陈姓士人,初得病,身热脉浮,自汗,医者以麻黄汤汗之,发热愈甚,夜间不得眠,头重,烦闷,悸悸然。中风强责汗之过也。仲景云,太阳病,发汗后,大汗出,胃中干燥,不得眠,其人欲得饮水者,少少与之,令胃气和则愈。予先与猪苓汤，次投之以当归、地黄、麦门冬、芍药、乌梅之类为汤，饮之，不汗而愈。……阴虚则夜不得眠也。故津液内竭，胃中干燥，独恶于阳，用无所归，其候如此。故以当归、地黄补血，用乌梅以收之，故不汗自愈。”

本案中许氏紧紧抓住津亏血虚，胃中停水为本证病机关键，遵《伤寒论》法则，先用猪苓汤滋阴利水，水去而不伤阴，再投归、地等养血滋阴之剂而愈。许氏遵仲景法而异其方，其治疗通变确是高明。

又人体有老壮不同，体质有盛衰之异，虽患同一病证，其治必有区别，老者体弱不耐攻下，壮者体强，补益宜慎。这就是《内经》所谓“因人制宜”的治疗大则。许氏认为，对这些原则，在具体运用时也不可机械地奉为教条，以致作茧自缚。如《伤寒九十论·阳明可下证》案：“一武弁，李姓，在宣化作警，伤寒五六日矣。镇无医，抵郡召予。予诊视之，其脉洪大而长，大便不通，身热无汗，此阳明证也，须下……论曰：老壮者形气也，寒热者病邪也。脏有热毒，虽衰年亦可下，脏有寒邪，虽壮年亦可温，要之与病相当耳。失此，是致逮毙也，谨之。”老年体弱，壮年质强，治疗要“因人制宜”，这只是一般的原则，对每一具体病证治疗，又须变通，总以辨证为准绳，药证相对，方不致误。

为临证需要，他一改《伤寒论》旧制，以表里虚实为要，详述伤寒百证的辨证论治。并对每一病证都进行了详细深入地辨证论治，如《伤寒百证歌》论“背恶寒”一症：“背阳腹阴各异位，阳弱恶寒多在背。一则三阳合病生，一则少阴寒在外。欲识阴阳病不同，口和不和各分配。合病口燥并不仁，白虎抑阳是其对。少阴口和须灸之，附子汤煎阴自退”。又如《伤寒百证歌·腹满歌》论“腹满”一症，太阴腹满必时痛，合病腹满身体重，阳明腹满口苦干，微喘小柴胡可用。谷疸之时且调胃，潮热更兼便不利。勿夸大下使之虚，微和胃府宜承气。下后心烦而腹满，栀子厚朴汤宜尔。汗后厚朴最为佳，吐后小承当审谛。太阴桂枝芍药汤，大实大黄汤可治”。指出：背恶寒有三阳合病与少阴感寒之辨，辨证关键在于口和与否。其治疗是三阳合病用白虎抑阳退热，少阴感寒用艾灸，或附子汤以温经祛寒。下条腹满，许氏指出，太阴腹满以时痛为特点，治以桂枝加芍药汤，大痛而实用桂技加大黄汤；三阳合病腹满，以身体重难以转侧为特点；阳明腹满，以口苦咽干微喘，发热脉浮而紧为辨，治可用小柴胡汤以和之；谷疸腹满乃误下所致，治宜调胃气；阳明潮热便秘之腹满，以小承气汤微和胃腑，勿令大下；伤寒误下，心烦腹满，卧起不安者，用栀子厚朴汤；汗后腹满，用厚朴五物汤；吐后腹满，用小承气汤。许氏将多种不同病机所致的腹满证候，置于一处辨治，使仲景辨证论治旨意昭然若揭。又变三阴三阳病辨治为表里虚实辨治，发展了仲景学说，便于临床运用，足见许氏的确善于通变。

4. 善于化裁经方

许氏治疗伤寒多用仲景原方，且善于根据具体证情对经方加减化裁，或创立新方以适应于临床。其在《伤寒发微论》言：“予读仲景书，用仲景之法，然未尝守仲景之方，乃为得仲景之心也。”其治疗伤寒病主要取法于《伤寒论》，并多用仲景原方。在此基础上，又能根据临证所见证化裁古方或创立新方。如《伤寒九十论》中有3案：①热入血室证十六，治毗陵学官王仲景妹，先用一呷散，再用小柴胡汤，加生地黄，是对小柴胡汤的加味。②少阳证三十三，治市人周姓者，先用牡蛎四逆汤定惊悸，后用小柴胡汤。牡蛎四逆汤是四逆汤的变方。③发黄证四十六，治一豪子病。用茵陈汤调五苓散与之，是对茵陈五苓散的化裁。

又如所创真珠丸治疗肝经阴虚，内受风邪状若惊悸之证，该方系《金匮要略》酸枣仁汤化裁而来。《金匮要略》用酸枣仁为君，以补肝阴之虚，略加川芎调血养肝，茯苓、甘草培土生血以荣木，知母降火以除烦，这仅是平调土木之剂。而真珠丸则取真珠母、龙齿二味直入肝经以镇飞扬浮越之神魂，用枣仁、柏子仁补肝肾之阴虚，当归、地黄补血养肝，人参、茯神培土荣木，从而熔定魂与补虚于一炉，发展了前人理论，并在临床上取得了良好的效果。

又如双和散，即四物汤与黄芪建中汤相合而成，功能"补血益气，治虚劳少力"之证。许氏曾记："予制此方，止是建中、四物二方而已。每伤寒疟疾、中暑，大疾之后，虚劳气乏者，以此调治皆验。不热不冷，温而有补"（《本事方·补益虚劳方》）。

又如许氏创破阴丹治"阴中伏阳"之证。阴中伏阳，主要证见六脉沉而不见，深按至骨则沉紧有力，头痛身温烦躁，指末皆冷，中满恶心等。此证似与伤寒论少阴病白通加猪胆汁汤证相同，实则大异。白通加猪胆汁汤证因泄利不止，干呕而烦，厥逆无脉，病机属虚阳上浮。而此证不因汗吐下，当无阴液阳气失亡，病机乃阳伏阴中，水火升降失司之寒热格拒之证。虽六脉沉不见，但深按至骨沉紧有力，虽指末厥冷，但身温、中满。与白通加猪胆汁汤证大有不同之处。然而"仲景法中无此证，世人患此者多"。许氏分析，若用热药则为寒邪隔绝，反生客热；若用冷药，则伏火愈见消铄。故自制破阴丹，使火升水降，得汗而解（《本事方·伤寒时疫》卷八）。许氏在前人的基础上，创制了大量的治法和方剂，而补前人之不足。

许氏在伤寒病的实际临证中，既遵仲景规矩准绳，又示人以灵活法治。对后世正确理解和应用仲景方有一定的示范作用。清代俞震于《古今医案按·伤寒》中就曾赞其曰：仲景《伤寒论》，犹儒书之《大学》、《中庸》也。文词古奥，理法精深，自晋迄今，善用其书者，惟许学士叔微一人而已。所存医案数十条，皆有发明，可为后学楷模。

【启示】

许叔微对《伤寒论》的阐述和发挥及其临证特点在当时医学界占有很重要的地位，对后世产生了深远的影响。清代医家叶天士称其医书为"枕中秘"，近代著名医家张锡纯则誉其为"海上仙方"。其对伤寒学术的研究和临证思维对我们后世医者有诸多启示。

1. 精研伤寒论，重视辨证　许氏一生穷极伤寒，并有诸多发挥，都是与他善于学习总结，勤于临床实践分不开的。辨证论治乃中医之核心，许氏学习伤寒几十年如一日，临床尤为重视辨证。辨证有误，则治疗"差之毫厘，失之千里"，轻者不愈，重者决生死。故我们后世医者临床证治时要详查病人，准确辨证，《伤寒论》博大精深，须要勤于学习，反复临床实践，才能体会日深，终会有所收获。

2. 临证要变通，灵活运用经方　许氏一生临证无数，其最大特点是善于变通，对经方的运用也是游刃有余，其每能根据病情灵活化裁经方，得心应手。一方面与他勤于临床、善于学习总结有关；另一方面与他临证思维灵活有关。精通经方之配伍变化，又活学活用，不拘泥于古，一切从当前病机出发正是许叔微临床的特点。其诸多论点在当今实用性都很强，对临床有较高的指导价值，值得我们认真学习和总结。

3. 博采众长，大胆创新 许氏不但倾心伤寒，深得仲景之妙谛，且博采众长，将其融会贯通，自成一家。发挥了前贤的理论，又补前人之不足。并创立大量新方，至今仍在临床广泛应用。后世医者不仅要反复实践，更要博览群书，善于吸取精华，从临证需要出发，结合实情，敢于突破创新，才能在临证万变之中而处惊不乱。

（刘志龙）

二、成无己

【生平事迹】

成无己，聊摄（今山东聊城县）人，生于 1063（北宋嘉佑八年）或 1064（治平元年），卒于 1156（金正隆元年丙子）或 1157（金正隆二年丁丑），享年九十余。靖康之后（1141年），淮河以北广大地区沦为金地，成无己"为权贵掣居临潢"，直至客死此地，故亦称金人。关于其生平事迹，正史无载，只有《医林列传》称其"家世儒医，性识明敏，记问该博"数语，以及在其著作的序言中可见一二。

【学术成就】

成无己在医学方面的主要贡献是对张仲景《伤寒论》进行注释和发挥，著成《注解伤寒论》10 卷、《伤寒明理论》4 卷（《明理论》3 卷，《药方论》1 卷）行于世。成氏乃注解《伤寒论》之第一家，遵照王叔和编次《伤寒论》二十二篇，以《内经》、《难经》、《脉经》、《甲乙经》、《备急千金要方》的理论，运用藏腑、经络、气血学说，结合阴阳、表里、虚实、寒热辨证，"究方药轻重加减之意"，对原文逐条诠注，开创了注解《伤寒论》之先河，后人皆以从之。汪琥评价他说："成无己注解《伤寒论》，犹王太仆之注《内经》，所难者为创始耳。后人之于其注之可疑者，虽多所发明，大半由其注而启悟。"严器之曰："聊摄成公，议论该博，术业精通，而有家学，注成伤寒十卷，出以示仆，其三百九十七法之内，分析异同，彰明隐奥，调陈脉理，区别阴阳，使表里以昭然，俾汗下而灼见，百一十二方之后，通明名号之由，彰显药性之主，十剂轻重之攸分，七情制用之斯见，别气味之所宜，明补泻之所适，又皆引内经，旁牵众说，方法之辨，莫不允当，实前贤所未言，后学所未识，是得仲景之深意者也。"张孝忠云："古今言伤寒者，祖张长沙，但因其证而用之初未有发明其意义，成公博极研精，深造自得，本《难》、《素》、《灵枢》诸书以发明其奥，因仲景文论以辨析其理，极表里虚实阴阳死生之说，究药病轻重去取加减之意，毫发了无遗恨。诚仲景之忠臣，医家之大法也。"

《伤寒明理论》对《伤寒论》中涉及到的发热、恶寒、恶风、寒热、潮热、自汗、头汗……劳复等五十症从临床表现（定体）、病因病机、类证鉴别、治疗方药等方面进行阐发和论述，"指在定体分形析证，若同而异者明之，似是而非者辨之，释战栗有内外之诊，论烦躁有阴阳之别，谵语郑声，令虚实之灼知，四逆与厥，使浅深之类明。始于发热，终于劳复，凡五十篇。……使习医之流，读其论而知其理，识其证而别其病，胸次了然而无惑。"

【临证思维】

临床上，对证候的识别是否正确，辨证是否精当，是施治得当与否的关键。《伤寒明理论》所体现的，正是成无己重视辨证、识证的临证思想，是他的临床辨证思维的核心部分。

兹举数例。

如发热，成无己以"发热者，谓怫怫然发于皮肤之间，溅溅然散而成热者是也。"定其体。又以"与潮热、寒热若同而异，与烦躁相类而非。烦躁者，在内者也。潮热之热，有时而热，不失其时；寒热之热，寒已而热，相继而发。至于发热，则无时而发也。"指出了发热与烦躁、潮热、寒热等相似症在表现上的不同。接着阐述了发热类症"有谓翕翕发热者，有谓蒸蒸发热者，此则轻重不同，表里之区别尔。所谓翕翕发热者，谓若合羽所覆，明其热在外也，故与桂枝汤发汗以散之。所谓蒸蒸发热者，谓若熏蒸之蒸，明其热在内也。故与调胃承气汤攻下以涤之。其发热属表者，即风寒客于皮肤，阳气怫郁所致也。其发热属里者，即阳气下陷，入阴中所致也。"并指出发热的不同表现、病机及治疗方剂。在文中成氏还指出了发热逆候："一或阴阳俱虚，其下利、新汗后，又皆恶其发热也。经云：脉阴阳俱虚，热不止者，死，下利发热亦死。"此种发热"讵可与寻常发热一概而论耶？医者更当明辨之。"

再如虚烦懊憹，成无己以"心中郁郁而烦也"定其体。接着提出胸中烦、心中烦、实证之烦、虚证之烦等相似症，其鉴别在于"观其热所从来，审其虚实而治"。胸中烦、心中烦多不经发汗吐下而烦，是传经之热，多用和解之法。并引用原文"心烦喜呕，或胸中烦而不呕者，小柴胡汤主之。少阴病二三日，心中烦，不得卧者，黄连阿胶汤主之。少阴病，下利咽痛，胸满心烦者，猪肤汤主之"加以佐证。虚烦多因吐下发汗后而烦，是内陷之烦，多用涌吐之法以治。并举"发汗吐下后，虚烦不得眠，若剧者必反复颠倒，心中懊憹者，栀子豉汤主之。若少气者，栀子甘草豉汤主之。若呕者，栀子生姜豉汤主之。心烦腹满，卧起不安者，栀子厚朴汤主之。丸药大下后，身热不去，微烦者，栀子干姜汤主之。"为例。虚烦当吐，但又与"膈实"之吐不同，"吐下发汗后，邪气乘虚而入为烦者，则谓之虚烦，与栀子豉汤，则是吐剂之轻者；不因吐下发汗后，邪气结于胸中，则为膈实，与瓜蒂散，则是吐剂之重者。"又有"阳明病，不吐不下心烦者，则是烦之实者也，与调胃承气汤下之。"及"伤寒二三日，心中悸而烦者，则是烦之虚者也，与小建中汤补之。"等相似症，不可不辨。

余如劳复，成氏为其定体为"劳为劳动之劳，复为再发也。是伤寒差后，因劳动再发者是也。"认为劳复的发生是由于"伤寒新差后，血气未平，余热未尽，劳动其热，热气还经络，遂复发也。"劳复类证有二：一者因劳动外伤，二者因饮食内伤。所谓劳动外伤者，并非专指强力摇体、持重远行，至于梳头洗面之动气，忧悲思虑之劳神，都能引发劳复；所谓饮食内伤者，引用《内经》"病已衰而热有所藏，因其谷气留薄，两阳相合，故有所遗"加以说明。劳复之邪，自内而发，故其治疗，必迎而夺之，以防发生传变。并举《伤寒论》"大病差后劳复者，枳实栀子豉汤主之。若有宿食加大黄。"及"伤寒差以后，更发热者，小柴胡汤主之；脉浮者，以汗解之，脉沉实者，以下解之。"加以佐证。

如此精于辨证，已远出于《伤寒论》本身，的确可以使后学"胸次了然而无惑"。

至于具体的辨证方法，则散见于《注解伤寒论》和《伤寒明理论》之中，成无己在八纲辨证、脏腑辨证、营卫辨证、经府病辨证等方面的创见，对后世产生了深远影响。

①八纲辨证

成氏在阐释病机方面，十分重视对病证阴阳寒热、虚实表里的辨别，在六经辨证的基础上丰富了《伤寒论》的辨证方法。

如对桂枝加附子汤证"遂漏不止，其人恶风，小便难，四肢微急，难以屈伸"成氏注释云："太阳病，因发汗，遂汗漏不止而恶风者，为阳气不足，因发汗，阳气益虚而皮腠不固也。……汗出亡津液，阳气虚弱，不能施化。……四肢微急，难以屈伸者，亡阳而脱液也。"对甘草干姜汤证、芍药甘草汤证之"自汗出，小便数，心烦，微恶寒，脚挛急"之证、误治以后诸证及治疗方法，成氏注释曰："脉浮，自汗出，小便数而恶寒者，阳气不足也。心烦、脚挛急者，阴气不足也。阴阳血气俱虚，则不可发汗，……先作甘草干姜汤，复其阳气，得厥愈足温，乃与芍药甘草汤，益其阴血。……重发汗，复烧针，是阴阳之气大虚，四逆汤以复阴阳之气。"可以看出成氏运用阴阳辨证的方法对某些证候进行了详尽地阐释。

对"自汗"一症，成氏阐释云："然自汗之证，又有表里之别焉，虚实之异焉。若汗出恶风，及微恶寒者，皆表未解也，必待发散而后愈。至于漏不止而恶风，及发汗后恶寒者，又皆表之虚也，必待温经而后愈。诸如此，皆邪气在表也。若汗出不恶寒者，此为表解而里未和也。"说明对于"自汗"又当分辨其表里虚实。

对原文"伤寒胸中有热，胃中有邪气，腹中痛，欲呕吐者，黄连汤主之。"成氏认为："湿家下后，舌上如苔者，以丹田有热，胸中有寒，是邪气入里，而为下热上寒也；此伤寒邪气传里，而为下寒上热也。胃中有邪气，使阴阳不交，阴不得升而独治于下，为下寒腹中痛；阳不得降而独治于上，为胸中热，欲呕吐。与黄连汤，升降阴阳之气。"从而提出了"下热上寒"证、"下寒上热"证的鉴别。对原文"少阴病，下利便脓血者，桃花汤主之。"成氏注释云："阳病下利便脓血者，协热也；少阴病下利便脓血者，下焦不约而里寒也。与桃花汤，固下散寒。"提示下利便脓血的寒热属性。

诸如以上有关阴阳、表里、寒热、虚实之八纲辨证方法，《注解伤寒论》、《伤寒明理论》中比比皆是。对于八纲辨证，成无己最突出的贡献为首提"半表半里证"。

仲景《伤寒论》并无"半表半里证"之词，仅在原文148条小柴胡汤证中提及"半在里半在外"。成氏首提"半表半里证"是在对原文"伤寒五六日，中风，往来寒热，胸胁苦满，默默不欲饮食，心烦喜呕，或胸中烦而不呕，或渴，或腹中痛，或胁下痞硬，或心下悸、小便不利，或不渴，身有微热，或咳者，小柴胡汤主之。"注释中，成氏云："病有在表者，有在里者，有在表里之间者。此邪气在表里之间，谓之半表半里证。"认为病位在表里之间者即为"半表半里证"，并对此证的表现作了详尽的阐述，曰："……邪在半表半里之间，未有定处，是以寒热往来也。……止言胸胁苦满，知邪气在表里之间，未至于心腹满，言胸胁苦满，知邪气在表里也。默默，静也。……默默者，邪方自表之里，在表里之间也。……不欲食者，邪在表里之间，未至于必不能食也。……心烦喜呕者，邪在表方传里也。邪初入里，未有定处，则所传不一，故有或为之证。"对于半表半里证的表现，成氏还认为如"得病六七日，脉迟浮弱，恶风寒，手足温"、"睡而汗出者，谓之盗汗"、"如结胸心下痞硬者，少阳里病也"、"胸胁满，微结，小便不利，渴而不呕，但头汗出，往来寒热心烦"、"呕而发热"等均为邪在半表半里之间的表现。而在《伤寒明理论》中，对"发热、寒热、盗汗、胸胁满、舌上苔、咳、呕吐、自利"等症状的阐释时，均提及"半表半里"，说明在这些症状的产生原因中，邪在半表半里是其中之一。

成无己认为六经以"少阳为在半表半里",《伤寒论》中的小柴胡汤证、少阳病、柴胡桂枝干姜汤证均为半表半里证,其云"邪在半表半里之间,为柴胡证"、"少阳为在里,即是半表半里证"。关于半表半里证的治疗,成氏认为:"邪在半表半里,则不可发汗。……与小柴胡汤,以除半表半里之邪。"

成氏对半表半里证的阐述,对中医理论的发展起到了重要的作用,至今《中医诊断学》将半表半里证作为一个重点证型来讲述。

②脏腑辨证

成无己重视从脏腑角度对《伤寒论》进行注释和发挥,仲景《伤寒论》涉及脏腑的内容不少,但大多只用来说明部位,如"心下痞"、"心中悸"、"热结膀胱"等。而涉及脏腑生理病理的内容并不多,仅见于"阳明之为病,胃家实是也。""伤寒腹满谵语,寸口脉浮而紧,此肝乘脾也。""伤寒发热,啬啬恶寒,大渴欲饮水,其腹必满,自汗出,小便利,其病欲解,此肝乘肺也。""趺阳脉浮而涩,浮则胃气强。""若脐上筑者,肾气动也"等数条。而成氏则非常重视从脏腑的生理病理角度对《伤寒论》原文进行注释和发挥。

如对原文"烧针令其汗,针处被寒,核起而赤者,必发奔豚。气从少腹上冲心者,灸其核上各一壮,与桂枝加桂汤,更加桂二两。"成氏注释云:"烧针发汗,则损阴血,而惊动心气。针处被寒,气聚而成核。心气因惊而虚,肾气乘寒气而动,发为奔豚。……肾气欲上乘心,故其气从少腹上冲心也。"认为奔豚的产生是由于心气虚,肾气乘虚上冲而导致。而对"欲作奔豚"之茯苓桂枝甘草大枣汤证,成氏亦认为此属"心气虚而肾气发动"。可以看出成氏对"奔豚"及"欲作奔豚"是从心肾水火既济的生理功能失调角度进行解释的。另外,成氏遵《内经》"汗为心之液"的观点,对发汗后出现某些症状,认为乃心虚所致,如"汗者心之液,汗家重发汗,则心虚恍惚心乱"、"汗大出者,亡其阳。汗者,心之液。亡阳则心气虚,心恶热,火邪内迫,则心神浮越,故惊狂,起卧不安"等。可以看出心气虚常见的表现为"心悸"、"惊狂"等。

成氏认为少阴病即是肾之病证,如在对原文"少阴病,自利清水,色纯青,心下必痛,口干燥者,急下之,宜大承气汤。"成氏注释云:"少阴,肾水也。青,肝色也。自利色青,为肝邪乘肾。……以肾蕴实邪,必心下痛,口干燥也,与大承气汤以下实邪。"指出少阴即肾,并讨论了肝与肾子病犯母病证。另外还从"少阴肾水而主骨节"角度讨论了"少阴病,身体痛,手足寒,骨节痛,脉沉者,附子汤主之"的原理;从"肾虚水燥,渴欲引水自救"角度解释少阴病之自利而渴;从"肾为生气之源,呼吸之门"角度阐述"少阴病,六七日,息高者,死"的机理乃"生气断绝也";从"肾主水,肾病不能制水,水饮停为水气"角度讨论真武汤证;认为"少阴病,得之二三日,口燥咽干者,急下之"的原因为"邪热已甚,肾水干也",必须及时使用"大承气汤下之,以全肾也。"可以看出成氏对少阴病诸证的讨论往往从肾的角度进行。

成氏认为太阴病为脾之病证,如在对原文"太阴中风,四肢烦疼,阳微阴涩而长者,为欲愈。"的注释中云:"太阴,脾也,主营四末。太阴中风,四肢烦疼者,风淫末疾也。"并遵《内经》"脾恶湿"之旨,阐释某些发黄之证,如对原文"伤寒,发汗已,身目为黄,所以然者,以寒湿在里,不解故也。"成氏注释曰:"发汗已,身目为黄者,风气去湿气在也。

脾恶湿，湿气内着，脾色外夺者，身目为黄。"对《辨痉湿暍病》原文"湿家之为病，一身尽疼，发热，身色如似熏黄。"成氏注释云："身黄如橘子色者，阳明瘀热也。此身色如似熏黄，即非阳明瘀热。……此一身尽疼，非伤寒客热也，知湿邪在经而使之，脾恶湿，湿伤，则脾病而色见，是以身发黄者，为其黄如烟熏，非正黄色也。"指出了湿邪困脾而致发黄的特点及机理。

对于肺生理病理的运用，成氏常用来阐释"咳"、"喘"等症。如对于小青龙汤证"干呕发热而咳"，成氏认为属"水寒相搏，肺寒气逆"；对于"发汗后，饮水多，必喘，以水灌之，亦喘。"成氏认为"饮水多喘者，饮冷伤肺也；以冷水灌洗而喘者，形寒伤肺也。"故"咳"、"喘"乃肺之病证。

由此可以看出，成无己在注释发挥《伤寒论》的过程中非常重视脏腑辨证，大部分病证都从脏腑生理病理角度进行阐发。

③风寒营卫辨证

成氏在重视脏腑辨证的同时，也非常重视风寒营卫辨证，并在《注解伤寒论》中首次提出了"风伤卫、寒伤营"的观点。

"风伤卫、寒伤营"的观点首见于《辨脉法》中"寸口脉浮而紧，浮则为风，紧则为寒。风则伤卫，寒则伤荣。荣卫俱病，骨节烦疼，当发其汗也。"成氏对《脉经》"风伤阳，寒伤阴"进一步阐发云："卫为阳，荣为阴，风为阳，寒为阴，各从其类而伤也。"故云"风伤卫、寒伤营"。并运用此观点解释某些病证。

如"发热，汗出，恶风"是卫中风的表现，"以卫为阳，卫外者也，病则不能卫固其外，而皮腠疏，故汗出而恶风也。""病常自汗出"亦是风伤卫的表现，由于"卫受风邪而荣不病者，……卫既客邪，则不能与营气和谐，亦不能卫护皮腠，是以常自汗出。""汗出、短气，恶风不欲去衣"亦是风在表，"风胜则卫气不固"的表现。总之，"风伤卫"的典型表现为"汗出、恶风"，这是由于风邪的致病特点之一为"风性开泄，易袭阳位"，侵犯人体后最易影响卫气"司开合"的功能而表现为"汗出、恶风"之症。

而"恶寒，体痛，呕逆"为营伤寒的表现，由于"荣虚者恶寒"、"血病者则痛"、"寒令气逆"所致；"头痛，身疼，腰痛以至牵连骨节疼痛，无汗"是寒并于营，太阳经营血不利，人之毫毛毕直，皮肤腠理闭塞所致。故"寒伤营"的典型表现为"无汗、恶寒、疼痛"。这亦是由寒邪"主收引，主凝滞，易伤阳气"的致病特点所决定的，寒邪侵犯人体后则首先影响卫气"司开合"的功能而表现为"无汗"，进而影响卫气"温分肉"的作用而表现出"恶寒"，最终深入营血，影响营血的运行则产生疼痛的症状。

"风伤卫、寒伤营"并不意味着风邪侵袭人体只伤卫气，营血不受影响；而寒邪侵袭人体仅伤营血，而卫气不受影响，故又有"风则伤卫，寒则伤荣，荣卫俱病"之说。更何况风寒之邪不能截然分开，所以成氏在解释大青龙汤证"太阳中风，脉浮紧，发热恶寒，身疼痛，不汗出而烦躁者"云："此中风见寒脉也。浮则为风，风则伤卫；紧则为寒，寒则伤荣。荣卫俱病，故发热恶寒，身疼痛也。风并于卫者，为荣弱卫强；寒并于荣者，为荣强卫弱。今风寒两伤，则荣卫俱实，故不汗出而烦躁也。"

成无己首次提出的"风伤卫、寒伤营"观点有其一定的辨证意义，其内涵是比较丰富的，是经过综合考虑病因、病人体质及病证表现后而得出的结论。为后世"三纲鼎立"之说的形成奠定了基础，并由此也引起了后世伤寒学派的争鸣。

④经病府病辨证

成氏注《伤寒》，虽忠实原著，以六经为序，但其认为《伤寒》六经即《内经》所说经络之经，经络与脏腑相连，故于某些六经病中提出了经病、府病之说。府病在《注解伤寒论》有两个含义：一为邪气入于阳明胃肠即称府病，如"邪自太阳经传之入府者，谓之太阳阳明"、"邪自阳明经传入府者，谓之正阳阳明"、"邪自少阳经传之入府者，谓之少阳阳明"等；一为六经病邪气随经入于相应之府而成府病。

如在对原文"太阳病不解，热结膀胱，其人如狂，血自下，下者愈。其外不解者，尚未可攻，当先解外。外解已，但少腹急结者，乃可攻之，宜桃核承气汤方。"的注解之中可以看出，成氏将太阳病分为两类：邪气在经者，为太阳经病；随经入府者，为太阳府病。而在对抵当汤证原文"太阳病六七日，表证仍在，脉微而沉，反不结胸，其人发狂者，以热在下焦，少腹当硬满，小便自利者，下血乃愈。所以然者，以太阳随经，瘀热在里故也。抵当汤主之"的注释中，成氏再一次提及经病、府病说，其云："太阳，经也。膀胱，府也。此太阳随经入府者也。"

再如，对原文"正阳阳明者，胃家实是也"成氏注释曰："邪自阳明经传入府者，谓之正阳阳明"，说明阳明病亦有经病和府病的不同，邪气在经为经病，邪气入府为府病。如成氏对"阳明脉大"的解释为："阳明气血俱多，又邪并于经，是以脉大。"对"阳明病，脉浮而紧者，必潮热，发作有时。但浮者，必盗汗出"的解释为："浮为在经，紧者里实。脉浮而紧者，表热里实也，必潮热，发作有时，若脉但浮而不紧者，止是表热也，必盗汗出。盗汗者，睡而汗出也。阳明病里热者自汗，表热者盗汗。"可以看出此证为阳明经府同病之证。

成氏虽然只提出太阳、阳明之经病、府病，但对后世经、府证的形成却有肇始之功，如后世方有执扩大了太阳府病的范围，将五苓散证亦归入太阳府病；尤在泾总结出太阳府病有血结和水结的不同，并指出水结治宜五苓散导水泻热，血结治宜桃核承气汤、抵当汤导血除热。

【启示】

张仲景《伤寒论》创立了辨证论治的理论体系，但其文辞简略，后人难以系统地掌握其精神实质。成无己是注解、发挥《伤寒论》的第一家，他参阅《黄帝内经》、《难经》等经典，结合自己的临证体验，对《伤寒论》原文逐条注释，使《内》、《难》理论与伤寒证治结合，融会贯通，对八纲辨证、脏腑辨证、营卫辨证、经病府病辨证等内容详加辨析，为后世注解《伤寒论》开启了先河，更为后人系统掌握《伤寒论》辨证论治的精髓奠定了良好的理论基础。

（林天东）

三、柯琴

【生平事迹】

柯琴，字韵伯，号似峰，清代浙江慈溪人（今余姚丈亭），后迁吴之虞山（今江苏常熟），其生卒年代不详，有史料记载约生于 1662 年，卒于 1735 年。好学博闻，亦工诗文。由科场失意，遂矢志攻医，精研岐黄之学。尝游京师，惜无所遇，归来时过吴门，正是叶桂医有盛名之时，因而栖息虞山，闭门读书，不显医名，慨然著书立说，暗渡金针，尤精于伤寒之学。

【学术成就】

柯氏对《内经》、《伤寒论》等均深有研究，曾著有《内经合璧》一书，惜已亡佚不传。精伤寒之学，著《伤寒论注》、《伤寒论翼》、《伤寒附翼》三部，合为《伤寒来苏集》八卷。

《伤寒论注》四卷，是柯氏将《伤寒论》原文，依据六经的方证，分立篇目，重加编次而成。首卷先立总纲一篇，汇集了《伤寒论》中总论伤寒之条文，并分别予以注释，使人开卷便知伤寒脉症得失之大局；其次，依六经之序分述各经之脉症。各经之中，亦先立总纲，意在使人读此便知本经之脉症大略；然后以证为主（如麻黄汤证、桂枝汤证）各分篇目，把《伤寒论》中条文，各以类从，并分别予以校正、疏注、阐发。

《伤寒论翼》二卷，主张《伤寒论》之六经辨证方法是为百病立法，而非单指伤寒。正如此书"全论大法第一"中云："按仲景自序言作《伤寒杂病论》合十六卷，则伤寒杂病，未尝分两书也。凡条中不冠伤寒者，即与杂病同义。如太阳之头项强痛，阳明之胃实……等证，是六经之为病，不是六经之伤寒，乃是六经分司诸病之提纲，非专为伤寒一症立法也。"其上卷七篇，概括阐明了六经的含义、治法及合病、并病、温、暑、痉、湿等病，意在使读者领会六经辨证，不仅适用于伤寒，也适用于杂病。下卷七篇论述了六经病解及制方大法。

《伤寒附翼》二卷，是论方专书，主要剖析《伤寒论》诸方。取分经论方之法，每经诸方之前均列总论，以阐述本经立法之要。对于每一方剂，均分别列述其组成意义和使用法则。

总之，《伤寒来苏集》从《伤寒论》的编次方法到证、治、方、药及适用范围进行了全面地探讨。在编次上，既不赞成王叔和之编次法，又反对方有执等人的"三纲鼎立"说，主张"以方名证，证从经分"。如将太阳病分为桂枝汤证、麻黄汤证、葛根汤证等十一类。柯氏这种研究方法对临床有着现实意义。在学术思想上，柯氏尊仲景理法，认为仲景之六经为百病立法，视其为阐述辨证论治规律的专书，从而扩大了《伤寒论》的应用范围。此外，对六经要领提出了自己的独特见解。认为六经为六个地面分区，为后世对六经的研究开辟了新的途径。

由于本书注重理法，精究伤寒之幽微，又与临床联系较紧，故颇为后世医家所推崇，影响较大。如徐大椿的《伤寒类方》基本上采用了此书分类法；罗美《古今名医方论》也较多地收录了柯氏的论点。所以此书堪称学习和研究《伤寒论》的范本。

【临证思维】

1. 以"经界"释六经

《伤寒论》六经，是仲景辨证论治学术思想与方法的精华，准确地理解六经，是正确运用六经辨证方法的基础。历代医家对伤寒六经认识不一，争论纷纭，有经络说，有脏腑说，有气化说，有部位说，有阶段说，有症候群说，有六病说等等，见仁见智，各持其理。柯氏远取诸物，近取诸身，以地理兵法作比喻，将六经喻为"地面"，将经络喻为"道路"。"道路"小且处于"地面"中，能通达全身；"六经"即是人体六块"地面"。

柯氏在《伤寒论翼》中说："……叔和不知仲景之六经，是经界之经，而非经络之经。妄引内经热论作序例，以冠仲景之书，而混其六经之症治，六经之理因不明。"否认"六经"来源于《素问·热论》的观点，而提出六经理论应源于《素问·皮部论》："按皮部论云：皮有分部，脉有经纪，其生病各异，别其部分，左右上下，阴阳所在，诸经始终，此仲景创立六经部位之原。"柯氏提出："仲景之六经，是经界之经，而非热病之六经，专主经脉为病，但有表里之实热，并无表里之虚寒，虽因于伤寒，而已变成热病，故竟称为热，而无恶寒证，但有可汗可泄之法，并无可温可补之例也。"又说："仲景之六经，是分六区地面，所该者广，虽以脉为经络，而不专在经络上立说。凡风寒温热，内伤外感，自表及里，有寒有热，无所不包。"《素问·热论》的六经分证比较局限，只限于表里之阴阳，未言及寒热虚实之阴阳，其病位也只于经络之分布，其三阳经证候，都是仲景的太阳证；其三阴经证候，都是仲景的阳明承气证。而仲景的少阳证和三阴证，则为其所不备。

柯氏从地理上论述六经，谓"六经犹列国也"，"腰以上为三阳地面，三阳主外而本乎里"，"腰以下是三阴地面，三阴主里而不及外"。具体把六经地面划分为：

太阳经：内自心胸，外自巅顶，后至肩背，下及手足，内合膀胱。

阳明经：内自心胸，至胃及肠，外自头颅，由面及腹，下及手足。

少阳经：由心至咽，出口颊，上耳目至巅，外自胁内属胆。

太阴经：自腹由脾及肠、魄门。

少阴经：自腹至两肾及膀胱溺道。

厥阴经：自腹由肝，上膈至心，从胁下及小腹宗筋。

柯氏将人体划分为六区地面，认为此六区地面，内接脏腑，外连肢体，上达巅顶，下及胸腹，在部位上相互嵌合，功能上相辅相成，正常时相互为用，异常时相互影响。此种划分生理上可以囊括人体全部功能，病理上充分反映人体的各种病变。

柯氏还认为，某一经地面受邪，就会形成某一经脉症；某一经地面受邪后，犯及另一经地面，或二经或二经以上的地面同时受邪，出现二经或二经以上的脉症，就形成了合病与并病。至于六经的传变关系，柯氏认为是一经地面之邪气转移到另一经地面的结果。并且指出："太阳地面最大，内邻少阴，外邻阳明，故病有相关"。还指出："太阴阳明，地面虽分，并无阻隔，……故元气有余，则邪入阳明；元气不足，则邪入太阴"。"少阳厥阴，同一相火，相火郁于内是厥阴病，出于表是少阳病"。认为太阳与少阴，阳明与太阴以及少阴与厥阴，它们之间的地面关系密切，所以相互传变也多。

仲景《伤寒论》全书并无"六经"之名，而只有太阳、阳明、少阳、太阴、少阴、厥阴之名，三阴三阳中的"太"、"少"实际上反映了阴阳气血盛衰的情况。柯氏的六经为"经界"论，是比较准确地理解了《伤寒论》六经辨证的实质，他说："夫风寒暑湿之伤人，六经各有所变，而发见之脉不同，或脉同而证异，或脉证皆同而主症不同者，此经气之有别也。盖六经分界，为九洲之风土人物虽相似，而衣冠、饮食、言语、性情之不同，因风土而各殊，则人身表里之寒热虚实，亦皆因经气而异也。"

明确了六经的实质，确定了六经的病位、证候，再据此而立法处方，这是柯氏"经界"

说辨证论治思想的精髓。

2. 六经为百病立法

唐宋以来，医家认为《伤寒论》是辨治外感热病的专书，柯琴并不赞同这种看法。他认为："原夫仲景之经，为百病立法，不专为伤寒一科。伤寒杂病，治无二理。"而造成这样误解的，是王叔和将伤寒和杂病划为二书分论，致使后人误以为六经是为伤寒一病而设，与它病无关。他在《伤寒论翼》中说："按仲景自序言作伤寒杂病论合十六卷，则伤寒杂病，未尝分两书也。凡条中不冠伤寒者，即与杂病同义。如太阳之头项强痛，阳明之胃家实，少阳之口苦咽干目眩，太阴之腹满吐利，少阴之欲寐，厥阴之消渴，气上撞心等证，是六经之为病，不是六经之伤寒。乃是六经分司诸病之提纲，非专为伤寒一症立法也。观五经提纲，皆指内证，惟太阳提纲为寒邪伤表立。……因太阳主表，其提纲为外感立法，故叔和将仲景之合论全属伤寒。不知仲景已自明其书不独为伤寒设，所以太阳篇中，先将诸病线索，逐条提清，比他经更详也。其曰：太阳病或已发热，或未发热，必恶寒，体痛呕逆，脉阴阳俱紧者，名曰伤寒。是伤寒另有提纲矣。此不特为太阳伤寒之提纲，即六经伤寒总纲，亦不外是。观仲景独于太阳篇，别其名曰伤寒、曰中风、曰中暑、曰温病、曰湿痹，而他经不复分者，则一隅之举，可以寻其一贯之理也。其它结胸、脏结、阳结、阴结、瘀热发黄、热入血室、谵语如狂等症，或因伤寒、或非伤寒，纷纷杂沓之中，正可思伤寒杂病合论之旨矣。盖伤寒之外皆杂病，病名多端，不可以数计，故立六经而分司之。伤寒之中最多杂病，内外夹杂，虚实互呈，故将伤寒杂病合参之，正以合中见泾渭之清浊，故扼要法也。"

确如柯氏所言，《伤寒论》中一些条文，实系杂病或外感与杂病相兼，如"伤寒脉结代，心动悸，炙甘草汤主之"，病人有心悸宿疾，心阳不振，心血不足，复罹伤寒，由于正虚已甚，不堪发汗，故先以炙甘草汤补心阳、滋阴血，以其正胜邪却，是先治杂病者；小青龙汤治"伤寒表不解，心下有水气"，是太阳表寒兼水饮内伏的表里双解之法；素有悬饮"心下痞，硬满，引胁下痛，干呕，短气"者，复病太阳中风，则先解其表，"表解者，乃可攻之。……十枣汤主之"，是先治外感，后治杂病者。类似条文还有不少。临床上单纯外感或单纯杂病相对容易诊断，而两者夹杂时，往往疑似难辨，此时辨证论治便显得更加重要。仲景外感杂病合论的苦心，在于盘根错节处，教人如何辨表里寒热虚实，如何识标本先后缓急，如何用汗、下、和、吐、温、清、消、补，种种常中之变、变中之常，正是大匠示人以规矩处。

柯氏还强调说："明六经地形，始得握百病之枢机。详六经来路，乃得操治病之规则。"实乃对伤寒论方治百疾，提供了理论依据，从而为指导医者拓展临床应用范围，起到了推动作用。

3. 以方类证，证从经分

《伤寒论》其核心就是辨证论治，对这一点，柯琴深得仲景心法，因此，在柯琴的整个临证思想体系中，贯穿始终的就是"辨证论治"，他对六经的理解，对方证的注解，莫不如斯。

柯氏认为《伤寒论》一书，自经王叔和编次后，仲景原篇，不可复见，虽于章次有所混淆，离仲景面目还不甚远。惟经方中行、喻嘉言各为更定，便距仲景辨证论治原旨，更加遥远了。因此，他对"三百九十七法"、"伤营伤卫，三纲鼎立"诸说，均持反对意见。

"三百九十七法之言，既不见于仲景之序文，又不见于叔和之序例，林氏倡于前，成氏和于后，其不足取信，王安道已辨之矣。独怪大青龙汤，仲景为伤寒中风，无汗而兼烦躁者设，即加味麻黄汤耳。而谓其伤寒见风，又谓之伤风见寒，因以麻黄汤主寒伤营，治营病而卫不病。桂枝汤主风伤卫，治卫病而营不病。大青龙主风寒两伤营卫，治营卫俱病，三方割据，瓜分太阳之主寒多风少，风多寒少，种种蛇足，羽翼青龙，曲成三纲鼎立之说，巧言簧簧，洋洋盈耳，此郑声所为乱雅乐也。"

他认定论中广泛存在着太阳证、桂枝证、柴胡证等，要想将《伤寒论》的理论运用于临床，最实际的就在弄清楚仲景辨证的思想方法。因此，他主张不必孜孜于考订仲景旧论的编次，最重要的是要把仲景辨证的心法阐发出来。他将《伤寒论》的条文以六经分证：分为太阳、阳明、少阳、太阴、少阴、厥阴等脉症，再从六经脉症里列出本经的纲领性条文作为总纲，最后以方类证，分别集中该汤证的相关条文，并加以讨论和发挥。这种"分篇各论，挈其大纲，详见细目，证因类聚，方随附之"的注疏方法，别开生面，独具一格。正如柯氏本人所言"以证名篇，而以论次第之，虽非仲景编次，或不失仲景心法"。例如：《太阳篇》他汇列了桂枝汤、麻黄汤、葛根汤、大青龙汤、五苓散、十枣汤、陷胸汤、泻心汤、抵当汤、火逆、痉湿暑等十一证类。桂枝汤证类，汇辑有关脉症十六条，桂枝坏证十八条，桂枝疑似证一条，有关桂枝证的十八方，如：桂枝二麻黄一、桂枝加附子等方统列于此。麻黄汤证类，汇辑有关麻黄汤脉证的十四条，麻黄汤、柴胡汤相关脉症一条，汗后虚证八条，麻黄汤变证四条，有关麻黄证五方，如麻黄汤、麻杏甘石汤等方统列于此。其它诸证，无不如此类分条例。如栀子豉汤、瓜蒂散、白虎汤、茵陈蒿汤、承气汤等证，便列入《阳明篇》。柴胡汤、建中汤、黄连汤、黄芩汤四证，列入《少阳篇》。三物白散证列入《太阴篇》。麻黄附子汤、附子汤、真武汤、桃花汤、四逆汤、吴茱萸汤、白通汤、黄连阿胶汤、猪苓汤、猪肤汤、四逆散等证，列入《少阴篇》。乌梅丸、白头翁汤、热厥利、复脉汤、阴阳易、诸寒热等证，列入《厥阴篇》。

各方证的归属和顺序安排也不是凌乱无章的，而是按证候的性质和形层浅深加以排列。例如，每一大证类下，又汇列了有关的方证以及变证、坏证、疑似证等，如在桂枝汤证大类下，其汇辑有关脉症16条，桂枝汤坏证18条，桂枝疑似证1条，又附以加减方，像桂枝麻黄各半汤、桂二麻一汤、桂枝加附子汤等19首。又如太阳病的方证排列顺序：桂枝、麻黄、葛根、青龙、五苓、十枣、陷胸、抵当等证，就体现出病势由表及里、自上而下的演变规律。柯氏按方类证及其排列方式，实际上是把一个个方证看成独立而又彼此联系的证候，能全面体现出各个方证的脉症和病机，从而克服了仲景条文或单提一脉，或单提一症，又彼此不连贯的叙述的缺陷，因而颇为实用。柯氏不拘于仲景旧论的考订，着重辨证论治精神的阐发，深受后世医家的推崇。在他的启发下，后世有按法类证、按因类证、按症类证、按理类证等，从不同角度更深刻地揭示仲景辨证论治规律。

4．随证立方，方不拘病名、经络

对于《伤寒论》方的运用，柯氏认为仲景唯求随证立方，不必拘于病名与经络。如《伤寒论翼·制方大法》云"仲景制方不拘病之命名，唯求症之切当，知其机，得其情。凡中风、伤寒、杂病、宜立某方，随手拈来，无不活法"，因而其所治病证"只有表里、寒热、虚实之不同，并无伤寒、中风、杂证之分别"。

柯氏很赞同仲景诸方随证而设。他认为证有表里、寒热、虚实之异，治有发表攻里、驱寒除热、补虚泻实之法。随法立方，灵活应用。如对桂枝汤治中风而不治伤寒，麻黄汤治伤寒而不治中风之论，柯氏细析《伤寒论》原文42条"太阳病，外证未解，脉浮弱者，当以汗解，宜桂枝汤"。既言太阳病，则可以是太阳中风，也可以是太阳伤寒，然不论中风、伤寒，只要见脉浮无力，知病人正气偏虚，不堪麻黄汤之峻汗，便应以桂枝汤为宜。56条"伤寒不大便六七日，头痛有热者，与承气汤。其小便清者，知不在里，仍在表也，当须发汗。若头痛者，必衄，宜桂枝汤"，也是示人活法，知伤寒亦有用桂枝汤者，关键在于察脉辨证，分别表虚、表实。对于持风伤卫、寒伤营、风寒两伤营卫，作为桂枝汤、麻黄汤、大青龙汤的使用标准者，柯氏则作了辩驳，认为风寒有轻重，中人有深浅，一不能泥定风只伤卫、寒只伤营，盖卫行脉外、营行脉中，岂有营病而卫不病之理？且营卫同为水谷之气与吸入之清气化生，两者可分而不能截然分开，因此，以营卫凿分风寒，误矣。二不能认为中风一定轻，伤寒一定重，仲景所谓"太阳中风，脉浮紧"，即中风重者；"伤寒脉浮缓"，即伤寒之轻者；只要见"不汗出而烦躁"，是风寒外闭、里有郁热之象，就可用大青龙汤。试问"风寒两伤营卫"，而无里热见症，大剂石膏岂非诛伐无辜？故柯氏曰："要知仲景立法，因症而设，不专因脉而设。大青龙汤为风寒在表而兼热中者设，不专为无汗而设，故中风有烦躁者可用，伤寒而烦躁者亦可用。盖风寒本是一气，故汤剂可以互投"。并进一步指出，桂枝汤不仅可以治太阳中风、太阳伤寒，还可以治疗杂病。《伤寒论》原文53条"病常自汗出者，此为荣气和，荣气和者外不谐，以卫气不共荣气和谐故尔。以荣行脉中，卫行脉外，复发其汗，荣卫和则愈，宜桂枝汤。"54条"病人脏无他病，时发热自汗出……宜桂枝汤"。"病常自汗出"、"时发热自汗出"显系杂病，用桂枝汤调和营卫，即可治愈。柯氏说："愚常以此汤治自汗、盗汗、虚疟、虚痢，随手而愈"。桂枝汤对于一些内伤低热不退、慢性泄泻、荨麻疹、妊娠恶阻等属营卫不和者均有佳效。而白虎汤，伤寒、温病可用之，杂病中消渴、痹证、痿证等亦常用之，更可证"仲景立方不拘病名"之论的精当。

柯氏还指出仲景立方亦不拘于经络是"六经各有主治之方，而他经有互相通用之妙"，其用法总以相同见证为依据，而不为六经所局限，即所谓"合是证便用是方，方各有经而用不可拘"，如桂枝汤为太阳病营卫而设，但诸经之病在营卫者皆可用之，抵当汤为太阳瘀血在里而设，而阳明蓄血亦可用之。又如吴茱萸汤为阳明虚寒证之主方，然又可治少阴病、厥阴病。《伤寒论》云："食谷欲呕，属阳明也，吴茱萸汤主之"（243条）；"少阴病，吐利，手足逆冷，烦躁欲死者，吴茱萸汤主之"（309条）；"干呕，吐涎沫，头痛者，吴茱萸汤主之"（378条）。还有猪苓汤既可治阳明胃热津亏兼水气内停者，亦可治少阴病阴亏内热、水饮不化者；阳明病热炽水竭者用大承气汤急下，少阴病水乏不堪热劫者亦当以此汤急下之。这正是仲景立法用方之灵活处，体现了辨证论治的精神。柯氏独具慧眼，将《伤寒论》按"以方类证"的方法进行编排，示人以活法，能让后人更好地领会仲景辨证论治的精髓。

【启示】

柯琴是清代著名的伤寒学家，他治学态度严谨客观，对仲景学说能扎扎实实地继承，又有发扬与创新。他最重要的主张是，虽然张仲景《伤寒论》的原貌已无法恢复（经王叔和编次整理），但不论孰为张仲景的旧论，孰为王叔和所纂集，我们所要掌握的是《伤寒论》辨证论治的实质，所以他采用"以方类证，证从经分"的方法编注《伤寒论》，正如他自己所言："以证名篇，而以论次第之，虽非仲景编次，或不失仲景心法"，对于后学理解和掌握辨证论治的方法，具有现实的指导意义。

柯氏对《伤寒论》六经的理解，也能独具匠心，他认为准确地理解六经，恰是正确运用六经辨证方法的基础。他创造性地把伤寒六经认作全身的六个分区，分别将有关脏腑、经络、肌表、组织、官窍等有机地联系在一起，而不局限于经络，这一观点对后世影响甚大。

（刘志龙）

四、尤在泾

【生平事迹】

尤怡，字在泾（一作在京），号拙吾，又号饲鹤山人，生年不详，约卒于1749年。清代长洲（今江苏吴县）人。家贫而笃学，工诗善书，淡泊名利，曾鬻字于佛寺。与同郡顾秀野、沉德潜等为挚友。学有渊源，少时曾从师马元仪学医。马有医名，从游者甚众，得尤怡而喜甚，谓"吾今得一人，胜得千万人"。尤怡业医，初不着于时，而晚年医术益精，为人治病多奇中，遂名噪三吴。然不求闻达，欲晦姓名，乃隐居花溪，著书自得。所著除《伤寒贯珠集》八卷外，还有《金匮要略心典》三卷，《金匮翼》八卷，《医学读书记》二卷，《静香楼医案》一卷。怡颇有诗名，著有《北田吟稿》，沉德潜编《清诗别裁》，内收尤怡诗词九首。又据《吴县志·艺术》载，尤怡亦"间作古文时文，绝类唐荆川"（唐荆川，名顺之，明代文学家）。《明史》本传称其"于学无所不窥"。由此可见，尤怡于医学之外，兼擅诗文书法，为一多才多艺者。尤怡平生于仲景学说致力甚深，最有心得。同时师法百家，广采博取，融会贯通，故临证有奇效。其临证经验，后经江阴名医柳宝诒择其精者十之四五，录入《柳选四家医案·静香楼医案》刊行于世。

【学术成就】

尤怡对仲景学说的研究倾注了几十年的心血，编撰了《伤寒贯珠集》、《金匮要略心典》和《金匮翼》三书。《伤寒贯珠集》是其中备受推崇的佳作，被视为学习《伤寒论》的脊梁，后世学者"由是而进，则义之可疑者始明，理之难晓者自显"，从而穷本溯源。《伤寒贯珠集》根据《伤寒论》六经分篇，以法（如正治法、权变法、斡旋法、杂治法等）重新编次《伤寒论》条文，于每经之首均列"条例大意"，以阐明本经证治之大要，从而使《伤寒论》辨证施治精髓如雪亮月明，令后学一目了然。《伤寒贯珠集》一书，上承柯韵伯的《伤寒来苏集》及钱天来的《伤寒溯源集》。其最主要的特点，是在编排结构上突出治法，以法类证。《金匮要略心典》、《金匮翼》是尤氏集十年寒暑的心得之作，是针对杂病辨证施治而编写的专著，对《金匮要略》中所载疾病进行了重新归类和补充，集中表现了尤氏研究杂病的心得体会和临床治疗经验总结。

尤怡作为清代杰出医家，"自轩岐以迄近代诸书"（《医学读书记》），无不博览，但其最为尊崇的是仲景学说。正如柳宝诒所说："先生博极群籍，尤服膺仲景之书，所著《伤寒论》、《金匮》两注，上溯仲景心传，独抒己见。"(《增评柳选四家医案》)。其医案中按语重议论，或推阐病源，或明辨治法，皆能依据经典理论对病情作出分析，阐明自己的观点。尤氏一生所治验案无数，临证思维严谨，形成自己独特风格。其注重以法类证，以证论治，论病则源流俱澈，辨证精当，切中脏腑病机；论治则善用经方，又能灵活化裁，绝不蹈袭成方。同时博采众长，功力深厚，不同凡响。

【临证思维】

1. 以法类证 以证论治

尤怡对于外感伤寒的辨治，自有其独到之处，他在《伤寒贯珠集》中"略引大端于前，分别纲目于后"将太阳、阳明、少阳、太阴、少阴、厥阴六经病按正治法、权变法、斡旋法、救逆法、类病法、明辨法、杂治法、少阳刺法及少阴清法、下法、温法等分列，以便提纲挈领，掌握各经病变及法治。如太阳、阳明、少阳各有正治法，"审其脉之或缓或急，辨其证之有汗无汗"，从而解之汗之，为太阳正治法；阳明经病有传变自受之不同，府病有宜下宜清宜温之各异，为阳明之正治法；用小柴胡汤一方和解表里，为少阳之正治法。太阳、少阳各有权变法，太阳篇内，以"人体气血有虚实之殊，藏府有阴阳之异"，虽同为伤寒之候，不得竟从麻桂之法，而分别有小建中汤、炙甘草汤、大小青龙汤等，是为太阳权变法；少阳有汗下之禁，而和解却有兼汗下之法，如柴胡加桂枝汤、柴胡加芒硝汤、大柴胡汤、柴胡桂枝汤之类，是少阳的权变法。太阳还有斡旋、救逆、类病三法，若汗出不彻而传变它经及发黄、蓄血，或汗出过而并伤阳气，乃有更发汗及用真武汤、苓桂甘枣汤等，是为斡旋法；或当汗而反下，或既下而复汗，致有结胸、痞满、胁热下利诸变，乃用大小陷胸汤、诸泻心汤等，是为救逆法；至于太阳受邪，而见风温、温病、风湿、中湿、湿温、中暍、霍乱等诸证，形似伤寒，而治法迥异，是为类病法。阳明尚有明辨、杂治法，如经府相连，虚实交错，或可下或不可下，或可下而尚不能下，及不可大下，故有脉实、潮热、转矢气、小便少等之异，以及外导润下之别，是为明辨法。如病变发黄蓄血诸证，非复阳明胃实及经邪留滞之可比拟，或散或下，当随证而异其治，是为杂治法。太阴病有经脏之分，故有解表温里及先里后表法。少阳厥阴，亦各有温清诸法。各经诸法，不一一列举。总之，是以治法为纲，证方为目，这种方法，尤怡自谓可令"千头万绪，总归一贯，比于百八轮珠，个个在手矣。"

2. 善用经方 灵活化裁

尤怡一生倾注了几十年心血研究仲景之学，殚精研思，颇有心得。尤氏精研仲景，尊崇仲景，在临证中更是善于灵活应用仲景经方，出神入化。《静香楼医案》充分体现了尤氏善用经方灵活化裁的特点。该书共计收录二百余案，大多为应用经方或化裁经方者。案中应用肾气丸、桂枝汤、理中汤、旋覆代赭汤、麦门冬汤、橘皮竹茹汤等方的案例颇多。其中有用原方者，如用麻杏薏甘汤治肺气壅滞的肿胀喘息，八味丸治肾阳亏虚的阴缩、精出、汗泄，麦门冬汤治虚劳失音、胃弱便溏。然而更多的是化裁经方而不离古方之义的，如肾气丸方《医案》中广泛用于肿胀、中风、哮喘、咳嗽、痰饮、虚劳、遗精、黄疸、齿痛等病。如尤氏治咳喘"久咳喘不得卧，颧赤足冷，胸满上气，饥不能食。此肺实于上，肾虚于下，脾困于中之候也。然而实不可攻，始治其虚，中不可燥，始温其下。"治疗用金匮肾气丸，"两寸浮大，关尺沉小，气上而不下，喘咳多痰。……宜以肾气丸，补而下之"。治肿胀，"肿胀之病，而二便如常，肢冷气喘。是非行气逐水之法所能愈者矣，当用肾气丸，行阳化水"。治黄疸，"面黑目黄，脉数而微，足寒至膝，皮肤爪甲不仁。其病深入少阴，而其邪则仍自酒湿得之及女劳也"，方用肾气丸。治杂病、阴缩、精出、汗泄，认为是"真阳气弱，不荣于筋则阴缩，不固于里则精出，不卫于表则汗泄。此三者，每相因而见，其病在三阳之枢，非后世方可治。古方八味丸，专服久服，当有验也"。治痰饮，"中年以来，内聚痰饮，交冬背冷喘嗽，必吐痰沫，胸脘始爽。年逾六旬，恶寒喜暖，阳分之虚，亦所应尔。……肾气丸减肉桂，加北五味、沉香"。其运用肾气丸变化规律：一是去附子加味，一是去肉桂加味。引火归原时，认为附子走窜而不能收纳，故去之加五味子、牡蛎、牛膝等药；补肾纳气、摄降冲气时，去肉桂酌加沉香、牡蛎、菟丝子、补骨脂等味；补火生土，则去肉桂加沉香、椒目；若有水饮、痰湿者则加车前子、椒目等渗化水湿。综上所述，尤氏对肾气丸的应用，真可谓得心应手，出神入化。而对其它经方之运用也是游刃有余，如《静香楼医案》下卷呕哕门治疗呕不能食、反胃、食入则噎、食格不下等多用旋覆代赭汤、橘皮竹茹汤加减化裁。如胃虚有热之呕不能食，用橘皮竹茹汤酌加石斛或芦根、粳米以清养胃阴（呕哕门）。胃虚而痰浊上逆则宗旋覆代赭汤，中气大衰而脉涩者，用人参、麦冬益气阴；气郁痰凝者，多去人参、甘草，加郁金、川贝母、枇杷叶以开肺郁，用二陈汤以化痰浊。治蛔厥则宗乌梅丸之苦辛酸法，苦如川楝子、黄连，辛如桂、椒、姜，酸如乌梅，不用乌梅丸原方而仲景之立法之义已明（脘腹痛门）。案中处方用药轻灵，配伍精当，始终注重以法治病，深得仲景辨治心法。

3.辨证论治 圆机活法

尤氏深受仲景之影响，辨证精当，丝丝入扣，又能圆机活法，论治精辟。其治病立法，首重辨证，强调"必知前哲察病机，宜与治疗之方法。"故凡寒热虚实疑似之间，必细揣病机，求责有无盛虚，"从而损益之"。其对血证、中风、痰病之论治，颇有见地，灵活多变，对后世产生过深远影响。

（1）论治血证：尤氏治疗血证，其强调辨证论治，重视审证求因，而以正本清源为要。如论吐血，则分为风热、郁热、暑毒、蓄热、气逆、劳伤、阳虚、伤胃等八种，详考前贤方论得失，参以己见。诸失血证，一般认为，失血后阴血大亏。当先行补涩。尤氏则明辨其非，圆机活法，决不滥用收涩止血之品，而注重"先其所因"。如郁热失血者，主张"勿用止血之药，但疏其表，郁热得疏，血亦自止。若表已解而热不清、血不止者，然后以清热降血之药治之。若肺气已虚，客热不去，咳嗽咽干，吐血嗽血者，宜以甘润养血为主，而以辛药凉肺佐之"；气逆失血者，"必有胸胁满痛等症，宜芍药、陈皮、枳壳、贝母之属，行其气而血自下。或肝火因气而逆者，宜芍药、生地、丹皮、连芩之属，降其火而血自宁"。可见尤氏在血证治疗过程中，重视以祛瘀血为先务。瘀血之为物，不仅可作为失血的原发因素，也可由于其它因素致失血后，离经之血未尽排出，瘀滞于体内而成为新的致病因素。如对于蓄热吐血者，"热蓄血中，因而妄行，口鼻皆出，热如涌泉，膈上热，胸中满痛，或血是紫黑成块者"，主张用"生地、赤芍、茜根、丹皮、三制大黄、滑石、桃仁泥之属，从下导之"。尤氏认为，瘀血不去则新血不守，所以正气虽虚，仍当以祛瘀为要。他说："凡呕吐血，若出无多，必有瘀于胸膈者，当先消而去之，骤用补法，血成瘀而热，多致不起"。这种"以祛瘀血为先务"的思想在其医案里有具体反映。

（2）论治中风：尤氏对中风的论治，有三个特点：一是认为中风之为病，有外感之风，亦有内生之风，而"无论贼风邪气从外来者，必先有肝风为之内应。即痰火食气从内发者，亦必有肝风为之始基。设无肝风，亦只为他病已耳"，强调肝风在病发中风时的重要作用。故临床治中风，或平肝熄风，或镇肝熄风，或清肝熄风，或豁痰熄风，总以治肝风为首要。二是认为风气通于肝，诸风掉眩皆属于肝，故"中风之病，其本在肝"。"虽五脏各有中风之症，然风在他脏，则又显他脏之证矣。岂如今人之所谓中风哉"。明确提出五脏各有中风，并于其后拟治疗之方，如肾风苁蓉丸、肺风人参汤、脾风白术汤、心风犀角丸、肝风天麻散等。三是认为中风为病，尚有脏腑经络浅深之异，须临证详察，以辨真邪虚实之故，决治法通塞之宜。即如：口眼歪斜，络病也，其邪浅而易治；手足不遂，身体重痛，经病也，邪深矣，故多从倒仆后见之；卒中昏厥，语言错乱，腑病也，其邪为尤深矣。大抵倒仆之候，经腑皆能有之，其倒后神清识人者在经，神昏不识人者在腑耳。至于唇缓失音，耳聋目瞀，遗尿声鼾等症，则为中脏，病之最深者也，然其间经病兼腑病者有之，脏病连经者有之，腑脏经络齐病者有之"。

尤氏论治中风，不但强调按病期、症状及所在脏腑运用相宜治法，而且重视论治所见诸症，分析各症的病机特点而治之，具有现实的指导意义。

（3）论治痰证：尤氏治痰，从病机处着眼，大法分明，纲举目张；法中有法，入细入微。其治痰共有七法，如，消导法、攻逐法、和法、温化法、温补法、清化法、清润法等，体现其临证圆机活法之特点。不仅开拓了医家治病的视野，而且深化了中医痰病治疗学说。

4. 博采众长 融会贯通

尤怡不但师法仲景，深得其妙，且博极医籍，广采百家之长，是善师前贤的典范。其著作《金匮翼》、《医学读书记》广征博引达 70 余家。又能在临证中融会贯通，而集诸家之大成。其《伤寒贯珠集》注释，共采集十二家之说，尤氏从中吸取精华，又有所发挥。

如大陷胸汤证和大承气汤证，是伤寒实证的典范，初学者容易混淆，尤氏曰"按大陷胸与大承气，其用有心下与胃中之分。以愚观之，仲景所云心下者，正胃之谓，所云胃中者，正大小肠之谓也。胃为都会，水谷并居，清浊未分，邪气入之，夹痰夹食，相结不解，则结成胸。大小肠者，精华已去，糟粕独居，邪气入之，但与秽物结成粪而已，大承气专主肠中结粪，大陷胸并主心下水食"。此论述言简意深，对仲景之论融会贯通。尤氏《静香楼医案》虚损门中治虚劳取法罗天益"邪伏血郁"之说，而不执阴亏之一端。如失血门案："劳伤失血，心下痛闷，不当作阴虚治，但脉数咳嗽潮热，恐其渐入阴损一途耳。"此案病人虽因失血阴亏，出现脉数咳嗽潮热，有延入阴损虚劳的可能。但心下痛闷，是胸中瘀血停滞之象，所以尤氏说："不当作阴虚治"。处方用生地、桃仁、山楂炭、郁金、赤芍药、制大黄、甘草、丹皮等活血祛瘀为主而佐以止血之品。总之，正气虽虚，仍当以祛瘀为要。否则，早服补涩，瘀血化热，恐生他变。尤氏治失血在血止瘀消之后，参用葛可久独参汤法，加入生地、沙参、阿胶、牛膝，既能安神定志，又无上升助热之害。治疗"气结在上，津不运行，蒸变浊痰，由无形渐变有形"者，用徐之才"轻以去实"法，用药轻、清、灵，颇有特色。

治疗"心疼背胀，引及腰中"的肾厥，宗许叔微香茸丸以温通督脉，开泄浊阴。可见尤氏极善于博采众家之长，灵活运用于临床。

【启示】

尤在泾致力于研究仲景学说几十年，其学术观点一直是后世伤寒研究学者广泛赞同并研究的重点，曾产生过深远的影响。他所著的《静香楼医案》乃是众多医案中的典范之作，以其切实的风格为后学所推崇。其对伤寒的研究对我们后世医者很有启迪。

1. 倾心仲景，思维严谨　尤在泾一生对伤寒研究耗费了大量心血，临床思维严谨，论治则法度彰明。他也是在反复临证实践中不断学习总结，根据切身体会，日渐积累，终为后学所崇。他所编撰的几部阐述仲景学说的著作一直是后世学习的范本，明理简要，可以使后学者穷本溯源。临床诊疾，思维严谨有度，理义详明，遣方用药，立竿见影。其对伤寒的钻研精神及其严谨作风是值得后人深究并学习的。

2. 尊古不泥，敢正前误　历代伤寒注家，对于经论和名家的注解，大都奉为圭臬，即使明知有错漏，也只是随文衍义，敷衍回避，而不敢质疑或批评。而尤怡则尊古不泥，有疑必质，敢于纠正前人的错误，这在当时的历史条件下，是十分难能可贵的。如他在《伤寒贯珠集》中不仅评斥了王叔和的错误之处，而且对一些注家的纰漏也给予了纠正，还对前人的不同学术观点进行了争鸣。这种批判地继承古代医家学术思想的学习方法和求真务实的科学精神，对于我们后人仍是极有指导意义的。

3. 荟萃百家，融会贯通　绝大多数著名医家均是善采百家之长，与自己的经验体会熔为一炉。尤怡在这方面堪称典范，他博极医源，师法前贤，又能与自己临证心得融会贯通。如其调治脾胃则宗东垣，选药平和，每每效如桴鼓。治杂病除宗仲景外，又善于取诸家之长，能自成一派，为后世所崇。尤怡的学术成就和临证特点值得我们进一步研究和深入学习。

(刘志龙)

五、曹颖甫

【生平事迹】

曹颖甫（1866年～1937年），字尹孚，号鹏南，晚号拙巢老人，江苏江阴人。早年治举子业，擅文学，工诗词，精于画梅。闲暇之时读《伤寒论》，13岁时即以经方治病，用大承气汤初试获效。光绪二十一年（1895年），以其卓越的德才被举孝廉，后入南菁书院，师从黄以周研究经学。在治经之余，又深入研究《伤寒论》。清末废除科举制度后，潜心于学医，专攻仲景之学。1917年在上海行医，曾任上海中医专门学校教务长。教授《伤寒论》、《金匮要略》。

【学术成就】

曹颖甫根据多年经验，著述《伤寒发微》、《金匮发微》、《曹颖甫医案》。曹氏研究《伤寒论》主要是继承清代张隐庵，黄坤载的学术思想。所撰《经方实验录》，是一部结合个人临证运用《伤寒论》方经验的著作。伤寒发微虽兼采西说，但主要内容还是按原书章节，根据自己对原文的理解和临证经验，分析阐述经义、经方。自称："著述之家，辄有二病，一为沿袭旧说，一为谬逞新奇，鄙人以考验实用为主要，间附治验一、二则。"(《伤寒发微·凡例》)，故该书所注多有独到之处。

【临证思维】

1．笃遵经旨，擅用经方，一生勤于实践

曹颖甫是近代经方派大师，一生耽嗜于《伤寒论》经旨，矢志于经方的实践应用研究，他在治学与医学实践上严谨认真、一丝不苟、实事求是。

早年习医时，他为了掌握第一手资料，曾不顾生命危险亲自尝药。一次，他亲尝附子，导致全身麻痹、泄泻无度、不能自禁、昏迷不醒，待醒来时，20天的泄泻竟然痊愈。所以他说："药不由亲试，纵凭思索理解，必有一间未达处。"

对于失败的案例，曹甫颖也不文过饰非。《经方实验录·第六九案》"抵当汤证其一"案中，一周姓女子患干血痨，初以大黄䗪虫丸治，三个月后病情加重，终于以抵当汤加补益药而收功。曹氏深悔前药之误，记以为戒。这反映出他的实事求是的作风。

2．遵经旨而不拘泥，遣经方而善变通

（1）异病同治，活用经方

《经方实验录》中用桂枝汤案例有六个。

第一案：汤姓患者，太阳中风，发热有汗、恶风、头痛、鼻塞、脉浮而缓，是桂枝汤之正证。用桂枝汤而愈。

第二案：杨姓患者，汗出当风，头有汗，手足心有汗，背汗不多，周身汗亦不多。用桂枝汤原方，乃大汗出而愈。曹氏总结为卫不与营和，桂枝汤调和营卫而愈。

第三案：叶姓患者，汗出当风，兼进冷饮，背恶寒，头痛甚，吐绿色痰浊，两手臂出汗。用桂枝汤加浮萍而愈。

第四案：谢姓患者，三伏天重棉迭衾，尚觉凛然形寒，下利日十数度行，腹痛而后重，小便短赤，脉不沉而浮。曹氏诊断为太阴病，下利因于食滞。用桂枝汤加神曲、谷、麦芽、赤茯苓而愈。

第五案：一妇患脑疽病，周围蔓延，其径近尺许。启其所盖膏药，则热气蒸蒸上冒，头颈不能转侧，每于傍晚时恶寒发热汗出。用桂枝汤原方，药量先轻后重，增至桂枝三钱、芍药五钱，数日告愈。

第六案：王姓女患者，无表证，脉缓，月事后期而少，时时微恶寒，背部为甚，纳谷减。曹氏辨为"血运迟滞，胃肠虚弱"用"桂枝汤以和之"而愈。

综观以上六案，既有太阳中风之证，也有太阴下利之证，又有月经不调，更有脑疽之证。曹氏用桂枝汤治疗，体现了异病同治原则，更昭示了曹氏用经方能灵活变通的大家风范。他总结归纳说："桂枝汤一方，外证治太阳，内证治太阴"。

（2）同病异治，灵活化裁

曹氏曾治三名屠宰公司工友，一日同病，三人均头痛，身恶寒，项背强痛，脉浮数。二人无汗，一人有汗。曹氏施治，无汗者给予葛根汤，有汗者去麻黄（即成桂枝汤加葛根），服后皆愈。可见曹氏用经方出神入化，得心应手。

（3）不拘日数与地域，凭证遣方

在第10案"麻黄汤证其四"中，一患者冬月患伤寒，因贫无力延医，拖至一个月不愈，脉浮紧、头痛、恶寒、发热不甚。告知，初得病即是此证候。曹氏用麻黄汤施治，又因其病久胃气虚弱，嘱加生姜三片、红枣两枚，急煎热服，盖被而卧。一剂后即愈。本案有两点值得讨论，一是俗医谓"江南无正伤寒"，曹氏则曰每年冬季气候严寒之日，患伤寒者特多，率以麻黄汤一剂愈之，所以用麻黄汤不能拘泥于地域之限。二是病已近一月，按传统理论，已不能用麻黄汤，但是曹氏认为，虽病已一月，但麻黄汤证仍然存在，有是证即用是方，不可拘泥于日数。一不拘泥于地域，二不拘泥于日数，这正是曹氏精于辨证，胸有成竹的写照。

（4）治法灵活，先汗后下并用

曹氏在《经方实验录·第三九案》中论述到："予遇贫病家，病太阳而大便累日不行者，于方笺必书二方，一为麻黄汤，一为承气汤，令其先服前方，有汗即用后方，得下则表里之病皆愈……存此，以为先解表后攻里之明证。"

（5）治病必求其本，通因通用

《经方实验录·第二三案》记述："陈姓少年，……饮食失时，饥餐冷饭，更受风寒，遂腹痛拒按，时时下利，色纯黑，身不热，脉滑大而口渴，家清贫无力延医，经十余日，始来求诊。察其证状，知为积滞下利，遂疏大承气汤方，怜其贫也，并去厚朴，计大黄四钱，枳实四钱，芒硝三钱。书竟，谓其母曰：倘服后暴下更甚于前，厥痢可瘳。其母异曰：不止其利，反速其利，何也？余曰：服后自知。果一剂后，大下三次，均黑粪，干湿相杂，利止而愈。此《金匮》所谓宿食下利，当有所去，下之乃愈，宜大承气汤之例也。"曹氏又曰："治病必求其本，故医者务识其病根所在，然后可以药到而病除。"

（6）慧眼识病，大胆用药，必求无殒

《经方实验录·第七一案》中论述到："丁卯新秋，无锡华宗海之母停经十月，腹不甚大而胀。始由丁医用疏气行血药，即不觉胀满。饮食如常人。经西医考验，则谓腹中有胎，为腐败之物压住，不得长大，欲攻而去之，势必伤胎。宗海邀余赴锡诊之，脉涩不滑，不类妊娠。当晚与丁医商进桃核承气汤，晨起下白物如胶痰。更进抵当汤，下白物更多。胀满悉除，而腹忽大。月余，生一女，母子俱安。

曹颖甫引《金匮·妊娠篇》："素有癥病，当下其癥，桂枝茯苓丸主之。"方中丹皮、桃仁、芍药极破血攻瘀之能事。丹皮、桃仁为大黄牡丹汤治肠痈之峻药，芍药为痈疽通络之必药，今人之治外证用京赤芍，其明验也。桂枝合芍药能扶统血之脾阳，而疏其瘀结。观太阳病用桂芍解肌，非以脾主肌肉乎？用茯苓者，药不过去湿和脾耳。然方治平近，远不如桃核承气抵当丸之有力。然当时非经西医之考验，及丁医用破血药之有效，亦断然不敢用此。而竟以此奏效，其亦"有故无殒，亦无殒也"之义乎？

（7）治遵经旨，守方以治

《经方实验录·第一八案》中论述到："江阴缪姓女，予族侄子良妇也，自江阴来上海，居小西门寓所，偶受风寒，恶风自汗，脉浮，两太阳穴痛，投以轻剂桂枝汤，计桂枝二钱，芍药三钱，甘草一钱，生姜二片，大枣三枚。汗出，头痛差，寒热亦止。不料一日后，忽又发热，脉转大，身烦乱，因与白虎汤。

生石膏八钱　知母五钱　生草三钱　粳米一撮

服后，病如故。次日，又服白虎汤，孰知身热更高，烦躁更甚，大渴引饮，汗出如浆。又增重药量为：石膏二两、知母一两、生草五钱、粳米二杯，并加鲜生地二两、天花粉一两、大小蓟各五钱、丹皮五钱。令以大锅煎汁，口渴即饮。共饮三大碗，神志略清，头不痛，壮热退，并能自起大小便。尽剂后，烦躁亦安，口渴大减。翌日停服。至第三日，热又发，且加剧，周身骨节疼痛，思饮冰凉之品，夜中令其子取自来水饮之，尽一桶。因思此证乍发乍止，发则加剧，热又不退，证大可疑。适余子湘人在，曰：论证情，确系白虎，其势盛，则用药亦宜加重。第就白虎汤原方，加石膏至八两，余仍其旧。仍以大锅煎汁冷饮。服后，大汗如注，湿透衣襟，诸恙悉除，不复发。惟大便不行，用麻仁丸二钱，芒硝汤送下，一剂而瘥。"

《经方实验录·第七零案》中论述到："蓄血一证，见于女子者多矣，男子患者甚鲜。某年，余诊一红十字会某姓男子，少腹胀满，小便清长，且目不识物。论证确为蓄血，而心窃疑之。乃姑投以桃核承气汤，服后片时，即下黑粪，而病证如故。再投二剂，加重其量，病又依然，心更惊奇。因思此证若非蓄血，服下药三剂，亦宜变成坏病。若果属是证，何以不见少差，此必药轻病重之故也。时门人章次公在侧，曰：与抵当丸何如？余曰：考其证，非轻剂可瘳，乃决以抵当汤下之。服后，黑粪挟宿血齐下。更进一剂，病者即能伏榻静卧，腹胀平，痛亦安。知药已中病，仍以前方减轻其量，计虻虫二钱、水蛭钱半、桃仁五钱、川军五钱。后复减至虻虫、水蛭各四分，桃仁、川军各钱半。由章次公调理而愈。后更询诸病者，盖尝因劳力负重，致血凝而结成蓄血证也。"以上两案皆属于守方以治而获效，然而非上医不能为之。

【启示】

通过阅读《经方实验录》，可以从字里行间得到启示。曹颖甫对张仲景的《伤寒论》、《金匮要略》理论与经方是做到了博学之，时习之，笃行之。尤其是"以考验实用为主要"，一生耽嗜于经方研究，是理论与实践相结合的典范。曹颖甫笃尊经方，治学严谨；师古不泥，机法圆融；善用峻剂，出奇制胜；实事求是，开明通达。为我们学习与研究《伤寒论》探索了一条可行的途径。

（郭瑞华）

六、李克绍

【生平事迹】

李克绍，字君复（1910 年 10 月～1996 年 7 月），山东省牟平县龙泉乡东汤村人。出身农民之家，自幼习读经史之书，古文基础坚实。19 岁当小学教师，有感于农村缺医少药，农民贫病交加，遂生怜悯之心，济人之志。一边教学，一边学医。苦修 10 年，终于在 1935 年参加烟台市中医考试，以第 2 名的优异成绩获得行医资格，弃儒行医。先在原籍自设药房开业，颇有声望。后又到烟台、大连挂牌行医。新中国成立后，在威海市联合诊断（后改为卫生所，收归国有）工作。1957 年参加卫生厅举办的"中医进修班"，后调至山东中医学院任教。历任讲师、副教授、教授。曾任伤寒教研室主任，全国仲景专业委员会顾问，并应聘为张仲景国医大学名誉教授。1984 年参加"九三"学社，1985 年加入中国共产党。其传略被《中国当代名人录》收录。

【学术成就】

先生博览群书，学识深厚，医理精湛，从医从教 50 余年，发表了大量学术论文，先后出版了《伤寒解惑论》、《伤寒论语释》、《伤寒百问》、《伤寒串解》等伤寒论研究专著。

《伤寒解惑论》是李克绍先生研究《伤寒论》的专著之一，全书共 9.3 万字，由 4 个章与附编五个部分组成。《伤寒解惑论》一书，一扫旧论，见解独到，观点新颖，可以说是当代《伤寒论》研究的突破性成果，影响远及香港、新加坡、日本等地，深受国内外中医界好评。《伤寒解惑论》奠定了先生在《伤寒论》研究史上的地位。

【临证思维】

伤寒学说研究是先生学术思想的主要组成部分。先生从事《伤寒论》教学与研究达三十余年，以其丰富的经验、渊博的学识，对《伤寒论》的争议问题、疑难问题进行了广泛深入地探讨。以其独特的思维，非凡的勇气，对伤寒学说中某些传统的观点，进行了大胆细致地驳析。《伤寒解惑论》即其代表著作，下面分析一下书中观点，从中不难看出先生治学思维的特点。

1. 关于广义和狭义伤寒

这个问题主要涉及了延续数百年的"寒温之争"。对于《伤寒论》中所论的伤寒，在中医界过去和现在，一直存在着两种不同的看法。有的认为，《伤寒论》只是为伤寒而设，这个伤寒，是狭义的，并不包括温病。张仲景可能还有《温病论》，但是已经散佚了。或者说仲景只长于治伤寒，而短于治温病。如杨立山、王安道等就是这样认为的。

另一部分人则认为，《伤寒论》的伤寒是广义的，是包括温病在内的，能治伤寒就能治温病，"后人不能出其藩篱"。这两派的争论，相持不下，一直延续到今天，还没有统一的结论。

先生指出，《素问·热论》说："伤寒有五：有中风，有伤寒，有湿温，有热病，有温病"。这说明，祖国医学中的伤寒二字，有广义、狭义两种不同的涵义。广义的是包括所有的热病在内，狭义的是五种伤寒之一。认为：《伤寒论》究竟是否包括了温病？能不能治温病？这个问题，应当以发展的眼光来看待。从《伤寒论》的内容来看，确实是包括了温病在内的各种不同的热病，但由于是历史上第一次总结，实践经验还不能说十分丰富，理论水平也不够十分完善，所以用现代眼光来看待的话，对于治疗伤寒方面，是比较完善了，而对于治疗温病方面，则不可否认是不够的。但也只能说是"不够"而已，而不能说不包括温病。譬如从方剂来看，桂枝二越婢一汤就是一张辛凉解表的方剂。温病学的化斑汤，就是《伤寒论》中白虎汤的加味；加减复脉汤、一甲复脉汤、二甲复脉汤、三甲复脉汤、救逆汤，都是从炙甘草汤衍化而来；增液承气汤，就是调胃承气汤去甘草加生地、元参、麦冬；坎离既济汤，就是黄连阿胶汤加生地、甘草；椒梅汤来源于乌梅丸；凉膈散来源于栀子豉汤。至于治则方面，举例说，叶香岩《外感温热篇》云："救阴不在血，而在津与汗，通阳不在温，而在利小便。"这实际来源于《伤寒论》中的芍药甘草汤、桂枝加附子汤和猪苓汤等。因为芍药甘草汤是养津以救阴，桂枝加附子汤是止汗以救阴，而猪苓汤是利小便以退热。这都足以说明，温病不但在方剂方面，就是理论方面，也都与《伤寒论》一脉相承。这些都足以说明，温病学是《伤寒论》的进一步发展，来源于《伤寒论》，而不同于《伤寒论》。吴鞠通总结温病，著《温病条辨》，自称跳出伤寒圈子，可以说他确实跳出伤寒圈子了，因为在理论方面，从六经辨证改用三焦辨证；在药物方面，从麻黄、桂枝发展到薄荷、芦根、西瓜皮等。但也可以说，他仍然没有跳出伤寒圈子，因为温病本身就包括在《伤寒论》之中。不过由于时代的继续发展，药物的继续发现，理论的继续提高，到一定程度，也和其它科学一样，分科只是必然的结果罢了。先生的这个结论是正确的。从《伤寒论》到温病学，从六经辨证到卫气营血辨证、三焦辨证，反映了外感病学术发展的必然规律。由此可以推论，寒温之争虽然促进了外感病学的进步，但也反映了部分伤寒学家与温病学家在治学思维方面的局限性。因此，李先生认为：《伤寒论》包括了温病，是广义的伤寒。这是历史唯物主义的观点。

2. 关于"三阴三阳"和"六经"

先生谈的第二个基本概念是"三阴三阳和六经"。主要阐述了三阴三阳的产生和在祖国医学中的运用，重点论述了三阴三阳在《伤寒论》中用以代表疾病的类型及由此带来的以词害义问题。

先生指出：凡读过《伤寒论》的人，都知道《伤寒论》是以六经辨证的。六经就是三阴三阳。三阴三阳是怎样产生？又怎样为祖国医学所运用的呢？李先生认为：古人分析事物的属性，起初只有阴、阳两个方面。后来由于只分阴阳，觉得还不够，也不能说明较为复杂的问题，于是又把阴阳各分为三，便成了三阴三阳：太阳、阳明、少阳、太阴、少阴、厥阴。

三阴三阳在祖国医学中不但代表了六气、脏腑和经络，到了汉代张仲景著《伤寒论》，又用以代表疾病的类型。如"脉浮，头项强痛而恶寒"为太阳病；"胃家实"为阳明病；"口苦，咽干，目眩"为少阳病；"腹满而吐，食不下，自利益甚，时腹自痛"为太阴病；"脉微细，但欲寐"为少阴病；"消渴，气上撞心，心中疼热，饥而不欲食，食则吐蛔"为厥阴病。这就是历代《伤寒论》注家所说的六经。

《伤寒论》中划分六种病型，本来是和六气、脏腑、经络都有着密切的关系的，所以也只有以三阴、三阳命名，才最为全面，最为恰当。试看《伤寒论》中的篇名，只是"辨太阳病脉证并治"、"辨阳明病脉证并治"……等等，而不是"辨太阳经病"、"辨阳明经病"，其原因就在这里。《伤寒论》的注家和读者们，都习惯于把三阴三阳称为"六经"，"六经"读起来比"三阴三阳"方便，但是容易使人错误地认为"经"即"经络"之经，由此把人引入歧途。例如，有的《伤寒论》注家竟说：《伤寒论》只提足经，不提手经，是由于足经长，手经短，言足经就能包括手经。刘草窗竟进一步提出了"伤寒传足不传手"的谬说。他们直接把三阳三阳等同于经络，这都是从六经的"经"字引起的错误。柯韵伯在《伤寒论翼》中说："仲景六经，是'经界'之经，而非'经络'之经。"意思是说，六经之经是面，而不是经络之经的线，这一解释很正确。但是张仲景只提过三阴三阳，何尝提过"六经"？正如章太炎在《猝病新论》（现改称《章太炎医论》）中所说："仲景未直用'经'字，不烦改义"。

先生提出的关于"六经"概念的曲解问题，确实值得我们读古书时应注意。注家的注疏对理解原文固然重要，但有时也难免因为注家的思维偏见，牵强附会，造成对原文的曲解。

通过对三阴三阳和六经的辨析，反映出先生辩证求实的精神。

3. 关于传经实质与伤寒日数

先生谈的第三个基本概念是"伤寒传经的实质和伤寒日数的临床意义"。这个问题可以说是先生在《伤寒解惑论》中提出的二十余个独到观点中的最为重要的观点之一。

外感病发生以后，总是每日每时在不断地变化，决不会总是停留在原始的症状上。这些变化的结果，除了自愈者外，其余的在《伤寒论》中，有的叫做"传"，有的叫做"转属"或"转入"。后世注家的所谓"传经"，就是以此为根据，又加以主观想象和神秘化而造出来的。

传经问题，是伤寒学说中的一个重要问题，也是一个疑难问题。关于传经理论和运用，贯穿于六经病的始终。历代注家为此殚精竭虑，曲尽注释，并创造出诸如"循经传""越经传"、"首尾传"，"表里传"等名词概念，其初衷是力求系统解释六经病的各种演变机理与形式，其结果是空玄抽象，脱离原著及临床。于是先生进行了详细的分析辩驳，并提出了新的传经观。下面是先生的分析阐述：

（1）传经是伤寒发病的前驱期

《伤寒论》中的"传"或"转属"，究竟是怎么一回事呢？是不是和后世的所谓"传经"那样神秘难测呢？

原来外感发病的初期，三阴三阳的症状并不典型，患者只是觉得"发热恶寒"或"无热恶寒"，酸懒不适而已。这种现象，我们暂且称之为六经发病的前驱期。

（2）患者体质阳气盛衰，与伤寒病的定型关系密切

在前驱期中虽然还看不出将来要发展为那一经病，但是也可以作出一个大概的估计。这就是"病有发热恶寒者，发于阳也；无热恶寒者，发于阴也"。这是因为，如果恶寒的同时又发热的话，就说明患者阳气素盛，大概将来会定型于三阳。如果只恶寒而不发热，说明患者阳气素虚，将来必定型于三阴。

（3）前驱期的长短有规律

至于什么时候定型，也就是三阴三阳前驱期的长短，也有其临床的大体经验。一般是太阳病可以没有前驱期，一得病当天就会"脉浮、头项强痛而恶寒"，至多只是短暂的"或未发热"而已。而阳明病则是"始虽恶寒，二日自止，即自汗出而恶热也，"虽现出阳明的特征，终于"三日阳明脉大"，成为典型的阳明病。至于少阳病的口苦、咽干、目眩，则多出现于第三日，这从"伤寒三日，少阳脉小者，欲已也"反面证明：伤寒三日脉不小，就要出现"口苦、咽干、目眩"的少阳病。三阳发病，由前驱期到各经具体症状的出现，大概是太阳病在第一日；阳明病在第二日；少阳病在第三日。三阴病典型症状的出现，其先后次序，大概是太阴病是四、五日；少阴病是五、六日；厥阴病是六、七日。

在前驱期内，如果机体阴阳气血有可能重新得到调整，就不发展为三阳病或三阴病。

从以上可以看出，三阳病的出现，有一个发热恶寒的前驱期，三阴病的出现，也有一个无热恶寒的前驱期。由前驱期进入出现各经的症状期，就叫"传"。柯韵伯认为，"传"，就是《素问·水热穴论》"人伤于寒，传而为热"之"传"，就是变化了的意思。具体说来，就是由三阳病或三阴病共有的前驱期，变成可以明确划分为某一经病的症状定型期，这就叫

"传"。还可以看出，前驱期的长短，三阴病和三阳病也各不相同。太阳病很少有前驱期，阳明病是二日以后，少阳病是三日以后，太阴病是四日以后，少阴病是五日以后，厥阴病是六日以后。这就说明：病情越深重的，其前驱期越长，病情较轻浅的，其前驱期较短。后世注家，不把一日太阳、二日阳明、三日少阳、四日太阴，五日少阴、六日厥阴看做是其前驱期的长短，却把一、二、三、四……等理解为六经病互相传递的日期和先后次序，认为伤寒第一日，应当发为太阳病；第二日太阳病应当传给阳明经，变成阳明病；第三日再由阳明病传给少阳经，变成少阳病；……以至最后变成厥阴病。为什么产生这样的错误呢？这是由于：一是把三阴三阳六经错误地认为是经络之经；二是把同一经病的前驱期和定型期，看成是两个病；三是错误地把"传"理解为这一经病传给另一经病，成了"传递"、"传授"之传。结果导出了"日传一经"的错误结论。

(4)"传"是同一经病的深化；"转属"是病位和属性的变化。

李先生认为："传"和"转属"不同。"传"是同一经病的深化。传之前的前驱期和传之后的典型症状期，其临床表现虽然不同，但前后仍是一个病。而"转属"就不同了。转属之前是一经病，转属之后又是另一经病。虽然在现代医学看来，这可能是一种病的不同阶段，而在《伤寒论》中，则由于属性和治则的显然不同，就要划分为两种不同类型，而成为两种病了。

(5)关于"经尽"和"再经"

李先生认为：不但每一经病的前驱期进入定型期的"传"，可有大概的日数作参考，就是定型后的"转属"，也可以根据日数划分阶段来观察。大体是以六日为一过程也叫做"经"。第一过程终了，叫作"经尽"。进入第二过程，叫作"再经"。第一过程，是不典型到典型，是疾病的进行期（又叫"传"）。第二过程是疾病的变化期。变化有两种可能：一是向好的方面变化，包括病情缓解或完全痊愈在内。论中说："太阳病，七日以上自愈者，以行其经尽故也"。"发于阳者七日愈"就是这种情况。另一方面是向坏的方向发展，又叫"转属"，包括转属阳明、转属少阳，也包括蓄水证、蓄血证、发黄证、结胸证等在内。这些变化，都是从受病之日起，邪正斗争，阴阳气血由渐变而突变的结果。

(6)"转属"取决于体质内在因素

李先生认为：凡变证之由于自然演变而成的，大体都有日数可供参考。但如果是由于治疗或治疗不当而变的，其变化就不受日数的限制，就象太阳病发汗而愈就不需要"七日以上"一样。但是误治以后的结果，除了关系到所采取的治疗方法以外，也取决于内在因素。而内在因素的形成，仍然与日数有关。譬如太阳病发汗因转属阳明，只有在胃肠道逐渐化热化燥的情况下才能促成。如果是初得病的一二日，内未化热化燥，即使过汗，也只会亡阳，不能转属阳明。又如论中的变证，有不少是由于"太阳病下之"所促成的。太阳病而竟误用下法，就提示可能是太阳病虽然未解，而阳明已在化热化燥了，这也必然与日数有关。正因如此，所以在什么情况下发汗会亡阳，什么情况下发汗会转属阳明，什么情况下下之会协热利，什么情况下下之会下利清谷，什么情况下下之会成结胸、作痞、致虚烦，除了汗下不如法之外，内因也要考虑在内。因此，日数的深浅，仍然有参考价值。

(7)"传经"和"转属"理论对临床治疗有指导作用

　　李先生认为：日数既然可以启示内在的变化情况，所以临床诊断、处方用药，日数也有参考价值，例如："少阴病，得之二三日，麻黄附子甘草汤微发汗。"为什么？"以二三日无里证，故微发汗也。"又如"伤寒二三日，心中悸而烦者，小建中汤主之。"是因为二三日就悸而烦，只能是里虚。邪热入里之烦，不可能这样迅速。又如251条估计燥屎的形成，"二三日，烦躁心下硬"，只能是宿食。"至四五日"才少与小承气汤"令少安。""至六日"才"与承气汤一升"等等，都说明日数的多少，在临床治疗时，也是不可忽视的参考资料之一。

　　先生最后总结性地指出：旧注家的错误在哪里呢？错就错在脱离实践，凭空臆想，挖空心思，牵强附会，错就错在硬把这些变化称之为"传经"，而且还造出什么"循经传"、"越经传"、"首尾传"、"表里传"、"传足不传手"等等谬说，把一部极其朴素实用的《伤寒论》，涂上了一层层形而上学的色彩。

4. 学习《伤寒论》的辨证思维方法

　　读《伤寒解惑论》，自始至终都会启发读者思考问题。先生在这一章分了九个部分，分述如下：

　　（1）要正确理解当时医学上的名词术语

　　《伤寒论》中的名词术语，是极为朴素的，有的流传到现在，还是大众化、民间化语言（如"能食"、"不能食"、"大便硬"等）。但是这种语言用在医学上，有特定的涵义，也有一定的运用范围。为此，先生选择了部分有特定含义和特殊用法的名词术语作了解释。在这方面，先生运用了训诂学方法。

　　（2）读于无字处和语法上的一些问题

　　①读于无字处：先生认为，读于无字处，就是说要从原文的简略处下功夫、找问题。因为古人的著作，有时略去人所共知的一面，而只写人们所不知的一面；有时只写突出的一面，而略去普通的一面；有时只写其中的某一面，而那一面让读者自己去体会。张仲景写《伤寒论》就是有详有略。一般是前详后略，当然也有前略后详的。这就要求我们阅读古医书要善于读于无字处。例如阳明篇三急下证和少阴篇三急下证，有几条都略去了腹满、腹痛等大承气汤的主症，却重点描述了"目中不了了、睛不和"、"下利清水"，"发热汗多"、"口燥咽干"等症状，就是因为，既然说"大承气汤主之"，那么大承气汤的主症便秘、腹满、腹痛必然在内，这是人所共知的，所以略而不提。但是大承气汤证的便秘、腹满、腹痛等证，在一般情况下，并不构成急证。急在哪里？急就急在"目中不了了、睛不和"，因为这已是自身中毒。急就急在"发热汗多"、"下利清水色纯青"、"口燥咽干"，因为这将导致严重脱水，或已接近脱水。至于"发汗不解"更加"腹满痛"，"腹胀"极重而仍"不大便"，更是大肠气闭（肠梗阻）的危急症状，所以必须急下。如果不了解这一点，忽视了条文中所略去的便秘、腹满、腹痛，而只从文字的表面上找问题，就会对于"发热汗多"和"口燥咽干"这样的症状竟用峻剂大承气汤表示怀疑。陈修园著《伤寒论浅注》就曾怀疑过，并且强解为这是下的水谷之"悍气"。"悍气"这一名词，见于《灵枢·动输篇》和《灵枢·邪客篇》，本来是用以形容卫气性质的慓悍，以与荣气的冲和相区别，并不是卫气、荣气之外，还另有一种什么"悍气"。陈氏由于不太明白大承气汤的主症就在于无字处，所以不能正确地理解原文，而且为强使原文附和自己的意见，就又曲解了"悍气"。

②注意句法的简化：如 243 条："食谷欲呕，属阳明也，吴茱萸汤主之；得汤反剧者，属上焦也。"

《医宗金鉴》认为："得汤反剧，非中焦阳明之胃寒，乃上焦太阳之表热。吴茱萸气味俱热，药病不合，故反剧也。"程郊倩则认为：得汤反剧者，是上焦寒盛格阳，以致药不能下达中焦之阳明。这样，都把上焦和阳明分割开来。其实呢，阳明是指整个胃肠道而言，胃肠道本身就可以分为上、中、下三焦。譬如《难经》就说，上焦当胃上口，中焦当胃中脘，下焦当胃下口。《金匮要略》云："上焦有寒，其口多涎，"就是胃上口。《伤寒论》中也有"此利在下焦，赤石脂禹余粮汤主之。"就是指大肠。本条的"得汤反剧"，明明是寒涎聚在胃上口，未服药之前食谷欲呕，是寒涎得热欲散的缘故。服吴茱萸汤之后，辛燥之性，使邪从上溃，所以反而吐剧。这也是药已中病的好现象。如果寒涎不在上焦胃上口，而在中焦胃中脘，那么服药后寒涎就会温散下降，不至于呕吐，病也会好的。所以属上焦也好，属中焦也好，都未离开阳明。可见六经不是三焦，而又离不开三焦。"属上焦也"，是"属阳明之上焦也"的简化语。注者不知是简去了"阳明"二字，强把阳明与三焦分家，就造成了上述错误。

③分清句法中的宾和主：例如 131 条："病发于阳，而反下之，热入，因作结胸，病发于阴，而反下之，因作痞也。"

舒驰远认为，病发于阳，阳指风伤卫，病发于阴，阴指寒伤荣。柯韵伯谓："阳者，指外而言，形躯是也；阴者，指内而言，胸中、心下是也。"论中第七条，已经明白指出："病有发热恶寒者，发于阳也；无热恶寒者，发于阴也。"注家们为什么偏偏避开这一前提而却另作猜测呢？其原因就在于：如果把"发于阳"、"发于阴"指为"发热恶寒"和"无热恶寒"的话，那么发于阳下之成结胸，是说得通的，但是发于阴下之因作痞，在他们看来就存在问题。因为五泻心汤证，都是在发热的基础上误治而成，没有一个是在无热恶寒的情况下出现的。因此，只好把"发于阳"、"发于阴"另作解释，以求与"作痞"相适应。其实，本条的"成结胸"和"因作痞"二者，并不是相提并论的。其重点是阐明"病发于阳，而反下之，热入，因作结胸"。突出的关键是"热入"。至于"病发于阴，而反下之，因作痞也，"只是陪衬句法。是说如果不是病发于阳，而是病发于阴的话，即使下之，也无热可入，充其量只能作痞而已，是决不能成结胸的。这在古代语法上，叫作"借宾定主"。正由于上句是主，下句是宾，所以下文接着就说："所以成结胸者，以下之太早故也"。接着又提出结胸的症状和治法是："结胸者，项亦强，如柔痉状，下之则和，宜大陷胸丸。"而没有再提痞的治法。

（3）内容不同的条文要有不同的阅读法

先生认为：《伤寒论》的条文，共有三百九十七条。这些条文，有属于病机说明的，有属于鉴别对比的，有属于具体治疗的，有属于原则指导的，更有一些是临床的病案记录。总而言之，有原则，有具体，有主题，有旁证，内容广泛，各不相同。因此，读起来其侧重点也不能一致。正由于是这样，所以我们讲解《伤寒论》要分出一、二、三类条文。读《伤寒论》如此，读其它古书也是如此。

①读病机、病案记录之类的条文，重在理解

　　譬如第 29 条的"伤寒脉浮、自汗出、小便数、心烦、微恶寒、脚挛急，反与桂枝欲攻其表，此误也。得之便厥……"，就是一段很详细的临床记录，其下一条就是这一条的病案讨论。所以读这样的条文，就应当像讨论病案一样，务求分析透彻，排除疑似，而不是要求背得熟、记得牢。

　　又如 97 条："血弱气尽，腠理开，邪气因入，与正气相搏，结于胁下，……"。这是对于小柴胡汤证的病机解释。读这样的条文，只要求理解柴胡诸证的发病机制，不是要求别的什么，如果原文不易理解的话，也可以撇开原文，另找浅显易懂的说明。目的是只要弄明白道理就好。

　　还有一些是属于具体治疗，临床应用的。如"太阳病，头痛，发热，汗出，恶风者，桂枝汤主之。""若脉浮，发热，渴欲饮水，小便不利者，猪苓汤主之。""发汗吐下后，虚烦不得眠，若剧者，必反复颠倒，心中懊憹，栀子豉汤主之"等等。这些最好是能够牢固地掌握起来。但是能够牢固掌握起来的一个先决条件，仍要先理解其病机。

　　至于鉴别对比，是从相似的共同现象中，找出其本质上的差别，所以理解更重于记忆。例如："下之后，复发汗，必振寒，脉微细，所以然者，以内外俱虚故也。"这与表证未解都有恶寒的症状，但是对比一下，这是脉微细，并且恶寒出现在发汗热退之后，所以是内外俱虚，这和表证未解，脉浮发热的恶寒是不同的。又如："呕而发热者，柴胡汤证具"，可是"本渴而饮水呕者，柴胡不中与之也"。"伤寒脉浮而缓，手足自温者，是为系在太阴"，可是"伤寒四五日，身热恶风，颈项强，胁下满，手足温而渴者，小柴胡汤主之"。通过这样的鉴别对比，胃虚停水之呕，和柴胡证之呕，太阴手足自温，和柴胡证的手足温，似同实异，越辨越细，才是学习的目的。

　　又如 148 条："伤寒五六日，头汗出、微恶寒、手足冷、心下满、口不欲食、大便硬、脉细者，此为阳微结，必有表复有里也。脉沉亦在里也。汗出为阳微，假令纯阴结，不得复有外证，悉入在里。此为半在里半在外也。脉虽沉紧，不得为少阴病，所以然者，阴不得有汗，今头汗出，故知非少阴也，可与小柴胡汤。设不了了者，得屎而解。"

　　这一段，既有病机说明，也有鉴别对比，有具体症状，也有治疗原则，同时也是份完整的病历以及病机讨论。这样的条文，论中也是不少的，不要忽略过去。

　　以上这几类条文，除了有关某一汤证的具体症状需要重点掌握外，其余的只求理解，不必强记。

　　②属于治疗原则的条文，既要理解，又要强记

　　因为这类条文，是从有关治疗的条文中综合、归纳而得出来的结论，反过来又能指导临床，并能帮助理解与之有关的原文。现举几条这样的原文如下。"太阳病，外证未解，脉浮弱者，当以汗解，宜桂枝汤。"这是从论中所有用桂枝汤解外的条文中归纳出来的一条重要原则。是说，凡是太阳病，要采用桂枝汤的依据，就是外证未解。只要还有一两个太阳症状，如身痛、脉浮等，说明是外证未解，同时又脉象浮弱，不能峻汗，就是桂枝汤所主。根据这一原则，就可以推知，下后脉促者、胸满者，微喘者，气上冲者，都是外证未解，脉象都应浮弱。再如，"伤寒脉弦细，头痛发热者属少阳。"这已把少阳伤寒的主脉简单扼要地点了出来。根据这一原则来运用小柴胡汤，就不必口苦、咽干、目眩，不必寒热往来，不必具

有所谓柴胡四大主症，只要发热却脉不浮紧、浮缓而弦细，就属于少阳的范畴，就应以小柴胡汤主治。根据这一原则，那么读《伤寒论》"伤寒阳脉涩、阴脉弦，法当腹中急痛者"，服小建中汤后不瘥，脉已不涩而仍弦者，就当然会想到用小柴胡汤了。读"伤寒五六日，头汗出、微恶寒、手足冷、心下满、口不欲食、大便硬"，而同时又"脉细者"，也当然会想到用小柴胡汤了。

除了上述各类条文以外，还有一些价值不大，甚至落实错误的东西，则以删除不读为是。

(4) 要把有关条文有机地联系在一起

《伤寒论》的条文，虽然在形式上是逐条分列，节段分明，但实际是互相联系、互相对照、互相启发、互相补充，是不可分割的一个整体。因此读《伤寒论》时，不能条条孤立，必须有机地互相联系在一起，才会领会得更为全面、更为深透。伤寒注家陈修园就强调：会通全书读伤寒。先生所说的也是这个意思。

首先举三阴中风为例：《伤寒论》三阴篇的中风证，只有太阴中风指出是"四肢烦疼，阳微阴涩而长者，为欲愈"，有脉象，也有症状。至于少阴中风，是"脉阳微阴浮者，为欲愈"，厥阴中风，是"脉微浮，为欲愈，不浮，为未愈"，都只有脉象，并无症状。因此，注家们或顺文敷衍，只解脉象，干脆不提应当是什么症状（如钱璜）；或则抱怀疑态度，认为这可能是另一派古医家的传说，张仲景有意无意记录下来，也可能是王叔和强掺在里面（陆渊雷）；也有人根据太阳中风的症状来推测，认为也应当是发热汗出。众说纷纭，莫衷一是。

究竟应当怎样解决这个问题呢？认为首先应从"中风"这一名词的涵义入手。"中风"和"伤寒"，是相对而言的。这在《伤寒解惑论》名词术语的解释中，已经作了较为详细的说明。并在那一节里提出了少阴病和厥阴病是以热化证为中风，寒化证为伤寒。

以少阴病和厥阴病的热化证为中风，这是把三阳病和三阴病的中风、伤寒各条条文有机地联系在一起，又加以对比、综合、推理而得出来的结论，《伤寒论》原著中并没有这样的明文。因此，对于这一结论是否正确，还需要来一次检验。检验的方法，仍然是把二经热化证的病机、症状，和其同经的中风所标明的脉象，各自有机地联系起来，看看脉症是否一致，才有说服力。下面先探讨少阴中风。

少阴中风，是脉"阳微阴浮者，为欲愈"。我们试从欲愈的脉象，推寻其未愈的脉象，就应当是阳脉不微，阴脉不浮。少阴是心肾水火之脏，阳脉不微，就表示心火不降；阴脉不浮，就表示肾水不升。水不升，火不降，就必然水亏火炽，心肾不交，而导致"心中烦，不得卧"，这正好是少阴热化证。少阴热化证的病机、脉象、治则及表现，是怎样的呢？如果把热化证有关的条文都联系在一起，就可以看出一个非常清楚的轮廓："少阴病，心中烦，不得卧"，舌赤少苔，"脉细沉数，病为在里，不可发汗"，"黄连阿胶汤主之"。若"但厥无汗，而强发之，必动其血，未知从何道而出，或从口鼻，或从目出者，是名下厥上竭，为难治。"如果未治，而脉"阳微阴浮者，为欲愈。"亦有"八、九日，一身手足尽热者，以热在膀胱，必便血也。"这就是把与热化证有关的条文组织在一起，这不但可以确凿看出少阴中风就是少阴热化证，而且把少阴中风证的具体症状和脉象、治则、方剂、禁忌和预后，都成了一个完整的描述。这就说明，把有关条文有机地联系在一起，是非常重要的。

　　再探讨一下厥阴中风。厥阴是风火之脏，其为病是风火郁闭于里，所以出现"消渴、心中疼热"等一系列风煽火炽、火盛灼津的症状，这属于阳邪，自然也就是中风。其脉象和预后怎样呢？在下一条紧接着就说："厥阴中风，脉微浮，为欲愈，不浮，为未愈。"就是说，脉微浮是风火有出表之意，消渴、心中疼热等证即将消失。如果不浮，是风火仍郁于里，即为未愈。三阴病最怕亡阳，所以多死于寒化证。至于热化证，基本无死证，所以"脉不浮"，亦只不过是"未愈"而已。

　　这两条紧密相连，一述症，一述脉，互相联系，互相补充。不但补充了厥阴提纲那条的脉象是"不浮"，而且启示了三阴热化证无死证，这又一次说明读《伤寒论》要把有关条文有机地联系在一起的重要性。

　　不能把《伤寒论》的条文有机地联系起来看，却孤伶伶地钻研某一节段，就容易走入死角，既不能正确地理解原文，也不会筛选旧注。

　　(5) 剖析方剂，注意方后注

　　①善于剖析方剂

　　先生指出：全部《伤寒论》只用了八十几种药物，而组成的方剂却有一百多个。这突出地说明伤寒方的灵活、简炼，严格。要学习这种灵活、简炼、严格，就要善于剖析方剂。譬如就其药物的组合举例来说吧，桂枝汤实即桂枝甘草汤和芍药甘草汤的合方再加姜、枣。四逆汤实即甘草干姜汤和干姜附子汤的合方。这些合方的作用，也就是各个单方作用的总和。又如大青龙汤，可以看作是麻黄汤和越婢汤的合方。桂枝二越婢一汤，也可以看作是小剂量的大青龙汤去杏仁加芍药。黄连汤可以看作是半夏泻心汤去黄芩加桂枝。这样就可以看出，大青龙汤和桂枝二越婢一汤，虽有轻重之分，却都是辛凉解表之剂，共同的主药是麻黄配石膏。半夏泻心汤和黄连汤，虽然主症不同，但关键都是苦辛并用，寒热合用，因而骨干药物是干姜配黄连。这样，分析其药物的组合，就可以掌握其特点，以便更灵活更恰当地运用于临床。

　　②研究伤寒方的加减法

　　这也是剖析的方法之一。譬如同是腹痛，理中汤是"加人参足前成四两半"，四逆散是加附子，小柴胡汤是去黄芩加芍药，"阳脉涩、阴脉弦"用小建中汤，太阳有下后时腹自痛，是桂枝汤加芍药或再加大黄。同是口渴，理中汤是"加白术足前成四两半"，白虎汤是加人参，小柴胡汤是去半夏加瓜蒌根，柴胡桂枝干姜汤是干姜花粉并用，厥阴消渴是用乌梅丸。这些证同病异、证同药异的特点，有助于加深病机的认识，有助于启发思路，促进临床时心灵手活。

　　从方剂的加减法中，不但可以加深理解所以出现这些症状的内在因素，而且还可以把有关方剂系统起来，更便于记忆和掌握。譬如就小柴胡汤的加减法来看整个柴胡系诸方：小柴胡汤根据条文中七个或然症来加减，方中的人参、半夏、黄芩、生姜、大枣，都可以减掉不用，只有柴胡、甘草不减。而在大柴胡汤和柴胡龙骨牡蛎汤中，连甘草也减掉了，只有柴胡不减。所以这些方剂连同四逆散，柴胡桂枝干姜汤在内，都是正宗的柴胡汤加减方。

　　方中不减柴胡，固然是柴胡汤的加减方，而有的方中没有柴胡，也仍然是柴胡汤的加减方，譬如黄芩汤就是。尤其是黄芩加半夏生姜汤，可以清楚的看出是小柴胡汤去柴胡、人参加芍药而成。去了柴胡，黄芩就成了主药，这已不仅仅是加减方，而是小柴胡汤的衍化方了。黄芩汤从小柴胡汤中衍化出来，实际是减去了小柴胡汤解半表的那一半，而留下其清半里的那一半，所以主症就不是胸胁苦满和往来寒热，而是口苦、咽干或下利兼呕了。

再以桂枝汤而论，其加减方和衍化方就有：桂枝加葛根汤、葛根汤、桂枝加厚朴杏子汤、桂枝去芍药汤、桂枝去芍药加附子汤、桂枝加附子汤、桂枝加芍药汤、桂枝加大黄汤、桂枝加桂汤、桂枝去桂加茯苓白术汤、桂枝去芍药加蜀漆牡蛎龙骨救逆汤，以及桂枝新加汤、小建中汤等。这一加一减，有时是为了加强其解表的作用，有时是照顾其兼证，更有时使方剂的作用全盘变了。

更有意义的是：有的方，药味完全相同，只是用量稍有不同，作用就变了，方名也变了。例如桂枝汤和桂枝加桂汤、桂枝加芍药汤，三方的药物完全相同，而桂枝汤的作用是调和营卫，解肌发汗，重用桂枝就平肾邪降奔豚，重用芍药就破阴结治腹痛。又如桂枝去芍药加附子汤和桂枝附子汤，药物也完全相同，前者治误下后脉促胸满兼阳虚恶寒者，而后者桂枝和附子的用量都稍重一些，就祛风湿治身烦痛。这说明药物的加减，甚至用量的加减，也有不少学问，大有学头。

③注意方后注

方后注，读者往往忽略过去，其实有好多问题，如用药目的及病机特点等，都可以在方后注中得到启发。例如柴胡桂枝干姜汤方后注云："初服微烦，复服汗出便愈。""初服微烦"，好象药不对证，但复服"汗出便愈"，说明初服之烦，是将要汗解的先兆，这就是"烦乃有汗而解"的道理。这在临床时能使思想有所准备，不至于见到病人服药后发烦而引起怀疑。另一方面，"汗出便解"，不但是"胸胁满微结、小便不利，渴而不呕，但头汗出、往来寒热"等解了，连初服的微烦也解了。又因"初服微烦"，可知服药之前，可能连微烦也没有，这又说明柴胡桂枝干姜汤的一系列症状，只有"小便不利"，"渴"和"往来寒热"等水饮内结的特点是主症，而"微烦"一症，则是可有可无，可轻可重的。又如通脉四逆汤方后注云："其脉即出者愈"。这和服白通加猪胆汁汤的"脉暴出者死，微续者生"是不同的。从一是"脉暴出者死"，一是"即出者愈"，两者对照，可知二证虽然都是阳气即将脱散或即将渐灭的病危重证，但是通脉四逆证的关键，在于寒邪内闭，迫使脉道不通。服通脉四逆汤后"脉即出"，说明是寒邪已开，脉道即时通畅，阳已返舍。而白通加猪胆汁汤证，已无阳可格，生机即将渐灭，服汤后只有脉搏微微续出，才是生机未离。如果脉暴出，便是反常现象，这叫作"回光反照"，是必死之征。这就说明，白通汤证比通脉四逆汤证更为严重，临床必须注意。

又如茵陈蒿汤方后注云："一宿腹减，黄从小便去也"，可知茵陈蒿汤证，常兼有腹满这一症状。

又如桂枝汤去桂加茯苓等白术汤方后注云："小便利则愈"，这可见本方的目的是化水饮，利小便，而不是发汗。这就可以对于注家们"去桂"、"去芍"的争论，有一个初步的分析和看法。

(6) 要和《内经》、《本草经》、《金匮要略》结合起来

先生提出的这个问题，是学习《伤寒论》以及读其它古书的一个最为重要的思维方法问

题。这个问题的实质就是：学习与研究中医经典医著时能否运用唯物史观。

先生指出：为什么学习《伤寒论》还要和《内经》《本草经》、《金匮要略》等古代作品结合起来呢？这是因为既然要研究《伤寒论》，就先要了解《伤寒论》的观点和论据，而《伤寒论》的写作，是和这些古籍有关的。

仲景在《伤寒论》的序言中，明明指出是"撰用《素问》、《九卷》、《八十一难》、《阴阳大论》、《胎胪药录》"。《素问》和《九卷》，就是现在的《内经》。《胎胪药录》虽然不一定就是《本草经》，但是《本草经》成书在《伤寒论》之前，比起其它中药典籍为早，因此，《本草经》既使不是《胎胪药录》，但它的观点，至少也是接近于《胎胪药录》的。尤其是《金匮要略》，它和《伤寒论》不但是同出于张仲景之手，而且最初还是一部书，因此，《伤寒论》中的一些名词术语、理论观点，在《金匮要略》中，更容易互相印证。

（7）要与临床相结合

《伤寒论》最大的特点之一就是它的实践性，《伤寒论》之所以经历近两千年，至今仍有强大的生命力，最主要的原因就是它的临床指导价值。所以研读《伤寒论》最为重要的是要与临床相结合。正因为如此，先生非常郑重地指出：撇开临床，单从文字上抠字眼，断章取义，牵强附会，或画蛇添足，强使古书符合自己的意见，就必然走入迷途。历代《伤寒论》注家，有时争论不休，分歧百出，往往就是这些原因造成的。

（8）对传统的错误看法要敢破敢立

先生说到：在封建社会里的知识分子，很多对于祖国的文化遗产，包括医学在内，不是以进步的科学真理为依据，而是保持着"注不破经，疏不破注"这样的守旧思想。他们不但对于所谓"经文"不敢持否定态度，甚至连注经的所谓"名家"，也只能服从，不可对抗。譬如有人对某些问题提出新的见解和看法时，就有人会问："你见过哪一注家是这样说的？"他们不是从道理上来说服，而是以权威的言论相压服。

我们承认，历代注家们对于《伤寒论》的注解，或从理论上予以发挥，或从临床实践中予以论证，贡献是不少的。然而也要看到，注家们的解释，也并不都是尽美尽善的，精辟独到之处是有的。牵强附会，闭门造车的也不算少。我们如果不加分析，跟着他们的某些错误论点钻进去；或者明知不对，但慑于"名家"的权威，不敢提出异议；或者因为这已是多数人的看法，不易扭转，便随波逐流，人云亦云，这种对学术不负责任的态度，是要不得的。我们的要求是：分析旧注要有科学的态度，批判旧注还要有反传统的精神。有分析才会有批判，敢破才能敢立。在这部分内容里，先生主要谈了三个问题，即风伤卫寒伤荣、开阖枢及蓄水证。充分反映了先生敢破敢立的学习态度。

（9）对原文要一分为二

先生提出这个问题是非常正确的，别说是对待近两千年的古典医著，就是对待现代的医学著作，也要一分为二。这实际也是一个辩证思维问题。

先生指出，《伤寒论》的写作，在当时是成功的。但是时代在前进，科学在发展，若以现代的医学水平来衡量千余年前的作品，无疑是会有一些唯心、落后的东西。因此，不能把《伤寒论》看成天经地义，而是要去芜存精，一分为二。

【启示】

先生素以治学严谨著称，在多年的自学研究过程中，逐渐形成了一套读书与研究问题的方法。归纳起来，不外乎处理好五种关系，即博与约的辩证关系；信古与尊古的辩证关系；钻入与跳出的辩证关系；不求甚解与必求甚解的辩证关系；教与学的辩证关系。

1．涉猎群书，由博返约

（1）将中医经典学习，视为根柢之学

李先生十分推崇一句古语："六经根柢史波澜"。他认为，古人要想写出一篇高水平的文章，首先要把"六经"（《诗》、《书》、《易》、《礼》、《乐》、《春秋》）的理论吃透记熟，打好经学基础。还必须熟知历代史书所载之事迹，通晓古今。方能把文章写的有声有色，有证有据，波澜起伏。引申到今人学习中医上来，中医学的根柢是《内经》、《难经》、《本草经》、《伤寒论》、《金匮要略》等经典著作。这些经典著作对于中医的生理、病机、药理、诊断、治则等都具有十分重要的指导意义，是学习中医者的必读之书。不掌握这些经典理论，是学不好中医理论的，就会像无源之水，无本之木，不会打下坚实的基础。

（2）广泛阅读各家学说，善于归纳分析

李先生认为学习中医学，仅读中医经典著作是不够的，因为经典著作毕竟是原则性的理论较多，临床知识较少，而这些理论若不加以阐发论证，不结合临床体验，是不容易学深吃透的。这就要求学者，除学习经典著作外，还要广泛地阅读历代医家名著，做到"读书破万卷"。然而古代著作浩如烟海，汗牛充栋，金元以降又学派林立，立说各异，使后学者颇感无所适从。所以在读书时不只要博学之，还要慎思之，要善于从全面的资料中，归纳于重点，从不同的现象中，找出共同的规律。例如对金元四大家的理论学习，先生认为陈修园的《医学三字经》中归纳较好。"迨东垣，重脾胃，温燥行，升清气"；"若子和，主攻破，中病良，勿太过"，"若河间，专主火，遵之经，断自我"。"丹溪出，罕与俦，阴宜补，阳勿浮"。将李东垣的用药特点归纳为"重脾胃，升清气"，将张子和的用药特点总结为"主攻破"，将刘完素的学术思想归纳为"专主火"；将朱丹溪的学术思想归纳为"阴宜补，阳勿浮"。这样的归纳，言简意赅，易于掌握，也便于记忆。李先生在此基础上，又进行了更深入地研究与归纳。他认为："东垣诸方之所以补而不壅，全在于补中有行，如升麻、柴胡、陈皮、木香等气分药，都是他常用的配伍之品。河间诸方之所以寒不伤中，全在于寒而不滞，其常用药如走而不守的大黄、芒硝自不必说，就是在应用守而不走的芩、连、柏、栀时，也都与枳实、厚朴、木香等气分药合用，使苦寒之药只能清火，而不至于留中败胃，黄连解毒汤之类的苦寒剂，则只可短期用，不可久服。张子和主攻破，毕竟是施于经络闭塞或肠胃淤滞之实证。如果不实反虚，即非所宜。丹溪养阴，也是在误服金石燥烈药物，元阴被劫，相火妄动的情况下才相宜。如果阴盛阳衰，则为大忌。总而言之，张子和的攻破是祛邪以安正，李东垣的重脾胃是扶正以胜邪，邪实为主时宜用子和法，正虚为主时，宜用东垣法。刘河间之寒凉是泄阳盛之火，朱丹溪之补阴，是抑阴虚之火，两家都能治火，只是虚实有别。"通过先生的归纳，主次有别，经纬分明，博采众长，对证选方，并行不悖，这就做到了由博返约。

2．师古不泥，敢于怀疑

先生认为，博览群书的目的是要把前人的经验和智能继承下来。然而前人的说教，并非都是金科玉律，字字珠玑。也有精华与糟粕杂糅的情况，任何名家权威都有"千虑一失"。这就要求我们学习者，既要尊重古人，又不迷信古人。读书要善于选精去粗，瑕瑜分明。先生主张学习经典著作要一分为二。一是对经典原文要一分为二。如《难经·十九难》的"男子生于寅"，"女子生于申"等是荒谬之言。二是对注释之语要一分为二。有时候错不在经典原文，而是错在注疏上。例如《伤寒论·辨脉法》中的"风则伤卫，寒则伤荣"，不管是《伤寒论》原文，还是王叔和后加入的，总归是似而非的不可捉摸之词。再如伤寒传经之说，本来是一部平易近人的外感、内伤辨证之学，却让后世医家用循经传，越经传，首尾传，表里传，传足不传手等虚玄理论，把《伤寒论》越讲越离奇，越讲越糊涂，越讲越脱离临床实际。如此读了不加批判，就不如不读。孟子曾说："尽信书则不如无书。"就是这个意思。尊重前人是应该的，但是"信而好古"，则会泥古不化，只有经过一番分析之后，才会探得真谛，有真知灼见。

3. 钻得进去，跳得出来

先生认为学习中医学，根据内容的不同，大概可以分为两类情况：一类是要仔细钻研，学深学透，牢牢记住的内容如生理、病机、药理、定义等。一类是只要明白它的指归大意就可以了，不能在字句上吹毛求疵，更不能钻牛角尖，走死胡同。如前面提到"风伤卫，寒伤荣"的问题，先生在学习时就采取了钻进去的态度。首先解决什么程度上算是风？风又为什么选择了卫？什么程度上算是寒，寒又为什么选择了荣？先生查阅历代数家注释，发现注释十分玄妙，多从"阳从阳"，"阴从阴"角度解释，有些牵强附会，于是他结合《内经》理论，详细阅读，反复推敲，终于悟出了一个道理。太阳中风和伤寒，有汗与无汗，只不过由于卫气受邪后的玄府开合失司而已。根本不存在"阳从阳"，"阴从阴"的奥秘。这样从病机方面得到了正确的解答。这就是钻进去的结果。

先生认为，研究《伤寒论》不仅要钻得进去，还要能跳得出来。他列举吴鞠通为例，说吴鞠通在研究伤寒方面下了很大功夫，但在临床上发现古方今病不相宜，单走伤寒这条路走不通。于是才跳出伤寒圈子而另辟新径，在辨证体系上，撇开六经辨证，改用三焦辨证；在治则上不用辛温发汗，改用辛凉解表，在治法上也抛开先解表后攻里的束缚，创出表里双解或先泄下的新法，使下后里气通而表邪亦解。这足以证明，只有钻进去，才能跳得出来。

4. 大胆求异，勇于创新

先生谈的"伤寒传经的实质和伤寒日数的临床意义"问题，可以说是先生在《伤寒解惑论》中提出第一个反传统的学术观点，也是先生二十余个独到观点中的最为重要的观点之一。先生进行了详细的分析辩驳，并提出了新的传经观。这充分体现了先生大胆求异，勇于创新的精神。

（郭瑞华）

七、刘渡舟

【生平事迹】

刘渡舟（1917 年 10 月 9 日～2001 年 2 月 3 日），辽宁营口人，中华全国中医药学会常务理事、仲景学说专业委员会主任委员，国务院学位评议组特约成员，北京中医药研究促进会名誉会长，《北京中医药大学学报》名誉主编，北京中医药大学伤寒学说博士研究生导师。第五、第六、第七届全国人民代表大会代表。

　　16岁起先后拜营口名医王志远、大连名医谢泗泉为师，勤学典籍，留心临床，侍诊所得，必深究之。从师7年间，对《内经》、《难经》、《神农本草经》、《伤寒论》、《金匮要略》等中医经典著作反复研读，烂熟于心，并注意涉猎后世名家医著，采撷精华，化为己用。中医药根基雄厚，对《伤寒论》理法方药掌握尤为纯熟。23岁出师，遂悬壶大连，频临大证，屡起沉疴，并以善用经方而声名四起。1945年携眷进京，于钱粮胡同南花园挂牌行医。1950年考入卫生部中医进修学校学习现代医学，毕业后先后在天坛华北人民医院、永定门联合诊所、大红门联合诊所工作，并任大红门联合诊所所长。1956年为第一届西学中班讲授《伤寒论》部分内容，因讲课深入浅出，通俗易懂，理论联系实际，深受学生好评。随后调入北京中医学院，从事《伤寒论》教学工作。先后任伤寒教研室副主任、主任、金匮教研室主任，中医基础部负责人等职。1978年晋升教授，后被授予终生教授。

　　【学术成就】

　　刘渡舟教授曾编撰《伤寒论临证指要》、《伤寒论校注》、《伤寒论诠解》、《伤寒挈要》、《新编伤寒论类方》、《伤寒论十四讲》、《伤寒论通俗讲话》、《伤寒论选读》、《伤寒论讲义》、《伤寒论辞典》等多部专著，发表学术论文如《伤寒论》水证阐微、试论《伤寒论》的水火痰郁证治——兼驳吴谦对28条去桂改为去芍之非、试论心悸的证治等60余篇。《伤寒论临证指要》是刘渡舟教授晚年力著，是继《伤寒论通俗讲话》后，由刘渡舟教授亲撰、能够体现刘渡舟教授学术思想体系的代表作。全书七万五千字，"每章宏纲大旨予以提要钩玄，揭其蕴奥，综合探研，纵横联系，不拘一端，使其大法奥义藉此而宣。"[1]并结合五十余年临证心得阐明如何应用伤寒论理论解决临床实际问题，特别是疑难病的治疗。尤为可贵者，间或贡献了临证秘方。学习本书，无论对明伤寒之理，还是指临证之要，均大有益处。

　　全书共分三部分，第一部分为"辨非论"，第二部分为"水证论"，第三部分为"火证论"。

　　1. "辨非论"

　　(1)"《伤寒论》——中医之魂"。认为中医经典著作如不精通《伤寒论》之学，则难窥其项背。认为《伤寒论》乃中医学之魂。

　　(2)"《伤寒论》祖本探源"。其结论为仲景之书在历史长河中，发生了三次大的变革，第一次是王叔和撰次整理，第二次是孙思邈，第三次是宋林亿等人。宋志平本校注的《伤寒论》逼近于王叔和整理原貌。

　　(3)"《伤寒论》的文法举例"。据宾主假借、虚实反正、对比发明等例说明《伤寒论》文法。

　　(4)"从书名谈起。"认为《伤寒论》以伤寒名书，论述了广义伤寒，狭义伤寒、中风、温、湿、暍等多种疾病的内容，重点在于狭义伤寒。

　　(5)"六经经络学说之我见"。认为经络学说意义深远，凡是认为中医理论具有整体观和辩证法的，离开经络学说则寸步难行。

　　(6)"《伤寒论》的六经提纲。"认为《伤寒论》于六经辨证中各有提纲一条，如大将之建旗鼓，使人知有所向。

（7）"《伤寒论》的气化学说。"认为气化学说是伤寒学最高理论。六经之气以风寒暑湿燥火为本，三阴三阳为标。本标之中见者为中气。如少阳·厥阴为表里，阳明·太阴为表里，太阳·少阴为表里。并结合六经病具体内容进行了论述。

（8）"六经辨证包括了八纲辨证"。认为八纲辨证的思想，源于六经辨证。六经辨证的表现，离不开八纲证候。

通过以上八论，对仲景学说研究中的主要误点进行了纠正。并以此对《伤寒论》的重要价值，源流，写作手法，命名，伤寒论的奠基框架如六经学说，气化学说，六经提纲进行了阐明。

2."水证论"

（1）水证的形成。认为水是有形之邪；水肿，肿之由于水气者，为肺、脾、肾三脏之病变。

（2）水气病脉证并治。分风水：治用防己黄芪汤、越婢汤，提出发汗、利小便是治水两大法宝；皮水：水在表，治用越婢加术汤，水在皮中，治用防己茯苓汤；正水：肯定清人吴谦观点，"属虚寒者，自宜投诸温补之药，而用之俱无效验者，虚中必有实邪也。……须行九补一攻之法。"并"体会吴氏用心之苦，"公布自己验方白玉消胀汤。石水：提出真武汤加味治疗。

（3）水气上冲证治。首先提出"水气的概念（此处水气非指水肿）"既有水饮，也有寒气。其次阐述"水气上冲的证机"提出"水心病"的病名，这样，既突出了病证的特点，又反映了病的实质。

（4）水气上冲的诊治。分为望诊、脉诊、辨证、水气上冲的治法四个部分。在望诊中提出"水斑"；脉诊中提出除仲景经验"沉紧"外，还常见沉弦、弦、沉、沉伏无力；辨证中认为水气上冲、胸满、心悸、短气为最常见症状。并提出严重者可见周身出汗、小便失禁、矢气频频、心脏悸动欲出；治法中提出补阳降冲，利水消阴，代表方为茯苓桂枝白术甘草汤。

（5）水证分型。分水痫，治用五苓散；水眩，治用茯苓桂枝白术甘草汤、泽泻汤；水寒作咳，治用小青龙汤；水逆，治用五苓散；水渴，刘渡舟教授未提具体治方，据证分析，当为五苓散[2]；水悸，治用苓桂剂群；水痞，治用五苓散；水泻，治用苍术五苓散；水秘，治用苓桂术甘汤、真武汤；水厥，治用茯苓甘草汤；水郁发热，治用桂枝去桂加茯苓白术汤；并论述了"苓芍术甘汤的探索与发现。"

3."火证论"

首先对火的生理、病理、治法、脉象作了简要阐述，然后分别论述。

（1）火郁证治。证以懊恼为主，治用栀子豉汤。

（2）燎面证治。证以面热为主，治用加味调胃承气汤。

（3）火邪脱发证治。证以头痒、脱发、心烦为主，治用二黄泻心汤。

（4）吐衄证治。治用二黄泻心汤。

（5）"火中"证治。证以面红，血压高，心神昏冒为主，治用黄连解毒汤。又分别对火动生风，火动生痰作了阐述。

(6) 火痞。证以心下痞，按之濡，脉关浮为主，治用大黄黄连泻心汤。

(7) 火狂。证以精神狂躁为主，治用大黄黄连泻心汤。

(8) 火痛。据证分别用白虎汤、黄连解毒汤、大黄甘草汤、葛根芩连汤、黄芩汤等。

【临证思维】

我们着重于最具代表性的三个方面予以阐论。

1. "《伤寒论》——中医之魂"

中医学作为具有二千余年发展历史的、对中国人民和世界人民的健康事业做出巨大贡献的传统医学体系，她的灵魂是什么，尚少有问津，在一定程度上说确实是一个遗憾。这个遗憾不在于缺乏研究，而是对挖掘、弘扬和发展这个具有中国特色、被世界所公认、有着强大生命力的中医学不利。

中医学有独到的理论体系。如果谈中医学之魂，应该从对中医产生重大、深远影响的著作着手。能够对中医学产生重大、深远影响的著作，无论从哪个角度谈，都应该归结为四大经典。四大经典，医林皆知，但内容却不尽一致：或为《内经》、《难经》、《伤寒论》、《金匮要略》；或为《内经》、《神农本草经》、《伤寒论》、《金匮要略》；或为《内经》、《难经》、《伤寒论》、《温病学》；或为《内经》、《难经》、《神农本草经》、《伤寒论》等等。如果四大经典可以作为中医学之魂，它们之间的关系是并列的，还是否可以再进一步区分？如果可以并列，为什么同样称四大经典，却有不同的内容？如果可以进一步区分，是单纯地从四大经典中都有的《内经》和《伤寒论》中选孰轻孰重、还是别有一番含义？

能成为中医学之魂，其影响者必众。中医学术的一个突出特点就是学派众多，派内效尤，派间争鸣，并以此推动中医学术的发展。所以，从学派研究着手，是研究中医学之魂又一有利途径。四大经典的学派状况是同等的么，其间有什么不同？学派最众者便可以简单地认为是中医学之魂、便可以代替其它经典么？

刘渡舟教授在《伤寒论——中医之魂》中，首先阐述了张仲景著《伤寒论》的动机：仲景"目睹当时疾疫广为流行，死亡惨重，激发他'感往昔之沦丧，伤横夭之莫救'的心情，产生了著书立说，济世活人的伟大志愿。"[3] 有高尚之目的，才有高超之技术，此一般之理。世间虽也有身怀绝技而心胸狭隘者，但其终不能成大事，此同样为一般之理。强调此点，实际为强调《伤寒论》可以成为中医之魂做了有力的铺垫。

其次，扼要叙述了中医学术发展历程："中医学自秦汉以来，不断地发展与完善……《汉书·艺文志》总结出来的《医经》与《经方》两大门类，可谓炳耀千古之巨著。"[4] "在《医经》里，有《黄帝内经》……等著作。这些书主要论述血脉、经络、脏腑、阴阳表里的生理病理变化……与现代的中医学基础理论极相近似"；"在《经方》里，《五脏六腑痹十二病方》……这些书除讲求病证外，还对草石药物的性味、配伍、治疗进行了阐述……为复方治病用于临床奠定了基础。"[5]

此种扼要叙述方法的意义有二，其一，《医经》与《经方》是炳耀千古之著，前者是基础理论，后者是临床方法；其二，《伤寒杂病论》是在"勤求古训，博采众方，并平脉辨证"的基础上产生，继承了"炳耀千古之著"精华，既有基础理论，又有临床实践，其高度相当于站到了巨人的肩上。强调此点，亦为《伤寒论》可以成为中医之魂做了有力的铺垫。

再次，明言"张仲景继承了《医经》与《经方》的学术成就，推广了六经辨证临床价值，制定了理法方药的治疗体系。并在继承的同时，结合自己的经验和见解，做到了发扬光大和推陈出新。"实际列举《伤寒论》成为中医学之魂的资格：

①"将伤寒与杂病共论、汤液与针灸并用，这就打破了《素问·热论》的六经只辨伤寒的局限性。张仲景六经辨证的实质，是以人体的脏腑经络、营卫气血的生理病理变化作为辨证的客观依据，又以阴阳、表里、寒热、虚实的发病规律作为辨证的纲要与指针。因此，无论伤寒、杂病和他们互相夹杂的复杂问题，都能用六经辨证方法概括而无遗。"[6]刘渡舟教授突出强调，"六经辨证的理论经张仲景确立后，中医才掌握这一武器而与西方医学抗衡，并且出神入化立于不败之地。"[7]

②"更值得一提的是，《伤寒论》能够在千百种药物中，选择了最有效的药物和最适当的剂量，组成了最高疗效与惊人贡献的方剂，这在其它医学之中很难做到。"[8]

③"辨证论治的开山是张仲景，他在中医领域里的影响极为深远，如晋之王叔和、唐之孙思邈、金元时期之刘、李、张、清之叶天士、吴鞠通等人，无不服膺仲景之学，而后方有所建树。据统计，在中医学典籍中，唯《伤寒论》注家为最多，见仁见智，蔚成洋洋大观，即丰富了仲景学说，又推动了中医学术的发展。"[9]

综上所述，无论在理论方面、治疗方面、还是在学派方面、学术影响方面，《伤寒论》不但起到了承前启后的作用，更重要的是，《伤寒论》浓缩了博大精深的中医基础理论和治疗学说，升华了中医发展、创新的思路与方法，从而树立了中医学发展的里程碑。所以，《伤寒论》称为中医学之魂，并不为过。

最后，刘渡舟教授自然而然地明确提出，"中医之经典著作如《内经》、《难经》等书，如果不精通《伤寒论》之学，则难窥其项背。所以，我认为《伤寒论》乃是中医学之魂，此亦事有必至，理有固然，事实如此，而何疑之有？"[10]

据上述，可以这样总结：①社会的进步、科学的发展均需要确立指导方针，可以形象地称之为"灵魂"。如政党之纲领，科学之假说。中医学历史悠久，内容浩瀚，博大精深，是为公认。对于如此之传统医学缺乏其魂的探讨，不能不说是中医学研究的缺憾。②对于派别林立，派内效尤，派间争鸣，自古至今，各家学说推动学术发展的中医学来说，能够称其为灵魂的，非"四大经典"莫属。③"四大经典"名称人人皆知；"四大经典"内容却不尽相同。其中至今不变者，一为《内经》，二为《伤寒论》。④《伤寒论》融《内经》、《难经》等先前及同时代中医之理，创理法方药为一体中医之用，使理论与实际密切结合，将中医学的基础理论、诊断和治疗手段提高到一个新的水平，将中医学的发展带入了一个崭新的历史时期。《伤寒论》的问世，使中医学的理论研讨和辨证论治从此有规律可循，使在西医传入中国后传统的中医可以与西医抗衡。并于一时间注家蜂起，在激烈的学术争鸣中，推动了仲景学说的不断发展，同时也有力推动了中医学的不断发展。在中医学发展史上，若仲景学说影响之深、影响之远、学派之多者未再见。中医学发展的实践证明了《伤寒论》是中医学之魂。

2．六经辨证包括八纲辨证

中医学的显著特点是整体观念和辨证论治。辨证论治的创始人是张仲景，仲景在《伤寒论·辨太阳病脉证并治》中提出"观其脉证，知犯何逆，随证治之。"自仲景创立六经辨证体系后，其它辨证方法相继出现，最终形成了六经辨证、脏腑辨证、三焦辨证、卫气营血辨证、八纲辨证等中医诊断原则与方法，为中医处方用药提供依据。在众多的辨证方法中，对中医证候具有一般概括性意义的是八纲辨证：阴阳、表里、寒热、虚实。刘渡舟教授引用江笔花《表里虚实寒热辨》中的观点评价八纲辨证："凡人之病，不外乎阴阳。而阴阳之分，总不离乎表里、虚实、寒热六字尽之。夫里为阴，表为阳，虚为阴，实为阳，寒为阴，热为阳。良医之救人，不过辨此阴阳而已，庸医杀人，不过错此阴阳而已。"[11]对八纲辨证之用形容得形象而生动。

首先，刘渡舟教授指出，"六经与八纲的辨证方法，本是相互依存紧密相连而缺一不可。这是因为六经是物质构成的，是脏腑经络的概括，辨证必须客观，必须建立在物质之上。[11]"

其次，举例说明六经辨证与八纲辨证的联系。

如阴阳，关于太阳病的阴阳：因为太阳与少阴相表里，实则太阳，虚则少阴，故有阴、阳两种病证发生之分。"如果太阳病，脉浮，发热而恶寒的，则为病发于太阳，叫做阳证。如果发热而脉反沉，或恶寒脉不浮而沉的则为病发于少阴，叫做阴证。"[12]。

如表里，关于太阳病的表里：太阳病表证，《伤寒例》说：'尺寸俱浮者，太阳受病也，当一二日发。以其脉上联风府，故头项痛，腰脊强。'《太阳篇》第1条的'太阳之为病，脉浮，头项强痛而恶寒'等证候，皆说明了邪伤太阳经表发病的特点。"对于太阳里证，刘渡舟教授风趣地写道"太阳病还能有里证？这不必惊怪，太阳的里证是指膀胱的病变而言。如果太阳在经之邪不解，而邪气随经入腑，由表而入下焦之里，则可发生太阳'蓄水'和'蓄血'的病变。我们称作太阳病里证。"[13]

如寒热，关于太阳病的寒热："太阳主表，表受邪而有寒热之分，实不可不查。如《伤寒论》第3条的'太阳病，或已发热，或未发热，必恶寒，体痛，呕逆，脉阴阳俱紧者，名为伤寒。'这条以恶寒、体痛、呕逆、脉紧反映出表受寒邪的特点，故可称为太阳病的表寒证。""有寒必有热，此乃相对而生。然太阳表热证，不外以下两种形式，一时感受温热之邪气，如太阳伤寒第6条的'太阳病，发热而渴，不恶寒者，为温病。'……一是由于风寒束表，日久不解，则寒郁化热，而脉由紧变缓，身由疼变重，无汗而精神烦躁者，也称太阳病表热证。此外，尚有第27条的'太阳病，发热，恶寒，热多寒少，……宜桂枝二越婢一汤，'也属于太阳病表热证的一种。"[14]

如虚实，关于太阳病的虚实："如《伤寒论》第12条的'太阳中风，阳浮而阴弱，阳浮者，热自发；阴弱者，汗自出。啬啬恶寒，淅淅恶风，翕翕发热，鼻鸣干呕者，桂枝汤主之。'是说太阳表邪的虚证。""《伤寒论》第35条的'太阳病，头痛，发热，身疼，腰痛，骨节疼痛，恶风无汗而喘者，麻黄汤主之。'是说的太阳表邪的实证。"[15]

据上述，可以这样总结：①对六经辨证稍加分析，就不难看出其体现的八纲辨证内容。"六经辨证内寓八纲辨证之法，于每一经中，皆有阴阳表里寒热虚实八个方面的变化，六八四十八个证候，乃是六经辨证的核心，因为阴阳相对而生，其表里、寒热、虚实自可对比互证，从而提高了辨证的思路，这对指导临床，发扬仲景心法而有事半功倍之美。"[16]六经辨证内实际上包括了丰富的八纲内容，而且是具体的八纲内容。②"中医的辨证学说，体现经络脏腑的生理病理变化运动，所以唯有用八纲辨证方法才能统摄经、腑表里的病位；阴阳脏腑的病性；以及阴阳寒热、正邪虚实，无不包容在内，这样就能做到有纲有目，了如指掌。"[17]

3. 水气上冲证治心法

水气病是临床最为常见的病证，也是临床最为棘手的病证。水气究竟属于水之寒气，还是属于水饮，这是辨治水气病的基本前提。

水虽有形，但流动性大，怎样规定水气病证名称，使人易懂易辨易记，这是有效辨治水气病的基本方法。

在中医病因诊断当中，风者，常于动，寒者，常于冷，火者，常于热，燥者，常于干，水者，常于肿。但是，此处水气的概念，刘渡舟教授已经明言，非指水肿。那么，水气病的典型表现是什么，通过什么样的方法能够迅速诊断水气病，水气病和西医诊断是否有可以借鉴之处。

既然均是水气为患，能否有一治疗水气代表方，可以认为是打开治疗水气病大门的钥匙。

如果上述问题解决了，就可以摸索出有效治疗水气病基本方法。

对于水气，古人有两种观点：在对《伤寒论》水气上冲的注释中，成无己认为是"水寒相搏，肺寒气逆；"钱天来认为是"水饮之属"。

刘渡舟教授首先阐明了水气的概念："我认为他们似乎各自说对一半，因水与寒，往往统一发病，水指其形，寒则指其气，如影之随行，不能分离。所以水气的概念，既有水饮，也有寒气。"[18]

其次，将水气上冲命名为水心病。这种命名方法生动、形象，一看便知病位与病机。刘渡舟教授认为，"水心病……病名突出了病证的重点，反映了病的实质问题，比水气凌心的名称直截了当，一见便知。"[19]水气因何上冲，与心、下焦密切相关。心在上属火，为阳中之太阳，使下焦水寒之气不能上凌。当在若吐若下时，机体状况处于"吐下之余，定无完气"状态，心阳虚，失却温煦功能，下焦水寒之气方得向上冲逆，导致水心病的发生。刘渡舟教授批评道，"近世医者，只知'心主血脉'，'诸脉系于心'所发生的心绞痛和冠心病，反而不知心的生理特点在于阳气。《素问·六节藏象论》说：'心者，生之本，神之变也。……为阳中之太阳，通于夏气。'""心主阳气为第一位，心主血脉为第二为。心主血脉，主神志，都与心阳的主导作用有关。"同时，中焦脾土和下焦肾阳也难制服水寒之邪上行。

再次，刘渡舟教授提出水气上冲的特征性诊断依据：水色、水斑、舌淡嫩、苔水滑、脉沉弦。"水色"，即面色黧黑，"水斑"，指额、颊、鼻柱、唇围、下唇等处出现黑斑。"心之华在面，心阳不振，荣卫凝涩，则面必见黧黑。"舌淡嫩，苔水滑，皆由心阳不足，火冷津凝所致。根据临床经验，提出"沉弦"为常见脉。

除特征性诊断外，刘渡舟教授提出了具体的辨治水气病要点。特点为气上冲胸，胸满，心悸，短气四大主症。而且每一大主症，又分别有其特点。气上冲胸特点是典型者自心下有气向上冲逆，不典型者为自下而上依次出现胀、满、心悸。

胸满特点为以昼夜计则夜间加重，以气候计则温和轻而冷冽重，并伴见气短，咽喉不利，如有物梗，呼吸受阻。心悸特点，一为气上冲胸时随之作，二为自觉左侧颈部血管酸胀疼时即作。并在晨起、夜卧、饱食后呈阵发性，轻者可自止。短气特点为不动或缓行一般不出现，如登楼爬高稍顷则觉气短发憋，呼吸紧促，并常伴咽喉有痰，使人痛苦万分，重则小便失禁，矢气频频，心悸如出。[20]

刘渡舟教授提出水气病治法为补阳降冲，利水消阴。主治方为茯苓桂枝白术甘草汤。对此方评价，刘渡舟教授指出，虽药仅四味，但配伍精当，"大有千军万马之声势，临床疗效惊人，实为《汤液经》水剂代表之方。"

为说明其效，特举例若干：

例1，冠心病。65岁，女，患此病觉颈旁脉管胀痛甚，时有跳动，令人不安。舌水滑，脉弦，结合心脏悸动与胸满憋气等，辨为水心病：茯苓30克，桂枝12克，白术10克，炙甘草10克。连服7剂而愈。"由此证明，苓桂术甘汤有疏通血脉消除胀痛之功。"[21]

例2，冠心病，心肌梗塞。42岁，男，因此病"住院，西医抢救2月余，未见功效。"现心胸疼痛，心悸气短，每当心悸发作，自觉有气上冲咽喉，有时憋得周身出冷汗，有死亡之感。舌淡苔白，脉弦时结。"脉症相参，余辨为水气凌心，心阳受阻，血脉不利之证。方用苓桂术甘汤加龙骨、牡蛎温阳降冲，抑制水寒之上逆。"3剂心神安，气逆平，悸痛大减，脉仍结，上方减龙牡加附子白芍生姜，以成真武汤扶阳驱水之法。3剂心悸气短未痊愈，加肉桂、党参、五味子，"连服6剂，'水心病'诸证皆愈"。[22]

例3，美尼尔氏病。38岁，女，患此病自觉心下有气上冲于胸，胸满心悸，头晕目眩，不敢移动，治疗无效，求中医诊治。脉沉弦，苔白水滑，用桂枝12克，茯苓30克，白术10克，泽泻20克，炙甘草6克，连服十数剂而愈。[23]

据上述，可作如下结论：①"水气"，水言其形，寒言其气，水寒不可分离。②"水心病"病名既概括了水气上冲的典型表现，又概括了水气上冲的典型病机，易懂易记。③"水心病"的辨证关键在于：水色、水斑、舌淡嫩、苔水滑、脉沉弦。④"水气病"治法为补阳降冲，利水消阴。⑤"水心病"主治方为茯苓桂枝白术甘草汤，并为水气为患的治疗代表方。⑥从刘渡舟教授列举的典型病例看，水心病所包括的病机范围当为水、寒、瘀。

【启示】

1. 刘渡舟教授的"《伤寒论》——中医之魂"思维是对仲景学说价值的创新，也是对中医学发展观点的创新。这种创新观点对于我们今天的启示是：

（1）对于科学研究，人们往往随着科学的发展而研究的越加细微，这固然重要，但忽视了宏观研究也同样会易误入歧途，这与纲举目张的道理是一致的。把握住了中医学之魂，在一定程度上说，也就是把握住了中医学研究的瓶颈。

（2）《伤寒论》研究自古至今，问津者辈出，非但经久不衰，且愈加热烈。以至有人感慨《伤寒论》的标点符号都研究透了，于无字处着眼都很难着眼了。《伤寒论》是中医学之魂的创新思维的提出，在于刘渡舟教授善于在整体上把握中医学研究、在整体上把握《伤寒论》研究，并注意将《伤寒论》与整个中医学进行比较研究。注意整体、注意比较，这是刘渡舟教授提出《伤寒论》是中医学之魂创新思维的最重要前提。

（3）刘渡舟教授提出《伤寒论》是中医学之魂，绝不是否认《内经》和其它经典，而是更加密切了《伤寒论》与其它中医典籍的关系，更利于中医学学术的发展。在现代中医教育领域，确有只读仲景之书，而忽略其它典籍的倾向。表面虽然显示了重视仲景学说，但实际上不利于后学，不利于中医学术的发展。在仲景学说研究中，如果忽视这种现象，可能会成为中医学术发展的桎梏。

2．"六经辨证包括了八纲辨证"中的创新思维对于我们的启示是：

（1）中医学者应该是辩证唯物主义和历史唯物主义者，既然如此，就不能割断历史。任何一种学术的发展都有其根源，都有其承上启下的明显痕迹。从这个观点上说，作为中医学辨证方法鼻祖的六经辨证，应该深深地体现在后世其它辨证方法之中。

（2）八纲辨证是在总结了前人诸多辨证方法基础上提出的，无疑是对中医辨证方法与思路的发展。八纲辨证的提出，概括了中医辨证中最主要、最基本的证候，以此制定最基本的中医辨证纲领。应该说八纲辨证的提出是中医学术发展的必然结果，所以它的出现使中医辨证方法更为适用，而不是否定以前诸种辨证方法。

（3）如果注意中医诸种辨证方法的比较，就不难发现，六经辨证不但包括了八纲辨证，而且是八纲辨证的具体体现。在一定程度上说，只有学好六经辨证，才能很好地理解八纲辨证，六经辨证和八纲辨证相互印证。

（4）刘渡舟教授正是从继承与创新的角度上把握住了中医辨证方法的创立与发展，从而提出了六经辨证包括了八纲辨证。不是人云亦云，而是深入考察了六经辨证中包含的八纲辨证，从最为常见而又最容易被人忽视的现象和道理中把握这一点。

3．"水气上冲的证治"中的创新思维对我们的启示是：

（1）要善于从最常见的事物中发现其内部关联。"水气"名称见于《伤寒论·太阳病·小青龙汤证》，小青龙汤历来是《伤寒论》教学和临床的重点方证。张仲景在论小青龙汤证时一开始就指出了病因病机为"伤寒表不解，心下有水气"此水气即为水寒之气，而用干姜、细辛以温化之。《伤寒论·太阳病·苓桂术甘汤证》扼要论述了水气上冲的证候和治法，"心下逆满，其上冲胸，起则头眩，脉沉紧。……茯苓桂枝白术甘草汤主之。"强调"发汗则动经，身为振振摇"亦即水气为患，治当温阳，而发汗伤阳。联系起来分析，不难看出水气为患在病因病机和治法方面的一种相互关联。

（2）要善于中西相参。科学技术的飞速发展，使学科间的渗透愈加紧密，在特别是像中医、西医这样以同一目标为研究对象的学科，想不相参已经是不可能了，关键在如何相参。科学的相参有助于创新，已为无数事例所证明。刘渡舟教授"水心病"概念的提出恰好是这样的实例。"水心病的病名，是受西医'风心病'病名影响而产生的"[24]。按照这一命名规则，"突出了病证的重点，反映了病的实质问题。"[25]。同时带动了科研的发展。"通过实验研究证明此方具有一定的抗心肌缺血，抗心律失常及正性肌力的作用。"[26]。这样，在扩大、创新了苓桂术甘汤适用范围的同时，认定"苓桂术甘汤是治疗'水心病'的王牌"[27]。

（3）要善于知常达变，充分利用现代科研成果。在水气病苓桂术甘汤证中，仲景提出典型脉为"沉紧"。刘渡舟教授提出脉"只沉，只弦，"或出现"结"，"无力"[28]"弦缓无力"[29]同样为常见，因为"心阳浇漓，自顾不暇。"[30]。尤其是后者，在临证中则更具意义。脉象沉紧为常，沉伏无力为变，相似者，温阳为常，抗心肌缺血为变。这样，刘渡舟教授便进一步阐明了心血管瘀阻的心绞痛和冠心病，与心阳的主导作用有关"[31]，就将水心病治疗与温阳密切统一起来，从而在冠心病、心肌梗塞的治疗上广泛应用苓桂术甘汤。

（金东明）

参考文献

[1] 刘渡舟. 伤寒论临证指要. 第二版. 北京：学苑出版社，2003：外封

[2] 金东明. 刘渡舟学术思想概要. 中医专业博士研究生试用教材，长春中医学院，2004

[3~31] 刘渡舟. 伤寒论临证指要. 第二版. 北京：学苑出版社，2003：1，1，2，33，2，2，3，8，2，34，35－36，3，42－43，44，44，53－54，54，57－58，59，59－60，61，54，54，62，62，57，63，57，55

八、陈亦人

【生平事迹】

陈亦人（1924~2004），江苏沭阳人，汉族。家世业医，14 岁随祖父彦三公、父亲平甫公学习中医，后拜沭城儒医戴笠耕先生为师。21 岁（1945 年）始独立行医，并以擅治疑难病证而远近闻名。1951 年加入沭阳县沭城区医务公会，1954 年担任沭阳县沭城区卫生工作者协会主任。1955 年入江苏省中医进修学校学习，毕业后因品学兼优而留校执教。先后任南京中医学院古典医著教研室副主任、伤寒教研室主任等职。1981 年晋升为副教授，1986年晋升为教授，同年被聘为博士研究生导师，1992 年享受政府特殊津贴。

陈亦人教授执教近 50 年，以其学识渊博，理论基础雄厚，理论联系实际，疑难问题见解独到，教学方法深入浅出而深受师生好评，发表《〈伤寒论〉疑难病辨治方法探讨》、《疑难病证的诊治思路与方法》、《〈伤寒论〉非外感专著》等专业论文 60 余篇。曾先后讲授《中国医学史》、《中医诊断学》、《温病学》、《中医内科学》、《伤寒论》等多门课程，倡导教学要"常讲常新，永无止境"，并始终坚持身体力行。陈亦人教授总结出的针对不同层次人才需求的《伤寒论》教学法，自编自讲的《伤寒论求是》的研究生课程，得到了同行的充分认可，并被评为研究生精品课程。陈亦人教授主编的《伤寒论译释》常被国内某些中医高校伤寒界同行作为授课蓝本、教学重要参考书。

陈亦人教授行医近 60 年。精于医理，验于临床，经方运用纯熟，并在疑难病治疗领域独树一帜。对精神神经系统疾病、肝病、胃肠病、心脑血管病的诊治见解独到，经验丰富，每有推陈出新之效。如用麻黄细辛附子汤治疗脑干脑炎，用益气通阳活血法治疗二尖瓣脱垂症，用芍药甘草汤加味治疗少女尿失禁，用《伤寒论》治痞的理法方药辨治胃肠病等等，不但疗效显著，而且拓宽了经方的临床应用，开辟了中医治疗学的新途径。

陈亦人教授在科研领域多有创意。提出的"《伤寒论》非外感病专著"的观点，一改

《伤寒论》为外感专书的传统认识，填补了《伤寒论》价值研究的空白，以此撰写的论文荣获 1990 年度江苏省普通高校优秀教学质量奖；创立的"外感内伤合论"理论推动了当代《伤寒论》学术研究的发展，给伤寒学术的研究与应用赋予了新的生机。作为首席编委参与编写的中医高等院校《伤寒论》教材，得到全国伤寒界的首肯，尤其是使三阴病篇中的许多疑难问题得以澄清。主编的《伤寒论译释》（第三版）受到海内外研究《伤寒论》同道的赞誉，成为当今伤寒学研究的划时代之作。

陈亦人教授治学严谨，诲人不倦，而且数十年如一日，因此而成果丰硕，其功德水平堪称中医教育界的一代名师。

【学术成就】

《伤寒论求是》[1]是陈亦人教授伤寒学术研究思想体系的缩影。全书十三万字，扼要阐述了张仲景著《伤寒论》的基础，突出强调了张仲景的"创新"精神和《伤寒论》对中医学的巨大贡献，系统论述了《伤寒论》各篇主要内容及后世医家研究中存在的主要问题。并对《伤寒论》特点、怎样研究《伤寒论》方、伤寒学术研究影响较大者王叔和《伤寒例》、孙编《伤寒》、《伤寒论》注家中的气化派、叶天士对伤寒方的运用等提出卓见。本书力求《伤寒论》研究之是，辨《伤寒论》评注之非，无论对《伤寒论》教学、临床、科研，均大有益处。

《伤寒论求是》共分十三篇和一个附篇。

第一篇为"张仲景与《伤寒论》"。分别从张仲景与《伤寒论》、《伤寒论》的沿革、《伤寒论》的价值、《伤寒论》的特点、《伤寒论》的辨证体系与方法、《伤寒论》的治疗思想、原则与方法、学习《伤寒论》的几点体会七个方面对张仲景及《伤寒论》作了概要介绍，并提出卓有成效的学习方法。

第二篇为"太阳病篇"。主要内容为：第一，指出太阳病篇并非都是太阳病，太阳病只是一部分，另外是太阳病兼证，大部分是误治变证，还有一部分是类似证。必须区分以上四个方面，才能提高学习效果。第二，提出辨证重在辨表里，不必拘泥经府。第三，辨六经病重在辨寒热虚实，不必过分拘于病名，也不必拘于误治。第四，对于六经方证，应掌握主要汤证，明确配伍意义，不拘何经，要随证化裁。第五，关于痞证。认为痞证有寒热虚实之异，应遵循求本论治与因势利导原则进行治疗。第六，关于火逆证。认为火逆证不是一个证或一组证候名称，而是误用火法导致的许多变证的统称。总之，认为本篇有条文 178 条，方剂 74 个，内容繁多，范围广泛，学好本篇，是学好其它篇的关键。

第三篇是"阳明病篇"。主要内容为：第一，论述阳明病与温病的关系。认为《伤寒论》虽没有治疗温病之名，却有治疗温病（瘟疫）之实，这正是《伤寒论》理论的超越处。第二，提出阳明病不单是热实证，也有虚寒证。第三，指出阳明病不都是外感，也有杂病。第四，明确阳明病为胃肠病变，均属于腑，而不是经证。第五，对阳明病清法的特点，认为柯韵伯的"上越、中清、下夺"颇能抓住要领。第六，对阳明病下法的特点，总结出有峻下、和下、缓下、润下与外治导法，最突出的优点是示人以活法。

第四篇是少阳病篇。主要内容为：第一，少阳病的提纲问题。认为口苦、咽干、目眩三个自觉症对少阳病的诊断，具有预见性。第二，少阳病的辨证问题。对耳聋、目赤、头痛、发热、脉弦细、往来寒热、胸胁苦满、默默不欲饮食、心烦喜呕等逐一作了具体阐述。第三，少阳病治疗问题与小柴胡汤的运用。认为和解实际上是助正达邪，使邪从外解，防邪内传。评价小柴胡汤的确是配伍严谨、效高用广的良方。第四，关于柴胡类方的应用。对柴胡桂枝汤、柴胡加芒硝汤、大柴胡汤、柴胡桂枝干姜汤、柴胡加龙骨牡蛎汤证作了具体论述。

第五篇是太阴病篇。主要内容为：第一，对太阴病是外感、还是杂病的问题，提出应当是内科杂病。第二，太阴病提纲性质问题，指出当是虚寒证。第三，腹满时痛问题，认为是满与痛两个方面，用桂枝加芍药汤，一治满二治痛。第四，大实痛问题，是太阴腐秽，所以见到脉弱，治疗应注意大黄芍药用量。第五，下利问题，自利不渴是辨证要点，同时应注意并不是所有下利都是病理表现。

第六篇是少阴病篇。主要内容为：第一，少阴病提纲，认为属于寒化证提纲。第二，少阴寒化证，对阴盛阳虚证、阴盛阳虚兼水气证、阴盛阳虚兼表证做了具体论述。第三，少阴热化证，对动血出血证、阴虚阳亢失眠证、咽痛诸证、急下证等作了具体论述。

第七篇为厥阴病篇。主要内容为：第一，关于厥阴病提纲，认为根据条文所述症状，就可确诊为厥阴病。第二，关于厥证与厥热胜复，认为厥多为病进，热多为病退，厥热相等为病退，热久不退也为病进。第三，关于下利，因为肝木最易犯脾土，故肝病多见下利。第四，关于呕哕，吴茱萸汤证是其典型证候。第五，关于厥阴六方，乌梅丸、干姜黄芩黄连人参汤、麻黄升麻汤是寒热并用，当归四逆汤是治疗厥阴血虚寒凝的主方，白头翁汤是治疗厥阴热利的主方，吴茱萸汤主治厥阴肝寒犯胃，浊阴上逆的主方。

第八篇为霍乱病篇。主要内容为：第一，为什么不把霍乱病纳入六经病篇；第二，怎样评价《伤寒论》中的霍乱病篇；第三，《伤寒论》中霍乱病的治疗特点；第四，关于热多用五苓，寒多用理中问题；第五，关于四逆诸方的运用问题；第六，关于桂枝汤和解其外问题；第七，关于384条的争议问题。总的观点是《伤寒论》乃后世霍乱证治的基础，然只论及霍乱中的寒证，没有论热证及干霍乱。

第九篇为差后劳复病篇。主要内容为：第一，劳复机理与枳实栀子豉汤作用；第二，差后更发热的机理与治法；第三，差后腰以下肿的病机、治法与牡蛎泽泻散的配伍意义；第四，差后喜唾的病机与治法；第五，虚羸少气、气逆欲吐的病机与治法；第六，日暮微烦，损谷则愈的意义。总体认为差后因余邪未尽，正气受伤，因而会续发各种证候。

第十篇为怎样研究《伤寒论》方。主要内容为：第一，方药类比；第二，方证互勘；第三，临床验证；第四，寻根究底。前三者为《伤寒论》属于临床基础学科所采用的研究方法，后者属于任何学科都必须具备的精神。

第十一篇为略论《伤寒例》。主要内容为：第一，综述对《伤寒例》的几种看法，或主张全文削删，或主张逐条批驳，或主张学习《伤寒论》应先学习《伤寒例》，或主张《伤寒例》不但是叔和之言，也有仲景原文，或认为叔和作伤寒例并无大错，只是欲推广反成拘执。第二，《伤寒例》对《伤寒论》的影响，认为对《伤寒论》理论充实和发展的同时，也带来一定不利影响。第三，《伤寒例》对时病理论的贡献，其首次提出时病理论，论证了感邪有即病与不即病之异，开温病学新感与伏邪致病之先河，创重感异气变病理论，应当进一步研究。

第十二篇，略论孙编《伤寒》。主要内容为：第一，孙氏编次《伤寒》的时间，认为是现存《伤寒》最早版本。第二，孙编《伤寒》的特点，如减少重复，利于辨证等。第三，孙编《伤寒》的优点，如现行《伤寒论》版本中的许多问题得到了解决，如桂枝汤阳浮与阴弱等。第四，孙编《伤寒》的缺点，如有些补充条文无法索解等，总体认为本书大可宝贵。

第十三篇略论《伤寒论》注家中的气化派。主要内容为：第一，气化派注家立论的思想基础；第二，"六气本标中气"的内容与精神实质；第三，气化派注家以外医家对"六气本标中气"的认识；气化派注家怎样运用"六气本标中气"学说。认为"六气本标中气"是仲景学说的重要组成部分，应当进一步深入研究。

除以上十三篇外，附有：①对桂枝汤的运用。认为其治外感，治咳嗽，治寒热如疟，治疟泻喘痞，治胃脘痛、腹痛、胁痛、身痛，治时常发疹等。②对栀子豉汤的运用。先叙《伤寒论》有关栀子豉汤的记载，再谈叶氏运用栀子豉汤的贡献，并对叶氏运用栀子豉汤的验案进行分析。③泻心法的运用。就叶氏临证指南医案论述，如用于痰湿热痹阻的痞证，湿热内结肝风犯胃导致的呕吐，湿热阻滞的反胃，上不能食下不得便的关格等。

【临证思维】

我们着重于最具代表性的两个方面：

1.《伤寒论》的价值

《伤寒论》是现存中国第一部理法方药具备，理论联系实际的中医学经典著作。尽管如此，陈亦人教授开门见山地指出："《伤寒论》的价值怎样，历来看法极不一致。"[2]并根据对《伤寒论》的评价状况，总结出最常见的几种看法：其理论不容易联系临床实际，价值不大；《伤寒论》是外感病专著，与杂病无关；其理论只适用于风寒性质外感病的辨治；其辨证论治的理论对临床各科均有指导意义。如明清两位著名伤寒学家观点：方有执认为，伤寒"论病以明伤寒，非为论伤寒一病也。"[3]柯韵伯认为："自王叔和编次，伤寒杂病分为两书，于本论削去杂病，然论中杂病留而未去者尚多，是叔和有《伤寒论》之专名，终不失伤寒杂病论之根蒂也。……世谓治伤寒，即能治杂病，岂知仲景杂病论即在伤寒论中，且伤寒中又最多杂病夹杂期间，故伤寒与杂病和论，则伤寒杂病之证治井然，今伤寒与杂病分门而头绪不清，必将以杂病混伤寒而妄治之矣。"[4]

上述可见，问题的焦点是：①《伤寒论》是否具有普遍指导意义；②六经辨证的作用如何，六经辨证适用范围有多大？《伤寒论》方的适用范围有多大？

分析这个问题的基础，在很大程度上取决于《伤寒论》六经辨证和八纲辨证之间的关系，其实质在于如何认识和应用《伤寒论》。

首先，陈亦人教授肯定方有执、柯韵伯观点是正确的，即《伤寒论》辨证论治的理论对临床各科均有指导意义。提出"《伤寒论》中虽无杂病名称，但是许多误治变证，实际属于杂病。"[5]

其次，指出"外感与杂病的最大区别是有没有表证"。[5]"当表证已罢，邪已传里，则外感、杂病并无多大差异，即可发生与外感病程中，也可出现于杂病中。"为说明这一点，特举"苓桂术甘汤证、茯苓甘草汤证、五苓散证、小青龙汤证、黄连汤证、五泻心汤证、吴茱萸汤证、真武汤证、当归四逆汤证、白头翁汤证等，都是杂病中常见的证候，而这些方剂以及其它大多数方剂，也都是治疗杂病的常用方，这是无可辨别的事实。"[5]

现代有人专门研究探讨对仲景方的最新认识、在临床的最新应用、特别是越出传统范围的应用，表明多数情况是广泛治疗临床多种疾病，而且，《伤寒论》的所有方都能够用于杂病的治疗。[6]以桂枝汤为例，在《伤寒论》中出自太阳病，在《金匮要略》中出自呕吐哕下利病，仲景本人即用其治疗外感和内伤，而不单治外感病。"桂枝汤被誉为群方之冠，除治表虚证外，具有良好的'双向调节'作用。从传统观点概括为有表则解表调营卫，无表则补虚调阴阳。既治表，又治里，即祛邪，又扶正。从现代观点概括为对机体体温具有双向调节作用，既可使体温升高，又可使体温降低，动物实验已证明，机理有待于进一步研究；对汗腺有双向调节作用，即可使汗腺分泌亢进，又可使汗腺分泌减少；对肠蠕动具有双向调节作用，既能抑制新斯地明引起的小鼠肠蠕动亢进，又能恢复肾上腺素引起的小鼠肠蠕动抑制；对免疫功能具有双向调节作用，既能使感受流感病毒的小鼠免疫功能恢复，又能使服左旋米唑而升高的小鼠免疫功能受到抑制。"[7]等等。"现代药理研究证明，该方具有良好的清热，抗炎，镇静，镇痛作用，能改善心血管功能，增强血液循环，抗过敏，可改善消化系统功能，增强机体对不利环境的应激能力。"[7]"桂枝汤对内、外、妇、儿、皮肤、五官等各科疾病都有治疗作用，临床效果显著，广泛用于内科病，如呼吸系统常见病感冒，特别是年老体弱感冒；心血管系统疾病，如心动过缓；消化系统疾病如胃炎，胃十二指肠溃疡；泌尿系统疾病如慢性肾炎；神经系统疾病如顽固性发热……；骨、关节系统疾病如风湿、骨折……；妇科病如妊娠恶阻……；儿科病如病毒性肺炎，小儿消化不良……；五官科疾病如过敏性鼻炎，听力下降；皮肤病如荨麻疹……；男科病如睾丸炎……；无法命名之怪病如食肥肉后恶寒身颤等"。[7]

再次，指出六经辨证和八纲辨证皆是对疾病共性的概括。"六经辨病之所在，八纲辨病证之性质，两者相辅相成，相得益彰，对于临床辨证具有普遍意义。"[5]陈亦人教授明确指出六经可统诸病，决非仅限于外感风寒。并再引柯韵伯学说，"原夫仲景之六经，为百病立法，不专为伤寒一科，伤寒杂病，治无二理，咸归六经之节制，六经各有伤寒，非伤寒中独有六经也。治伤寒者，但拘伤寒，不究其中有杂病之理，治杂病者，以《伤寒论》为无关于杂病而置之不问，将参赞化育之书，悉归狐疑之域，愚甚为斯道忧之。"并盛赞其分析"极有理致，切中时弊。"强调"八纲是《伤寒论》辨证体系重要组成部分，应当重点突出，有些同志把八纲排除于《伤寒论》之外，肯定是不对的。"坦诚直言"现代的《伤寒论讲义》，虽然在六经与八纲关系段落里作一般论述，而没有强调八纲辨证为《伤寒论》的重点，这对全面认识《伤寒论》的辨证理论是不利的"。[5]

据上述，可以这样总结：①《伤寒论》六经辨证不专为外感病设，六经辨证适用于内伤杂病；②伤寒方在临床上的应用，多数情况针对的是杂病；③伤寒论的理法方药适用于临床各科；④《伤寒论》在中医学术发展史上，具有重要地位，其价值在于具有普遍指导意义。

2．对六经病的认识

如何认识六经病是学好《伤寒论》的前提。《伤寒论》的基本点是六经，《伤寒论》的疑难点同样是六经。如六经病的提纲，六经病的经腑证，以及在六经病辨证论治中出现的学说如三纲鼎立，有关方剂如麻黄升麻汤等等，堪称千古疑难问题。

对于太阳病，陈亦人教授提出，历来有两种观点，一种是简单化，认为掌握了太阳中风，伤寒等证治，就学会了太阳病；一种是复杂化，把太阳病篇所有内容都当成太阳病。前者是挂一漏万，后者是纠缠不清，越学越糊涂[10]。陈亦人教授指出，"太阳病篇并非都是太阳病。"[10]"太阳病本身证治只是其中一部分，另一部分是太阳病兼证，还有一部分是类似证，如瓜蒂散证，十枣汤证，风湿证等。必须区分太阳病篇有以上四个方面的内容，才能避免混淆不清，才能提高学习效果。"[11]

对于阳明病，陈亦人教授提出，"首先对阳明病的性质如何，就值得探讨研究。……阳明病不单是热实证，也有虚寒证。把阳明病与里热实证完全等同，是不恰当的。……阳明病为胃肠病变，均属于腑，而不是经证。"[12]

对于少阳病，陈亦人教授指出，"少阳篇仅有 10 条条文，而且包括传经欲已与欲解时在内，是因为它的大部分内容已见于太阳篇的缘故。喻嘉言著《尚论篇》，将太阳篇治少阳之法悉归于本篇，其后有许多注家也仿喻氏的做法，这样确实有利于全面了解、认识少阳病。"[13]

对于少阳病的提纲，陈亦人教授指出，"既不同于太阳病提纲证据主要脉症，又不同于阳明病提纲据病理特征，而是依据病人的自觉症——口苦，咽干，目眩，三者皆与胆热有关。例如太阳表寒证，口和舌润，一见口苦、咽干、目眩，则知邪有内传化热之机，这时辛温的麻黄桂枝绝不可用。据此，以口苦等为少阳病提纲，对于临床辨治，颇有意义。""从临床来看，口苦、咽干、目眩三个自觉症，对于三阳病中的少阳病的诊断，确实能够提高预见性。"[14]

谈到太阴病，陈亦人教授指出，此为"六经病篇中内容最少的一篇，只有 8 条条文。内容尽管很少，但争议问题仍然较多。""任何病都有寒热虚实，太阴病也不例外，然而该篇所属的证候主要是虚寒证，间兼有实证，也是虚中夹实，所出处方，也都是温剂。这可能因原书残缺不全，也可能因仲景当时对太阴病缺乏全面认识。后人对太阴病证治有较多的补充，是完全必要的，应当得到充分的肯定。但不能以此强调《伤寒论》太阴篇已经完备无缺，将无作有，以偏概全，就违反实事求是的精神了。"[15]

对于太阴病性质，陈亦人教授分析道，古有属热、属寒两种主要观点。主热者（成无己，汪苓友等）认为，太阴病为阳邪传里之病，腹满为邪热壅甚，邪迫于下则利而腹痛。并提出阴寒在内，腹中常痛，此阳邪在里，故虽痛而不常，但时时腹自痛。[16]主寒者（钱天来，程郊倩等）认为，太阴为病，阳邪传里，其说殊谬，岂太阴无本经自受之邪？又云阴寒在内而为腹痛者则为常痛，阳邪传里虽痛亦不常，但时腹自痛，此论尤谬。陈亦人教授认为，"两者相衡，主寒者论据比较充分。"[16]

陈亦人教授提出："汪氏《伤寒论辨证广注》把《伤寒论》内容分为伤寒、中寒两大类，颇有创见。"对尤在泾学说尤为赞赏，尤氏认为"太阴之脉，入腹属脾络胃，上膈夹咽，故其病有腹满而吐，食不下，自利腹痛等证。然太阴为病，不特传经如是，直中亦如是，且不特伤寒如是，杂病亦如是，但有属阴属阳，为盛为虚之分尔。"从辨证角度看，尤氏的分析是中肯的。[16]总结出"不管外感、杂病，不管传经、直中，只要出现腹满而吐等症，就可确诊为太阴病，但性质究竟如何，又应根据具体病情进一步辨证。这样才能得出比较正确的诊断。"[16]

对于少阴病，陈亦人教授指出，该篇"内容比较全面，既有足少阴肾病的证治，又有手少阴心病的证治，既有阴盛阳衰的寒证，又有阳亢阴虚的热证。"[17]

对于少阴病提纲大多认为是全身虚寒证或心肾阳虚证，指出"未免有以偏概全之失。"感慨"如此不切实际的说法却长期沿袭引用，很少提出疑义，其故何在？这一方面因为《伤寒论》少阴篇对于寒化证的论述较多，更重要的因素是混淆了六经与八纲的概念，误把六经中的少阴病与八纲中的里虚寒证等同起来。"[17]但肯定了"以脉微细，但欲寐作为少阴寒化证的审证提纲，有着'见微知著'的积极意义。"[18]

对于少阴寒化证中少阴虚寒兼表证之麻黄附子细辛汤证，就其大多注家皆就太阳少阴两经解释，提出"个人体会该方主要作用是温经通阳，不但温阳散寒，而且温经除痹。临床运用的范围很广，并不限于少阴兼表证，也不一定有发热，反复发作的风寒头痛、风寒齿痛、关节痛、嗜睡等证适用本方均有良效。"[19]并举例曾治一例流脑患儿，血压迅速下降，虽用升压药，但血压仍不稳定，加服麻黄附子细辛汤，采用小量频服法，约经两小时，头煎服完，血压恢复，稳定，转危为安。实践证明，麻黄附子细辛汤的作用主要是温经通阳，而不一定发汗，也绝不限于主治少阴太阳两感。[20]

对于厥阴病，陈亦人教授指出"是《伤寒论》中争议最多的一篇……直至目前，仍意见分歧。"对陆渊雷认为厥阴篇是"杂凑成篇"、"太阴少阴之外，更无厥阴"的错误观点，分析为，一是把《伤寒论》作为纯属外感病专著，不知六经病篇本身就有许多杂病的内容；二是只据文字表面论证，没有联系临床实际研究。其实，厥阴病有其自身特点，无论证候，治法以至主方，皆与其它经不同，决非其它经所能概括。有些虽然不是厥阴病，但是与厥阴病主症连类而及，颇有鉴别意义，有助于提高辨证论治水平。[21]

对于厥阴病提纲，陈亦人教授指出，许多注家对厥阴病提纲持否定态度，理由是未能概括厥阴病的所有主症，兼有主张把337条的厥阴证作为提纲。对"研究伤寒应摆脱六经提纲概念的束缚，从片面认识中解放出来，而从仲景原文全貌进行深入研讨"的观点，认为颇有见地。提出学习《伤寒论》应该这样。认为"厥阴之为病，消渴，气上撞心，心中疼热，饥而不欲食，食则吐蛔，下则利不止。"既不同于少阴寒化证的心肾阳虚证，又不同于太阴的脾虚寒证，只有厥阴病才有上述证候，因此，据之就可以确诊为厥阴病。[22]

关于六经病的经府证，如太阳病，陈亦人教授指出，"经证是指经络形证，《素问·热论》的六经分证，就是依据经络形证而划分的。太阳病篇除了'头项强痛'，'项背强几几'，与太阳经络有关外，虽然多次提到经字，如'行其经尽''过经''到经不解'等，实际是指太阳病由盛到衰的病程，而不是经络。"[23]"尝考太阳病篇，并无一处提到'府'字，可见当时仲景并无'府证'概念。经府并提，首见于西晋王叔和《伤寒例》：'此三经皆受病，未入于府者，可汗而已。……此三经皆受病，已入于府者，可下而已。'其文虽然引自《素问·热论》篇，但内容亦不全同，《热论》篇原文作'未入于脏'，叔和把'脏'字改为'府'字，并补充了'已入于府'。不过，叔和所说的'府'，是指阳明腑实，而不是指膀胱。以膀胱为太阳之腑，始于金·成无己'蓄血证'条文的注释，'太阳经邪不解，随经入府，为热结膀胱。'……然成氏所说也只限于蓄血证，还未涉及到蓄水证，如解释五苓散的作用时，就只提到'和表里，散停饮'，却没有提到膀胱。明·方有执的《伤寒论条辨》才把五苓散和膀胱府联系起来。'谓五苓散两解表里而得汗者，里属府。'"[24]

据上述分析，陈亦人教授指出：六经辨证，"重在辨表里，不必拘经府。"[25]

关于六经病的各种学说，如三纲鼎立说，陈亦人教授指出，"三纲鼎立说倡始于朱肱，底定于喻嘉言。似乎极有理致，实际牵强附会。"[26]认为"三证均属于风寒表证，一为风寒表实证，故用麻黄汤，一为风寒表虚证，故用桂枝汤，一为风寒表实兼郁热证，故用大青龙汤。"[27]

关于六经证治的各方，如麻黄升麻汤，陈亦人教授指出，"麻黄升麻汤是《伤寒论》中药味最多的一张方剂。……十分庞杂，而且用量悬殊。……因而有些注家认为非仲景方。……但《伤寒论》的别本《金匮玉函经》，唐孙思邈《千金翼方》均载此方。王焘《外台秘要》……引《小品》注云'此仲景方'。从357条原文所述的证候来看，确实极为复杂，用药过简实难兼顾。……临床也确实有这种情况，特别复杂的病情，往往是因同时患有几种疾病，治疗不得不多方兼顾。"[28]在引陈逊斋医案后陈亦人教授说，"可见麻黄升麻汤是针对病情特别复杂而制定的处方。因为该病的关键是邪陷阳郁，所以方中重用麻黄升麻为君，目的在于发越郁阳。喉痹唾脓血，乃肺热伤阴，故佐以清肺滋阴。泄利不止，乃脾伤气陷，故佐以健脾温阳。药味虽多，仍然是重点突出，主次分明，决不同于杂凑成方。"[29]

据此可以这样认为：①六经病并不是但论某经为病、某经伤寒，而是既有该经外感病，又有内伤杂病，还有对比证候的六经病，这样才能准确把握六经病；②六经病的辨证论治应切中于六经病实际，辨别其阴阳表里、寒热虚实等，刻求于六经辨证经府证，往往误入歧途；③对于认识六经病证治中形成的各种学说，如三纲鼎立学说，应注意从临床实际出发，进行分析，才能把握孰是孰非，准确理解；④对六经病的提纲证，要注意每一经与其它经的比较，注意见微知著，注意其预见性，才有助于对提纲证的理解；⑤对六经证治诸方的分析，要注意方剂本身组方特点。如麻黄升麻汤，主要针对的是阳郁，而不是寒热错杂等等。

【启示】

1. 创新思想的根基和方法具有普遍指导意义

陈亦人教授对《伤寒论》学术研究的贡献，提高了《伤寒论》在中医学术中的地位，体现了《伤寒论》的经典价值，对于正确认识《伤寒论》具有非常重要的意义。陈亦人教授这种创新思想的根基和方法在于：

（1）抓住六经辨证与八纲辨证的关系作为突破口。

之所以对《伤寒论》的价值提出异议，关键的问题是认为《伤寒论》的六经辨证缺乏普遍指导意义。为什么要特提八纲辨证，关键的问题是八纲辨证为一切疾病论治的纲领。如何将两者有机地结合，是阐述六经辨证具有普遍指导意义的关键。陈亦人教授通过分析，用六经辨证的实例说明了六经辨证和八纲辨证两者之间的关系是：八纲辨证无不包括在六经辨证当中，六经辨证与八纲辨证相辅相成。这样，八纲辨证具有普遍指导意义，理所当然，六经辨证同样具有普遍指导意义。关键问题解决了，其它问题就迎刃而解了。

（2）文献研究与临床实践相结合，用事实说话。

文献研究和临床实践相结合特别是临床实践，在一定程度上说，这是最有说服力的依据，尽管已经有了分析六经辨证和八纲辨证之间关系的前提。

在有关创新性观点提出的时候，陈亦人教授都尽可能地援引伤寒大家、中医名家的学术观点，尽可能地用事实说话。如"俞根初说，'以六经钤百病，为确定之总诀'"[8]。"何秀山说，'病变无常，不出六经之外，《伤寒论》之六经，乃百病之六经，非伤寒所独也'"[8]。"章虚谷说，'举六经以统诸病，非伤寒一端而已'"[8]。"事实也的确是这样，如叶天士就善用六经去分析病机与决定治法，当代已故名医蒲辅周、岳美中等也大都如此。至如范中林之治内科病，陈达夫之治眼科病，李树勋之治儿科病，以及王友章之治妇科病等，更是以六经辨证理论为主要依据。总之，六经辨证决不仅适用于狭义伤寒。"[9]

（3）创新思想的前提是对前人研究情况的透彻了解，从中可见文献研究的必要性和重要性。

方有执和柯韵伯都是伤寒学术研究中具有代表性的人物。前者是明代人，后者是清代人，距现代并不久远。援引他们的学术观点，是继承、借鉴前人的研究成果，是弄清、分析各种观点的来龙去脉，而不是仅仅能够增强说服力。现代中医学术领域有一种不容忽视的状况，即做学问的浮躁。不能潜心做学问，不愿探究前人的成果，特别是古代的成果，一味的、甚至是盲目的追新。根深才能叶茂。记得丁玲说过一句话：板凳要坐十年冷，文章不写一句空。不去很好地继承前人的成果，不了解前人的成果，怎么可能提出创新的学术见解？有见解，也是无源之水，无本之木，不可能有实际意义。

2. 对六经病的认识

陈亦人教授对于六经病的认识是对六经、六经病、六经病辨治的创新。可以从以下几个方面认识：

（1）认识问题一定要透过现象看本质，这样分析问题才透彻，中肯，令人折服。陈亦人教授对六经病认识的诸多观点，之所以能够令人接受，就在于透过六经病的现象，摆脱六经病的束缚，在总体上把握《伤寒论》的研究。如对六经病理的解释。如果将六经病理解成六经伤寒，或将某一经病仅仅理解成某某几主症，如三纲鼎立，就会将《伤寒论》研究逼入死胡同，大大降低《伤寒论》具有普遍指导意义的重要价值。

（2）制定辨证论治方法时，一定要注意其可行性。例如，六经病分经府证本身就行不通。如果说，太阳、少阳、阳明三阳经病可勉强硬分经府证；三阴病怎么能分经与府？所以陈亦人教授提出"重在辨表里，不必拘经府"的方法，是非常正确的。

（3）敢于对医圣持怀疑态度。如对六经病"任何病都有寒热虚实，太阴病也不例外，然而该篇所属的证候主要是虚寒证，间兼有实证，也是虚中夹实，所出处方，也都是温剂。这可能因原书残缺不全，也可能因仲景当时对太阴病缺乏全面认识。"[16]质疑是科研创新的重要前提。金无足赤，人无完人。仲景是伟大的医学家，毫无疑问，但仲景是否完美无缺，如果认为仲景完美无缺，《伤寒论》就不会再发展了，中医学也就不会再发展了，中医的生命力也就停止了。我们今天研究仲景学说，目的就是要弘扬、光大、发展仲景学说。之所以要发展，就是说还有不完备之处，所以要发展。什么地方不完备？什么地方要发展？这就是质疑之处。

（4）在一定程度上说，研究仲景学说，要有钻牛角尖的精神。陈亦人教授在分析某一个小的问题时，甚至是一个小小的方剂，也都广征博引，层层论述，力求说透。如果说不透，实际上等于没说；如果研究不透，实际上等于没有研究。从陈亦人教授求《伤寒论》之是，就使我们看到了这种锲而不舍的精神。

《伤寒论》中还有许多问题没有研究透，还有许多问题值得再探讨，现在常有许多问题是因难以再探讨而放弃。对于《伤寒论》这样的经典著作，任何问题都应该有一个结论，烧裈散的问题也好，苦酒汤的问题也好，如此等等，都应该有一个代表我们这个时代水平的结论，无论这个结论是对还是错。如果我们永远去存疑，就是对《伤寒论》研究的不负责，就失去了研究的价值。

（金东明）

参考文献

［1］陈亦人．伤寒论求是．第一版．南京：南京中医药大学出版社，2000：1
［2］陈亦人．伤寒论求是．第一版．南京：南京中医药大学出版社，2000：3
［3］方有执．伤寒论条辨·引．第一版．北京：人民卫生出版社，1957：3
［4］柯韵伯．伤寒来苏集·伤寒论翼·自序．第一版．上海：上海科技出版社，1959：1
［5］陈亦人．伤寒论求是．第一版．南京：南京中医药大学出版社，2000：4
［6］金东明．经方新识新用．第一版．长春：吉林大学出版社，1995
［7］金东明．经方新识新用．第一版．长春：吉林大学出版社，1995：244-246
［8~29］陈亦人．伤寒论求是．第一版．南京：南京中医药大学出版社，2000：6，7，14，15，43-47，66，67，78，79，88，92，99，100，108-109，110，15-16，17，15，21，23，119，120